# El peso perfecto

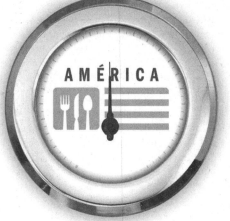

AMÉRICA

# JORDAN RUBIN

con Bernard Bulwer, MD

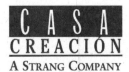

CASA
CREACIÓN
A STRANG COMPANY

# Índice

# Introducción

## La campaña *"El peso perfecto: América"*

"Bienvenido a Toledo".

Devolví el firme apretón de manos perteneciente al alcalde Carleton "Carty" Finkbeiner a la vez que me indicaba que entrara en su oficina con alfombra azul situada en el piso veintidós, elevada muy por encima del turbio río Maumee y el empobrecido distrito central de Toledo. El alcalde vestido informalmente, con una camisa color limón de manga larga, pantalones color caqui y mocasines, me acompañó hasta un acogedor rincón donde tres suéteres de equipos —con la plantilla FINKBEINER en la espalda— estaban clavados a la pared, incluyendo uno con el nombre de mi equipo favorito de béisbol: los Toledo Mud Hens.

En esa tarde de lunes a principios de abril, el líder electo de la cuarta ciudad más grande de Ohio había arañado un precioso tiempo en su apretada agenda para ver a Tony Scott, un pastor local que había facilitado la reunión. Sus caminos se habían cruzado en los círculos cívicos de Toledo durante veinte años, pero yo tenía el sentimiento de que el pastor Tony puso algo de dinero para organizar un encuentro cara a cara con el alcalde.

El tema que había sobre la mesa era la salud; en realidad, la pésima salud de los toledanos. Esta ciudad principalmente obrera, donde vehículos Jeep han salido de la cadena de montaje desde 1941, puede presentarse a sí misma como "la encrucijada de los Estados Unidos", ya que la metrópolis está en la ajetreada intersección de la Interestatal 90 y la Interestatal 75, pero la salud colectiva de sus 300,000 ciudadanos estaba también en un punto de cruce. Un mes antes de nuestra reunión, la revista *Men's Health* había situado a Toledo en el puesto noventa y ocho entre las cien mejores y peores ciudades para los hombres después de números decisivos en veinticuatro categorías, incluyendo datos de vida o muerte sobre cáncer, enfermedades cardíacas y derrames cerebrales.[1] *Men's Health* también realizó una "prueba de sudor", considerando con cuánta frecuencia, cuánto tiempo y cuán intensamente hacen ejercicio los hombres, pero por lo que yo vi en Toledo, los pubes y los bares deportivos sobrepasaban con mucho a los gimnasios. La broma en la ciudad era que los únicos levantamientos de pesas que realizaban los hombres de Toledo eran los de elevar un frío y largo cuello después de un largo día en la planta de la fábrica.

Y encender cigarrillos. Toledo tiene el más elevado índice de fumadores adultos del país —un 31 por ciento—, según un estudio por ciudades de consumo de tabaco publicado por los Centros para el Control de la Enfermedad

(Centers for Disease Control). "Somos una ciudad de obreros —explicaba Arnie Elzey, propietario de un bar en Toledo—; a la gente le gusta sentarse con una cerveza y fumarse un cigarrillo. Es Toledo. No es California".[2]

Con esa clasificación tan baja, Hizzoner parecía bastante interesado en oír sobre el lanzamiento de una iniciativa "Toledo sano" que yo había dirigido en la iglesia del pastor Tony la noche anterior: un programa piloto de once semanas para la campaña "*El peso perfecto: América*". Yo dije: "Tuvimos unas 150 personas que se apuntaron; vamos a realizar exploraciones de salud objetivas antes y después a fin de poder cuantificar científicamente la mejora en su salud".

El energético alcalde se dio unas palmadas en su muslo. "Eso es estupendo, porque yo soy un fanático de la dieta y el ejercicio —dijo—; sigo la dieta South Beach, no porque sea la mejor, sino porque tenía que hacer algo con respecto a lo que comía. Mire, me hicieron un *bypass* cuádruple de corazón hace tres años en la Clínica Cleveland, y permita que le diga que eso fue una llamada de atención. También tomo Zocor para mantener bajos mis niveles de colesterol".

Yo pensé en el esbelto alcalde, de aspecto saludable, de setenta y ocho años, y más adelante me enteré de que había sostenido más de 75 kilos en su cuerpo de poco más de metro y medio.

—Esperamos resultados positivos —expliqué yo—, como las alentadoras noticias que hemos recibido del centro Joe Arrington Cancer Center en Lubbock, Texas, donde cien empleados siguieron un programa similar al de "Toledo sano". Uno de los primeros resultados es que el número de días de enfermedad descendió un 65 por ciento en un periodo de tiempo definido.

El alcalde silbó.

—La persona promedio en Toledo no vive una vida sana—dijo—; si su programa puede hacer descender el costo del cuidado sanitario y los días de enfermedad, piense en lo que eso podría significar para hacer que una empresa Fortuna 500 se trasladase aquí.

Yo sonreí por la referencia a *Fortune 500*. La iglesia del pastor Tony —The Church on Strayer— se había trasladado a un edificio vacío de 36,000 metros hacía dos años: una desgarbada estructura de ladrillo gris y beige situada en un marco residencial, parecido a un campus. Antes de que la congregación de The Church on Strayer se trasladase, la propiedad había constituido la sede de las oficinas centrales de una empresa *Fortune 500* hasta que la empresa de negocios recogió sus cosas y se trasladó fuera de Toledo. ¿Podrían haber sido un problema los costos sanitarios en espiral de los empleados de la Ciudad de Cristal?

El alcalde Finkbeiner me hizo volver al presente al hablar.

—Tony dice que usted ha escrito algunos libros—el alcalde ofreció mantener la conversación.

Yo estaba a punto de describir *La dieta del Creador* y la serie de *La receta del Gran Médico* cuando el pastor Tony se interpuso.

—Son libros estupendos, alcalde—dijo él—; tiene que echarles un vistazo. Le diré algo: haré que traigan media docena de ejemplares para usted y sus empleados mañana en la mañana antes de las nueve.

—Me gustaría eso—dijo el alcalde, que hizo girar la conversación de regreso al tema del programa piloto "Toledo sano".

Nuestra reunión, que se suponía que duraría diez minutos, se alargó hasta media hora, lo cual me pareció un estupendo indicador del interés del alcalde Carty en lo que estábamos tratando de hacer. Yo expliqué cómo intentábamos ayudar a las familias de Toledo a ser más sanas mediante un programa de estilo de vida de once semanas que implicaba un plan general de nutrición individualizado, un protocolo de suplementos nutricionales, un programa de ejercicios fácil de seguir, maneras para reducir el estrés y tener más descanso, e ideas para mejorar la salud emocional y espiritual. Aunque el programa *"El peso perfecto: América"* abarcaría dieciséis semanas, yo informé al alcalde de que habíamos recortado la duración de "Toledo sano" a once semanas a fin de compartir los resultados con la comunidad de Toledo en Freedom Fest, una celebración en parte del Cuatro de Julio y una feria de salud en parte que se realizaría en la iglesia The Church on Strayer la noche del sábado anterior al Cuatro de Julio.

El alcalde apretó sus manos como agradecimiento y se puso en pie, indicando el final de nuestra reunión. Me deseó lo mejor, y aunque el alcalde Finkbeiner no me ofreció la proverbial llave de la ciudad antes de salir de su oficina, yo sentí su apoyo total y absoluto.

—Si hay algo que yo pueda hacer por usted, sea una llamada telefónica, sea abrir una puerta, solamente déjeme saber—dijo él.

Yo le di las gracias al alcalde por dar tanta importancia a la salud de sus electores, en especial ante las poco favorecedoras estadísticas de salud de Toledo.

—Creo que se alegrará de los resultados finales de aquí a once semanas.

El alcalde asintió como muestra de comprensión.

—Lo que usted está haciendo es fenomenal—declaró el alcalde Carty a la vez que nos acompañaba al salir de su amplia oficina—. Buena suerte.

## El lanzamiento

Me pareció adecuado que Toledo, Ohio, situado justo en el corazón de la nación, fuera donde hicimos nuestra primera parada en la campaña *"El peso perfecto: América"*, a la que espero que usted se una aunque viva en San José, California (la ciudad de los Estados Unidos más sana, según las clasificaciones de *Men's Health*), en Memphis, Tennessee (situada en el n. 100), o en puntos intermedios.[3] (En caso de que se lo esté preguntando, compartiré los resultados de la campaña "Toledo sano" en el capítulo 13: "¡Santo Toledo! Los resultados...").

Si busca usted cambiar su dieta, cambiar su vida y cambiar su mundo, entonces ha llegado al lugar correcto. *El peso perfecto: América* se trata de darle las indicaciones que necesita para hacer un giro de 180 grados en su vida y situarse en la dirección correcta. Quizá hayan pasado años desde que se despertaba sintiéndose renovado o desde que atacaba el día con cierto brío en su caminar. Quizá su vida haya girado en torno a innumerables visitas al médico y a caros especialistas que batallan por descubrir qué "anda mal" en usted. Quizá haya engullido potentes medicamentos para combatir los estragos de la hipertensión, la diabetes tipo 2, la acidez y otras muchas enfermedades; y se pregunte si los efectos secundarios no son peores que la enfermedad misma.

Si esto suena a su propia vida, entonces seguir las recomendaciones de salud que se presentan en *El peso perfecto: América* le proporcionará las herramientas para experimentar una transformación de maneras que nunca pensó que fueran posibles. Un estupendo lugar donde comenzar sería visitar nuestra página web de recursos en la dirección www.PerfectWeightAmerica.com y realizar su evaluación de salud.

PerfectWeightAmerica.com es un recurso en la Internet que servirá como su entrenador personal de "peso perfecto". Después de que se registre y rellene un cuestionario, recibirá un plan detallado, individualizado y diario de salud y bienestar que cubre: dieta, suplementos, ejercicio, limpieza y desintoxicación y manejo del estrés. Una vez que tenga usted a mano este plan, tendrá herramientas prácticas para lograr su peso perfecto.

Más adelante en este libro, en el capítulo 7, encontrará un plan de alimentación de cuatro fases de "el peso perfecto" que le dirá qué alimentos debería y no debería consumir durante el programa de dieciséis semanas. O, si usted lo prefiere, recomiendo encarecidamente aprovechar nuestro programa gratuito y personalizado que está disponible en la Internet en www.PerfectWeightAmerica.com.

Cuando usted complete su cuestionario de evaluación de salud, se convertirá en parte de una comunidad en línea con acceso a múltiples herramientas para mantenerlo en el curso correcto: recordatorios diarios, un diario en línea, listas de compra, recetas, esquemas y demostraciones de ejercicios, y un plan individualizado y diario de dieta y ejercicio. Cuando este diagnóstico esté en su lugar, usted tendrá una hoja de ruta que puede seguir, paso a paso, para disfrutar de la salud y el bienestar óptimos que no ha experimentado durante años o quizá décadas.

Aprenderá qué comer, cuándo comerlo, cómo masticar correctamente, qué alimentos pueden añadir grasa, y qué alimentos pueden ayudar a que ésta desaparezca. Descubrirá usted qué alimentos le hacen sentir más hambre y qué alimentos le hacen sentirse satisfecho. Se le recordará la importancia de estar hidratado, cómo integrar unos aperitivos estratégicos, y cómo añadir suplementos superiores a su régimen diario le proporcionará esa ventaja extra. También experimentará la "limpieza perfecta", un programa innovador de desintoxicación que debería realizar en enero, abril, julio y octubre.

Una parte integral de *El peso perfecto: América* es un revolucionario plan de mantenimiento que yo denomino FIT: Entrenamiento de intervalos funcionales. En solo veinte minutos fortalecerá usted su corazón y sus pulmones, creará músculo e iniciará el proceso de quemar grasa de su cuerpo durante y después de sus ejercicios.

Además, aprenderá a crear un hogar libre de toxinas para prevenir que dañinos venenos químicos se almacenen en sus células adiposas, que disminuirán día a día cuando siga usted este programa. Aprenderá cómo ponerse el casco del éxito de "el peso perfecto" para aplastar a todos sus saboteadores de pérdida de peso. Será equipado para reducir el estrés y crear la vida con la que siempre ha soñado. Aprenderá el secreto subyacente de transformar su aspecto físico y su autoestima al igual que maneras de mejorar la salud de los familiares y amigos que le rodean.

## Vaya a la página web de *El peso perfecto: América*, ¡enseguida!

No espere un minuto más: visite la página www.PerfectWeightAmerica.com ahora mismo. La única manera de poder comenzar este programa demasiado tarde es si espera hasta mañana.

Su plan individualizado de salud y de bienestar "el peso perfecto" será creado siguiendo su cuestionario de evaluación de salud en línea. Con unos cuantos tecleos, usted nos dirá cuál es su altura, su peso y su edad; cómo reacciona su cuerpo a ciertos alimentos; su conexión "ánimo-alimentos"; sus patrones de sueño; su perfil de mantenimiento físico; su exposición a toxinas medioambientales; y su huella global. Este diagnóstico en línea, el cual utiliza una fórmula patentada para evaluar su actual estado de salud, le proporcionará un plan de batalla global de dieciséis semanas para ayudarle a ganar la batalla de las protuberancias y librar a su cuerpo de la grasa mala.

El costo es gratuito por una suscripción de doce meses; simplemente vaya a la página web y teclee PWA como su código de acceso. Un año de membresía al programa en línea "el peso perfecto" está valorado en 240 dólares.

## ¿Qué es diferente en *El peso perfecto: América*?

Por favor, sepa que *El peso perfecto: América* no es solamente otro libro de dietas. Usted no se librará de 22 libras apresuradamente como hizo la cantante Beyoncé Knowles antes de hacer el papel de Deena en la exitosa película Dreamgirls. Beyoncé perdió todo ese peso después de embarcarse en una dieta intensiva que consistía en beber una mezcla de agua, pimienta de cayena y jarabe de maple, y no comer alimentos normales. Cuando los tabloides de los supermercados mostraron fotografías de su nueva y esbelta figura, los compradores fueron a toda velocidad al pasillo 4 en busca de jarabe de maple.[4]

Mientras que "la dieta de jarabe de maple" de Beyoncé puede que haya sido una de las modas más disparatadas para captar la atención en años recientes, su historia es un instructivo recordatorio de que millones de americanos están atentos al "próximo éxito" para perder peso con rapidez y sin esfuerzo. Las dietas de moda constituyen una limpia cantidad considerable de la multimillonaria industria de la pérdida de peso que produce en masa libros, CDs, DVDs, batidos, barras, pastillas, suplementos, equipo de gimnasia y anuncios informativos para todo, desde los últimos batidos que queman peso y suplementos adelgazantes hasta aparatos para el trasero y para los abdominales. Sin embargo, como cualquiera que haya pasado por una dieta intensiva le dirá, el peso que se pierde con rapidez es un peso destinado a regresar. Casi ninguna de esas dietas puede mantenerse porque esos regímenes que restringen los alimentos no proporcionan una variedad de alimentos nutritivos y equilibrados que son necesarios para una buena salud. Tampoco hablan a la salud mental, emocional y espiritual de los individuos, que es igual de importante que el bienestar físico.

*El peso perfecto: América* aborda todos los ángulos de este tema, y por eso este equilibrado programa se defiende entre muchos de los libros de dietas y ejercicios que compiten por la atención del público en las estanterías de las librerías. *El peso perfecto: América* bosqueja un nuevo estilo de vida basado en los principios integrales que se enfocan en la persona completa: física, mental, emocional y espiritual. Este enfoque está más en línea con la etimología de la palabra *dieta*, la cual se originó de la palabra griega diaita, que significa "vida, estilo de vida, modo de vivir".

Le va a ir mejor si hace un salto completo —si hace un cambio completo de estilo de vida— en lugar de meter solo los dedos de los pies en el agua. Según un reciente estudio publicado en *Archives of Internal Medicine*, fumar, beber, comer comida basura y no hacer ejercicio son todos ellos factores de riesgo para una mala salud, pero encarar todos esos hábitos al mismo tiempo es mejor que tratar con ellos uno a uno de manera secuencial.[5]

Por lo tanto, si pesa usted mucho, se cansa con mucha facilidad, tiene un estilo de vida sedentario o trata con problemas de presión arterial alta, colesterol alto y mucha ansiedad, el hecho de que tenga usted este libro, *El peso perfecto: América*, me dice que recuperar su salud es una prioridad absoluta. Usted está enfermo y cansado de estar enfermo y cansado.

Tengo confianza en que *El peso perfecto: América* será un estupendo recurso para usted. Sin embargo, tendrá que cambiar su mentalidad americana, la que está sintonizada en la gratificación instantánea. En su lugar, tendrá que asumir responsabilidad personal por la forma física que usted tiene.

Una vez que haga eso, debe dejar de escucharse a usted mismo. A su hábil mente, la cual es la esencia de su voluntad y su determinación, le encanta captar pensamientos negativos y hacerlos girar como si fueran azúcar líquido y colorante rosa en una máquina de hacer algodón dulce para conseguir un confite de duda y vacilación. Eche a la basura esos pensamientos negativos. No escuche cuando su ágil mente arroje una racionalización tras otra contra realizar una importante corrección de curso en la vida. Acalle sus excusas porque, al final, eso es lo único que son: excusas, como:

- "Estoy demasiado ocupado."
- "Estoy demasiado gordo."
- "Yo no tengo la energía."
- "Tengo niños."

- "Tengo padres de los que ocuparme."
- "Me voy de vacaciones."
- "Cuesta demasiado apuntarse a un gimnasio."
- "No puedo llegar a motivarme."
- "No tengo el dinero."
- "Nada ha funcionado antes."

El programa "el peso perfecto" requiere un ajuste de actitud: con rapidez. La actitud más importante que puede usted tener es esta: estoy siguiendo el programa "el peso perfecto" por mi salud y por quienes cuentan conmigo. Cuanto más ponga en ello, más recibiré de ello. Si le doy mi mejor esfuerzo, entonces puedo esperar los mejores resultados.

*El peso perfecto: América* sigue la firme ruta hacia un exitoso manejo del peso y toda una vida de extraordinaria salud. Con toda seguridad, probablemente perderá usted unos cuantos kilos con rapidez, pero el punto es que no alcanzará su peso perfecto en dos semanas. Sin embargo, ciertamente estará mucho más cerca de alcanzarlo después de dieciséis semanas. Adelgazar diez kilos como hizo Beyoncé no solo no es saludable, sino que también es contraproducente a la larga, ya que el entusiasmo de perder un peso considerable se ve sustituido rápidamente cuando los viejos kilos regresan. Quienes hacen dietas y están deprimidos con frecuencia tienen que manejar el regreso a hábitos alimentarios profundamente arraigados, los cuales a menudo los dejan pesando más que cuando comenzaron la dieta de pérdida de peso rápida en un principio.

## Izar las velas

*El peso perfecto: América* se trata de realizar una transformación personal en categorías cuantitativas como la pérdida de peso y la reducción de riesgos de enfermedad, al igual que mejoras cualitativas en agudeza mental y vitalidad física. Lo mejor de todo es que le encantará el plan de alimentación porque consumirá usted una variedad de alimentos satisfactorios y deliciosos, como descubrirá, para su deleite, en el capítulo 3: "Coma para su peso perfecto".

Tengo confianza, después de nuestra experiencia en Toledo, en que *El peso perfecto: América* es el viaje correcto para usted. En los siguientes capítulos aprenderá cómo:

### 1. Cambiar su dieta.

- Comer sano a fin de lograr y mantener su "peso perfecto".
- Comer para su tipo nutricional individual.
- Optimizar su ingesta de nutrientes a la vez que recortar calorías innecesarias y poco sanas para asegurar una pérdida de peso sana.
- Aprender sobre los suplementos nutricionales que pueden marcar una gran diferencia en su salud y vitalidad.

- Entrar en el plan de alimentación "el peso perfecto", un programa de dieciséis semanas y cuatro fases que le ofrece alimentos aprobados mientras que restringe otros.

## 2. Cambiar su vida.

- Eliminar deshechos y toxinas a medida que realiza la Limpieza Perfecta.
- Experimentar FIT, el programa de ejercicios con el que puede vivir.
- Reducir toxinas en su medioambiente personal.
- Reducir estrés y tener más descanso a fin de desatar su potencial de salud.
- Enfocarse en el equilibrio mental, emocional y espiritual para un bienestar total de cuerpo, mente y espíritu.

## 3. Cambiar su mundo.

- Aprender sencillos pasos que puede dar para vivir "un estilo de vida verde".
- Quitarle peso al planeta, al igual que a su cuerpo.
- Incorporar hábitos que promueven sostenibilidad para su salud, la salud de futuras generaciones y la salud del planeta.

He hablado en cierto número de iglesias, y ocasionalmente un corpulento miembro me pregunta, irónicamente, si puede seguir disfrutando de todos sus alimentos y aperitivos favoritos y poco sanos y aun así atravesar las "puertas de perlas". Yo normalmente respondo: "Claro que sí, irá al cielo; solo que llegará allí mucho antes".

La frase es siempre buena para arrancar una sonrisa, pero quienes se han enfrentado a su mortalidad tras un ataque de corazón, un derrame debilitante o una diagnosis de cáncer no se están riendo mucho. Ellos entienden mejor que la mayoría que cada minuto que pasan sobre la tierra es precioso y debería ser valorado.

Si está usted casado y tiene hijos, su familia le necesita y le quiere. ¿No quiere usted estar a su lado? Cada año tiene usted más que ofrecer, no menos, porque tiene la sabiduría y la experiencia de su parte. Utilice esa sabiduría para establecer un legado de salud para usted mismo y para sus futuras generaciones, y no vivirá una vida de lamentos.

Vivir una vida larga y sana importa más de lo que usted cree. Yo perdí a mis dos abuelos demasiado temprano. Mi abuelo por parte de padre tenía bastante sobrepeso y murió a la edad de sesenta y dos años de un ataque al corazón. Mi abuelo por parte de madre también tenía sobrepeso, y murió de un ataque al corazón a la edad de cincuenta y cinco años. Mis dos abuelos ya no estaban antes de que yo cumpliera los diez años. Desearía haberlos conocido por más tiempo, pero nunca tuve esa oportunidad.

Sin embargo, puede que usted esté leyendo este libro y piense: "Me he permitido a mí mismo ir demasiado lejos... puedo decir cuándo las personas me miran". Bien, con *El peso perfecto: América* usted será capacitado para hacer algo con respecto a su salud y su exceso de peso desde este día en adelante. La pregunta ahora es: ¿Qué va a hacer usted al respecto? ¿Tomará la información y la aplicará a su vida y quizá a quienes están más cerca de usted?

No tiene usted que morir pronto, como les sucedió a mis abuelos. Usted tiene un maravilloso propósito en la vida: estar al lado de sus seres queridos. Persiga sus sueños, y viva la vida a tope. Cuando cambie su dieta, cambie su vida y cambie su mundo, se convertirá usted en mucho más de lo que nunca pensó que fuera posible.

## Un poco sobre mí

Antes de seguir adelante, ahora sería un buen momento para presentarme por completo a mí mismo. Siendo el mayor de dos hijos nacidos de Herb y Phyllis Rubin, yo me crié en el sur de Florida. Mi papá era médico naturópata y quiropráctico. Mi mamá era ama de casa que ayudaba a mi papá con las tareas de la oficina.

Mis padres nacieron después de la Segunda Guerra Mundial y llegaron a la mayoría de edad en los años sesenta. Aunque no eran exactamente hippies, eran sin lugar a dudas contraculturales. Ellos no solo adoptaron un estilo de vida "de regreso a la naturaleza" (como se denominaba entonces), sino que mi padre también lo fomentó incondicionalmente durante mi niñez mientras asistía a la escuela médica de naturopatía, la escuela de quiropráctica, y más adelante en su consulta de quiropráctica, donde empleó un enfoque más natural para tratar a los pacientes que acudían a él por diferentes dolores. De modo contrario a muchos de los iguales de mis padres en la generación baby-boom, comer sano no era una moda para ellos. Su lema era: "Cuanto más natural, mejor", y llenaban los armarios de la cocina de miel silvestre, germen de trigo y granola, y su refrigerador de frutas y verduras frescas orgánicas cultivadas en granjas.

Los niños en mi barrio no acudían exactamente en masa a nuestra casa después de la escuela porque mi mamá prohibía las patatas fritas, las galletas y las barritas de caramelo; pero si ellos querían hojas de trigo, o un bote de yogur natural casero, llegaban al lugar adecuado. Uno podría decir que yo era un niño granola que crecía, pero siempre que iba a la escuela o a las casas de mis amigos, iba directo a la comida basura. Quizá lo que estaba en funcionamiento era el síndrome de la fruta prohibida. En cualquier caso, puedo recordar intercambiar zanahorias por patatas fritas y galletas durante la comida en la escuela, aunque nunca encontraba muchos que quisieran hacerlo. Sin embargo, algunos de mis compañeros de clase estaban dispuestos a separarse de parte de sus delicias cubiertas de chocolate por una moneda, así que yo aceptaba su generosa oferta.

A pesar de mis ocasionales incursiones en la comida basura, me convertí en un adolescente sano y atlético. No puedo recordar nada más grave que un resfriado o una gripe que me mantuviera lejos de las clases. Después de la secundaria asistí a la universidad estatal de Florida y me gané un lugar en el equipo de los animadores y un lugar en el piso del estadio Doak Campbell Stadium siempre que los Noles jugaban en casa.

Como alguien que pasa por un bufé por primera vez, yo puse demasiado en mi plato durante mi primer año: de modo literal y figurado. Se esperaba de nosotros que entrenáramos cada día de la semana para el equipo de animadores; si te perdías un día, te echaban del equipo. Yo tenía un calendario lleno de clases, varios libros que leer cada semana, partidos de fútbol dentro de la universidad, y varias "funciones" en mi fraternidad, Phi Kappa Alpha. También era miembro de un grupo musical itinerante para el ministerio en la universidad.

Trataba de comer sano en el campus, pero eso era bastante imposible en aquellos tiempos. El desayuno era una magdalena de arándanos del tamaño de una pelota grande de béisbol o yogur desnatado cargado de azúcar. Durante mi día escolar caí en la rutina de hamburguesa y patatas fritas y yogur. Por otro lado, me las arreglaba para mantenerme alejado del ambiente de las fiestas porque yo no bebía alcohol ni consumía drogas.

Después de terminar un frenético primer año de universidad, regresé a casa y gané unos dólares siendo consejero en un campamento de verano para jóvenes en la zona. Fue durante aquel tiempo cuando comencé a experimentar terribles molestias digestivas, dolorosas llagas en la boca y una debilitante fatiga.

Seguí adelante tanto tiempo como pude, pero cuando ya no podía hacer mi trabajo —como ayudar a los niños a hacer el curso de cuerdas— supe que era momento de ir a visitar a nuestro médico de familia. Él me pinchó y luego me realizó varias pruebas. Cuando los resultados fueron positivos, él se encogió de hombros y me dio una receta para dos antibióticos; no vio ninguna razón por la cual yo no pudiera regresar a la universidad Florida State en el otoño.

Solo si mi cuerpo hubiera cooperado. El semestre de otoño fue infernal: fiebres altísimas, languidez y fatiga, y embarazosos problemas digestivos. Dos meses después de la temporada de fútbol yo ya no podía engañarme más. Estaba realmente enfermo.

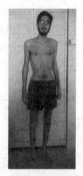 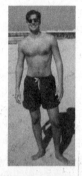

La experiencia de Jordan y los resultados fueron extraordinarios. Los lectores no deberían esperar resultados milagrosos.

Llamé a casa y describí mi situación a mi mamá, quien me hizo regresar a casa en avión al día siguiente. Mi salud empeoró continuadamente durante los seis meses siguientes, incluyendo un aterrador episodio con una fiebre altísima que me dejó hablando un galimatías. Me llevaron a médicos de estómago que sentían que mis síntomas —vómitos, fiebre, sudores nocturnos, pérdida de apetito, graves calambres abdominales y diarrea con hemorragia— señalaban hacia un trastorno digestivo conocido como enfermedad de Crohn. Si yo no mejoraba pronto, dijo un especialista, sería un fuerte candidato para una colostomía, que era una operación para eliminar el colon.

A la edad de diecinueve años, una colostomía sonaba como un destino peor que la muerte. En un esfuerzo por evitar la cirugía a toda costa, mis padres y yo nos embarcamos en una odisea suprema para recuperar mi salud. Con el tiempo, me vieron unos setenta médicos y practicantes médicos, probamos todo plan dietético que había, y hasta viajamos a México y a Alemania para buscar tratamientos alternativos. Mis padres recurrieron al patrimonio de su casa para cubrir los 150,000 dólares que había que pagar por facturas médicas.

Nada hacía cambiar la trayectoria descendente de mi salud. Mis enfermedades —los médicos también me trataban por diabetes, artritis, anemia y síndrome de fatiga crónica— hicieron graves estragos en mi cuerpo. Después de seis meses, cuando mi peso descendió a menos de cuarenta y nueve kilos, necesité una silla de ruedas para andar por la casa. ¡Qué humillante! Yo parecía un esqueleto después de meses de consumirme. Mi punto más bajo llegó cuando fui hospitalizado en el hospital Bethesda Memorial Hospital en Boynton Beach, Florida, donde a duras penas sobreviví a una angustiosa noche. Oí a una enfermera llorar en el pasillo, refrenando sus lágrimas mientras le decía a otra que yo no iba a sobrevivir a aquella noche. Me sentía en blanco, quizá perdido, y no estaba seguro de si me despertaría en la mañana. Cuando mis ojos parpadearon y se abrieron, la enfermera de la mañana dijo que tenía buenas noticias para mí: yo había recuperado unos cuatro kilos en peso de agua desde que recibí los fluidos intravenosos. Estaba vivo, apenas, pero postrado en cama.

Casi dos años después de mi batalla por la vida, resultó que mi padre tuvo una interesante conversación telefónica con William Keith, un experto en nutrición de San Diego. Él creía que podía ayudarme a sobreponerme a las enfermedades digestivas crónicas que plagaban mi cuerpo, las que mis médicos denominaban "incurables".

Intrigado, y pensando que yo no tenía nada que perder, mamá y papá acordaron que yo debería volar a San Diego y visitar al Sr. Keith. Mis padres compraron un vehículo recreativo muy usado a fin de que yo pudiera moverme y tener un lugar donde dormir cerca del océano. Como detallo en muchos de mis anteriores libros, mi salud dio un giro después de empezar a consumir sanos alimentos "vivos" que eran ricos en vitaminas, minerales, enzimas y microorganismos buenos denominados prebióticos: alimentos que son parte del programa "el peso perfecto". Durante un periodo de cuarenta días, engordé trece sanos kilos y me situé a mí mismo en un camino de recuperación.

Me fui de San Diego con un renovado sentimiento de propósito y un ardiente deseo de transformar la salud de este país persona a persona. Conseguí un empleo en una tienda de alimentos sanos que me introdujo al movimiento de la salud natural. Ansioso por aumentar mi conocimiento, estudié medicina naturópata y pronto me encontré formulando mi propios suplementos nutricionales y alimentos funcionales. Mi espíritu empresarial me impulsó a comenzar una empresa llamada Garden of Life, Inc. cuando tenía veintitantos años, y comencé a formular y a poner a la venta suplementos nutricionales integrales, alimentos funcionales y productos de cuidado personal. En mi vida personal, conocí a una hermosa princesa llamada Nicki, con quien me casé en el año 1999. Después de sobreponernos a un periodo de dos años y medio de infertilidad, nos convertimos en los orgullosos padres de Joshua Michael en mayo de 2004.

Hoy día, a la edad de treinta y dos años, sé cuál es mi propósito y mi ardiente deseo en la vida: compartir mi mensaje de salud y esperanza al igual que mi improbable historia de reacción. Es un mensaje que he compartido en el libro éxito de ventas del New York Times, *La dieta del Creador*, al igual que en otros diecisiete libros, los cuales han dado lugar a docenas de apariciones en programas nacionales de radio y televisión y que se presenta en importantes periódicos y revistas. Humildemente he compartido mi corazón delante de millones de telespectadores y cientos de miles de personas en importantes conferencias por todos los Estados Unidos, al igual que en Australia, Nueva Zelanda, Malasia, China, Indonesia, Singapur, Sudáfrica y el Reino Unido.

En todo momento mi objetivo ha sido el de impactar la salud de este mundo persona a persona, y hoy día ese mensaje comienza con usted. Si está preparado para cambiar su dieta, cambiar su vida y cambiar su mundo, ahora es el momento de comenzar.

## Presentando a Bernard Bulwer, MD

Nota de Jordan Rubin: Hace un par de años, recibí un mensaje de correo electrónico del Dr. Bernard Bulwer, quien decía que había visto varios episodios de mi programa de televisión de media hora en la televisión por cable y que le gustaba lo que yo tenía que decir sobre comer sano y mi receta para vivir una vida larga y abundante. El Dr. Bulwer sintió que teníamos un espíritu semejante, ya que él había escrito un libro, *Your Doctor Can't Make You Healthy*, que contenía sus perspectivas en cuanto a proteger la salud. El libro del Dr. Bulwer reflejaba muchos de los mismos puntos que yo establecía.

Pronto supe que el Dr. Bulwer es un hombre modesto, porque yo prácticamente tuve que sacar la información de que él era un avanzado compañero clínico en cardiología no invasiva (ecocardiografía) en uno de los principales hospitales de enseñanza en la Escuela de medicina de Harvard: el Hospital Brigham y de la mujer. Permanecimos en contacto. Después de que yo viajara a Toledo para lanzar la iniciativa "Toledo sano" y comenzara a ponerle piernas y pies a la campaña "el peso perfecto", sentí que necesitaba a un experto médico para que me supervisara. Yo quería asegurarme de que este libro, *El peso perfecto: América,* fuera médicamente sano, y por eso le pedí al Dr. Bulwer que revisara el manuscrito e hiciera las observaciones pertinentes a lo largo del libro. También quiero que los lectores lleguen a conocer al Dr. Bulwer, así que le he pedido a él que comparta un poco de su trasfondo.

## Palabras de Bernard Bulwer

Soy de Belice, América Central, un país del tamaño de Massachusetts, con menos de 300,000 habitantes y el inglés como su idioma oficial. Mi familia era grande, aun según los estándares de Belice. Mis padres tuvieron doce hijos, ¡y ningún gemelo! Aunque mi padre y mi madre nunca pasaron de una educación primaria básica, eran muy entendidos e inteligentes, y vieron a ocho de sus hijos pasar por universidades extranjeras en los Estados Unidos, Europa, Australia y el Caribe.

Mis padres no eran "ricos" ni aun en la imaginación, pero la verdadera riqueza que invirtieron en nosotros fueron esas preciosas cosas que el dinero no puede comprar. Ellos nos enseñaron el valor del trabajo duro, el respeto a los demás, y el compromiso con la familia. Mamá dirigía un popular restaurante en el barrio, y a papá le encantaba la agricultura, pero era más conocido por los elegantes muebles de caoba que hacía. Mi padre trabajaba duro; dos cosas que él despreciaba eran la pereza y la ociosidad. "El diablo trabaja para las manos ociosas" fue una lección que aprendí muy temprano. Hoy día puedo decir con certeza, y con mucha gratitud, que esas y otras lecciones me han servido bien. Incluidas entre ellas está lo mucho que sé acerca de alimentos y agricultura.

¡Hablemos de frutas exóticas tropicales! No tenían que obligarnos a comer cinco raciones diarias de fruta fresca en Belice. Quienes han tenido la suficiente fortuna de experimentar los sabores y las variedades de nuestros diferentes mangos sabrían exactamente a lo que me refiero. Si alguna vez un mango de Belice pudiera hacerlo, demandaría a "un mango estadounidense" por difamación. El llamado a comerse cinco mangos de una sola sentada era una conducta normal, ciertamente demasiado restrictiva. Tan tentadora era —tanto en olor como en sabor— la fruta local que para muchos vecinos lo más horrible de tener frutas de estación era que los niños del barrio no dejaban en paz a sus árboles frutales.

Me gradué de secundaria a la edad de quince años y seguí un curso preparatorio en zoología, química y física, antes de obtener una beca para la escuela médica en la universidad regional de West Indies en Jamaica y Trinidad. Obtuve mi Doctorado en Medicina a la edad de veinticuatro años con distinciones en las ciencias anatómica y quirúrgica, pero tenía poco deseo de pasar una gran parte de mi vida médica metido en un quirófano.

Los estudios de postgrado me llevaron a la universidad de Londres en King's College, donde terminé un master en nutrición. A continuación siguió una especialidad en diabetes y medicina metabólica (cardiología preventiva) en Inglaterra. Yo tenía un apasionado deseo de impartir lo que aprendí, así que hice mis maletas y regresé a Belice, donde comencé la asociación local de diabetes.

Allí comencé a educar y a capacitar al público sobre cómo cuidar de su salud. Al haber servido como director clínico de un ambulatorio, incluyendo ser el médico designado para la embajada de los Estados Unidos, comencé a escribir mi primer libro. Mis actividades captaron la atención del Dr. David Singer, un médico visitante en Harvard, y pronto me invitaron a seguir un curso en Boston de enfermedades cardiovasculares.

Terminé mis exámenes médicos de licenciatura en los Estados Unidos en meses, y terminé un curso sobre cardiología preventiva y después sobre cardiografía no invasiva/ecocardiología en el Hospital Brigham de la mujer, un importante hospital de enseñanza de la escuela médica de Harvard en Boston. Durante ese periodo publiqué mi primer libro, *Your Doctor Can't Make You Healthy*, un reflejo de mi deseo de informar a los lectores de que su salud y el cuidado de la salud son dos cosas muy distintas.

La explosión de enfermedades infligidas por el estilo de vida que ahora acecha a este país no se resolverá mediante "curas" mágicas, nuestra preocupación por las medicinas con receta o por el cuidado en hospitales. Quizá la frase de mercado de Don King, "¡Sólo en América!" describiría adecuadamente el aterrador escenario de obesidad en América, excepto que esa obesidad no se detiene en la frontera o en el Río Grande. "Cuando América estornuda, el mundo agarra un resfriado", dice la frase. Hoy día, las personas en países como Belice, y ciertamente en todo el mundo, han sido seducidas a abandonar sus productos tradicionales orgánicamente cultivados a favor de alimentos procesados "de mercado". Este desarrollo no solo ha aumentado el contorno de sus cinturas, sino que también ha elevado sus facturas médicas.

Aunque yo estoy muy implicado en escribir libros de texto médicos y herramientas de enseñanza multimedia para alumnos de medicina y médicos para tecnologías de vanguardia como el estetoscopio de ultrasonidos, tales herramientas no son la respuesta a la pandemia de obesidad y enfermedades cardiacas. La mejor respuesta llegará cuando las personas asuman más responsabilidad y mejor cuidado de su propia salud.

Establecí contacto con Jordan porque él estaba en el frente haciendo algo, hasta dando a conocer su experiencia y transformando sus convicciones en lo que yo creo que es un mensaje fundamental. Esto afecta a las personas dondequiera que vivan, algo que no es la prioridad en nuestras torres de marfil académicas. Jordan está haciendo su parte. Yo espero hacer la mía, y sinceramente espero que usted también haga la suya. Su salud es su mayor inversión.

---

# Capítulo 1

# Globesidad

EN LA MITOLOGÍA griega, Atlas se representaba comúnmente con un gran globo terráqueo sobre sus hombros, como un más que ambicioso lanzador de pesos, sosteniendo el mundo en una angustiosa posición asimétrica. Si Atlas estuviera sujetando la tierra hoy día, sería mejor que se atara los lomos para levantar a todas las personas con sobrepeso que habitan el planeta. Porque seguramente por primera vez en los anales de la Historia registrada, los demógrafos han determinado que hay más personas con sobrepeso que viven entre nosotros que quienes están desnutridos. Según la Organización Mundial de la Salud, mil millones de adultos tienen sobrepeso (de los cuales 300 millones son obesos), significando que pesan al menos unas 50 libras más de su peso corporal perfecto. Al otro lado del espectro, el número de individuos que pasan hambre y están desnutridos permanece constante en 600 millones.[1]

Durante miles de años nuestros antepasados llevaban una existencia que dependía del sudor de sus frentes y de si la naturaleza proporcionaba o no abundantes cosechas. El hambre era su compañera constante; la hambruna, su frecuente preocupación. No puedo imaginar lo que pasaba por las mentes de padres desesperados que abrazaban a sus hambrientos y asustados hijos y se preguntaban qué podrían hacer para darles algo de comer.

El milagro de la modernización se ha ocupado de gran parte de ese problema, aunque como alguien que apoya los esfuerzos de ayuda de Life Outreach y Compassion International, soy consciente de que hay demasiadas personas que se quedan dormidas cada noche con punzantes dolores por el hambre en sus reverberantes estómagos. Si las cifras de la Organización Mundial de la Salud son correctas, al menos una sexta parte de la población global tiene un dilema distinto: ellos son demasiado grandes por hincharse de alimentos grasientos, ricos en grasas, bajos en nutrientes, con productos químicos y producidos en masa. El crecimiento global de la industria y la tecnología ha conducido a una abundancia de comidas baratas y de elevadas calorías, aperitivos azucarados poco sanos, y un pronunciado descenso de actividad física, dando como resultado uno de los problemas de salud pública más claramente visibles, y sin embargo que más se pasa por alto, en la historia de la humanidad.

El disparado ascenso de la obesidad en regiones tanto desarrolladas como en desarrollo inspiró a la Organización Mundial de la salud a inventar una nueva palabra para esta situación: globesidad. Un experto en nutrición del Banco Mundial advirtió que si no se toman pronto medidas correctivas, la globesidad podría volverse tan devastadora como la malnutrición, en especial para las economías de los países más pobres. En otras palabras, la epidemia de obesidad global podría llegar a ser más dañina para la comunidad mundial que el hambre.[2]

¡Qué giro de eventos tan sorprendente! Puedo recordar a mi mamá recordándome que me terminara la comida de mi plato debido a "los niños que pasan hambre en China", pero ella tendría que enmendar su ejemplo si me estuviera criando en la actualidad. Un diez por ciento de los niños chinos que viven en la ciudad padecen obesidad; un número que aumenta a un sorprendente 8 por ciento al año. En Japón, la obesidad en niños de nueve años se ha triplicado. Un veinte por ciento de adolescentes y niños australianos tienen sobrepeso o son obesos.[3] "El predominio de la obesidad en Europa se ha triplicado en las dos últimas décadas; la mitad de los adultos y un 20 por ciento de todos los niños tienen sobrepeso", según un artículo de Associated Press.[4]

Esta es solo la punta de un inmenso iceberg que está amenazando con hundir la salud de jóvenes y viejos desde Anchorage, Alaska, hasta Zurich, Suiza. Los tentáculos de la globesidad llegan hasta cada continente y se apoderan de todas las principales ciudades del mundo. Estamos viendo a cientos y cientos de millones consumir platos preparados a manera de Occidente, alejándose de trabajos físicamente demandantes en la agricultura, y dedicando su cada vez más tiempo libre a ver la televisión y navegar por la Internet. Están adoptando este nuevo estilo de vida con bastante rapidez, inconscientes de que se están poniendo a sí mismos en riesgo de tener enfermedades crónicas que podrían robarles años de sus vidas. Mi colega el Dr. Bulwer dice que la comida rápida está por todas partes en Belice, donde comer "bien" significa comer como los estadounidenses o los británicos: los alimentos grasientos y fritos que ven anunciados en televisión.

Otro revelador ejemplo viene de los japoneses, quienes, después de siglos de permanecer delgados con una dieta de pescado, verduras, algas, soja fermentada y arroz, han desarrollado un gusto del nuevo milenio por las rosquillas Krispy Kreme y los "helados" Cold Stone Creamery. Cuando el McDonald's japonés introdujo la Mega Mac —una hamburguesa cuádruple—, vendió 1.7 millones en cuatro días. La fascinación por la comida basura yanqui está tan extendida que los japoneses han inventado una frase —que se traduce como "comida en tu cara"— para describir su aparente deseo de escapar al estrés de una sociedad llena de presión saciando sus estómagos con rosquillas glaseadas y hamburguesas cuádruples.[5]

Sin embargo, los japoneses aún tienen mucho camino por recorrer antes de que se pongan a nuestro ritmo. Al igual que alguien que lleva la bandera en unos Juegos Olímpicos, el contingente estadounidense está conduciendo el desfile de la globesidad. Somos no solo la nación más gorda de la tierra, sino también nos estamos hinchando a proporciones extremadamente obesas a un ritmo alarmante. Mientras que la mayoría de las personas han oído que dos terceras partes de los adultos estadounidenses de edades de veinte años o más tienen sobrepeso (el cual se define como tener un índice de masa corporal o IMC de 25 o más), el número de quienes son extremadamente obesos —al menos con 100 libras de sobrepeso— se ha cuadruplicado desde los años ochenta. Hace veinte años, uno de cada cien adultos era candidato a comprar dos asientos cuando viajaba con la aerolínea Southwest Airlines; hoy día ese número es de uno de cada cincuenta.[6]

Si las personas siguen engordando al ritmo actual, los investigadores estadounidenses en la universidad Johns Hopkins predicen que un 75 por ciento de los adultos estadounidenses tendrán sobrepeso (y un 41 por ciento serán obesos) en el año 2015, que está a la vuelta de la esquina. "La obesidad es una crisis de salud pública", declaró el Dr. Youfa Wang, quien condujo el estudio.[7]

## Pesada demanda

No he conocido a una persona corpulenta que no querría perder peso, pero desde mi posición panorámica, muchos individuos obesos albergan actitudes similares a las clásicas "cinco etapas del dolor" tal como fueron enumeradas por Elisabeth Kübler-Ross en su influyente libro *On Death and Dying*.[8] Las cinco etapas son:

1. Negación
2. Ira
3. Negociación
4. Depresión
5. Aceptación

Estoy dispuesto a apostar que si usted está batallando con su peso, podría situarse entre una de esas cinco descripciones. Usted podría estar negando que realmente tiene sobrepeso, que lo único que tiene que hacer es proponerse un día quitarse esos kilos "extra" que hay en su cintura y sus caderas. Podría tener usted ira por su deslustrada condición física y aspecto, albergando resentimiento por haber sido siempre pesado o por nacer en una familia que le alimentó con malos alimentos cuando crecía. Podría estar en la etapa de negociación, en la que haría cualquier cosa para perder peso, como pasar por una cara cirugía de *bypass* gástrico o tomar un producto farmacéutico con peligrosos y embarazosos efectos secundarios. Podría estar usted deprimido y sentir que no tiene futuro ni esperanza de alcanzar su peso perfecto. O podría estar en la etapa final y más peligrosa: aceptación, un sentimiento de que usted siempre será obeso y que no hay nada que pueda hacer al respecto.

Estoy viendo más evidencia de que tener sobrepeso es una norma social entre la élite cultural. Los problemas de peso y de imagen corporal se están colando en los catálogos de los cursos universitarios a medida que los "estudios sobre gordura" emergen a un creciente campo interdisciplinario en universidades por todo el país. En Harvard, los estudiantes pueden apuntarse a "Culturismo en América", que examina las consecuencias políticas y sociales de tener sobrepeso. La universidad de Wisconsin en Milwaukee ofrece un curso titulado "La construcción social de la obesidad", que es impartido por un profesor de ciencias del movimiento humano que desafía el mensaje alarmista acerca de la epidemia de la obesidad en América.

En otros lugares, estudiantes en una docena de universidades están organizando grupos que se enfocan en fomentar "la aceptación de la gordura". Un alumno graduado de la universidad San Diego State University fue co-fundador de Size Matters (El tamaño importa) para luchar contra la extendida actitud de que estar gordo es un fracaso moral en lugar de ser el resultado de complicados factores. El objetivo es hacer que los miembros se sientan cómodos al decir: "estoy gordo", con un sentimiento de desafío y orgullo.[9] Yo estoy a favor de sentirse bien con uno mismo, pero para los 72 millones de personas que hacen dietas, según los cálculos, en los Estados Unidos, una considerable industria de la pérdida de peso ha intervenido en el vacío. Se esperaba que el mercado estadounidense de pérdida de peso y control de la dieta creciera hasta los 58 mil millones en 2007, según Marketdata Enterprises, con varias opciones compitiendo por la atención:[10]

- Cirugía de *bypass* gástrico, en la cual los cirujanos grapan o atan el estómago con una cinta ajustable. Esto crea una pequeña bolsa capaz de mantener solo unos cuantos gramos de alimentos. Celebridades como la cantante Carnie Wilson, el hombre del tiempo del programa *Today Show*, Al Roker, la estrella del reality, Sharon Osbourne, y la presentadora del programa de entrevistas, Star Jones Reynolds han laureado los elogios de esta cirugía potencialmente peligrosa después de perder muchas libras. El juez del programa American Idol, Randy Jackson, quien ha aconsejado a concursantes menos que esbeltos que podrían querer perder algo de peso, pasó por una cirugía de *bypass* gástrico en 2003.[11]
- Cadenas comerciales como Weight Watchers, Jenny Craig y NutriSystem, donde quienes hacen las dietas se comprometen a seguir planes de dietas "personalizados". Estos programas estructurados a menudo incluyen "reuniones telefónicas" con un consultor experimentado al igual que el consumo de alimentos dietéticos que se compran directamente a la empresa.
- Pastillas dietéticas sin receta, como Xenadrine EFA, CortiSlim, One-A-Day WeightSmart y TrimSpa, que son muy anunciadas en televisión y en radio y en atrayentes anuncios en tabloides de supermercados. Se dirigen a la multitud que quiere perder peso con rapidez con impresionantes ejemplares que describen cómo sus "ingredientes milagrosos" y "fórmulas increíbles" están "clínicamente probados" y "tienen garantía de que funcionan". Anna Nicole Smith, antes de su prematura muerte, respaldaba

TrimSpa, y afirmaba que ella estaba "mejor que nunca" después de "sólo doce semanas" de tomar la pastilla dietética.[12]

- Alimentos dietéticos entregados en casa, donde acomodadas personas que hacen dieta pagan hasta 1.200 dólares al mes (¡por persona!) para que les lleven a su puerta comidas sanas. Un puñado de empresas como ZoneChefs, Seed Live Cuisine y Jenny Direct (parte de Jenny Craig) están sacando partido a este próspero mercado.

- Campamentos de verano para perder peso para adolescentes gordos, los cuales son un predecible resultado del problema de obesidad infantil que hay en este país. Estos tipos de campamentos no existían en la época de mis padres porque no había demanda. Hoy día los adolescentes buscan dar un giro a sus vidas en lugares como Camp La Jolla y Camp Shane.

Los adultos no tienen campamentos de verano, aunque hay cierto número de discretos, pero caros spa de destino en los que puede participar si tiene el tiempo y el dinero. En el mundo de la pérdida de peso, cualquier cosa es posible si tiene usted dinero y tiempo.

## ¿Necesita un asiento almohadillado para el trasero?

Este sí que es un mercado creciente con espacio para la expansión.

Una multitud de empresas están poniendo a la venta productos que prometen hacer la vida cómoda a las personas con sobrepeso. WideBodies Furniture vende grandes sofás, sillones y sillas. LiftChair.com ha lanzado butacas reclinables que se elevan y se inclinan hacia delante a fin de que las personas con obesidad mórbida que pesan hasta 200 libras puedan sentarse y levantarse con más facilidad. Para quienes necesitan un tipo diferente de asiento, el asiento de inodoro Big John tiene una anchura de doce centímetros más que la versión estándar, y es más receptivo a un trasero demasiado grande.

Los estudios de consumo han ayudado a inmensas compañías como GM y Ford a adaptar sus productos para el creciente número de personas con sobrepeso en América. Los fabricantes de autos de Detroit han ampliado los asientos en sus SUV y camionetas ligeras a fin de que los conductores fornidos tengan "amplio espacio para las piernas". Uno puede navegar por Sizewise.com para determinar qué autos proporcionan mayor espacio interior, pero algunos conductores obesos tienen que llevar sus autos a tiendas de tapizado de autos para que les instalen unos cinturones de seguridad más largos. En los talleres de reparaciones montan volantes más pequeños para quienes no pueden meterse tras el volante normal.

Los negocios están sintiendo el peso de clientes y empleados más pesados. Ya que los aviones llevan en estos tiempos a muchos cuerpos muy grandes, la Administración Federal de Aviación recientemente expandió su asesoría "general" para calcular el peso de los pasajeros. Las aerolíneas ahora esperan a pasajeros varones que pesen 14 libras (un incremento de 9 libras) y pasajeras que pesen 163 libras (un enorme incremento de 18 libras).[13] Esto significa que la industria de la aviación debe llenar los tanques con un extra de 350 millones de galones de combustible anualmente para compensar el incremento de "carga útil".[14] A un costo de 2 dólares por galón, eso supone 700 millones de dólares que repercuten en los pasajeros, quienes deben pagar el dinero extra para volar. Este uso de combustible extra no sólo daña nuestra economía sino también nuestro medioambiente.

Los hospitales, al ver, sin duda alguna, más pacientes obesos, ya que las personas con sobrepeso son hospitalizadas con más frecuencia que la población general,[15] han instalado grúas para pacientes en ciertas habitaciones. Necesitan tener esas grúas a mano ya que los celadores no pueden levantar cantidades tan grandes de peso de las camas de los hospitales sin terminar ellos mismos en el hospital: con una hernia.

---

## Antes de que fuéramos teleadictos

Uno podría decir que no hemos estado en nuestro peso perfecto durante mucho tiempo. Si tuviera que elegir una fecha, diría que las cosas comenzaron a ir cuesta abajo después del año 1950. La televisión, que había sido inventada, no era algo común y corriente, y el término "teleadicto" estaba a décadas de distancia de entrar en el léxico estadounidense. Aún tenían que inventarse Monday Night Football, Thursday Night Football, Super Saturday College Football, Sunday NFL doubleheaders, y Chris Berman. Avancemos más de media década, y los deportes televisados han estallado, cambiándonos de ser una nación de hacedores a ser una nación de espectadores.

El fútbol es meramente el primero entre muchos deportes televisados que compiten por la atención. Los otros son: béisbol, baloncesto, hockey, golf, carreras de autos, tenis, fútbol americano y hasta póquer, que es considerado por algunos como un deporte. Los deportes extremos como los X Games y el concurso de comer perritos calientes Nathan's Famous Hot Dog Eating Contest también compiten por las miradas en un universo de 500 canales. Las mujeres tienen también muchos programas para mantenerlas ocupadas: Oprah, Rachael Ray, y Lifetime movies, por nombrar unos cuantos.

El gobierno estadounidense no comenzó a mantener informes de lo mucho que pesaban los estadounidenses hasta el año 1960, cuando se terminó la primera encuesta nacional sobre evaluación nacional de salud y nutrición. Desde ese punto de referencia, el Centro Nacional para Estadísticas de Salud dice que los hombres y las mujeres adultos son apenas una pulgada más altos de lo que eran hace casi cincuenta años, pero son casi 25 libras más pesados como media. El IMC promedio entre los adultos ha aumentado de 25 a 28.[16]

Mientras tanto, el peso medio para los hombres de edades comprendidas entre los veinte y los setenta y cuatro años se elevó de modo dramático de 166.3 libras kilos en el año 1960 hasta 191 libras en 2002, mientras que el peso medio para las mujeres de la misma edad aumentó de 140.2 libras en 1960 hasta164.3 libras en 2002. Aunque el peso medio para los hombres de edades entre veinte y treinta y nueve años aumentó casi 20 libras a lo largo de las cuatro últimas décadas, el aumento fue mayor entre hombres de más edad:[17]

- Los hombres entre las edades de cuarenta y cuarenta y nueve años pesaban casi 27 libras más como media en 2002 comparado con 1960.

- Los hombres entre las edades de cincuenta y cincuenta y nueve años pesaban casi 28 libras más como media en 2002 comparado con 1960.

- Los hombres entre las edades de sesenta y setenta y cuatro años pesaban casi 33 libras más como media en 2002 comparado con 1960.

Para las mujeres sucedió una tendencia similar:[18]

- Las mujeres entre las edades de veintinueve y treinta y nueve años pesaban casi 29 libras más como media en 2002 comparado con 1960.

- Las mujeres entre las edades de cuarenta a cuarenta y nueve años pesaban casi 25.5 libras más como media en 2002 comparado con 1960.

- Las mujeres entre las edades de sesenta a setenta y cuatro años pesaban casi 17.5 libras más como media en 2002 comparado con 1960.

A la vez, el informe documentó que el peso medio para los niños también está aumentando:[19]

- El peso medio para un niño de diez años en 1963 era de 74 libras; en 2002 el peso medio era casi de 85 libras.

- El peso medio para una niña de diez años en 1963 era de 77 libras; en 2002 el peso medio era casi de 88 libras.

- Un niño de quince años pesaba 135.5 libras como media en 1966; en 2002 el peso medio para un niño de esa edad aumentó a 150.3 libras.

- Una niña de quince años pesaba 124.2 libras como media en 1966; en 2002 el peso medio para una niña de esa edad era de 134.4 libras.

Sé que fueron muchas estadísticas, pero el punto clave a recordar es que los estadounidenses en esta época, como media, transportan alrededor de 25 a 35 libras de peso extra. Ese peso extra pone a prueba nuestra salud y presagia todo tipo de dificultades, algunas inmediatas, algunas a largo plazo, y algunas permanentes, como la muerte.

"El problema de peso de América está sobrepasando con rapidez a fumar cigarrillos como la causa principal de muerte prevenible", según los Centros para el Control de la Enfermedad.[20] Si usted tiene un sobrepeso de 25 libras, tiene tres veces más probabilidad de desarrollar enfermedades coronarias, de dos a seis veces más probabilidad de desarrollar alta presión arterial, y tres veces más probabilidad de tener diabetes tipo 2. Las personas más pesadas tienen también un mayor riesgo de desarrollar artritis, gota, enfermedad de la vesícula y la gran C: cáncer. (Ver recuadro en la página 23).

Los riesgos de salud relacionados con la obesidad son formidables. Echemos un vistazo más detallado a las descripciones proporcionadas por los médicos de la clínica Cleveland en WebMD.com.[21]

## Enfermedad de corazón y derrame cerebral

La enfermedad de corazón y el derrame son las principales causas de muerte y de discapacidad para las personas en los Estados Unidos. Las personas con sobrepeso tienen más probabilidad de tener alta presión arterial, un mayor factor de riesgo para la enfermedad de corazón y el derrame cerebral que las personas que no tienen sobrepeso. Los elevados niveles de LDL o colesterol "malo" también pueden conducir a enfermedades de corazón, y con frecuencia están relacionados con tener sobrepeso. Tener sobrepeso también contribuye a la angina (dolor de pecho causado por una mala circulación de sangre al corazón) y a la muerte súbita por un ataque al corazón o un derrame cerebral sin ninguna señal o síntomas previos.

## Diabetes

La diabetes tipo 2 reduce la capacidad de su cuerpo para controlar el azúcar en la sangre. Es una causa principal de muerte prematura, enfermedad de corazón, derrame y ceguera. Las personas con sobrepeso tienen dos veces más probabilidad de desarrollar diabetes tipo 2 comparado con las personas de peso normal.

## Cáncer

Varios tipos de cáncer están relacionados con tener sobrepeso. En mujeres, esos tipos incluyen cáncer de útero, de vesícula, de cuello del útero, de ovarios, de mama y de colon. Los hombres con sobrepeso tienen un riesgo más elevado de desarrollar cáncer colorectal y cáncer de la próstata.

## Enfermedad de la vesícula e hígado

La enfermedad de vesícula y las piedras en la vesícula son más comunes si se tiene sobrepeso. El riesgo de enfermedad aumenta a medida que aumenta su peso. La mayoría de las piedras de la vesícula son ricas en colesterol.

Cuando el nivel de colesterol en la bilis (almacenado en la vesícula) aumenta, también lo hace el riesgo de cálculos de colesterol. Una producción y excreción más elevadas de colesterol por el hígado a la bilis ocurre en la obesidad.

## Osteoartritis

La osteoartritis es una común enfermedad de las articulaciones que con mayor frecuencia afecta a las rodillas, las caderas y la parte baja de la espalda. Transportar libras de más presiona esas articulaciones y desgasta el cartílago (o tejido que amortigua las articulaciones) que normalmente las protege.

## Gota

La gota, una enfermedad que afecta a las articulaciones, con frecuencia es desencadenada por elevados niveles de una sustancia llamada ácido úrico en la sangre. La obesidad causa niveles más elevados de ácido úrico. Los cristales de ácido úrico pueden precipitarse en las articulaciones, causando un severo dolor en las articulaciones, al igual que en el hígado, causando cálculos en los riñones y enfermedad de riñón crónica.

## Apnea del sueño

La apnea del sueño es una grave enfermedad respiratoria relacionada con tener sobrepeso. La apnea del sueño puede causar que una persona ronque mucho y deje de respirar durante breves periodos durante el sueño. La apnea del sueño puede causar somnolencia durante el día y hasta fallos cardíacos.

### Cáncer y tener sobrepeso por Dr. Bernard Bulwer,

Todos sabemos que las libras de más elevan el riesgo de enfermedad cardiaca, hipertensión, diabetes, derrame cerebral, artritis y enfermedad vesicular, pero pocos se fijan en la relación entre la obesidad y el cáncer. Según la Sociedad Americana del Cáncer, la obesidad está relacionada con el cáncer de colon y de recto, de esófago, de estómago, de páncreas, de hígado, de riñón, al igual que con el mieloma múltiple y el linfoma de no-Hodgkin.[22] Estos son principalmente cánceres del sistema gastrointestinal, un reflejo de lo que entra en nuestras bocas. En las mujeres, la obesidad aumenta el riesgo de muerte por cáncer de mamá, de útero, de cuello del útero y de ovarios. Los hombres obesos tienen un mayor riesgo de cáncer de próstata. Notemos que la obesidad aumenta el riesgo de cánceres que tienden a dirigirse a nuestros órganos reproductores.

Normalmente, nuestros cuerpos se restauran a sí mismos de manera ordenada, con un atento monitoreo de restauración y sustitución de células por comprobaciones y equilibrios incorporados. El exceso de grasa corporal o tejido adiposo, sin embargo, es algo más que solo grasa que no hace nada; es una fuente principal de daño. La grasa corporal es un importante productor de la hormona femenina llamada estrógeno; también obstruye o interfiere en la acción de la insulina: la hormona principal reguladora de cómo manejan nuestros cuerpos los alimentos que comemos. Esto significa un doble peligro porque el cuerpo sufre al menos dos veces por la misma ofensa. Niveles más elevados de insulina y estrógeno, lo cual fomenta la proliferación de células, puede ser una bomba de tiempo. El crecimiento celular sin regulación es un rasgo cardinal del cáncer, con células anormales precancerosas o cancerosas que crecen vertiginosamente y que denominamos tumores o cáncer.

Las células de cáncer tienen dos cosas en común: (1) pueden crecer de modo incontrolable, causando daño donde se originan; y (2) peor aún, tienen la capacidad de metástasis, o extenderse a otras partes del cuerpo. Por ejemplo, el cáncer de mama, de intestino o de riñón puede tener más probabilidad de causar muerte por extenderse al cerebro que por el cáncer original mismo.

Ya que el cáncer, por definición, se produce cuando células dañadas o anormales asaltan el cuerpo, los investigadores han determinado que algunos factores inhiben o promueven el crecimiento de cáncer en el cuerpo. Ejemplos de inhibidores serían nutrientes que se encuentran en frutas y verduras, al igual que en carnes adecuadamente criadas y peces pescados en aguas abiertas. Beber mucho agua permite a los riñones y al hígado operar a plena capacidad y eliminar deshechos y toxinas de los aparatos digestivo y urinario, que es donde las células de cáncer tienden a congregarse.

Por otro lado, ejemplos de promotores sería: fumar cigarrillos, comer alimentos muy refinados y altos en azúcar, comer muchos alimentos fritos ricos en ácidos grasos trans, o entrar en contacto con sustancias causantes de cáncer, también conocidas como carcinógenos. El humo del tabaco, los pesticidas, la contaminación del aire y los productos químicos industriales (como el amianto) pueden desencadenar la iniciación del cáncer, el cual puede emplear años para convertirse en masivo y muchos más años para detectarse. Mucha mayor razón para adoptar los principios de *El peso perfecto: América.*

Aunque los elementos medioambientales que están tras el cáncer son importantes, al final, los factores de estilo de vida son las principales causas de cáncer. Aunque la genética y el historial familiar sí que tienen un papel (entre un 5 y un 10 por ciento de todos los cánceres son claramente hereditarios), las elecciones con respecto a los alimentos que comemos, la cantidad de tiempo que hacemos ejercicio, la higiene que practicamos, el estrés que soportamos, y las vidas desequilibradas que llevamos constituyen aproximadamente el 65 por ciento de las muertes por cáncer en los Estados Unidos, según los investigadores en la escuela Harvard de Salud Pública (Harvard School or Public Health).[23]

Ya sea una de las tres grandes enfermedades —cáncer, enfermedad cardio-vascular o diabetes—, andar por la vida por encima de su peso perfecto acortará años a su vida. Un equipo de investigadores de la universidad de Illinois afirmó recientemente que los mayores índices de obesidad podrían revertir la mayor expectativa de vida, lo cual sería la primera vez que esto ha sucedido desde que el gobierno de los Estados Unidos comenzó a seguir las huellas a la expectativa de vida en el año 1900. La obesidad aumenta significativamente el riesgo de muerte prematura; entre los gravemente obesos, la expectativa de vida se ve reducida por un cálculo de cinco a veinte años, según un estudio del gobierno.[24]

La expectativa de vida en los Estados Unidos es ahora tan alta como 77.6 años, pero según un estudio publicado en la revista *New England Journal of Medicine* eso podría significar —y tengo que hacer hincapié en el condicional aquí— que la generación de mi hijo de edad preescolar, Joshua, podría vivir de dos a cinco años menos.[25] Las actuales tendencias indican que el predominio de la obesidad continuará aumentando y afectando a grupos de edades cada vez más jóvenes.

La buena noticia es que usted puede extender su vida alcanzando y mante-niendo su peso perfecto. Utilizando datos de una evaluación financiada guber-namentalmente de los índices de obesidad, los investigadores calcularon cuánto más larga sería la expectativa de vida si todas las personas que actualmente son obesas perdieran el peso suficiente para obtener un índice óptimo de masa cor-poral de 24. Bajo tal escenario, los autores "conservadoramente calcularon" que la expectativa de vida media de 77.6 años se extendería de cuatro a once meses más para los hombres blancos, de cuatro a diez meses más para las mujeres blancas, de cuatro a trece meses más para los hombres negros, y de tres a nueve meses más para las mujeres negras.[26]

Poniendo a un lado la extensión de vida por un momento, alcanzar su peso perfecto puede comenzar a revertir los estragos de la obesidad ahora. Esos beneficios en calidad de vida —menos dolor por artritis, menor presión arterial, control o hasta cambio del control de diabetes, ligados con menor dependencia de medicinas recetadas— pueden producirse mientras está usted en el viaje hacia su peso perfecto.

## Siete verdades en las que pensar

Según el especialista en obesidad, Dr. Gus Prosch Jr., un médico que ejerció en Birmingham, Alabama, hasta su muerte en 2005, hay siete verdades acerca de la obesidad.[27] Piense en cada declaración por un momento antes de pasar a la siguiente:

1. Si es usted obeso, tiene una enfermedad de por vida.
2. Sus procesos metabólicos siempre tenderán a ser anormales.
3. Usted no puede comer lo que otros comen y estar delgado.
4. Cualquiera puede perder peso y estar delgado siempre que las causas de ganar peso sean determinadas, abordadas y corregidas.
5. Entender el metabolismo de la insulina es la clave para perder peso de modo inteligente.
6. No hay absolutamente ningún requisito fisiológico para los alimentos azucarados o procesados en su dieta.
7. Debe usted abordar todos los factores que contribuyen a causar obesidad.

Usted no puede perder peso y no volver a recuperarlo si sigue estrictamente y solamente una dieta especial, si toma pastillas para perder peso, o si sigue un programa de ejercicios. A fin de tener éxito en la lucha contra la obesidad, usted debe comprender que perder peso debe implicar un importante cambio de estilo de vida.

## Hacer inventario

La mayoría de las personas no tienen que adivinar si están en su peso perfecto. Una mirada en un espejo grande sin ropa encima normalmente proporciona suficiente evidencia de que no están pasando por la vida con un peso saludable. Al mismo tiempo, es útil conocer su índice de masa corporal (IMC), el tamaño de su cuerpo, y qué porcentaje de grasa corporal está usted transportando a fin de poder afrontar con seriedad las consecuencias.

Examinemos en primer lugar el IMC, un método de cálculo de estado físico que se ha convertido en la medida elegida para los médicos e investigadores que estudian la obesidad, aunque los resultados tienen que ser interpretados con cierta cautela, como explicaré brevemente. El IMC utiliza una fórmula matemática que toma en cuenta la altura y el peso de la persona. Como una fórmula estricta, el índice de masa corporal iguala el peso de la persona en kilogramos dividido por la altura en metros cuadrados. Para los que hacen apuntes en casa, es: $IMC = kg/m2$.

Puede que se esté diciendo: "Yo no he hecho ninguna ecuación desde que estaba en décimo grado de trigonometría y, además, no sé cuál es mi peso y mi altura en la forma europea de medidas".

No tenga temor. A continuación hay un esquema de conversión de índice de masa corporal que utiliza pulgadas y libras. Solamente encuentre su altura en la columna de la izquierda, y luego deslice su dedo hasta su peso. La columna por encima de su peso (un número entre 19 y 40) es su IMC.

El desglose del IMC es como sigue:

- 18 o menos: Bajo de peso
- 19-24: Normal
- 25-29: Sobrepeso
- 30-39: Obeso
- 40-54: Extremadamente o mórbidamente obeso

Como ejemplo, alguien que mida 5 pies y 10 pulgadas y pese más de 209 libras tendría un IMC de 30, ganándose la clasificación de obeso en la escala de índice de masa corporal. Aproximadamente un 30 por ciento de la población adulta de los Estados Unidos tiene un IMC de 30 o más,[29] y por eso tenemos una epidemia de obesidad. Los expertos en medicina dicen que tener "obesidad mórbida" significa tener un índice de masa corporal, o IMC, de al menos 40.

Como dejé entrever anteriormente, el IMC no es una medida perfecta en cuanto a qué posición se ocupa en el peso. Me ofrezco a mí mismo como ejemplo. Yo mido un poco más de 72 pulgadas (6 pies) y peso 184 libras. Mi dedo alcanza el 72 en la columna de la izquierda, se pasa a la casilla de 4, y eso me indica que tengo un IMC de 25.

Por lo tanto, ¿soy un poco gordinflón, con un IMC de 25 lo cual, según la escala de IMC, bordea el sobrepeso? No, porque realizo ejercicios EIF: Ejercicios de Intervalo Funcional. (Conocerá más acerca de este importante programa de ejercicios en el capítulo 9: "Póngase en forma para su peso perfecto".

Creo que usted también tiene que sopesar —perdón por el juego de palabras— el IMC con el tamaño de su cuerpo. Algunas personas son pequeñas de estatura; otras son mucho más altas que otras. El Dr. Bulwer dice que ese es el mayor error del IMC. Uno puede tener piernas muy delgadas y un abdomen obeso, y seguir teniendo un IMC normal. Por otro lado, un IMC de 25 ó 26 le clasifica de "sobrepeso" solo porque su cuerpo tiene forma de pera. Eso, en sí mismo, no es un estado poco sano.

El método más sencillo —pero menos preciso— de calcular el tamaño de su cuerpo es agarrar su muñeca con la otra mano y tratar de que sus dedos pulgar e índice se toquen al final de la muñeca. Si sus dedos pulgar e índice apenas se tocan, tiene usted una constitución media; si se sobreponen, tiene usted una constitución pequeña.

El enfoque más científico implica calcular la proporción del tamaño de uno en pulgadas con respecto a la circunferencia de la muñeca medida en pulgadas. Sí, sé que esto suena complicado, pero me pondré a mí mismo como ejemplo otra vez. Yo mido 6 pies, o 72 pulgadas, y la circunferencia de mi muñeca mide 7 pulgadas. Dividiendo 72 entre 7 da como resultado 10.28. Según el siguiente esquema, yo tengo una constitución media, lo cual suena más o menos correcto.

Haga esta prueba con usted mismo. La muñeca debería medirse donde ésta se une a la mano. Divida su altura entre la medida de la muñeca. Los resultados:

## Para mujeres

- 11 o más: constitución pequeña
- 10.1 a 10.9: constitución media
- 10 o menos: constitución grande

## Para hombres

- 10.4 o más: constitución pequeña
- 9.6 a 10.3: constitución media
- 9.5 o menos: constitución grande

Muchas personas pasan por alto el hecho de que la constitución de su esqueleto dicta el tamaño y la forma de su cuerpo. Si usted está genéticamente predispuesto a tener una constitución grande, no importa qué dieta haga o cuánto ejercicio realice, pues no adelgazará de manera saludable por debajo de cierto punto.

Ahora que sabe qué constitución corporal tiene, debería usted aplicar ese conocimiento a las siguientes tablas calculadas por la compañía de seguros Metropolitan Life Insurance:

| Para hombres | | | | |
| --- | --- | --- | --- | --- |
| Altura | | Constitución | | |
| Pies | Pulg. | Pequeña | Media | Grande |
| 5 | 2 | 128–134 libras | 131–141 libras | 138–150 libras |
| 5 | 3 | 130–136 libras | 133–143 libras | 140–153 libras |
| 5 | 4 | 132–138 libras | 135–145 libras | 142–156 libras |
| 5 | 5 | 134–140 libras | 137–148 libras | 144–160 libras |
| 5 | 6 | 136–142 libras | 139–151 libras | 146–164 libras |
| 5 | 7 | 138–145 libras | 142–154 libras | 149–168 libras |
| 5 | 8 | 140–148 libras | 145–157 libras | 152–172 libras |
| 5 | 9 | 142–151 libras | 148–160 libras | 155–176 libras |
| 5 | 10 | 144–154 libras | 151–163 libras | 158–180 libras |
| 5 | 11 | 146–157 libras | 154–166 libras | 161–184 libras |
| 6 | 0 | 149–160 libras | 157–170 libras | 164–188 libras |
| 6 | 1 | 152–164 libras | 160–174 libras | 168–192 libras |
| 6 | 2 | 155–168 libras | 164–178 libras | 172–197 libras |
| 6 | 3 | 158–172 libras | 167–182 libras | 176–202 libras |
| 6 | 4 | 162–176 libras | 171–187 libras | 181–207 libras |

| Para mujeres | | | | |
|---|---|---|---|---|
| Altura | | Constitución | | |
| Pies | Pulg. | Pequeña | Media | Grande |
| 4 | 10 | 102–111 libras | 109–121 libras | 118–131 libras |
| 4 | 11 | 103–113 libras | 111–123 libras | 120–134 libras |
| 5 | 0 | 104–115 libras | 113–126 libras | 122–137 libras |
| 5 | 1 | 106–118 libras | 115–129 libras | 125–140 libras |
| 5 | 2 | 108–121 libras | 118–132 libras | 128–143 libras |
| 5 | 3 | 111–124 libras | 121–135 libras | 131–147 libras |
| 5 | 4 | 114–127 libras | 124–138 libras | 134–151 libras |
| 5 | 5 | 117–130 libras | 127–141 libras | 137–155 libras |
| 5 | 6 | 120–133 libras | 130–144 libras | 140–159 libras |
| 5 | 7 | 123–136 libras | 133–147 libras | 143–163 libras |
| 5 | 8 | 126–139 libras | 136–150 libras | 146–167 libras |
| 5 | 9 | 129–142 libras | 139–153 libras | 149–170 libras |
| 5 | 10 | 132–145 libras | 142–156 libras | 152–173 libras |
| 5 | 11 | 135–148 libras | 145–159 libras | 155–176 libras |
| 6 | 0 | 138–151 libras | 148–162 libras | 158–179 libras |

¿En qué columna encaja usted? El asunto en cuestión es que puede que tenga que perder peso para alcanzar su peso perfecto, y eso es bueno. O puede que tenga que perder más de lo que pensaba basado en nuestro segundo criterio: grasa corporal.

### ¡Qué cintura!

¿Sabía que la circunferencia de su cintura, no su peso en general, es uno de los principales indicadores de mortalidad relacionada con tener sobrepeso? Para las mujeres, un tamaño generalmente recomendado de cintura es de 32 ½ pulgadas, con un mayor riesgo de que se produzcan consecuencias para la salud cuando el tamaño de la cintura excede las 35 pulgadas. Para los hombres, un tamaño generalmente recomendado de cintura es de 35 pulgadas, con un mayor riesgo de que se produzcan consecuencias para la salud cuando el tamaño de la cintura llega y excede las 40 pulgadas.

## Distribución de la grasa corporal

Es útil saber qué cantidad de grasa corporal contiene su torso, porque las nuevas investigaciones están mostrando que su grasa corporal —no solo el peso de su cuerpo o su IMC— es un mejor indicador de lo sano que está. Esto ha generado nuevos términos, como obesidad en forma de manzana o de pera, o términos científicos como el síndrome metabólico o el síndrome de resistencia a la insulina. Los diferentes términos surgieron de diferentes maneras de medir o describir principalmente el mismo asunto.

Todos necesitamos tener grasa en nuestros cuerpos, ya que la grasa regula la temperatura corporal, amortigua y aísla nuestros órganos y tejidos, y es la principal forma de almacenamiento de la energía del cuerpo. Sin embargo, existe un problema cuando hay grasa extra almacenada en el cuerpo, la cual se traduce en peso extra y hace que el corazón tenga que trabajar más.

La grasa circula en su sangre, y si tomara un frasquito de sangre y lo dejara reposar, una capa de grasa subiría a la superficie. La diferencia entre lo que nos hace ser gordos o delgados no es la cantidad de células adiposas, sino el tamaño de esas células. Los glóbulos adiposos dentro de cada célula aumentan a medida que usted almacena más grasa. Lo mismo se aplica a los músculos; no se crean más células musculares, sino que las células musculares se agrandan cuando usted hace ejercicio.

Gran parte de la grasa que se absorbe por los intestinos queda almacenada en el omentum, que es un delantal o cortina que cuelga de su estómago. El omentum almacena grasa que es fácilmente accesible para el hígado pero hace que se eleven los niveles de colesterol malo y triglicéridos. También saca insulina de la circulación, haciendo que se eleve el nivel de azúcar. Cuanta más grasa haya en el omentum, más obesidad abdominal, alta presión arterial, alto colesterol y otros riesgos relacionados con la enfermedad arterial coronaria.

La mayoría de gimnasios tienen caliperos de piel que dan una medida fotográfica de grasa corporal midiendo un trocito de piel en varias áreas estratégicas del cuerpo:

- Triceps (parte trasera del brazo)
- Pecho (entre la línea del brazo y el pezón)
- Subscapula (debajo del borde del omoplato en la espalda)
- Cintura (ligeramente a la derecha del ombligo)
- Suprailium (encima del hueso de la cadera)
- Muslo (a mitad de camino entre la cadera y las articulaciones de la rodilla)

Deberían tomarse al menos dos medidas en cada lugar para obtener una lectura precisa, y algunas medidas variarán dependiendo del sexo. Si no pertenece usted a un gimnasio, puede entrar en la Internet y encontrar varias pruebas de grasa corporal que puede realizar en casa. Necesitará una cinta de medir para medir la circunferencia de su cintura, caderas, antebrazo y muñeca.

Una vez que tenga un número, compárelo con la lista siguiente preparada por el Consejo Estadounidense sobre Ejercicio, que tiene rangos categorizados de porcentajes de grasa corporal tal como sigue:

| Porcentage de grasa corporal | | |
|---|---|---|
| Descripción | Mujeres | Hombres |
| Grasa esencial | 12–15% | 2–5% |
| Atletas | 16–20% | 6–13% |
| En forma | 21–24% | 14–17% |
| Aceptable | 25–31% | 18–25% |
| Obeso | 32%+ | 25%+ |

## TABLA DE ÍNDICE DE MASA CORPORAL PARA ADULTOS

| IMC | NORMAL | | | | | | SOBREPESO | | | | | OBESO | | | | | | | | | |
|---|---|---|---|---|---|---|---|---|---|---|---|---|---|---|---|---|---|---|---|---|---|
| **ALTURA (PULGADAS)** | 19 | 20 | 21 | 22 | 23 | 24 | 25 | 26 | 27 | 28 | 29 | 30 | 31 | 32 | 33 | 34 | 35 | 36 | 37 | 38 | 39 |
| | | | | | | | | | | | | **PESO CORPORAL (LIBRAS)** | | | | | | | | | |
| 58 | 91 | 96 | 100 | 105 | 110 | 115 | 119 | 124 | 129 | 134 | 138 | 143 | 148 | 153 | 158 | 162 | 167 | 172 | 177 | 181 | 186 |
| 59 | 94 | 99 | 104 | 109 | 114 | 119 | 124 | 128 | 133 | 138 | 143 | 148 | 153 | 158 | 163 | 168 | 173 | 178 | 183 | 188 | 193 |
| 60 | 97 | 102 | 107 | 112 | 118 | 123 | 128 | 133 | 138 | 143 | 148 | 153 | 158 | 163 | 168 | 174 | 179 | 184 | 189 | 194 | 199 |
| 61 | 100 | 106 | 111 | 116 | 122 | 127 | 132 | 137 | 143 | 148 | 153 | 158 | 164 | 169 | 174 | 180 | 185 | 190 | 195 | 201 | 206 |
| 62 | 104 | 109 | 115 | 120 | 126 | 131 | 136 | 142 | 147 | 153 | 158 | 164 | 169 | 175 | 180 | 186 | 191 | 196 | 202 | 207 | 213 |
| 63 | 107 | 113 | 118 | 124 | 130 | 135 | 141 | 146 | 152 | 158 | 163 | 169 | 175 | 180 | 186 | 191 | 197 | 203 | 208 | 214 | 220 |
| 64 | 110 | 116 | 122 | 128 | 134 | 140 | 145 | 151 | 157 | 163 | 169 | 174 | 180 | 186 | 192 | 197 | 204 | 209 | 215 | 221 | 227 |
| 65 | 114 | 120 | 126 | 132 | 138 | 144 | 150 | 156 | 162 | 168 | 174 | 180 | 186 | 192 | 198 | 204 | 210 | 216 | 222 | 228 | 234 |
| 66 | 118 | 124 | 130 | 136 | 142 | 148 | 155 | 161 | 167 | 173 | 179 | 186 | 192 | 198 | 204 | 210 | 216 | 223 | 229 | 235 | 241 |
| 67 | 121 | 127 | 134 | 140 | 146 | 153 | 159 | 166 | 172 | 178 | 185 | 191 | 198 | 204 | 211 | 217 | 223 | 230 | 236 | 242 | 249 |
| 68 | 125 | 131 | 138 | 144 | 151 | 158 | 164 | 171 | 177 | 184 | 190 | 197 | 203 | 210 | 216 | 223 | 230 | 236 | 243 | 249 | 256 |
| 69 | 128 | 135 | 142 | 149 | 155 | 162 | 169 | 176 | 182 | 189 | 196 | 203 | 209 | 216 | 223 | 230 | 236 | 243 | 250 | 257 | 263 |
| 70 | 132 | 139 | 146 | 153 | 160 | 167 | 174 | 181 | 188 | 195 | 202 | 209 | 216 | 222 | 229 | 236 | 243 | 250 | 257 | 264 | 271 |
| 71 | 136 | 143 | 150 | 157 | 165 | 172 | 179 | 186 | 193 | 200 | 208 | 215 | 222 | 229 | 236 | 243 | 250 | 257 | 265 | 272 | 279 |
| 72 | 140 | 147 | 154 | 162 | 169 | 177 | 184 | 191 | 199 | 206 | 213 | 221 | 228 | 235 | 242 | 250 | 258 | 265 | 272 | 279 | 287 |
| 73 | 144 | 151 | 159 | 166 | 174 | 182 | 189 | 197 | 204 | 212 | 219 | 227 | 235 | 242 | 250 | 257 | 265 | 272 | 280 | 288 | 295 |
| 74 | 148 | 155 | 163 | 171 | 179 | 186 | 194 | 202 | 210 | 218 | 225 | 233 | 241 | 249 | 256 | 264 | 272 | 280 | 287 | 295 | 303 |
| 75 | 152 | 160 | 168 | 176 | 184 | 192 | 200 | 208 | 216 | 224 | 232 | 240 | 248 | 256 | 264 | 272 | 279 | 287 | 295 | 303 | 311 |
| 76 | 156 | 164 | 172 | 180 | 189 | 197 | 205 | 213 | 221 | 230 | 238 | 246 | 254 | 262 | 271 | 279 | 287 | 295 | 304 | 312 | 320 |

| IMC | OBESIDAD EXTREMA | | | | | | | | | | | | | | |
|---|---|---|---|---|---|---|---|---|---|---|---|---|---|---|---|
| **ALTURA (PULGADAS)** | 40 | 41 | 42 | 43 | 44 | 45 | 46 | 47 | 48 | 49 | 50 | 51 | 52 | 53 | 54 |
| | | | | | | | **PESO CORPORAL (LIBRAS)** | | | | | | | | |
| 58 | 191 | 196 | 201 | 205 | 210 | 215 | 220 | 224 | 229 | 234 | 239 | 244 | 248 | 253 | 258 |
| 59 | 198 | 203 | 208 | 212 | 217 | 222 | 227 | 232 | 237 | 242 | 247 | 252 | 257 | 262 | 267 |
| 60 | 204 | 209 | 215 | 220 | 225 | 230 | 235 | 240 | 245 | 250 | 255 | 261 | 266 | 271 | 276 |
| 61 | 211 | 217 | 222 | 227 | 232 | 238 | 243 | 248 | 254 | 259 | 264 | 269 | 275 | 280 | 285 |
| 62 | 218 | 224 | 229 | 235 | 240 | 246 | 251 | 256 | 262 | 267 | 273 | 278 | 284 | 289 | 295 |
| 63 | 225 | 231 | 237 | 242 | 248 | 254 | 259 | 265 | 270 | 278 | 282 | 287 | 293 | 299 | 304 |
| 64 | 232 | 238 | 244 | 250 | 256 | 262 | 267 | 273 | 279 | 285 | 291 | 296 | 302 | 308 | 314 |
| 65 | 240 | 246 | 252 | 258 | 264 | 270 | 276 | 282 | 288 | 294 | 300 | 306 | 312 | 318 | 324 |
| 66 | 247 | 253 | 260 | 266 | 272 | 278 | 284 | 291 | 297 | 303 | 309 | 315 | 322 | 328 | 334 |
| 67 | 255 | 261 | 268 | 274 | 280 | 287 | 293 | 299 | 306 | 312 | 319 | 325 | 331 | 338 | 344 |
| 68 | 262 | 269 | 276 | 282 | 289 | 295 | 302 | 308 | 315 | 322 | 328 | 335 | 341 | 348 | 354 |
| 69 | 270 | 277 | 284 | 291 | 297 | 304 | 311 | 318 | 324 | 331 | 338 | 345 | 354 | 358 | 365 |
| 70 | 278 | 285 | 292 | 299 | 306 | 313 | 320 | 327 | 334 | 341 | 348 | 355 | 362 | 369 | 376 |
| 71 | 286 | 293 | 301 | 308 | 315 | 322 | 329 | 338 | 343 | 351 | 358 | 365 | 372 | 379 | 386 |
| 72 | 294 | 302 | 309 | 316 | 324 | 331 | 338 | 346 | 353 | 361 | 368 | 375 | 383 | 390 | 397 |
| 73 | 302 | 310 | 318 | 325 | 333 | 340 | 348 | 355 | 363 | 371 | 378 | 386 | 393 | 401 | 408 |
| 74 | 311 | 319 | 326 | 334 | 342 | 350 | 358 | 365 | 373 | 381 | 389 | 396 | 404 | 412 | 420 |
| 75 | 319 | 327 | 335 | 343 | 351 | 359 | 367 | 375 | 383 | 391 | 399 | 407 | 415 | 423 | 431 |
| 76 | 328 | 336 | 344 | 353 | 361 | 369 | 377 | 385 | 394 | 402 | 410 | 418 | 426 | 435 | 443 |

## Categorías de IMC

- 18 o menos: Bajo de peso
- 19-24: Normal
- 25-29: Sobrepeso
- 30-39: Obeso
- 40-54: Extremadamente o mórbidamente obeso

## Grasa subcutánea contra grasa visceral

Si está usted leyendo *El peso perfecto: América* porque quiere hacer algo con respecto al pliegue de gordura en su área abdominal, entonces alcanzar su peso perfecto significa enfocarse en los dos tipos de grasa que hay en su cuerpo: grasa subcutánea y grasa visceral.

Gran parte de la grasa que vemos en otras personas y en nosotros mismos es grasa subcutánea: esa capa como gelatinosa de grasa que se encuentra por debajo de la piel y que les da a las personas su gordinflón aspecto y a los hombres sus famosas cinturas de cerveza. El género juega un importante papel a la hora de determinar dónde almacena su cuerpo la grasa subcutánea: para la mayoría de los hombres, es en sus estómagos; para las mujeres, es en las caderas y los muslos.

La grasa visceral, por otro lado, se encuentra en el interior de su cuerpo, en la cavidad abdominal, no justamente bajo su piel, como la grasa subcutánea. Este tipo de grasa puede hasta infiltrarse a los órganos internos, lo cual contribuye a un amplio rango de complicaciones de salud. La grasa visceral tiene la reputación dentro de la comunidad médica de ser una "grasa asesina". La molesta celulitis que acolcha sus muslos no le conducirá a la muerte; es lo que está por debajo: la grasa visceral, que también es conocida como tejido adiposo blanco.

El golfista Phil Mickelson, cuya fofa cintura resalta en contraste con estómagos planos como el de Tiger Woods, cree que conoce la diferencia entre los dos tipos de grasa. "Lo que me gustaría que fuera diferente en mí es que quisiera tener grasa visceral en lugar de grasa subcutánea", le dijo a un entrevistador.[30]

En realidad, Phil debería tener cuidado con lo que desea, porque esta grasa más profunda, que se agarra como percebes a órganos vitales, es más probable que aumente el riesgo de ataques de corazón que la grasa subcutánea, según investigadores de Johns Hopkins Medical Institutions.[31] La grasa visceral, o tejido adiposo blanco, está también médicamente relacionada con varias enfermedades metabólicas como la diabetes, y hasta puede presentar riesgos para la salud para quienes no parezcan tener ni un gramo de grasa en sus cuerpos. Con frecuencia invisible a simple vista, la grasa visceral podría ser más peligrosa que la "alforja" de grasa que cuelga de los cuerpos de las personas con sobrepeso.

"El Dr. Jimmy Bell, profesor de representación molecular en la universidad Imperial College en Londres, Inglaterra, y su equipo escanearon a casi ochocientas personas con máquinas de resonancia magnética para crear "mapas de grasa" que mostraran dónde almacenaban grasa las personas. Los resultados fueron sorprendentes: quienes mantenían su peso mediante la dieta en lugar del ejercicio tenían mayor probabilidad de tener importantes depósitos de grasa interna.[32]

Investigadores en el Centro Médico de la universidad Duke descubrieron que el ejercicio energético puede reducir de modo significativo su grasa visceral. El importante autor, el Dr. Cris Slentz, dijo que cuanto más se ejercita la gente, y con cuanta más intensidad, con mayor rapidez pierde su exceso de grasa visceral.[33] Entrenamientos cortos e intensos, caminatas de bajo impacto por el barrio o pasos ligeros en una cinta andadora, son fundamentales para mi plan de forma física descrito en el capítulo 9: "Póngase en forma para su peso perfecto". He seguido un programa denominado Entrenamiento de Intervalo Funcional (EIF), con mucho hincapié en breves esfuerzos de ejercicio intenso, seguido por periodos de descanso, que quemarán grasa tanto periférica (subcutánea) como visceral durante y después del entrenamiento. Con respecto a quienes tienen una grasa subcutánea más notable, el enfoque dietético de *El peso perfecto: América*, con su hincapié en comer alimentos de fuentes orgánicas y mantenerse alejado de alimentos procesados y altos en azúcares hará algo con respecto a la grasa que todos ven, debido a la reducción de la ingesta calórica y el aumento en fibras y nutrientes.

## Subir a bordo

El punto de esta discusión sobre el IMC, el tamaño del cuerpo y la grasa corporal es que ningún "peso perfecto" puede aplicarse en general. Dios creó a cada uno de modo diferente, y nuestros cuerpos cambian de forma a medida que envejecemos. Aunque yo no creo que nadie pueda decirle cuál debería ser su peso perfecto, el Centro Pew Research afirma que quienes hacen dieta dicen que pesan unas 29 libras más de lo que les gustaría.[34] Si ese número suena a estar en su misma categoría, entonces unirse a la campaña "el peso perfecto" — y seguir el programa— le hará avanzar mucho más cerca de su peso perfecto, le ayudará a sentirse mucho mejor consigo mismo, y hasta cambiará el mundo que le rodea.

Quiero ayudarle a alcanzar su peso perfecto, pero antes de embarcarse en cualquier decisión de estar más sano y perder libras, debería tener mucho apoyo a su alrededor. Comience con su profesional de la salud, en especial si tiene usted un historial familiar de enfermedades cardiacas o de otras enfermedades. Asegúrese de incluir también a su familia, al igual que a amigos y compañeros de trabajo que buscan solamente lo mejor para usted. No necesita personas críticas o negativas que se incluyan en su red, pues ellos solamente le arrastrarán hacia abajo.

Por lo tanto, ¿cómo podemos llegar a ese peso perfecto? En pocas palabras, las siguientes son las tres pautas para hacerlo, las cuales se amplían en el resto de este libro:

### 1. Maximizar los alimentos; minimizar lo que no alimenta

Perder peso no es necesariamente comer menos; se trata de comer de modo más inteligente, más de los alimentos "correctos". Nuestros cuerpos fueron diseñados con un instinto biológico en cuanto a cómo se veían originalmente y funcionaban mejor. El conocimiento y la aplicación de este conocimiento son la clave para una pérdida de peso exitosa.

## 2. Maximizar la vida; minimizar lo que saca la vida

Alcanzar y mantener su peso perfecto es individualizado, aunque sea importante incluir dar cuentas y colaboración durante esta empresa. Usted no puede hablar de problemas de peso sin explorar las razones por las cuales su cerebro individual, sus hormonas y sus emociones pueden conducirlo a comer en exceso. Asuma responsabilidad por su cuerpo —quiéralo y luego pierda el peso— usted mismo o con la ayuda de otras personas.

## 3. Maximizar el cuidado; minimizar el descuido

Usted necesita entender cómo y por qué el cuerpo almacena grasa de modo natural: para protegerse a sí mismo en momentos en que necesita proporcionar energía en ausencia de alimentos. Usted necesita entender cómo el cuerpo almacena grasa y cómo la quema. El equilibrio entre la nutrición y los momentos e intervalos de comer, al igual que los tipos de alimentos, se traduce en una exitosa y sostenida administración del peso.

Comer de modo correcto (y frecuentemente) con un coherente ejercicio integrado funcional son claves para una exitosa y sostenida administración del peso. *El peso perfecto: América* puede funcionar de maneras que le enseñarán a su cuerpo a comer y a funcionar de manera inteligente, dando como resultado "el recorte de la grasa". Comenzando en el capítulo 3, usted descubrirá los alimentos que debería estar comiendo a fin de poder vivir una vida más fina y sana.

Alcanzar su peso perfecto no tiene por qué ser complicado, difícil y una experiencia de pasar hambre que se haga difícil y le haga perder la esperanza en lugar de perder peso. Aprenderá que su dieta y programa de ejercicios pueden integrarse fácilmente en su vida y se mantienen con facilidad. Su ADN no es necesariamente su destino a la hora de determinar su peso y su salud. De hecho, mediante la dieta y el ejercicio, usted puede, de una vez por todas, ganar la batalla contra la gordura.

Antes de pasar a los puntos concretos de los alimentos que debería comer, los suplementos nutricionales que debería tomar, y el estilo de vida sostenible que debería llevar, deberíamos hablar sobre por qué hay tantas dietas que no funcionan, las dificultades, de las que no se habla con frecuencia, de la operación de *bypass* gástrico, y de cómo los medios de comunicación dan forma a nuestras percepciones, lo cual haremos en nuestro próximo capítulo: "¿Qué es lo que no funciona?".

# Capítulo 2

## ¿Qué es lo que no funciona?

DETÉNGAME SI HA oído antes estos clichés.

- Tienes que llevar una dieta sensata y comenzar a hacer ejercicio.
- Come menos y muévete más.
- Elige alimentos sanos y apúntate a un gimnasio.

No es difícil decodificar la mayoría de los libros de dietas. Muchos funcionan sobre el principio de recortar 500 calorías al día y quemar otras 500 en la cinta andadora. Si se mantiene eso durante siete días, el déficit de 7000 calorías da como resultado la pérdida neta de dos libras por semana.

Nadie discutirá con el consejo de mover el cuerpo, pero simplemente recortar calorías no funciona por mucho tiempo. La continuada restricción de calorías casi siempre petardea, porque su cuerpo piensa que se morirá de hambre, y su cerebro da comienzo a una cadena de procesos químicos, incluyendo la disminución del ritmo metabólico del cuerpo. Sin embargo, un metabolismo lento permite que el cuerpo se vuelva más eficiente a la hora de almacenar grasa. Cuando usted deja de comer comida de conejos —o cualquier otra cosa que requiera la dieta "especial"— y regresa al consumo de sus comestibles favoritos, su metabolismo mucho más lento e ineficaz no puede seguir el paso. El resultado final: usted recupera el peso perdido hasta con mayor rapidez, aunque pueda que esté comiendo menos de lo que comía antes de embarcarse en la dieta.

"Inicialmente se puede perder de un 5 a un 10 por ciento del peso siguiendo cualquier número de dietas, pero luego el peso regresa", dijo Traci Mann, profesora asociada de psicología en UCLA que analizó treinta y un estudios que siguieron a personas a dieta durante dos a cinco años. De hecho, dijo la señora Mann, varios estudios descubrieron que hacer dieta era un indicador coherente de futura ganancia de peso. Cuando le preguntaron qué deberían hacer las personas con sobrepeso, la señora Mann respondió: "Comer con moderación es una buena idea para todo el mundo, y también lo es el ejercicio regular".[1]

Yo no estoy de acuerdo con ese enfoque simplificado y de dos frentes, como verá en los próximos capítulos de *El peso perfecto: América*. Pero ya que se está universalmente de acuerdo en que el 95 por ciento de todas las dietas fracasan,[2] lo cual solamente deja a las personas con sobrepeso atadas y desesperadas, ¿cuál es la mayor razón por la cual las principales dietas tienen tan poco éxito universalmente?

Yo creo que se debe a que quienes hacen dietas se quedan con demasiada hambre.

El impulso primal de abrir nuestras bocas y recibir sostén es un instinto de supervivencia que se materializa desde necesidades fisiológicas y psicológicas. Por ejemplo, cuando el reloj marca el mediodía, muchas personas salivan como el perro de Pavlov y automáticamente tienen hambre. El hambre también se desencadena por nuestros sentidos, como el olor de patatas fritas o un atrayente anuncio de televisión que presenta un sándwich de pollo a la plancha. Cualquiera que sea la razón, el tálamo del cerebro en el sistema límbico —el lugar de la motivación y las emociones humanas— convierte la información sensorial en un deseo del paladar. Dependiendo de cuánta hambre tenga usted, ese deseo puede variar, desde: "creo que me tomaré un aperitivo" hasta ¡tengo hambre!". Muy pocas personas pueden resistir la llamada de sirena de la comida, gloriosa comida, como Oliver Twist y sus colegas huérfanos cantaban.

A pesar de lo mucho que usted trate de ser "bueno", a pesar de lo mucho que vigile lo que come, saciar el apetito se sobrepondrá a cualquier otro instinto que tenga (excepto la voluntad de vivir, por supuesto). Por eso simplemente recortar calorías no es la solución y está destinado al fracaso. Psicológicamente hablando, el hambre comienza en el cerebro cuando el sistema límbico determina que el cuerpo está bajo de azúcar en sangre, o glucosa. La mayoría de la comida que usted come es convertida en glucosa, gran parte de la cual es convertida por el hígado en grasa para uso futuro. Cuando los niveles de glucosa están bajos, el hígado envía señales al hipotálamo —la pequeña pero vital glándula que está en la base del cerebro por encima del tálamo— de que los niveles de azúcar han descendido de modo estrepitoso. El hipotálamo, a su vez, desencadena contracciones estomacales o calambres de hambre, demandando que lo llenen. Cuando nada sucede, siguen molestos ruidos. El hambre puede volverle chiflado, haciéndole sentir exaltado e irritable. Un proverbio que se cita con frecuencia lo expresa bien: El espíritu está dispuesto, pero la carne es débil.

Los científicos han sabido que el hipotálamo juega un papel clave en la regulación de la ingesta de alimentos y el peso corporal desde los años cuarenta, pero en años recientes ha sido cuando han descubierto cómo un par de "hormonas del hambre" segregadas por el cuerpo —leptina y grelina— también reducen o frustran los calambres por el hambre. La hormona leptina, que es generada por las células adiposas, envía señales cruciales al "centro de saciedad" del cerebro para dejar de comer cuando el estómago está lleno, como si fuera una luz amarilla en un cruce de carreteras. El problema es que muchas personas con problemas de peso han condicionado sus cuerpos para ignorar el precavido recordatorio interno de dejar de comer ante la mesa. Con cada bocado adicional, esas personas pasan el cruce de la satisfacción apropiada con toda rapidez, que es el equivalente epicúreo de saltarse un semáforo en rojo, e igual de necio y de peligroso.

A medida que las personas con sobrepeso forman una resistencia a los efectos de supresión del apetito de la leptina, los niveles de leptina siguen descendiendo, lo cual les hace sentir más hambre, dice la experta en obesidad Mary

Dallman, PhD, de la universidad de California en San Francisco. Esta es otra explicación para el porqué muchas personas que hacen dieta finalmente vuelven a engordar todo el peso que perdieron.[3]

Por otro lado, la hormona conocida como grelina aumenta el apetito. Segregada principalmente en el estómago, el nivel de grelina aumenta de modo dramático antes de comer, y luego juega un papel importante a la hora de determinar con cuánta rapidez vuelve el hambre después de comer un aperitivo o una comida. Cuando su estómago se siente vacío, los niveles de grelina vuelven a elevarse, lo cual explica por qué uno está listo para correr al refrigerador a medianoche. Quienes mantienen una dieta de privación elevan la intensidad de sus calambres por el hambre, lo cual impulsa al cuerpo a segregar aún más grelina. Cualquier fuerza de voluntad que quedase para "ser bueno" se funde ante la perspectiva de tal ataque hormonal.

Sin embargo, no está todo perdido. De las dos hormonas, la leptina —supresora del apetito— parece ser la que juega un mayor papel en el equilibrio de energía de nuestros cuerpos. Aunque una de las tareas de la leptina es la de informar al cerebro de que el cuerpo tiene suficiente energía almacenada como grasa corporal, por alguna razón muchas personas obesas no responden a las señales de la leptina aun cuando tienen mayores niveles de leptina porque no están sensibilizadas o son resistentes a sus efectos. Quienes necesitan perder más peso son con frecuencia quienes tienen mayor apetito. La vida se convierte en un círculo vicioso: a medida que comer en exceso hace engordar, la capacidad del cuerpo para regular sus hormonas del hambre se reduce aún más.

Lo más importante que puede usted hacer es reconocer las señales amarillas de cautela del cuerpo y dejar de ingerir comida cuando su estómago se siente bien: saciado. Pregúntese de modo consciente: "¿Estoy ya lleno? ¿He comido lo suficiente?". Cuando tenga un sentimiento de satisfacción, deje el cuchillo y el tenedor en el plato y haga una pausa. Se necesitará tiempo —al igual que disciplina— para llegar a ser consciente de las luces amarillas. Puede significar permitirse a usted mismo pasar una sola vez ante el bufé de alimentos o decir no a repetir cuando se lo ofrecen. Debe usted dejar de comer cuando se sienta satisfecho.

### Juego de palabras

A los lectores del periódico Washington Post se les pide cada año que participen en su concurso anual de "neologismo", donde se pide a los competidores que den significados alternativos a palabras comunes.

Estos son dos apuntes relacionados con *El peso perfecto: América:*

- pasmado (adj.), horrorizado por cuánto se ha engordado
- abdicar (v.), renunciar a toda esperanza de tener un estómago plano

## Un mejor plan

Las personas con frecuencia siguen el camino de menor resistencia cuando el hambre golpea recurriendo a algo cómodo —una bolsa de papas fritas o un helado— aun cuando saben en su interior que los aperitivos procesados y el helado cubierto de chocolate regresarán. Alcanzar su peso perfecto implicará escoger algo mejor que comer en lugar de recurrir a un parche rápido para saciar los calambres por el hambre.

El parche rápido lo constituyen los alimentos que se emiten hoy día las veinticuatro horas en los medios de comunicación: la televisión, la radio y las revistas, al igual que la Internet. Los principales medios de comunicación no solo son famosos por tener todas las respuestas en un sonoro bocado de treinta segundos o en un artículo sobre "cómo hacerlo", sino que a los programas de entrevistas televisivas y las revistas para mujeres les encanta promover cualquier novedad en el mundo de la pérdida de peso, en especial si una celebridad está anunciando una "nueva" dieta.

Escuche, agradecería cualquier atención por parte de los medios de comunicación para *El peso perfecto: América*, aunque no estoy convencido de que el breve lapso de atención de los medios de comunicación "obtuviera" lo que estamos tratando de lograr aquí. Ellos, sin duda, no nos han mostrado por qué las dietas bajas en grasas y bajas en carbohidratos —los dos mayores regímenes dietéticos de los últimos quince años— finalmente están destinadas al fracaso.

A principios de los años noventa, la sabiduría convencional en los medios de comunicación estaba en que había que evitar alimentos que contuvieran cualquier grasa. Si entonces era usted adolescente (como yo), probablemente leyó influyentes artículos en las revistas *People* y *parade* acerca de lo mala que era la grasa para usted. El caso de los productos lácteos de su supermercado era el enemigo público número uno: nada de mantequilla, ni huevos, ni leche entera.

La cobertura de los medios de comunicación en aquella época plantó la idea de que si usted quería perder peso, entonces comer alimentos sin grasas serviría. Las jóvenes se tomaron ese consejo muy en serio, creyendo que serían tan delgadas como las supermodelos que desfilaban por las pasarelas de Milán y París si eliminaban la grasa de sus dietas. Sin embargo, como demostración de la ley de las circunstancias no intencionadas, las dietas bajas en grasa condujeron a un aumento sin precedentes de la anorexia y la bulimia entre las muchachas conscientes del peso.

Uno de los personajes tras la moda de lo bajo en grasa fue la desmesurada mujer con corte casi total de cabello llamada Susan Powter. Su mantra podría resumirse en dos frases:

1. "¡Detengan la locura!"
2. "¡Es la grasa lo que hace engordar!"

Siguiendo el ejemplo de la señora Powter, multitud de artículos de revistas y de periódicos laurearon los elogios de una dieta baja en grasa y alta en carbohidratos.

Las impresionables muchachas de secundaria asentían con sus cabezas y se tragaban cualquier cosa que tuviera las palabras mágicas libre de grasa o bajo en grasa impresas en el paquete: queso, galletas, yogur y helado. En la secundaria, puedo recordar a las animadoras estudiando las etiquetas en los paquetes de salsas para ensaladas para detectar la presencia de gramos de grasa. Los fabricantes de alimentos respondieron a esa fascinación por los alimentos bajos en grasa inundando los pasillos de los supermercados de miles de productos bajos en grasa y sin grasa. Los restaurantes renovaron sus menús con entrantes bajos en grasa para ajustarse a los cambiantes gustos de los consumidores conscientes de la salud.

¿Nos hizo más delgados una dieta baja en grasas? No, me temo que no. El problema con las galletas con poca grasa y la crema de queso sin grasa era algo más que su gusto: esos alimentos preparados tenían casi la misma cantidad de calorías que las versiones "completas". Las personas comían más galletas con menos grasa porque pensaban que podían, sin saber que los fabricantes de alimentos con frecuencia sustituyen la grasa en ese tipo de alimentos por azúcar extra, harina, y otros ingredientes que hacen aumentar la cintura.

Después de que las dietas bajas en grasa se apagaran, los medios de comunicación estaban preparados para lanzar la siguiente idea para ser delgado. Esperaron hasta el verano de 2002, cuando el reportero Gary Taubes escribió un extenso artículo en la revista *The New York Times Magazine* acerca de Robert Atkins, un cardiólogo de Manhattan autor del libro The Atkins Diet Revolution en el año 1972. La idea clave del artículo del New York Times era que los médicos estadounidenses que recomendaron comer menos grasa y más carbohidratos —en otras palabras, la esencia de la dieta baja en grasa— estaban totalmente equivocados (lo cual era verdad). Al igual que una solitaria voz en el desierto, "el no arrepentido Atkins tenía razón todo el tiempo", declaraba Taubes.[4]

Eso era todo lo que necesitaban los editores en el país de las mayores revistas para mujeres —que viven en la Gran Manzana y leen el *New York Times* religiosamente— para subirse al tren de Atkins. De la noche a la mañana, *Glamour, Redbook* y *Cosmopolitan*, al igual que *Dateline* de la NBC, *48 Hours* de la CBS y *20/20* de la ABC, produjeron penosamente presentaciones que aplaudían los beneficios de una dieta baja en carbohidratos, alta en proteínas y alta en grasa. Los lectores y televidentes supieron que aumentar su ingesta de proteínas de fuentes como la carne, el pescado y los productos lácteos y reducir su ingesta de carbohidratos como pan, pasta y arroz haría que sus cuerpos quemaran el exceso de grasa corporal para combustible. Muchas personas que hacían dieta pensaron que habían muerto y habían ido al cielo porque podían atracarse de filetes, langosta, beicon, salsa de crema, queso y huevos, para satisfacción de su corazón.

Las personas con sobrepeso sin duda perdieron peso al seguir la dieta Atkins, pero nunca pudieron mantener un régimen bajo en carbohidratos. Sentían demasiada hambre —el talón de Aquiles de más de una dieta—, y cuando se bajaron del tren de Atkins se hicieron daño. Muchos comieron en exceso comida basura alta en carbohidratos y recuperaron todo el peso perdido, además de unos cuantos kilos más. Eso no detuvo a los ciegos medios de comunicación para cambiar su perspectiva generalmente positiva de Dr. Atkins' New Diet Revolution al igual que otras dos dietas bajas en carbohidratos: The South Beach Diet, por el cardiólogo de Miami, Arthur Agatson, y The Zone, por Barry Sears, PhD. No fue hasta que Atkins Nutritionals, una empresa fundada por el difunto Dr. Atkins que producía una línea de alimentos preparados bajos en carbohidratos, aperitivos y condimentos presentó bancarrota en el año 2005 cuando la flor de lo bajo en carbohidratos se marchitó.

## Expectativas irrealistas

Inconscientemente o no, las historias de fondo y los anuncios establecieron expectativas irrealistas de lo que debería ser el peso perfecto destacando a celebridades y modelos con diminutas cinturas, grandes pechos y largas piernas. Lo delgado está de moda, y lo ha estado por mucho tiempo. Wallis Simpson, la Duquesa de Windsor e icono de la moda de los años treinta, es famosa por decir: "Uno no puede ser nunca demasiado rico ni demasiado delgado".

Con el programa PhotoShop en estos tiempos, las fotografías digitales se manipulan por rutina para acentuar lo positivo, como la ocasión en que la fotografía de portada de la revista *GQ* de la actriz Kate Winslet "de sano tamaño" fue digitalmente alterada para alargar sus piernas y aplanar su estómago. (A la actriz británica no le agradó. "O les gusta o se aguantan; yo no soy una ramita y me niego a serlo", dijo ella[5]). Otra franca crítica a la publicidad actual es el retrato de imágenes corporales que no pueden lograrse. Estamos tan acostumbrados a ver a monumentos sin camisa con dibujados abdominales y mujeres en bikini con figuras de maravilla que nos sentimos inadecuados porque no nos parecemos a ellos en absoluto.

Considere estos supuestos hechos:[6]

- Cuando una muchacha llega a los diecisiete años, ha visto más de 250,000 mensajes sobre cuál debiera de ser su aspecto.
- Hace veinte años, la modelo promedio pesaba un 8 por ciento menos que la mujer promedio estadounidense. Hoy día la modelo promedio pesa un 23 por ciento menos.
- La mujer estadounidense promedio mide 5 pies y 4 pulgadas y pesa aproximadamente 165 libras. La modelo promedio estadounidense mide 5'11" y pesa 117 libras.
- Una encuesta a mujeres de edad universitaria descubrió que quienes leían revistas y veían programas de televisión que dan glamour a la delgadez tenían más probabilidad de tener un trastorno alimentario.
- Un veintisiete por ciento de muchachas admiten abiertamente que los medios de comunicación las presionan para tener un cuerpo perfecto.

- Un estudio de la universidad de Harvard mostró que hasta dos terceras partes de muchachas de doce años faltas de peso se consideraban a sí mismas demasiado gordas.
- A la edad de trece años, al menos un 50 por ciento de las muchachas no son felices con su aspecto físico. Hasta 10 millones de mujeres y un millón de hombres actualmente batallan con un trastorno alimentario solamente en los Estados Unidos.
- Un cuarenta por ciento de los casos recientemente identificados de anorexia están en muchachas de edades entre quince y diecinueve años.
- Las modelos de moda son un 25 por ciento más delgadas que las modelos de hace cuarenta años.

Para lograr su condición ultra delgada, las modelos comen mucho, se purgan, usan laxantes, fuman, beben refrescos sin azúcar y hacen demasiado ejercicio. Estas actividades desencadenan una cascada de moléculas en su sangre para ayudarlas a recuperarse de severas dietas, las cuales hacen que vuelvan a comer en exceso otra vez. Así, comen en exceso, se purgan y hacen dieta de modo más riguroso. Esto se convierte en un feo círculo que funciona en oposición a la construcción química natural de su cuerpo.[7]

Quizá la frase de moda de Susan Powter —"¡Detengan la locura!"— necesite volver a los platós. Los desfiles de moda, desde Milán a París y desde Londres a Nueva York están tratando si deberían prohibir o no subir a las pasarelas a modelos super delgadas con IMC menores de 18.5. Los oficiales españoles en Madrid aprobaron un reglamento que hacía exactamente eso tras las muertes por trastornos alimentarios de dos jóvenes modelos, Luisel Ramos, de Uruguay, y Ana Carolina Reston, de Brasil. Reston, que medía 5'8" y pesaba 88 libras cuando murió, vivía con una dieta de manzanas y tomates en las semanas anteriores a su muerte.[8]

El punto de estas historias es que *nadie* está satisfecho con su peso cuando se enfoca en los estándares de aspecto físico impulsados por los medios de comunicación. Siempre que esté usted en su viaje hacia su peso perfecto, es más importante tomar el control de su salud que preocuparse por lo que otros piensen de su aspecto físico.

## Anuncios por dólares

Los medios de comunicación están en el negocio vendiendo anuncios, y los anuncios funcionan. Las empresas de entrega de pizzas no son tontas: los fines de semana en que hay fútbol, acumulan sus anuncios en la primera mitad del partido y esperan a que los pedidos se amontonen. Domino's normalmente vende más de un millón de pizzas los días en que hay partido.[9]

Sin embargo, anunciar alimentos a niños es como disparar a peces en un barril. ¿Se ha preguntado alguna vez por qué sus hijos le molestan hasta que compra algo que ellos quieren? Un grupo de trabajo de una Comisión Federal de Comunicaciones constituida por oficiales de la FCC, miembros de las industrias de la alimentación, la televisión y la publicidad, al igual que expertos en salud, comenzó a estudiar la relación entre los hábitos de ver televisión y la obesidad infantil en 2007. Será interesante leer el informe final. Ya que la FCC calcula que los niños ven entre dos y cuatro horas de televisión al día, y ven una tanda de 40,000 anuncios televisivos cada año —la mayoría de ellos de cereales azucarados, caramelos y comida rápida—, no estoy seguro de que conclusión podría sacarse a excepción de la obvia: una ráfaga de anuncios de comida basura aumenta las ventas de comida basura.[10]

Los fabricantes de refrescos, de cereales y de dulces se enfocan en los niños porque ellos quieren convertirse en consumidores "leales a la marca" que seguirán con esa marca durante toda su vida. Por lo tanto, titanes de miles de millones de dólares lo cuadran como si fuera una lucha: Pepsi contra Coca-Cola o McDonald's contra Burger King. Sus hijos no son los ganadores. Los estudios demuestran que:[11]

- Los niños estadounidenses consumen más de una tercera parte de sus calorías diarias de refrescos, dulces, aperitivos salados comida rápida.
- Los anuncios dirigidos a los niños entre doce años y menos los conducen a requerir y consumir productos altos en calorías y bajos en nutrientes.
- El riesgo de obesidad de preescolares aumenta hasta un 6 por ciento cada hora de televisión que se ve, un 31 por ciento si la televisión está en su cuarto.

La razón por la cual los anunciantes de comida basura saturan las ondas es porque son conscientes de que los niños tienen un "poder de molestia", una capacidad única de molestar a sus padres hasta que les compren algo que ellos quieren. Si sus hijos no están en su peso perfecto, usted debería limitar su exposición a los anuncios de comida basura. Esté o no asintiendo con la cabeza, mi opinión es que los niños no están comiendo sano porque sus padres no están comiendo sano.

¿Di en algún punto clave?

## Mi grande y gordo amigo griego

Otro tema que recibe una cobertura favorable en los medios de comunicación es la operación de *bypass* gástrico, de la que leerá pocas palabras en contra. Para ilustrar mi preocupación por la operación de *bypass* gástrico, permita que le hable de Nick Yphantides, un médico de cabecera de San Diego con quien comí en una ocasión y autor del libro *My Big Fat Greek Diet*. Ese día él me divirtió con una notable historia sobre cómo él alcanzó su peso perfecto; y no fue porque le graparan su estómago.

Su historia comienza cuando el Dr. Yphantides (un nombre griego) trataba a pacientes indigentes —principalmente hispanos— en su clínica comunitaria en su ciudad natal de Escondido. Después de un largo día de visitas oficiales, a él le gustaba recompensarse con una visita a su punto favorito de comida rápida, uno que tenía seguidores como si fuera una secta en California: In-N-Out Burger. Su pedido era siempre el mismo: "una hamburguesa 4 x 4, patatas fritas grandes y una Coca-Cola".

La "4 x 4", cuatro hamburguesas y cuatro lonchas de queso americano metidas en un pan para hamburguesa con toda la salsa y la guarnición, más las patatas fritas y 16 onzas de refresco, contenían 1400 calorías y 100 gramos de grasa, pero eso no preocupaba nada al Dr. Nick. En su mente, esas incursiones eran solo un aperitivo, algo que tomar antes de la cena.

El Dr. Nick había engordado mucho desde la escuela médica a principios de los años noventa, cuando fortalecía sus sesiones de estudio nocturnas con aperitivos de pasteles y grandes boles de helado. Durante interminables turnos de cuarenta horas cuando era interno, continuamente iba a la sala de descanso del hospital, donde alguien dejaba un plato de dulces para ser compartido por el personal.

Cuando el Dr. Nick entró en la arena de la salud pública como médico de cabecera, podía ser descrito caritativamente como "corpulento". Él no sabía decir cuánto pesaba, porque había dejado de pesarse. Su cada vez mayor contorno en realidad se convirtió en una bendición ocupacional: sus pacientes consideraban al Dr. Nick como un defensor grandísimo de los pobres, el hombre grande con un gran corazón que se preocupaba por su comunidad de una forma grande.

Los pacientes con sobrepeso amaban al Dr. Nick porque sabían que recibirían té y simpatía de alguien que también compraba en las secciones "grandes y altos" de los grandes almacenes. Desde la perspectiva de un médico, él siempre era amable con quienes batallaban con su peso. Más de unas cuantas veces él miraba a una fornida mujer o a un hombre grande a los ojos y decía con una sonrisa: "Haga lo que yo le digo, no lo que yo hago".

Sin embargo, poco después de cumplir los treinta años de edad, el Dr. Nick comenzó a experimentar una peor salud y una multitud de síntomas inusuales que le llevaron a la sala de examen de un médico. Una semana después, se enteró de la mala noticia: tenía cáncer en los testículos. (¿Recuerda que hablé de la relación entre el cáncer y la obesidad en el capítulo anterior?).

La escisión quirúrgica de los testículos y la agresiva radiación durante doce semanas le salvaron la vida, y le hicieron pensar. Según el modo de verlo de Nick, él había eludido la bala del cáncer, pero había otro asalto: su gigantesco peso tenía que estar causando increíbles cantidades de estrés a sus órganos: corazón, pulmones e hígado, al igual que a su esqueleto. Él se preguntaba cuánta presión estaba poniendo en sus rodillas, que soportaban un peso tan severo.

Un día, Nick plantó sus pies en dos básculas: una para cada pierna. Cada una de las agujas se detuvo en "233½". Un niño de cuarto grado podría hacer el cálculo: el Dr. Nick Yphantides, el alegre doctor con la imagen similar a Santa Claus, pesaba 467 libras. Nick tuvo miedo. Su cáncer le había obligado a afrontar su mortalidad, y ahora estaba seguro de que cada bocado de una hamburguesa le llevaba un paso más cerca de la tumba.

Había que hacer algo. Nick estaba cansado de ponerse camisetas de la talla XXXXL. Cansado de reservar viajes en vuelos nocturnos no muy concurridos a fin de no tener que comprar un segundo asiento. Cansado de que personas le miraran boquiabiertas por su monstruoso contorno en los restaurantes. Delante de él tenía un futuro lleno de alta presión arterial, alto colesterol y diabetes debilitante; a menos que hiciera un cambio de estilo de vida radical y perdiera una tonelada de peso. Bien, puede que no una tonelada, pero 200 libras sería un buen comienzo hacia su peso perfecto, pensó él.

En abril del año 2000 Nick dio el aviso con un año de antelación de que estaría dejando de trabajar y se iría del Centro de Salud Comunitario de Escondido. Entonces comenzó a formular un plan de juego. Ya que no iba a trabajar, necesitaba algo que hacer, una diversión para mantener su mente alejada de tener hambre. ¡Eso es! A Nick le encantaba el béisbol, así que decidió conducir por todo el país y visitar los treinta estadios de la liga principal y ver partidos de béisbol. Calculó que había estado consumiendo 5600 calorías al día para mantener su peso. Para perder peso lentamente pero con seguridad, se embarcaría en una dieta de líquidos: beber un suplemento alimentario de proteínas que ofrecía solo 800 calorías al día, el cual no es exactamente el plan recomendado en *El peso perfecto: América*.

El día 1 de abril de 2001 Nick partió en un RV de segunda mano, un vehículo que bautizó como Espíritu de Reducción, con la intención de llegar a ser la mitad del hombre que solía ser. Su padre viajó a la fuerza como compañero para rendirle cuentas. Pasar a comer pavo frío como alimento le dio temblores a Nick, al igual que a cualquier drogadicto que lo está dejando. "Tenía tanta hambre en el estadio que me hubiera comido una colilla de cigarrillo mojada en mostaza", dijo él.

Al principio, las libras los kilos se fueron fundiendo del cuerpo del Dr. Nick como si fueran un muñeco de nieve en medio del desierto del Sahara: 17 libras en la primera semana. Después de esa ráfaga inicial de aliento, su pérdida de peso pasó de ser un borbotón a ser un goteo continuo a medida que él continuaba bebiendo sus batidos de proteínas. Pasó a perder una media de 500 gramos por día.

Cuando Nick regresó a casa para Acción de Gracias, su madre quedó sorprendida por su aspecto. Algunos de sus sobrinos y sobrinas ni siquiera lo reconocieron. Nick, que entonces pesaba 269 libras, había perdido casi 200 libras. Comió su primera comida sólida en casi ocho meses el día de Acción de Gracias: algunas verduras y una patata asada.

Siguió perdiendo peso a medida que volvió a comer alimentos sólidos y a su consulta médica.

Cuando yo conocí al Dr. Nick, tenía un aspecto estupendo. Su peso se había mantenido en 220 libras, y había estado en ese peso continuadamente por cinco años. Hasta el día de hoy, sin embargo, Nick dijo que se sigue encontrando con colegas y conocidos que casualmente le preguntan: "Entonces, ¿cómo fue la operación?".

¿Cómo fue la operación?

Ellos automáticamente suponen que la única manera en que Nick pudo haber perdido todo ese peso fue sometiéndose a una operación de *bypass* gástrico, que es una forma radical de "reducción de estómago", o cirugía "bariátrica". Tales operaciones tienen como objetivo o bien reducir el tamaño del estómago (por atadura o grapado gástrico) o circunvalar el estómago totalmente (*bypass* gástrico).

En la última década, cientos de miles de personas con sobrepeso han atravesado las dobles puertas de los quirófanos en ciudades importantes en todo el país para que les graparan sus estómagos. Las operaciones de *bypass* gástrico han aumentado con rapidez desde el año 1988, cuando se realizaron 14,000,[12] hasta 177,000 en 2006, según la Sociedad Americana de Cirugía Bariátrica.[13]

La razón del explosivo crecimiento ha sido el desarrollo de las técnicas quirúrgicas laparoscópicas, que han hecho que la invasiva operación tenga menos riesgos para el cuerpo. Los cirujanos de *bypass* gástrico grapan el estómago —o lo atan con una cinta ajustable— a fin de que se cree una bolsa pequeña que pueda retener de 2 a 3 onzas de alimentos. Eso restringe la ingesta de alimentos e interrumpe el proceso digestivo normal. Las personas experimentan la sensación de estar saciadas tras unos cuantos bocados de comida; si comen más, con frecuencia sienten náuseas.

Un estómago normal puede retener 3 pintas de alimentos o 24 onzas, que es un plato grande de comida. La cirugía de *bypass* gástrico reduce el estómago a una décima parte del tamaño que solía tener, a fin de que uno pierda peso porque no puede comer más. No hay que ser un cirujano inteligente para imaginar que uno se sentirá lleno con mucha rapidez.

El concepto que hay detrás del *bypass* gástrico y la atadura gástrica ciertamente suena bien: ya que la mayoría de personas con sobrepeso no tienen el autocontrol que necesitan para comer lo que deberían, que un equipo de médicos hagan un reacomodo quirúrgico del estómago para ayudarlas. Sin embargo, hay varios aspectos del *bypass* gástrico que me preocupan. He conocido a muchas personas que han pasado por la operación, y puedo ver la desesperación escrita en sus caras. Sus historias son casi universalmente iguales: después de perder una modesta cantidad de peso, las libras están regresando y no saben qué hacer. Son como el mánager de béisbol que casi ha utilizado a su último lanzador, pero su equipo está perdiendo y no queda nadie en el banquillo para que pueda salir al campo. Es lo mismo con el *bypass* gástrico: una vez que el estómago es reducido, se acaban las opciones médicas.

## El siguiente paso

Pero me estoy adelantando aquí. Comenzando en el siguiente capítulo, entraré en detalles en cuanto a:

- Lo que debería comer
- Lo que debería beber
- Cuáles debieran ser sus aperitivos

- La importancia de una limpieza regular
- El papel clave de los suplementos nutricionales, incluyendo el avanzado nuevo compuesto fucoxantin
- Embarcarse en un programa de ejercicios EIF: Entrenamiento de Intervalo Funcional
- El papel de las emociones y el comer
- Maneras de quitarle peso a su mundo adoptando una sencilla sostenibilidad

## Un pensamiento final

Recuerde: el objetivo de *El peso perfecto: América* no es tener el aspecto de Kate Moss o ni siquiera de Kate Winslet. El objetivo es lograr un peso que le haga verse bien y sentirse bien con usted mismo y que fomente una buena salud durante el resto de su vida: su peso perfecto, para ser exactos.

Probablemente no tenga que recordarle que el modo en que se ve a usted mismo —su autoimagen— tiene un profundo efecto en su peso. Su autoimagen es una combinación de todas las ideas que se ha formado sobre usted mismo a lo largo de los años. Hasta desde la niñez, usted ha desarrollado un conjunto de creencias acerca de quién es usted, su aspecto, su valía y lo que se merece. Esas creencias, con el paso del tiempo, se convierten en parte de su subconsciente y le ayudan a definir quién es usted en la actualidad.

La manera en que se ve a usted mismo puede estar influenciada por el modo en que habla con usted mismo o por las creencias dictadas por otras personas, pero solo si usted lo permite. Afortunadamente, su autoimagen y la mente subconsciente pueden ser reprogramadas, como me dijo el Dr. Nick. Con el tiempo, la mente subconsciente aceptará cualquier pensamiento sobre usted mismo en el que piense regularmente. Por tanto, si comienza a tener pensamientos positivos, su autoestima se eleva, y se siente usted mejor con usted mismo.

La próxima vez que se mire al espejo, no se enfoque en las cosas negativas que ve; encuentre algo que le guste y enfóquese en eso. A medida que comience a perder peso, diga cosas positivas, como: "Puedo ver el peso bajando, y me siento bien con mis resultados hasta aquí".

He hablado con personas que han alcanzado su peso perfecto pero que siguen teniendo una imagen negativa de su cuerpo y de ellas mismas. La valía propia no es igual a lo que dice la báscula; se trata más de quién es usted. Su valía propia se mide en términos de las cosas positivas que usted aporta a las personas y los eventos que le rodean.[14] Por tanto, ¡descubra lo que le motiva a usted y hágalo!

Si hubiera un modo más fácil de perder peso y de cambiar su vida, alguien lo habría descubierto a estas alturas. Perder peso debería hacerle sentir mejor con usted mismo, pero no olvide los beneficios de salud que vienen de un menor riesgo de ataque cardíaco, diabetes, derrame cerebral y cáncer. Seguir los principios contenidos en *El peso perfecto: América* es probable que mejore sus oportunidades de vivir una vida más larga, más sana y, es de esperar, más feliz.

Sección I

# Cambie su dieta

# Capítulo 3

## Coma para su peso perfecto

EL HIJO PREDILECTO de Toledo —y la mayor celebridad criada allí— es Jamie Farr, que hacía el papel cómico de travestirse como el Cabo Klinger en el exitoso programa televisivo MASH. A menudo con un vestido primaveral con zapatos de salón y perlas, el disciplinado y cumplido con la unidad hospitalaria 4077 Mobile Army Surgical Hospital perpetuamente buscaba una baja de la Sección 8.

Una de las bromas internas era que el Cabo Klinger era libanés-americano de Toledo, Ohio, al igual que el Jamie Farr de la vida real. En varios episodios de MASH, Klinger hacía una rapsodia sobre los perritos calientes con chile que había en el Tony Packo's Café, situado en el barrio húngaro/polaco del este de Toledo. Otro restaurante de Toledo, sin embargo, tenía un lugar aún más especial en el corazón de Jamie Farr, tal como lo describió en el libro *Toledo: Treasures and Traditions*. Lo siguiente es lo que el famoso actor de Hollywood escribió en la Introducción:

> Y quién podría olvidar uno de los lugares de reunión —y de comida— para jóvenes y viejos, el Chili Mac's. Por un cuarto de dólar uno podía tener el chile más grasiento (o como algunos decían, la grasa con más chile) servido sobre una montaña de espaguetis junto con las galletas saladas más correosas. Uno se iba de ese lugar con el peor de los ardores de estómago, pero con el mejor sabor y la mejor ganga de la ciudad. Siempre me recordaba una de las frases de Will Rogers: acerca de cómo el chile era el alimento más económico del mundo porque uno se lo come una vez y lo disfruta durante tres días. Tristemente, el Chili Mac's ahora es solamente un recuerdo.[1]

Aunque yo no he llegado a una edad en la que pueda apreciar la nostalgia, me reí cuando leí los recuerdos del Sr. Farr, e hice una mueca al mismo tiempo. Su historia demuestra que comer fuera no ha cambiado mucho en cincuenta años: se puede servir al público en general casi cualquier cosa, y ellos se lo comerán siempre que tenga un buen sabor y no haga daño al bolsillo.

Sin embargo, lo que ha cambiado es la escena del restaurante. Comenzando en los años cincuenta, lugares que servían platos grasientos, como el Chili Mac's, cerraron a montones después de no poder competir con una nueva innovación: el restaurante de comida rápida y su menú de producción en cadena. Cuando Ray Kroc abrió el primer McDonald's en el año 1955, preparó la escena para un masivo repaso general en la manera de comer de los estadounidenses. "Comida de estupendo sabor a un precio razonable en un ambiente limpio" se convirtió en la declaración de misión de la industria de la comida rápida. El éxito de McDonald's dio lugar a una estampida de imitadores y se convirtió en una industria colosal que reunió 142 mil millones de dólares en el año 2006, según la Asociación Nacional de Restaurantes.[2]

Solamente en la vida de mis padres, los restaurantes de comida rápida se han vuelto tan comunes como las farolas y existen como puntos de destino en cada avenida y calle en los Estados Unidos. Desde el amanecer hasta altas horas de la noche, entre un 20 y un 25 por ciento de la población estadounidense regularmente pasa por una fila en el auto o espera en fila en el mostrador para pedir algo rápido y sabroso.[3] Con 250,000 restaurantes para escoger, los estadounidenses emplean más dinero en hamburguesas, burritos y sándwiches cubiertos de beicon cada año de lo que gastamos en educación superior, autos nuevos y computadoras, todo combinado.[4]

Las personas que usan el transporte público cada día para ir a su trabajo comienzan el día con un Egg McMuffin, una rosquilla Krispy Kreme o un *bagel* Einstein. A mediodía se reúnen con sus colegas de trabajo en Burger King o Taco Bell para una comida "value". Para la cena, se sientan con sus familias y comparten una pizza de Papa John's que les traen hasta su puerta. Estos ejemplos diarios y corrientes demuestran lo mucho que comer fuera —y hacer pedidos para casa— se ha atrincherado en nuestra cultura. Un poco más de la mitad de nuestro "dólar comida" —el dinero presupuestado para alimentarnos nosotros y nuestra familia— se emplea en alimentos de restaurante, comparado con un 25 por ciento en 1955.[5]

Nuestro país de comida rápida está enganchado a las grasientas papas fritas, cautivado por el azúcar y los dulces, y relativamente sin idea alguna sobre qué es sano para comer. Esta inconsciencia ha hecho estragos en la salud de nuestro país. Los estudios científicos sobre obesidad son unánimes en esto, pero un paseo casual por un estadio lleno de gente un domingo en la tarde confirmaría que Estados Unidos, la tierra de los libres y hogar de los valientes, tiene un estrellado problema de obesidad. Ni siquiera estamos cercanos a nuestro peso perfecto, en gran parte debido a los alimentos que comemos, o lo que pasa por ser un sostén nutricional barato y disfrute familiar en estos tiempos.

Francamente, somos personas poco sanas que no han aprendido a discernir. Andamos de acá para allá por los pasillos de los supermercados, agarrando de los estantes coloridas y atractivas cajas y poniéndolas en el carrito sin pensar dos veces, o una vez con respecto a de dónde provienen los productos, cuáles son los ingredientes, o cuán sanos son.

Muy bien iluminados, los brillantes supermercados son el producto final de algo que yo denomino complejo alimentario-industrial, que se hace eco del término "complejo militar-industrial", una expresión inventada por el presidente Dwight Eisenhower en su discurso de despedida. Al igual que la frase complejo militar-industrial se refería a la estrecha y simbiótica relación entre las fuerzas armadas del país, la industria privada y los intereses políticos en Washington, el complejo alimentario-industrial de la actualidad está compuesto por grandes empresas agrícolas, inmensa producción de alimentos, anuncios en medios de comunicación y vinculaciones (un ejemplo: el juego de fútbol universitario Tostitos Fiesta Bowl), y una sofisticada cadena de redes minoristas que trabajan juntas para sembrar, cosechar, producir, comercializar y vender alimentos frescos, congelados y procesados a 300 millones de estadounidenses cada día.

La buena noticia es que no tenemos un importante problema de hambre en este país, gracias a esta economía que se interrelaciona. La mala noticia es lo que el complejo alimentario-industrial ha traído: "productos" homogeneizados, muy procesados y manufacturados de la moderna ciencia alimentaria que son pasados a las masas por el menor precio posible y que duran en las estanterías tanto tiempo como sea posible, gracias a los conservantes químicos. Más de 300,000 alimentos y bebidas procesadas distintas compiten por nuestro dinero en este país, y 116,000 de ellos han sido introducidos desde 1990.[6] Parece que cada uno de esos 300,000 alimentos y bebidas están a la vista siempre que entro a los colmados convenientemente ubicados en las gasolineras.

No es de extrañar que nuestras papilas gustativas nacionales hayan sido manipuladas por tropecientos alimentos dulces y salados listos para comerse o para calentarse en un horno microondas. Casi cualquier cosa que viene en una caja o una botella está endulzado con azúcar o sirope de maíz alto en fructosa, o empapado en sodio. La estrategia ha funcionado: estamos enganchados a los alimentos grasientos y altos en calorías, altos en grasa, altos en azúcar y sal, y —como el joven Jamie Farr creía— de muy buen sabor. Salimos de tiendas de alimentos preparados, filas en supermercados, quioscos de helados y restaurantes de comida rápida con alimentos agradables al paladar que están llenos de exceso de calorías, y esa es una de las causas de nuestros problemas nacionales de salud.

## Dar un giro de 180 grados en el estilo de vida

Sé lo que puede que esté usted diciendo: "Pero, Jordan, yo no quiero hacer dieta; las dietas no funcionan".

Este es el trato: si yo le siguiera a un supermercado, viaje tras viaje, semana tras semana, mes tras mes, le vería comprar los mismos treinta a cincuenta alimentos una y otra vez. La misma leche; los mismos cereales; el mismo pan; la misma carne; las mismas cenas televisivas; las mismas bebidas; los mismos aperitivos; las mismas verduras congeladas, y las mismas frutas y ensaladas ocasionales.

Cada día usted y su familia comen las mismas cosas, una y otra vez. En otras palabras, ustedes ya están a dieta, y su dieta sencillamente apesta.

Cuando se trata de una estrategia dietética para ganar la batalla de la gordura, el paso más importante que puede usted dar es un giro de 180 grados de estilo de vida en lo que escoge para comer. Hace eso siguiendo dos principios fundamentales para "el peso perfecto", que son:

1. Comer lo que Dios ha creado para comida.
2. Comer alimentos en una forma sana para el cuerpo.

Comer alimentos que Dios creó significa comprar alimentos tan cercanos a una fuente natural como sea posible. Estoy hablando de:

- Una amplia gama de frutas y verduras cultivadas orgánicamente
- Productos lácteos sanos como el yogur, el queso y la mantequilla
- Carnes rojas sanas como la res alimentada con pasto, cordero, carne de venado y bisonte
- Pescado de agua fría atrapado en aguas abiertas
- Pollo criado a pasto o de corral
- Granos integrales como trigo o cebada
- Frutos secos y semillas

Estos alimentos son parte del plan alimentario "el peso perfecto", el cual compartiré en el capítulo 7. Este plan de dieciséis semanas tiene cuatro fases e implica un plan alimentario amplio y a la vez sencillo que le hará avanzar hacia su peso perfecto. Esa información, combinada con un programa personal de hidratación, aperitivos preactivos, suplementos nutricionales de vanguardia, y un avanzado programa de ejercicios forman el programa total *El peso perfecto: América*.

Como probablemente supondrá, yo soy un defensor de los alimentos naturales cultivados de manera orgánica y sostenible. Orgánica significa que la fruta o la verdura fueron cultivadas sin el uso de pesticidas y fertilizantes mayormente sintéticos y derivados del petróleo, antibióticos, ingeniería genética, irradiación, y aguas residuales durante tres años consecutivos. Las carnes orgánicas deben provenir de animales que sean alimentados orgánicamente un cien por ciento sin ningún subproducto animal; para las vacas lecheras, todo el rebaño debe haber comido alimento orgánico los doce últimos meses. En cuanto al término sostenible, se refiere a un sistema de agricultura que mantenga y reponga la fertilidad del terreno sin el uso de persistentes pesticidas y fertilizantes tóxicos. El ganado se cría en pastos, y el pescado no se saca del océano con mayor rapidez de la que es capaz de reproducirse ni se pesca de maneras que destruyan la vida marina o el hábitat submarino.

El Departamento de Agricultura de los Estados Unidos estableció estándares que los productores y comerciantes deben seguir a fin de recibir la certificación de orgánicos. El sello verde y blanco de la USDA que dice "100% orgánico" significa sencillamente lo que usted cree: el alimento o producto está compuesto por ingredientes cien por cien orgánicos. Una designación más sencilla, "Certificado orgánico", significa que el producto está compuesto por ingredientes orgánicos al menos en un 95 por ciento, mientras que la etiqueta "Hecho con ingredientes orgánicos" significa que al menos un 70 por ciento de los ingredientes deben ser orgánicos; el 30 por ciento restante no puede incluir ningún producto biotecnológico que haya sido genéticamente modificado, queriendo decir que los científicos manipularon la composición genética de la planta para reforzar la resistencia del producto a ciertas plagas. Los granos genéticamente modificados (llamados *genetically modifica organism* — GMO— ya que provienen de organismos genéticamente modificados) han sido una fuente de controversia internacional debido a cuestiones acerca de la seguridad medioambiental, así que coma todos los productos orgánicos que pueda.

## Atención a los alimentos Franken

Si agarra una caja de cereales para el desayuno de un estante del supermercado, hay una gran posibilidad de que los granos provengan de cosechas genéticamente modificadas (GMO), las cuales son creadas en el laboratorio tomando genes de un organismo e insertándolos en otro para hacerlo crecer más, más grande, más denso, y más resistente a la infestación de insectos. Aunque ese es un objetivo loable, el problema es que los científicos añaden un gen a un alimento que no era originalmente parte de ese alimento, lo cual no es natural y cambia el carácter del ADN del producto. "Uno sencillamente no puede hacer que un elefante se empareje con una planta de maíz", dijo Margaret Mellon, de la Union of Concerned Scientists. "Los científicos están haciendo combinaciones de genes que no se encuentran en la naturaleza".[7] Mi amigo Jeffrey Smith, autor del revolucionario libro *Genetic Roulette* —que recomiendo encarecidamente— bromeó con que las siglas GMO deberían significar "Dios, apártate". (N.T.: en inglés hay un juego de palabras con esas siglas).

Aunque la ciencia que hay tras esta tecnología es asombrosa, es también sorprendente con cuánta rapidez los productos GMO han llegado a la cadena alimentaria. La superficie en acres en los Estados Unidos ha aumentado sustancialmente en la última década: hoy día un 89 por ciento de las semillas de soja, un 83 por ciento del algodón, y un 61 por ciento del maíz se manipula genéticamente para resistir los productos químicos, para las malas hierbas o para ayudar a las plantas a producir sus propios insecticidas.[8]

Aunque no encontrará muchas frutas o verduras GMO en su supermercado local, esté al tanto de las sandías sin pepitas y las uvas sin pepitas, pues se calcula que un 75 por ciento de los alimentos procesados en este país (cereales para desayuno, alimentos horneados, aceites vegetales, etc.) contienen un popurrí de ingredientes genéticamente modificados.[9] A mí me parece que este es un desarrollo sorprendente porque las cosechas GMO, como el maíz, semillas de soja y patatas han estado ahí solo desde mitad de los años noventa. No me sorprendería si el cien por ciento de los alimentos procesados estuvieran hechos con elementos GMO dentro de una década.

Como inciso, usted puede determinar si sus productos son GMO mirando la etiqueta que hay en la fruta o la verdura. Esas pequeñas etiquetas contienen diferentes códigos de PLU que le dicen si la fruta fue cultivada de modo convencional, orgánicamente, o manipulada genéticamente (PLU significa "búsqueda de precio", y es un número estándar en los Estados Unidos, Canadá, Europa, Australia y Sudáfrica). El código PLU para la fruta cultivada de modo convencional consiste en cuatro números, la fruta cultivada orgánicamente tiene cinco números con el número 9 delante, y la fruta GMO tiene cinco números, pero con el número 8 delante.

Por ejemplo:

- Un PLU cultivado de modo convencional sería 4446
- Un PLU cultivado orgánicamente sería 94446
- Y un PLU modificado genéticamente sería 84446

Los defensores de los alimentos GMO creen que están subidos en la ola del futuro, pero a mí me preocupa que podamos estar desatando una forma de "asbestos agrícola" sobre el público estadounidense. Las preocupaciones genuinas sobre alimentos GMO han aumentado en todo el mundo, en particular en Europa, donde se niegan a las importaciones de GMO estadounidenses.

Yo no compraré, o comeré conscientemente, alimentos producidos con ingredientes genéticamente modificados hasta que tengamos un sólido cuerpo de investigación con respecto a los efectos a corto y largo plazo de comer alimentos GMO; y eso no parece que vaya a suceder pronto. Hasta entonces, mi familia y yo nos sentaremos a un lado y seguiremos comprando fruta, verduras, granos y carnes orgánicas. Además, solamente en el sabor, los alimentos orgánicos sobrepasan a los modificados genéticamente por goleada.

---

Orgánico es la popular palabra que resuena en esta época a medida que se difunde que es una opción mucho más sana con respecto a los alimentos procesados y las comidas rápidas. Las ventas de productos orgánicos han aumentado de modo vertiginoso a un sorprendente ritmo de casi un 20 por ciento anualmente durante los últimos siete años, y los expertos de la industria prevén un rápido crecimiento continuado en la siguiente década.[10] Mercados progresistas, como Whole Foods, Wild Oats, Bristol Farms, Sprouts, y Sun Harvest han brotado como setas de primavera en los escaparates de las ciudades y en los centros comerciales para satisfacer la oleada de demanda de alimentos orgánicos.

Nicki y yo hacemos la mayoría de compras de nuestros alimentos en dos lugares: Nutrition S'Mart, una pequeña cadena de tiendas de alimentos sanos de Florida, y Whole Foods, un luminoso mercado de alimentos naturales que está lleno de frutas y verduras orgánicas, productos lácteos, panes, cereales, sopas enlatadas, pizza congelada, helados, tortillas... todo lo que tendría un supermercado normal. La notable diferencia entre Whole Foods y un supermercado normal, por ejemplo, es que estos mercados de alimentos naturales venden productos, en su mayor parte, que son o bien naturales u orgánicos.

Los estadounidenses están aumentando su consumo de alimentos orgánicos por varias razones. Más de la mitad de quienes respondieron a una importante encuesta dijeron que creían que los alimentos orgánicos son mejores para el medioambiente (58 por ciento) y mejores para su salud (54 por ciento). Casi uno de cada tres estadounidenses (32 por ciento) cree que los productos orgánicos tienen mejor sabor, y un 42 por ciento creen que los alimentos orgánicos tienen mejor calidad.[11] Los estadounidenses también citan la salud como una motivación clave en la compra de alimentos, declarando que comen alimentos sanos para evitar enfermedades más adelante en la vida.

## Buenos y sanos vs. malos y poco sanos

Comer alimentos integrales, sanos y orgánicos, le darán el combustible más nutritivo y sano que necesita para abordar el día y alcanza su peso perfecto. Considere los siguientes puntos:

- Los alimentos buenos y sanos le sacian, son densos en nutrientes, le hacen sentirse y verse más joven, disminuyen la inflamación en su cuerpo, y ayudan a poner fin a una dieta yo-yo.
- Los alimentos malos y poco sanos le hacen sentir más hambre, son deficientes en nutrientes, le hacen envejecer prematuramente, aumentan los niveles de inflamación de su cuerpo, y perpetúan el patrón de una dieta yo-yo.
- Los alimentos buenos y sanos son minas de oro nutricionales y no contienen carbohidratos refinados o procesados ni edulcorantes artificiales.
- Los alimentos malos y poco sanos son desiertos nutricionales y contienen ingredientes genéticamente modificados, aditivos no naturales y conservantes potencialmente peligrosos.
- Los alimentos buenos y sanos vienen de fuentes naturales y orgánicas y se crían de manera humana y sostenible.
- Los alimentos malos y poco sanos son producidos por obreros en cadena con batas blancas de laboratorio o por adolescentes con redecillas en su cabello que manipulan cocinas de comida rápida.
- Los alimentos buenos y sanos necesitan tiempo para su preparación.
- Los alimentos malos y poco sanos se preparan deprisa y a menudo están sujetos a radiaciones ionizantes.

### Aditivos alimentarios y la conexión china

China exporta muchas más cosas que juguetes baratos y animales de peluche a los Estados Unidos. En la última década China se ha convertido en el principal proveedor mundial de condimentos y conservantes alimentarios. China exportó 2.5 mil millones de ingredientes alimentarios a los Estados Unidos y el resto del mundo en 2006, un sorprendente 150 por ciento de aumento desde solo dos años antes.[12] ¿La razón? Porque son más baratos, lo cual engorda las arcas de los mega-inmensos fabricantes de alimentos en los Estados Unidos.

Este es un vistazo a tres de los aditivos alimentarios más comunes importados a los Estados Unidos desde China:

- Ácido cítrico, utilizado para dar a los alimentos un sabor agrio y resaltar los sabores de frutas, se utiliza en refrescos y bebidas con sabor a fruta, caramelos y siropes con sabor.
- Ácido sórbico, un conservante que inhibe el crecimiento del moho y la levadura, se usa en el queso, productos horneados y vino.

- Vainilla, un ingrediente a menudo hecho de pulpa de madera, se usa en chocolates y galletas como sabor artificial de vainilla.

---

Comer alimentos que Dios creó y en una forma sana para el cuerpo contiene muchas menos calorías, y la restricción de calorías con una nutrición óptima es un importante componente del plan alimentario de "el peso perfecto" en el capítulo 7. A manera de ejemplo, usted consume solamente 60 calorías cuando se come como aperitivo uno de estos alimentos, según la clínica Mayo:[13]

- Una manzana pequeña
- Media taza de uvas
- Dos ciruelas
- Dos cucharadas de uvas pasas
- Una taza y media de fresas
- Dos tazas de lechuga cortada
- Media taza de tomates en cubitos
- Dos tazas de espinacas
- Tres cuartos de taza de judías verdes

Por otro lado, un capricho en Cold Stone Creamery —un helado mediano de moka con pedazos de Reese's y galletas Oreo mezclado y cubierto de trozos de pistacho— tiene 1150 calorías, ¡o dos veces la cantidad de calorías contenidas en todas las frutas y verduras que acabo de enumerar!

Puede que me esté diciendo: "Pero Jordan, si me dices que solo coma más frutas y verduras para alcanzar mi peso perfecto, no puede ser así de sencillo". Bien, no estoy defendiendo una dieta estrictamente de frutas y verduras con pocas calorías, lo cual no proporciona al cuerpo toda la variedad de nutrientes que necesita. Lo que estoy diciendo es que demasiadas personas —cuando se nos da a elegir— escogerán un helado en Cold Stone para postre en lugar de un bol de fresas frescas. Supongo que es cierto lo que el dramaturgo irlandés y novelista, Oscar Wilde, dijo hace años: "Puedo resistir cualquier cosa menos la tentación".

## ¿Comer menos y vivir más?

Estos días estoy intrigado por un concepto denominado "restricción de calorías con nutrición óptima", o CRON, por las siglas en inglés. La idea es que reducir la ingesta de calorías en un 20 a un 40 por ciento mejorará la salud y extenderá su vida.

Es un concepto que se ha estudiado desde los años treinta en laboratorios. Uno de los investigadores, el Dr. Roy Walford del departamento de patología de UCLA, condujo experimentos en los cuales se les daba a ratones de laboratorio cada vez menos comida, pero siempre la suficiente para vivir. Sorprendentemente para el Dr. Walford, los ratones privados de comida vivían más tiempo que sus homólogos bien alimentados.

El Dr. Walford entonces se preguntó si la misma teoría sería cierta para los seres humanos. Ofreciéndose a sí mismo como un experimento humano de laboratorio, el científico investigador escogió voluntariamente comer muy poco durante más de veinte años. Su búsqueda de la fuente de la juventud le condujo a un régimen dietético que consistía en pequeñas raciones de batidos desnatados, ensaladas vegetales, pescado y batatas horneadas. Sus calorías diarias eran 1600, casi la mitad de las 3000 calorías al día que consumen la mayoría de estadounidenses.

El Dr. Walford, que ha sido ampliamente presentado en el *New York Times* y *Newsweek*, y en programas de noticias de revistas como *Dateline* y *Nightline*, fue el autor de *Beyond the 120-Year Diet: How to Double Your Vital Years*. Desgraciadamente, él no llegó a los 120 años de edad. El Dr. Walford murió en 2004 a la edad de 79 años después de una batalla contra la esclerosis lateral amiotrópica, comúnmente conocida como ALS o enfermedad de Lou Gehrig.

La investigación científica tiene aún que apoyar o refutar si una dieta CRON extiende la vida para los seres humanos. Julian Dibbell, escribiendo en la revista New York, dijo que seguir una dieta CRON significaba vivir "tan cerca del borde de morir de hambre como el cuerpo puede soportar".[14] No creo que Dios, quien nos dio maravillosos alimentos que comer de su creación, quiera que vayamos por la vida pasando hambre; tampoco quiere que abusemos de nuestros cuerpos llenando nuestras bocas de comida basura.

Debe encontrarse un feliz punto medio, pero la idea de recortar un poco las calorías podría proporcionar un pasaje más largo por la vida. Es nuestra esperanza que al seguir los principios alimentarios que hay detrás de *El peso perfecto: América* usted no solo viva más tiempo, sino que también viva mejor.

---

Quiero ayudarle a descubrir —o redescubrir— alimentos que se encuentran en la naturaleza, al igual que a volver a entrenar sus papilas gustativas. ¿Tiene que pensar mucho para recordar la última vez en que dio un bocado a una frambuesa fresca, recogió unas uvas pasas, o cenó sopa de lentejas? Estos alimentos enumerados son minas de oro nutricionales y no contienen carbohidratos refinados ni procesados, y ningún edulcorante artificial. Una dieta basada en consumir alimentos integrales y naturales encaja en la diana de comer alimentos de forma sana para el cuerpo. Los componentes básicos de una dieta sana incluyen la cantidad correcta de:

- Proteína, que se encuentra en el pescado, carne, aves, productos lácteos, huevos y frijoles
- Grasa, que se encuentra en los productos animales y lácteos al igual que en frutos secos y aceites
- Carbohidratos, que se encuentran en frutas, verduras, granos integrales, frijoles y otras legumbres
- Vitaminas, como las vitaminas A, B, C, D, E y K
- Minerales, como el calcio, potasio y hierro[15]

Verá cómo todos estos nutrientes se reúnen en el plan alimentario "el peso perfecto", pero la versión notas sobre alcanzar su peso perfecto significa que usted:

1. Comerá alimentos bajos en azúcar y carbohidratos refinados, lo cual disminuirá su carga glicérica diaria.

2. Añadirá más grasas omega-3 de pescado, res y peces de agua dulce, y plantas silvestres.
3. Tratará de equilibrar su consumo de proteína, grasa y carbohidratos que se absorben lentamente durante sus principales comidas.
4. Consumirá abundancia de vitaminas y minerales de alimentos y suplementos nutricionales completos.
5. Comerá alimentos altos en minerales que dan alcalinidad, como las verduras, que previenen que su sangre se vuelva demasiado ácida.
6. Disminuirá su ingesta de sodio.
7. Consumirá una alta cantidad de antioxidantes de alimentos, aperitivos y suplementos nutricionales completos.
8. Comerá alimentos con un alto contenido en fibra.

Este último punto necesita ser subrayado en rojo porque la fibra es una supresora natural del apetito, refrena el apetito, y mantiene su colesterol y azúcar en sangre en niveles óptimos y sus intestinos en un buen funcionamiento. Los alimentos altos en fibra le proporcionan el mayor golpe para su paquete calórico porque empaquetan un gran volumen de contenido en un paquete de bajas calorías. La razón por la que se siente saciado cuando come alimentos altos en fibra es porque la fibra interactúa con una hormona gastrointestinal llamada colecistoquinina —o CCQ para abreviar— que es segregada por el intestino delgado para señalarle al cuerpo: "Oye, ¡aquí ya nos estamos llenando!". Los alimentos altos en fibra promueven y prolongan el aumento de CCQ en la sangre, lo cual a su vez le permite sentirse lleno durante periodos más largos de tiempo.[16]

Aumentar sus niveles de CCQ a lo largo del día hará más fácil disminuir su ingesta de calorías y seguir sintiéndose satisfecho. La fibra también tiene un efecto de "limpieza" en los intestinos, y por eso recomiendo comer alimentos altos en fibra durante limpiezas desintoxicantes semestrales, de diez días de duración, descritas en el capítulo 8: "Límpiese para su peso perfecto". No solo el agua y la fibra eliminan toxinas del cuerpo, sino que también la fibra reduce la absorción de calorías de alimentos que usted ya ha consumido.

¿Cómo sucede eso? Las personas que siguen dietas altas en fibra excretan más calorías en la deposición por el sencillo hecho de que la fibra no es digerible. (Una idea al azar, ¿pero qué le parecería que le dieran la tarea técnica en laboratorio de determinar la cantidad de calorías en una muestra de deposición?). El "efecto limpieza" significa que cuando usted va al baño, está eliminando 7 calorías por gramo de fibra que sale del cuerpo, sin utilizar.

Usted tendrá que aumentar su ingesta de alimentos altos en fibra para llegar ahí. La siguiente es una lista de la que puede aprender, pero tenga en cuenta que los científicos no han sido capaces de evaluar el total exacto de contenido en fibra en los alimentos, especialmente en frutas y verduras, debido a su complejidad.[17] Me resulta interesante que muchas de las verduras, cuando se cocinan, tengan dos veces más fibra que cuando se comen crudas:

| Frutas | Descripción de ración | Fibra |
|---|---|---|
| Manzanas | Una mediana | 4 gramos |
| Moras | Media taza | 4.4 gramos |
| Higos | Tres | 10.5 grams |
| Naranjas | Una grande | 2.4 gramos |
| Melocotones | Uno mediano | 2.3 gramos |
| Peras | Una mediana | 4.0 gramos |
| Frambuesas rojas | Media taza | 4.6 gramos |
| Fresas | Una taza | 3.0 gramos |

| Verduras | Descripción de ración | Fibra |
|---|---|---|
| Brócoli | 3/4 taza, fresco y cocinado | 7 gramos |
| Zanahorias | Media taza | 3.4 gramos |
| Maíz | Una espiga mediana | 5 gramos |
| Guisantes verdes | Media taza, frescos | 9.1 gramos |
| Espinacas | Media taza, cocinadas | 7.0 gramos |
| Batatas | Una mediana, cocinada | 6.8 gramos |

| Misceláneos | Descripción de ración | Fibra |
|---|---|---|
| Frijoles negros | Una taza, cocinados | 19.4 grams |
| Lentejas | 2/3 taza, cocinadas | 5.5 gramos |
| Frijoles pintos | Una taza, cocinados | 18.8 grams |

Otras fuentes altas en fibra incluyen:
- La mayoría de bayas
- Cebada
- Coliflor
- Apio
- Frutos secos y semillas
- Salvado de avena
- Harina de avena
- Arroz marrón integral
- Verduras con pieles comestibles

Además de su efecto "limpieza", la fibra realiza muchas funciones importantes en el cuerpo. La fibra protege la salud del tracto intestinal aumentando la deposición y disminuyendo el tiempo de tránsito, lo cual minimiza el contacto de elementos carcinógenos y dañinos con el lumen intestinal. Sea consciente de que hay dos tipos de fibra: soluble e insoluble. Las fibras solubles en agua son el tipo que se encuentra en granos como la avena, las semillas, las legumbres y las pectinas que constituyen una parte de las raciones comestibles de semillas, verduras y frutas. Las fibras insolubles son la celulosa y la lignina, que se encuentran en el salvado de trigo y otros granos integrales, y la hemicelulosa, que se encuentra en granos integrales, frutos secos, semillas, frutas y verduras.[18]

La fibra ayuda con la pérdida de peso satisfaciendo su hambre a fin de que no sea usted tentado a llevarse de alimentos grasosos y azucarados. Buenas fuentes de fibra son: frutos secos, semillas, frijoles, panes de granos integrales, granos integrales como la quinoa, en amaranto, el trigo sarraceno, el mijo y el arroz integral, los guisantes verdes, las zanahorias, los pepinos, el calabacín, los tomates y las patatas asadas o hervidas con piel. Las verduras de hoja verde como las espinacas y la fruta fresca también son ricas en fibra.

Verá que incluyo generosas cantidades de alimentos ricos en fibra en el plan alimentario "el peso perfecto" en el capítulo 7. En términos prácticos, esto significa elevar su consumo de verduras con sus comidas y comer fruta como postre. La fibra es como una esponja que chupa grasa y azúcar en sus intestinos, y ralentiza y previene algo de su absorción, lo cual le ayuda a perder peso.[19]

## Olvidar la pirámide alimentaria

Con grandes titulares en medios de comunicación, el Departamento de Agricultura de los Estados Unidos presentó su primera pirámide alimentaria en 1992, que enseguida se convirtió en la base de los programas de menús alimentarios en escuelas, hospitales y residencias, y en todas las instituciones financiadas federalmente que servían comidas. Después de que la pirámide alimentaria patrocinada por el gobierno fuera introducida, este país redujo su ingesta de grasa; aumentó su consumo de pan, arroz, pasta y cereales; y dobló sus índices de obesidad.[20] Sin ser coincidencia, podría yo añadir.

El propósito principal del USDA no es su salud. Es promover la agricultura estadounidense, lo que significa mucha comida. Los expertos en este tema, como Walter Willet, y presidente del Departamento de Nutrición en la escuela Harvard de Salud Pública, y la profesora Marion Nestle, PhD, han indicado en sus libros y escritos que ninguna información alimentaria llega nunca al público estadounidense que desafíe directamente el fundamento de la industria alimentaria estadounidense. Los consejos nutricionales siempre se quedan detenidos o aguados por intereses especiales. El resultado final: usted pierde. Marion Nestle, en particular, ha sido la receptora de cierto número de cartas y de amenazas de juicios claramente pensados para silenciarla o agotarla. ¿Quién escribe esas cartas? Vienen del complejo alimentario-industrial, desde luego, como el del azúcar.

El caso: la original pirámide alimentaria del USDA, que era terriblemente engañosa y también con errores de fundamento, según el Dr. Wille, quien dice que seguimos tratando de recuperarnos del daño realizado por los medios de comunicación. Los siguientes axiomas han sido pregonados en los principales medios desde la introducción de la pirámide alimentaria hace más de quince años:

- Todas las grasas son malas.
- Todos los carbohidratos complejos son buenos.

- La proteína es proteína.
- Los productos lácteos son esenciales para la ingesta de calcio.

Las patatas son buenas para usted.

Además, la pirámide alimentaria no hacía recomendaciones con respecto al ejercicio o tomar vitaminas. Después de que el Dr. Willett y su equipo investigaran a fondo esas declaraciones, el profesor de Harvard las disparó como a tantas palomas de barro. Sus descubrimientos:

**1. Todas las grasas son malas.**

No es cierto, dijo el Dr. Willett. Aunque las grasas trans son malas para la salud, las grasas monosaturadas y poliinsaturadas, al igual que las grasas del pescado, frutos secos, aceite de oliva y granos, son buenas para usted.

**2. Todos los carbohidratos complejos son buenos.**

No es cierto, de nuevo. Además, la recomendación de la pirámide alimentaria de comer de seis a once raciones de carbohidratos diariamente era demasiado, declaró el Dr. Willett. La pirámide alimentaria original no diferenciaba entre carbohidratos refinados (como la pasta comercial) y los alimentos con carbohidratos sanos (frutas, verduras, granos integrales y pan de granos integrales).

**3. La proteína es proteína.**

Una vez más, el doctor de Harvard estaba en desacuerdo. Algunas fuentes de proteína son mejores para usted que otras. Por ejemplo, la carne roja es una proteína de alta calidad alta en grasas saturadas, y el salmón pescado en aguas abiertas es rico en ácidos grasos omega-3 que son sanos para el corazón.

**4. Los productos lácteos son esenciales para la ingesta de calcio.**

Según el Dr. Willett, esto tampoco es cierto. Él insiste en que no hay una crisis de calcio en los Estados Unidos. Dijo: "En realidad, hay estudios que sugieren que demasiado calcio puede aumentar la probabilidad de que el hombre tenga cáncer de próstata o que la mujer tenga cáncer de ovarios".

**5. Las patatas son buenas para usted.**

Esta afirmación no tenía ningún sentido para el Dr. Willett, quien señaló estudios que muestran que comer una patata asada aumenta los niveles de azúcar en sangre y de insulina más y con mayor rapidez que una cantidad igual de calorías de azúcar de mesa puro.

Finalmente, según el profesor de Harvard, una dieta sana sin ejercicio es contraproducente, y añadir vitaminas y minerales a la dieta es importante.[21]

El USDA emitió un conjunto revisado de pautas de alimentación en 2005, pero la nueva pirámide alimentaria fue solo una leve mejora, subrayó Mark Hyman, autor de Ultrametabolism: The Simple Plan for Automatic Weight Loss. "En lugar de educar sobre los peligros de los carbohidratos y azúcares refinados, ellos [el USDA] nos aconsejaron suavemente 'escoger los carbohidratos con sabiduría'", afirmó el Dr. Hyman.[22]

---

## ¿Qué tipo nutricional es usted?

Aunque aumentar la cantidad de fibra en su dieta es un importante primer paso para alcanzar su peso perfecto, necesita usted entender que los nutrientes en nuestros alimentos —proteínas, grasas y carbohidratos— son como ponerle gasolina al tanque de su auto. Cuando usted come los alimentos correctos, debería notar una mejora en su nivel de energía, una señal en su agilidad mental, una estabilización de su bienestar emocional, y un sentimiento general de satisfacción. Pero si termina una comida y nota que su nivel de energía disminuye, o que está tan malhumorado como un guardia de seguridad de un aeropuerto, entonces ha comido una combinación inadecuada de proteínas, carbohidratos y grasas.

- Ya que nacemos con metabolismos diferentes, no cabe duda de que ciertos alimentos pueden afectarle de diferentes maneras, lo cual, a su vez, puede influenciar de modo positivo o negativo su digestión, su ánimo y, finalmente, su peso perfecto. La idea de comer para su único y singular metabolismo es un concepto denominado "tipo metabólico", que fue introducido por William Kelley, DDS, en los años sesenta y hoy día es defendido por varios expertos en salud, incluyendo al Dr. Joseph Mercola, autor de *Take Control of Your Health*, y el investigador William L. Wolcott, autor de *The Metabolic Typing Diet*.

Wolcott cree que se puede determinar cuán bien su cuerpo procesa los macronutrientes —las proteínas, las grasas y los carbohidratos— y utilizar esa información para hacer recomendaciones dietéticas concretas.[23] Él dice que la gente encaja en tres tipos metabólicos generales:

1. Los tipos proteína queman, u oxidan, los carbohidratos con rapidez y deben comer proteína y grasa para ralentizar este proceso. Los tipos proteína tienden a tener hambre con frecuencia y a menudo se sienten crispados y ansiosos.
2. Los tipos carbohidrato tienen en general un débil apetito, les encanta el dulce, tienen problemas para no engordar, y a menudo están enganchados a la cafeína.
3. Los tipos mixtos generalmente tienen apetitos medios, no sienten deseos de alimentos dulces y con fécula, mantienen su peso bajo control, pero tienden a sentirse fatigados, ansiosos y nerviosos.

Enseguida presentaré un sencillo test —aunque no infalible— para determinar qué tipo metabólico, o lo que yo prefiero denominar "tipo nutricional", es usted. Antes, sin embargo, permita que le proporcione algo más de información sobre las proteínas y los carbohidratos, y cómo estos nutrientes impactan en su cuerpo.

### Los delgados comiendo grasa

La grasa —junto con las proteínas y los carbohidratos— es el tercer nutriente importante que se encuentra en los alimentos. Si recuerda en nuestro último capítulo, no es la grasa la que le hace gordo, así que no hay necesidad de quitar la grasa de su dieta. En realidad, necesitamos comer algo de grasa: las grasas son una fuente concentrada de energía y material para las membranas celulares y varias hormonas, tienen un efecto protector contra la enfermedad cardiaca, juegan un papel vital en la salud de sus huesos, protegen el hígado del alcohol y otras toxinas, y protegen contra los microorganismos dañinos en el aparato digestivo. Todas las vitaminas solubles en grasa —A, D, E y K— necesitan grasa en la dieta para su absorción y utilización.

Sin embargo, las ideas equivocadas son difíciles de cambiar. Durante décadas, los medios de comunicación han hablado de estudios que vilipendiaban las grasas, en especial las grasas saturadas, para quienes experimentan enfermedad cardiovascular. Los investigadores que realizaron esas pruebas, sin embargo, ignoraron totalmente la evidencia de que sus sujetos se estaban cargando de carbohidratos en pasta, pan, cereales, muffins, donuts y postres a la vez que no hacían ejercicio; también bebían demasiado alcohol, lo cual prolongaba altos niveles de insulina. Debido a que la insulina tiene influencia en los procesos bioquímicos que conducen a la formación de placa ateroesclerótica en las arterias, esos sujetos tenían mayores índices de enfermedades cardíacas.

El Santo Grial de la relación "dieta-corazón" es el estudio Framingham Heart Study, que comenzó en 1984 cuando los investigadores reclutaron a 5.209 hombres y mujeres de edades comprendidas entre treinta y setenta y dos años de la ciudad de Framingham, Massachussets. El estudio realizó extensos exámenes físicos y entrevistas sobre estilo de vida a los participantes en una búsqueda de patrones comunes relacionados con el desarrollo de enfermedades cardiovasculares.[24]

En el estudio Framingham, los investigadores descubrieron que quienes consumían más grasas saturadas y colesterol en su dieta en realidad pesaban menos y tenían un menor riesgo de enfermedad cardiaca; sin embargo, el estudio Framingham a menudo se cita por los medios como prueba de que la grasa y el colesterol son dañinos. Ahora se están oyendo otras voces. Una de ellas es la del médico que fue el director asociado del estudio Framinghan durante tres años, George Mann, que editó un libro titulado Coronary Heart Disease: The Dietary Sense and Nonsense. En ese ejemplar el Dr. Mann proporcionó poderosa evidencia de que la grasa saturada no es la causa de la enfermedad cardiaca.[25]

Otra autora, Diana Schwarzbein, que escribió The Schwarzbein Principle: The Truth About Losing Weight, Being Healthy, and Feeling Younger, afirma que comer las grasas correctas hace que la persona pierda grasa corporal y logra su composición corporal perfecta.[26] Las "grasas correctas" son grasas saturadas sanas, grasas poliinsaturadas omega-3, y ácidos grasos monoinsaturados (omega-9). Se pueden encontrar esas grasas en una amplia variedad de alimentos, incluyendo el salmón, el cordero, la leche y el queso de cabra y de oveja, el coco, las nueces, las aceitunas, las almendras y los aguacates.

"¡Mi experiencia clínica con miles de personas ha demostrado que comer grasas saturadas no es el culpable! —exclamó la Dr. Schwarzbein— Por el contrario, los pacientes a los que he seguido, que han aumentado su consumo de grasas saturadas (al igual que otras grasas buenas), han mejorado sus perfiles de colesterol, han disminuido su presión sanguínea, y han perdido grasa corporal, reduciendo así su riesgo de enfermedad cardiaca. Comer grasas saturadas debería ser parte de su dieta equilibrada mientras que, al mismo tiempo, su enfoque debería estar en reducir todos los factores que aumentan los niveles de insulina".[27]

Cuantas más grasas sanas coma, más sano estará. ¿Sabía que los habitantes de la isla griega de Creta, cuya ingesta de grasas era casi un 50 por ciento de su ingesta total de calorías diaria (como observó el famoso estudio Keys Seven Countries Study en los años cincuenta y sesenta), mostraban los índices más bajos de enfermedad cardiaca? Ellos consumían montones de aceite de oliva extravirgen. Los inuits comían muchas grasas, principalmente omega-3 y grasas saturadas de pescado, foca, caribú y ballena, incluyendo su grasa. Ellos tradicionalmente han disfrutado de índices muy bajos de enfermedad cardiaca.

A continuación hay una lista de grasas saturadas, monoinsaturadas y poliinsaturadas que son buenas para usted, junto con algunos alimentos y dónde se encuentran. En esta lista asegúrese de comprar aceites "puros prensados en frío". El proceso de prensado en frío, utilizado para extraer aceite de fuentes naturales, no daña las grasas. Cuando se utilizan procesos de calor para extraer aceite de girasol de las semillas de girasol, por ejemplo, eso daña la grasa. Este es un punto importante porque su cuerpo no puede metabolizar fácilmente la grasa dañada.

**Grasas saturadas (los aceites de grasas saturadas son mejores para cocinar)**
- Mantequilla
- Queso
- Coco y aceites de palma (busque extravirgen, pues son más sanos que los refinados)
- Crema, solo láctea
- Grasa de vaca, venado, búfalo y cordero (cuando se encuentran en la carne y se crían orgánicamente)
- Huevos
- Ghee (mantequilla clarificada)
- Crema agria
- Grasa de pollo, pato y pavo (cuando se encuentran en la carne y se crían orgánicamente)

**Grasas monoinsaturadas (estos aceites también pueden usarse para cocinar, pero son menos preferibles que los aceites saturados)**
- Aguacates (contienen casi tantas grasas oleicas monosaturadas y sanas por gramo como el aceite de oliva: de un 70 a un 75 por ciento)
- Aceite de almendra
- Aceite de semilla de uva
- Aceite de cacahuate
- Aceite de oliva extravirgen (usado mejor en ensaladas, etc., y no debería calentarse)

Tenga en mente que no todos los aceites de oliva son iguales: los aceites de orujo de oliva, de los últimos posos después del prensado, son altamente refinados, químicamente tratados y no recomendados.

**Grasas poliinsaturadas (para aceites de grasas poliinsaturadas, usar solo los que han sido prensados en frío; no deben usarse para propósitos de cocina, ya que el calor daña esas grasas)**
- Aceite de linaza
- Aceite de semilla de Chia
- Aceite de cáñamo
- Aceite de girasol
- Aceite de cartamo
- Aceite de hígado de bacalao
- Aceite de arenque

- Aceite de menhaden (pescado)
- Aceite de salmón
- Aceite de sardina
- Aceite de sésamo
- Aceite de gérmen de trigo[28]

Además, su dieta debería ser rica en grasas sanas de las siguientes fuentes:

- Omega-3, huevos de corral
- Carne roja criada con pasto
- Pollo de corral
- Pescado
- Frutos secos y semillas

Las grasas poliinsaturadas están hechas con altos niveles de grasas omega-3 y omega-6, conocidas como ácidos grasos esenciales (AGE). Las grasas omega-3 pueden mejorar la salud cardiovascular y ayudar a equilibrar los niveles de insulina y de inflamación. El pescado, los huevos de corral, las nueces y la linaza son excelentes fuentes de estos importantes ácidos grasos omega-3.

Los tipos de grasas que usted realmente quiere dejar a un lado son las grasas trans, las cuales han sido vilipendiadas en los principales medios durante los últimos años, y de manera correcta. Esas horribles grasas, que atascan las arterias, son producidas al calentar aceites vegetales líquidos, un proceso conocido como hidrogenación. Los conglomerados alimentarios por rutina utilizan aceite hidrogenado en sus plantas de fabricación, lo cual significa que las grasas trans se encuentran en casi todos nuestros alimentos procesados. La razón por la cual los fabricantes de alimentos emplean tanta química en el proceso de hidrogenación es porque les permite producir un producto a un precio más competitivo y con una vida más prolongada en la estantería.

La lista de alimentos que contienen grasas trans es interminable: grasas vegetales, pizza congelada, helado, queso procesado, patatas fritas, masa para galletas, pan blanco, aperitivos, donuts, dulces y aliños para ensaladas. El peor de los ofensores es la margarina, aun la que está en tarrinas que dicen "sana para el corazón". Los alimentos fritos comercialmente preparados, como las patatas fritas y los aros de cebolla fritos en aceites vegetales poliinsaturados, también contienen trazas de grasas trans. Cualquier cosa muy frita en aceites poliinsaturados —pollo, filete o patatas— contiene niveles de grasas trans mayores que la media.

Subraye mis palabras: las grasas trans son horribles para su salud, y esa es la razón por la cual estamos en el punto de mira de los políticos en estos tiempos. Los oficiales de la ciudad en Tiburón, California, un enclave exclusivo en la bahía de San Francisco, tuvieron éxito a la hora de hacer que los dieciocho restaurantes de la ciudad dejaran voluntariamente de utilizar grasas trans en sus aceites de cocina en 2004. Las noticias de la prohibición voluntaria de grasas trans en Tiburón impulsó a ciudades como Filadelfia y Nueva York a aprobar leyes que prohibían a los restaurantes servir alimentos cocinados o fritos con aceites que contuvieran o produjeran grasas trans. Los restaurantes en las dos importantes ciudades deben cumplir con ello hasta el verano de 2008. Metrópolis como Boston, Chicago y Los Angeles puede que pronto se unan, y al menos trece Estados están considerando una prohibición de grasas trans, incluyendo el Estado de California. Será interesante verlo desarrollarse.

En Europa, los daneses y los alemanes van por delante. Dinamarca aprobó leyes efectivas en 2004 restringiendo el uso de grasas trans industriales a un máximo de un 2 por ciento de la grasa en cualquier producto alimentario. Las multinacionales estadounidenses, como McDonald's y KFC tuvieron que cumplir con ello en sus freidoras, así que sí es posible.

## ¡Atento al truco publicitario de la grasa trans!
### por el Dr. Bernard Bulwer

Pregunta: ¿Puede explicar cómo es posible —desde la legislación que requiere que la cantidad de grasas trans sea enumerada en las etiquetas de los alimentos— que productos con grasas hidrogenadas o parcialmente hidrogenadas (la fuente de las grasas trans malas) puedan seguir llenando sus paquetes con frases como "libre de grasas trans" o "grasas trans: cero"?

Respuesta: Debido a la gimnasia verbal que los resquicios legales permiten. Aunque el paquete diga que el alimento está libre de grasas trans o que tiene cero grasas trans, los fabricantes pueden seguir poniendo peligrosas grasas trans en los alimentos, mientras se aseguren de que haya menos de 500 miligramos de grasa trans por ración.

El problema es que cuando usted multiplica 500 miligramos por la cantidad de raciones que consume, entonces comer muchos alimentos distintos puede tener el mismo truco en sus etiquetas, y usted está consumiendo grasas trans cuando creía que estaba siendo "bueno" y manteniéndose alejado de esos amenazantes compuestos.

Ahora entiende la decepción, y todo es legal. Lea las etiquetas de los ingredientes, y si ve las palabras hidrogenada o parcialmente hidrogenada, imagine que estará ingiriendo cierta cantidad de grasa trans, sin importar lo que prometa la colorida etiqueta.

## El poder de las proteínas

Las proteínas, uno de los componentes básicos de los alimentos, le ayudan a sentirse más lleno que los carbohidratos o las grasas, así que a la vez que come más fibra, necesitará comer cantidades adecuadas de proteínas para controlar su hambre y su ingesta de alimentos.

Las proteínas son las abejas obreras: proporcionan el transporte de nutrientes, oxígeno y desperdicio por todo el cuerpo y son necesarias para la estructura, función y regulación de células, tejidos y órganos. Consumir comidas ricas en proteínas de alta calidad —pollo, vaca, cordero, lácteos, huevos, etc.— le dejará sintiéndose lleno y satisfecho, lo cual apoya la pérdida de peso.

Las fuentes mejores y más sanas de proteínas son el ganado criado orgánicamente, las ovejas, cabras, búfalo y venado. Las vacas criadas con pasto son más magras y más bajas en calorías que las criadas con grano. La carne de vaca orgánica tiene más ácidos omega-3, buenos para el corazón, e importantes vitaminas como la B12 y E, y es mucho más sana para usted que la carne de ganado al que se le inyectan hormonas y que comen alimentos rociados con pesticidas y antibióticos.

Aún mejor, en cuanto a su relación con la pérdida de peso, es que esas vacas criadas con pasto tienen una alta cantidad de ácido linoléico conjugado (CLA, por sus siglas en inglés), un ácido graso que parece reducir modestamente la grasa corporal a la vez que preserva el tejido muscular, según los investigadores en la Escuela de Medicina de la universidad de Wisconsin. Quienes participaron en el estudio y tomaron 3.2 gramos de CLA cada día tuvieron una disminución de masa de grasa de cerca de 90 gramos por semana, o alrededor de 42 onzas al mes, comparado con aquellos a quienes se les dio un placebo.[29] Los animales criados con pasto tienen tres veces más CLA que los alimentados con grano.

Los peces con escamas y aletas pescados en los océanos y ríos también son fuentes magras de proteínas y proporcionan aminoácidos esenciales. Los supermercados están almacenando estos tipos de alimentos en grandes cantidades en estos tiempos y, desde luego, se encuentran en tiendas de alimentos naturales, pescaderías y tiendas de especialidades. Consumir pescado con grasas —salmón, mackerel y sardinas— conlleva beneficios adicionales. Proporcionan saludables grasas omega-3 descritas anteriormente.

Las proteínas son importantes cuando trata de alcanzar su peso perfecto por las siguientes razones:

- El pollo, la vaca, el pescado, los frijoles y otros alimentos altos en proteínas ralentizan el movimiento de comida desde el estómago al intestino.
- Un estómago que se vacía lentamente significa que usted se siente más lleno durante más tiempo y pasa más tiempo sin tener hambre.
- El suave y firme efecto de las proteínas en el azúcar en sangre evita el rápido aumento de los niveles de glucosa que se produce después de comer un carbohidrato rápidamente digerible, como pan blanco o patata asada.[30]

## Y si es usted vegetariano...

Eso complica las cosas, especialmente si su tipo nutricional se inclina hacia las proteínas. Los vegetarianos lacto-ovo pueden ir bien si consumen muchas fuentes de proteína de alta calidad, como huevos orgánicos y lácteos cultivados, pero los vegetarianos estrictos tienen más dificultad para suplir sus necesidades de proteína en el plan alimentario "el peso perfecto". Necesitará usted sustituir otros alimentos para sus necesidades de proteínas, como frutos secos, semillas, legumbres y granos de cereales. Ya que esos alimentos, sin embargo, son solo fuentes adecuadas de proteínas, debería buscar el consejo de un nutricionista que pueda ofrecerle dirección nutricional.

Muchos vegetarianos, debido a la naturaleza del vegetarianismo, comen un exceso de carbohidratos y no las suficientes proteínas y grasas. Por eso usted puede tener sobrepeso y ser un vegetariano "perfecto". Una dieta vegetariana de cereales, pastas, panes y dulces no es útil, debido a las razones anteriores mencionadas.

Una buena dieta vegetariana debería hacer hincapié en el coco, la chia, el aguacate, el tempe (pan de semilla de soja fermentada), semillas, legumbres, frutos secos y granos integrales como el amaranto, el trigo sarraceno, el mijo y la quinoa para obtener todas las proteínas que se necesitan. Una buena dieta vegetariana también proporciona grasas sanas de aceites extravirgen de coco, oliva y linaza. Verá que es necesario mezclar y combinar alimentos para obtener el necesario equilibrio nutricional en cada comida. Aunque ser vegetariano demanda más planificación y trabajo, aun así puede alcanzar su peso perfecto.

## Matar lentamente esos carbohidratos

Si las proteínas y las grasas no hacen que la gente engorde, ¿qué queda?

Tiene usted razón: los carbohidratos. Demasiados carbohidratos, especialmente los provenientes de fuentes refinadas, son los culpables. Darse un atracón de carbohidratos refinados obliga al cuerpo a convertir cualquier carbohidrato en exceso en grasa corporal, lo cual mantiene los kilos en la parte media del cuerpo.

Usted no perderá peso y seguirá sin él cuando su dieta es alta en carbohidratos refinados. Los alimentos refinados, un proceso en el cual a las frutas, verduras y granos se les quita su fibra vital, vitaminas y componentes minerales, nunca competirán con el poder nutricional de los productos frescos.

Al mismo tiempo, los carbohidratos son la principal fuente de energía del cuerpo. Los carbohidratos son necesarios para la digestión y la asimilación de otros alimentos, y ayudan a regular el metabolismo de las proteínas y las grasas. Las grasas necesitan a los carbohidratos para ser metabolizadas en el hígado. Necesitamos carbohidratos. Sencillamente no necesitamos los carbohidratos de alimentos refinados.

Como respuesta a la ingesta de demasiados carbohidratos, su cuerpo se ve obligado a producir insulina extra a fin de prevenir altas subidas de azúcar en sangre. El Dr. Bulwer dice que esta subida en los niveles de insulina puede corregir en exceso y hacer que el azúcar en sangre transitoriamente descienda demasiado en poco tiempo: un estado llamado hipoglucemia. Esto normalmente causa calambres de hambre y dolor de cabeza, y conduce a un deseo de más dulces. "Claramente, esto lleva a ganar peso", dijo él. "Un estado de ingesta habitual de muchos carbohidratos y la obesidad progresiva conduce a un estado de hiperinsulinemia, en el que los niveles circulantes de insulina puede aumentar dos o tres veces".

Si hay demasiada insulina en el flujo sanguíneo, lo cual sucede a menudo cuando usted come alimentos altos en carbohidratos altamente refinados, como rollitos, pastas y dulces, el cuerpo almacena el azúcar extra como grasa. Recortar la ingesta de carbohidratos refinados, sin embargo, reducirá la montaña rusa de insulina y azúcar en sangre y disminuirá la producción de grasa.

Aparte de la fibra dietética y los edulcorantes, la otra forma de principal carbohidrato es el almidón, que se encuentra en alimentos basados en plantas, como el arroz, las patatas, el maíz y los granos. Cuando se comen alimentos con almidón, el aparato digestivo descompone esos almidones de larga cadena en azúcares simples y finalmente en glucosa (azúcar en sangre), que es una fuente de energía inmediata. Si esas calorías no se emplean, sin embargo, el cuerpo las almacena como grasa, que se convierte en un problema de peso, y por eso los alimentos altos en almidón deberían comerse con moderación.

La rapidez con que el cuerpo convierte esos almidones en glucosa en sangre es una medida del índice glicémico, conocido como IG. El índice glicémico es un ranking de alimentos basado en su efecto inmediato en los niveles de azúcar en sangre al igual que una medida de la rapidez con la cual se digieren los carbohidratos en la comida. Los carbohidratos en alimentos con un alto índice glicémico, como los panes blancos, patatas y postres azucarados, elevan los niveles de azúcar en sangre de modo dramático.

Los carbohidratos en alimentos con un bajo índice glicémico, como ciertas frutas, verduras, ensaladas y productos de granos integrales, llevan los niveles de azúcar en sangre donde deberían estar. "La entrada de glucosa en el flujo sanguíneo se produce más lentamente y con más suavidad —dijo el Dr. Bulwer—. Una cosa que no debería olvidarse es que la cantidad de carbohidratos que usted come es quizá aún más importante que lo que usted come en términos del grado de subida de azúcar en sangre. Esto ha dado lugar al término que algunos prefieren: carga glicémica".

Como mencioné en el capítulo 2, sin embargo, las dietas que generalmente eliminan los carbohidratos de su plan dietético están destinadas al fracaso. El cuerpo humano, en especial el cerebro, necesita una constante provisión de glucosa porque los niveles de glucosa que disminuyen demasiado pueden dar como resultado debilidad y fatiga. Es mejor comer comidas pequeñas y frecuentes que se enfocan en frutas frescas y verduras, granos integrales, semillas, frutos secos, legumbres y alimentos lácteos sanos. Esos alimentos que Dios creó ayudarán a estabilizar los niveles de insulina y azúcar en sangre. Sin embargo, esto no significa que usted debería estar picando comida todo el día. Demasiado de una cosa buena no es bueno para usted.

Tendrá que tener cuidado acerca del tipo de carbohidratos que come. Siempre es mejor consumir proteínas, grasas y alimentos bajos en carbohidratos, como verduras frescas, antes de comer cualquier carbohidrato alto en almidón, como patatas, arroz, granos y pan. Sé que cuando sale usted a una trattoria del barrio es tentador llenarse del delicioso panini italiano y mantequilla antes de que llegue el pollo cacciatore. Esa es la manera más incorrecta de comer, sin embargo. Deje el pan y el arroz o las patatas hasta el final de la comida, o mejor aún, no los coma si ya se siente satisfecho.

# ¿Cuál es su tipo nutricional?

Ahora que tiene usted un mejor entendimiento de las proteínas y los carbohidratos, ¿qué tipo nutricional es? En lugar de categorizar a las personas como tipos proteína, carbohidrato o mixto, he simplificado las cosas en dos categorías:

1. Tipos carne, por su necesidad de comer una dieta más alta en proteínas
2. Tipos patata, por su necesidad de comer una dieta más alta en carbohidratos

Usted puede determinar, hablando en general, su tipo nutricional respondiendo las siguientes preguntas adaptadas del libro *Dr. Mercola's, Total Health Program* (Programa de Salud Total del Dr. Mercola), que le darán una amplia idea de si es usted del tipo carne o patata:

1. Cuando come comidas o aperitivos de alimentos altos en carbohidratos, como pan, cereales, frutas, granos o verduras, ¿está satisfecho, o quiere comer más?
   a. Generalmente estoy satisfecho después de comer esos alimentos altos en carbohidratos.
   b. Estoy en la mitad: no satisfecho pero ya sin hambre de más.
   c. Sigo teniendo hambre.

2. Cuando come carne regularmente, ¿pierde o gana peso corporal? ¿Se siente más delgado?
   a. La báscula del baño confirma que he ganado peso.
   b. Comer carne roja no afecta a mi peso de ninguna manera.
   c. En realidad pierdo peso cuando como carne roja.

3. ¿Piensa en la comida todo el tiempo? ¿Es usted una de esas personas que viven para comer?
   a. No, no estoy enganchado a la comida.
   b. Estoy en la mitad; no enganchado a la comida o loco por ella.
   c. No puedo esperar a volver a masticar.

4. ¿Cómo es su apetito en el desayuno?
   a. No tengo nada de hambre.
   b. Puedo comer, pero no tengo mucha hambre.
   c. Sin ninguna duda, tengo hambre.

5. ¿Cómo es su apetito a la hora del almuerzo?
   a. No tengo nada de hambre.
   b. Puedo comer, pero no tengo mucha hambre.
   c. Sin ninguna duda, tengo hambre.

6. ¿Cómo es su apetito a la hora de la cena?
   a. No tengo nada de hambre.
   b. Puedo comer, pero no tengo mucha hambre.
   c. Sin ninguna duda, tengo hambre.

7. ¿Le ayuda a dormir mejor comer algo más alto en grasa y/o proteínas (nueces de macadamia, yogur, leche entera, queso y guacamole) una o dos horas antes de irse a la cama?
   a. No, en absoluto.
   b. Comer esos alimentos antes de irme a la cama no me afecta de ninguna manera.
   c. Duermo como un tronco cuando como esos alimentos.

8. ¿Necesita comer frecuentemente, o puede comer tres comidas y no sentir la necesidad de tomar aperitivos entre medias?
   a. Solo necesito comer una o dos veces al día, incluyendo aperitivos.
   b. Tres comidas completas es lo único que necesito.
   c. Tengo que tomar aperitivos entre comidas; de otro modo, no lo lograré.

9. ¿Cuánto le gusta comer alimentos fermentados como encurtidos, chucrut o remolacha?
   a. Me encantan.
   b. Están bien, pero no soy un fan de los alimentos fermentados.
   c. No puedo soportarlos.

10. Cuando se está trinchando el pavo de Acción de Gracias, ¿es usted una persona tipo carne blanca o carne oscura?
    a. Siempre me como la pechuga: carne blanca.
    b. Me gustan ambos tipos de carne.
    c. Siempre prefiero la carne oscura.

Sume su número de respuestas a, b y c. Si la mayoría de sus respuestas estuvieron en las categorías "b" y "c", usted es del tipo carne, alguien que debería comer más alimentos con proteínas. Si la mayoría de sus respuestas estuvieron en la categoría "a", es usted del tipo patata, alguien que debería consumir una dieta más alta en carbohidratos.

A los del tipo carne, como usted esperaría, les va mejor comer más proteínas y menos alimentos con carbohidratos que incluyen una buena cantidad de las grasas "buenas". Los del tipo carne queman combustible con rapidez, y por eso se les conoce como "oxidadotes rápidos". Mi experiencia ha sido que a los del tipo carne les gustan los dulces pero rinden mejor al comer alimentos con proteínas sanas. Tienen grandes apetitos y también tienden a desear alimentos salados y grasosos, quemando carbohidratos con rapidez. Comer más proteínas y más grasa ralentizará este proceso.

Los del tipo patata se sienten optimistas con respecto al mundo cuando comen muchos carbohidratos, lo cual no va a suceder en el programa "el peso perfecto". Se sienten mejor cuando sus platos están llenos de alimentos con carbohidratos, como panes, granos y verduras. El peligro es que este tipo de dieta puede aumentar el almacenamiento de grasa. Darse un atracón de demasiados carbohidratos, especialmente aquellos que provienen de fuentes refinadas, fuerza al cuerpo a convertir cualquier exceso de carbohidratos en grasa corporal, lo cual mantiene los kilos en la parte media del cuerpo. Los del tipo patata son también "oxidadores más lentos", queriendo decir que sus cuerpos no queman proteínas y grasas de modo tan eficaz. Esto explica por qué los del tipo patata tienden a batallar cuando realizan un programa bajo en carbohidratos, del tipo Atkins: sus cuerpos demandan más carbohidratos.

Usted debería comenzar prestando atención a la cantidad de proteínas, carbohidratos y grasas que hay en su dieta, y luego ajustar las proporciones de acuerdo a su gusto y apetito. Compruebe cómo se siente a lo largo del día. Si no reacciona de modo óptimo a su comida, puede cambiar las proporciones la próxima vez y analizar sus reacciones, ajustando cada comida a las proporciones de proteínas, grasas y carbohidratos que sean los correctos para usted.

Digamos que para el almuerzo tiene usted una sosa pechuga de pollo con ensalada. Si después de una hora o dos siente mucha hambre, probablemente necesite más grasa en su ensalada. La próxima vez, añada una cucharada extra de aliño saludable, aceite de oliva extravirgen, queso, aguacate o almendras, y compruebe si sus calambres de hambre a media tarde desaparecen. Generalmente hablando, debería usted sentirse estupendamente durante al menos una hora después de comer. Si sigue teniendo hambre o siente un notable descenso en el nivel de energía, estas son pistas de que probablemente no esté comiendo del modo apropiado para su tipo nutricional.

He diseñado planes de comidas para tipos carne y patata que pueden encontrarse en el capítulo 15: "Plan de salud diario `el peso perfecto'". Si quiere recibir un programa alimentario diario y personalizado, vaya a la página web www.PerfectWeightAmerica.com.

## El concepto de combinación de alimentos

Hay otro aspecto en cuanto al comer del que quiero que sea usted consciente: el concepto de "combinación de alimentos", que alienta a separar alimentos concretos y comer juntos algunos otros. Un médico de Nueva York, Dr. William Howard Hay, introdujo el concepto de combinación de alimentos hace casi un siglo cuando sugirió que ciertos alimentos, cuando se descomponen, dejan un pH ácido, y otros alimentos dejan un pH alcalino. Traducido al lenguaje sencillo, el Dr. Hay creía que combinar alimentos significa no comer carbohidratos y proteínas en la misma comida.[31]

La investigación médica no ha sido capaz de apoyar las teorías de combinación de alimentos del Dr. Hay, y ninguna prueba científica afirma que los alimentos se digieren mejor cuando los carbohidratos y las proteínas se comen por separado. Yo creo que los sistemas digestivos fueron creados para manejar una variedad de nutrientes que llegan al mismo tiempo. Si resulta que usted come carbohidratos como granos, panes, pasta, cereales, frutas y verduras con ciertas proteínas como carne, pescado, aves, frijoles y frutos secos, pero no aprecia el modo en que su estómago se siente después, siéntase libre para experimentar. Puede que descubra que las verduras verdes sin almidón, como el brócoli, los champiñones y el calabacín funcionan mejor con carnes magras, huevos y quesos.

Algunas personas dicen que combinar fruta con cualquier otro alimento retrasa la digestión y hace que se produzcan gases e hinchazón. Sabemos fisiológicamente que la fruta se queda en el estómago solo por un breve periodo: de veinte a cuarenta y cinco minutos. Para mí mismo, he descubierto que necesito tener cuidado con las frutas que como y cuándo las como. Siempre he recordado una vieja expresión acerca del melón que mi papá solía decir cuando yo era niño: "Cómelo solo, o déjalo solo". Ya que los melones están compuestos de un 90 por ciento de agua, decía él, dejan el estómago con más rapidez que otros alimentos, incluyendo otras frutas. Por eso yo como melón solo como aperitivo. Puede usted descubrir que frutas dulces, como plátanos, dátiles e higos no son compatibles en su estómago cuando las consume con frutas ácidas, como uvas, piña o naranjas. Aunque yo no estoy totalmente a favor de los principios de la combinación de alimentos, nunca hace daño escuchar a su cuerpo.

De manera similar, recomiendo consumir fibra y grasa con cada comida y no comer los carbohidratos solos. La fibra y la grasa ralentizan la absorción del azúcar en el flujo sanguíneo, lo cual mantiene a raya los niveles de insulina.

## Comer sus colores

¿Ha observado la falta de color en una comida value de McDonald's? Una vez que saca su sándwich del envoltorio, una hamburguesa cuarto de libra y patatas fritas medianas tiene un monocromático color *beige*. Lo mismo sucede en el KFC, donde un plato de plástico de pollo extracrujiente, puré de papas, salsa y maíz son principalmente de matices más claros y más oscuros de marrón con un toque de amarillo apagado.

Usted normalmente no encuentra muchos alimentos coloridos en restaurantes de comidas rápidas, a menos que pida una ensalada. Contraste eso con una visita al departamento de verduras en las tiendas Whole Foods o Wild Oats, donde están a la vista frutas y verduras con vibrantes colores rojos, verdes, naranjas, púrpuras y amarillos. Sea que usted cocine en casa o pida comida a un restaurante, nunca se equivocará al comer alimentos que muestren los vibrantes y radiantes colores del arco iris. En uno de mis restaurantes favoritos, P. F. Chang's China Bistro, yo soy parcial ante el entrante Oolong Marinated Sea Bass (un plato de pescado), que se asa a la parrilla y se sirve con soja roja dulce, maíz y espinacas. Ya que comemos primero con nuestros ojos, este tipo de comida sencillamente se ve mejor y más sana.

Muchos de los vívidos colores de frutas y verduras provienen de fitoquímicos como antocianinas, fenoles, luteína, indoles, flavonoides y carotenoides, como el licopeno. Estos nutrientes ayudan al cuerpo a mantener la función de la memoria, la salud cardiovascular y un peso sano. Los pigmentos con propiedades que fomentan la salud dan color a cada fruta y verdura, y sus beneficios son únicos en cada color. Por ejemplo, los arándanos —mi baya favorita— son coloreados por el fitoquímico antocianina. Las verduras verdes deben su pigmentación a la clorofila. Otro fitoquímico conocido como licopeno es la razón por la cual los tomates y la sandía son de color rojo. El nutriente fucoxantin es un pigmento que hace que las algas marrones sean marrones. Todos estos pigmentos fitoquímicos ofrecen protección antioxidante al igual que otros beneficios para la salud.

Tener en cuenta añadir color a su plato en un lugar como un restaurante de tipo Chili significa pedir una ensalada primaveral en lugar de patatas fritas para acompañar su sándwich. Cuando haga un sándwich para llevar al trabajo, añada una hoja de lechuga y una gruesa rebanada de tomate a su pavo, atún o pollo. Las zanahorias rayadas refuerzan el aspecto de la ensalada de atún, y la ensalada de frutas con uvas verdes, frambuesas rojas y plátano blanco añade un agradable final a cualquier comida.

¿De qué color ha sido su dieta? Para algunos de ustedes, han sido *beiges* y marrones, los colores de la comida de restaurante y comidas congeladas. *El peso perfecto: América* ilumina su dieta con los siguientes colores:

- Rojo: tomates y salsas de tomate, frambuesas, manzanas, fresas, granadas, cerezas, pimientos, rábanos y sandía
- Púrpura-azul: ciruelas, uvas, ciruelas pasas, arándanos, moras, lombarda, remolacha y berenjena
- Naranja: naranjas, batatas, cantalupo, zanahorias, calabaza de invierno, albaricoques y mangos
- Naranja-amarillo: mandarinas, naranjas, melocotones, papayas, piña, pimientos y nectarinas
- Amarillo: maíz, limones, pimientos y calabaza amarilla
- Verde: hojas de ensalada, kiwi, brócoli, aguacates, coles de bruselas, cebollinos, cebollas verdes, perejil, cilantro, judías verdes, espinacas, pimientos y col rizada
- Blanco-verde: pepino, espárragos, melón dulce y peras
- Blanco: champiñones, cebollas, coliflor, ajo, puerros, chalotes, plátanos, alcachofas y caña de bambú

Esta es solo una lista parcial de todos los coloridos alimentos en la creación de Dios, pero la próxima vez que se siente a comer, considere lo que hay en su plato o en su mano, y descubrirá sus verdaderos colores dietéticos.

## Los cinco gustos

Las diez mil papilas gustativas que hay en su lengua pueden detectar cinco sabores: dulce, agrio, salado, amargo y umami. El último, umami, es un gusto carnoso y salado que responde a los glutamatos libres —como el glutamato monosódico (MSG)— al igual que de los sabores salados de los quesos parmesano y Roquefort. Ya que fuimos creados con cinco gustos distintos, es importante consumir alimentos y bebidas que proporcionen todos esos gustos, no solo los alimentos dulces y salados que definen gran parte de la dieta estadounidense. Exponerse a usted mismo a los cinco gustos de los alimentos abrirá su paladar a una variedad más amplia de alimentos y a las beneficiosas propiedades que imparten al cuerpo.

Con un poco de tiempo, podría usted tener anhelo de venado, queso de cabra y kéfir, ¡tres de mis favoritos personales!

---

## Comer con las estaciones

Mi abuela Rose, la menor de siete hijos, se crió en una granja polaca los primeros quince años de su vida. Su padre era dueño de un molino donde prensaban semillas de amapola y de linaza para convertirlas en aceite durante la cosecha de otoño. A ella y a sus hermanos y hermanas les encantaba reunir las semillas prensadas y ponerlas en pasteles duros, que mojaban en schmaltz, la grasa derretida de la sopa de pollo.

Cuando el otoño daba paso al inevitable duro invierno, la familia Catz consumía solamente alimentos cocinados, a excepción del barril de chucrut que mantenían en el sótano como una fuente de verduras. Comían lo que había en la estación porque no tenían otra elección.

Lo mismo podría decirse del famoso chef Wolfgang Puck, que se crió en Unterbergen Austria, después de la guerra. Sus padres nunca almacenaban latas en su despensa. Por el contrario, la familia Puck comía fruta de verano en el verano y verduras de invierno en el invierno, tal como la naturaleza quería, decía él.

Hoy día, gracias a inmensos barcos contenedores del tamaño de campos de fútbol y a flotas de camiones podemos comprar frutas y verduras frescas durante todo el año: uvas de mesa de Chile, fresas de color rojo rubí de Nueva Zelanda, aguacates de México, y piña y papaya de Costa Rica. Aunque podemos comprar verduras de un estupendo sabor cualquier día del año, ¿deberíamos hacerlo?

No necesariamente. Tradicionalmente a lo largo de la historia, las personas han comido los alimentos que había cada estación, al igual que la abuela Rose hacía cuando era niña. Aunque no es el fin del mundo si se come usted como aperitivo un bol de uvas chilenas a la vez que ve el montón de nieve que se apila fuera de la ventana de su sala, tiene más sentido comer alimentos calientes cuando fuera hay una ventisca; al igual que es de sentido común consumir frutas que hacen la boca agua durante una ola de calor. Yo sé que Nicki intuitivamente desea una sopa de pollo casera cuando las noches de invierno en Florida se vuelven frías, y yo podría comer sandía durante todo el día cuando nuestro calor de verano se siente como un infierno. En la medicina tradicional china se cree que los alimentos cocinados imparten propiedades cálidas al cuerpo y que los alimentos crudos imparten propiedades frescas.

Muchos estadounidenses que sufren de problemas metabólicos o de tiroides tienen una temperatura basal corporal baja, así que consumir alimentos fríos y crudos durante el invierno empeora las cosas. Por eso alguien que viva en Bozeman, Montana, en el mes de enero debería consumir principalmente verduras cocidas, muchas sopas nutritivas, carnes sanas cocinadas, y granos integrales cocinados con aceites sanos. Quienes vivan en West Palm Beach en el mes de julio deberían consumir muchas frutas frescas, ensaladas y jugos.

Si nunca ha pensado en el concepto de "comer con las estaciones", entonces comience a prestar atención a lo que come basado en la época del año y la temperatura exterior. Hablando en términos generales, así es como yo considero la división de las proporciones:

- En invierno, trate de comer un 75 por ciento de alimentos cocinados y un 25 por ciento de alimentos crudos. Coma comidas calientes como pescado, pollo, vaca, cordero y venado. Patatas, cebollas y ajo encajan bien, al igual que los huevos.
- En primavera, trate de comer un 50 por ciento de alimentos cocinados y un 50 por ciento de alimentos crudos. En esta época del año las verduras tiernas se ven en las tiendas: coles, espinacas, lechuga romana, perejil fresco y albahaca.
- En verano, trate de comer un 25 por ciento de alimentos cocinados y un 75 por ciento de alimentos crudos. Melocotones, cerezas, sandía, fresas, peras y ciruelas están en su mejor época.
- En otoño, trate de comer un 50 por ciento de alimentos cocinados y un 50 por ciento de alimentos crudos. Busque alimentos que proporcionan más calidez, como tubérculos, batatas, cebollas y ajo.

La siguiente es una guía con respecto a cuándo están en su mejor época ciertas frutas y verduras:

- Primavera: espárragos, moras, cebollas verdes, puerros, lechugas, patatas nuevas, guisantes, rábanos rojos, ruibarbo, espinacas, fresas y berros.
- Verano: albaricoques, arándanos, cerezas, berenjenas, hierbas frescas, judías verdes, chiles, melón, kimbombó, melocotones, ciruelas, maíz dulce, pimientos dulces, tomates y calabacines.

- Otoño: manzanas, brócoli, coles de bruselas, coliflor, uvas, col rizada, pera, caquis, calabazas y camote.
- Invierno: remolacha, repollo, zanahorias, frutas cítricas, rábanos, cebollas, nabas, nabos y calabaza de invierno.

Comer con la estación es un concepto que ha sido olvidado en este país, gracias a la navegación moderna, pero las estaciones forman un telón natural para comer y una fuente para la diversidad. En algunas áreas, como el noreste, ha surgido una guía regional de alimentos. Cuando usted come alimentos producidos en áreas distantes, eso debilita el mercado para los alimentos cultivados localmente y frustra la viabilidad económica regional. Este es un concepto verdaderamente verde, ya que cuando usted compra localmente productos locales, reduce el consumo de combustible en barcos y camiones, y así los gases efecto invernadero, a la vez que apoya a las empresas locales.

## La docena sucia

Sin importar cuál sea la época del año, estará usted robándole a su futuro y robándole a su salud si come cualquiera de los alimentos que yo denomino "la docena sucia".

No me sorprendería si algunos de ellos están entre sus alimentos favoritos; tampoco me sorprendería si para usted mi lista de alimentos "la docena sucia" es controvertida. Cuando usted elimine esos alimentos de su lista de la compra y/o saque lo que queda en sus armarios y refrigerador, sin embargo, dará un importante paso hacia una salud excelente y alcanzar su peso perfecto.

Los siguientes puntos "docena sucia" nunca deberían abrirse camino hasta su plato o hasta sus manos:

### 1. Todos los productos de cerdo

¿Se acaba de levantar de su silla? Estoy seguro de que capté su atención, porque a América le encanta el cerdo. Los establecimientos de comida rápida han visto sus ganancias crepitar poniendo encima de cada hamburguesa y sándwich de pollo tiras de beicon; les ponen nombres como Bacon Mushroom Melt, Big Bacon Classic, Cravin' Bacon Cheeseburger, Mesquite Bacon Cheeseburger, y Arch Deluxe con Bacon. Las pizzas favoritas en América son la de pepperoni (un producto de cerdo) y la hawaiana (piña y beicon canadiense). Solamente los chinos, que tienen cuatro veces más la población de los Estados Unidos, consumen más cerdo que nosotros.

He conocido a personas que me han dicho que tienen un vínculo emocional con el beicon para el desayuno y las chuletas de cerdo con puré de patatas y salsa para la cena. Así los criaron, y quizá usted se sienta del mismo modo. Puestas a la venta de modo brillante como "la otra carne blanca", las chuletas de cerdo y las costillas de cerdo son normalmente las carnes más baratas que hay en el supermercado. Muchas personas comen cerdo tres veces al día: jamón y huevos en la mañana; un sándwich "BLT" —beicon, lechuga y tomate— o una hamburguesa con beicon para el almuerzo; y "barbacoa" de cerdo o lomo de cerdo para una buena cena. A otros les encantan los aperitivos de corteza de cerdo: la piel frita de los cerdos. (Creo que me voy a perder mi almuerzo). Por tanto, ¿cuál es mi queja en cuanto al cerdo? Mi aversión está basada en parte en la fisiología del cerdo. La constitución fisiológica y los instintos de los cerdos les permiten comerse cualquier basura que se lance a sus embarradas patas. Bien, quizá basura no sea la palabra correcta. En realidad, estoy pensando en el viejo dicho: Feliz como un cerdo en agua sucia.

Sí, los cerdos mascarán cubos de "uno no sabe qué" sin inmutarse lo más mínimo. Sacarán nutrición del excremento humano dragado de una letrina, eliminando un problema sanitario para sus dueños en el campo. Hasta su propio excremento les gusta. Aunque es anecdótico, oí la historia acerca del granjero que metió a diez cerdos en jaulas individuales, una encima de la otra. Lo único que el granjero tenía que hacer era alimentar a los cerdos que estaban en la jaula de arriba y dejar que la "riqueza" se filtrara hacia abajo. Como me gusta decir en mis seminarios: "Recuerden, si comen la carne de animales, ustedes no son solo lo que comen; ¡son lo que ellos comen!".

En cuanto a su fisiología, los cerdos tienen un estómago sencillo. Cualquier cosa que un cerdo se come va directamente a un estómago sencillo, donde es rudimentariamente digerido y expulsado por el otro extremo. Tiempo total de tránsito: cuatro horas.

Ahora comparemos el aparato digestivo del cerdo con animales que es adecuado comer, como vacas, cabras, ovejas, bueyes, ciervos, búfalos, etc. Esos animales envían su dieta vegetariana —normalmente mascan hierbas, alfalfa y heno— a un "ciclo de lavado y enjuague", gracias a un estómago y a un receptáculo rumiante que está disponible para la tarea. En lugar de unas rápidas cuatro horas para digerir y eliminar los desechos, esos animales toman veinticuatro horas.

Otra razón por la que no me gusta el cerdo es mi trasfondo judío. En Levítico y Deuteronomio, dos de los cinco libros de la Torá (si es usted judío) o del Antiguo Testamento de la Biblia (si es usted cristiano), Dios prohibió al pueblo hebreo comer cerdo:

Nada abominable comerás. Estos son los animales que podréis comer: el buey, la oveja, la cabra, el ciervo, la gacela, el corzo, la cabra montés, el íbice, el antílope y el carnero montés. Y todo animal de pezuñas, que tiene hendidura de dos uñas, y que rumiare entre los animales, ese podréis comer. Pero estos no comeréis, entre los que rumian o entre los que tienen pezuña hendida: camello, liebre y conejo; porque rumian, mas no tienen pezuña hendida, serán inmundos; ni cerdo, porque tiene pezuña hendida, mas no rumia; os será inmundo. De la carne de éstos no comeréis, ni tocaréis sus cuerpos muertos.

—Deuteronomio 14:3–8

Las Escrituras utilizaban palabras hebreas que pueden traducirse como "sucio", "contaminado" y "putrefacto" para describir esas "carnes inmundas" que debían ser eliminadas de sus dietas. ¿Cuáles eran las razones que Dios tenía para hacer eso?

No se debía a que los israelitas no tuvieran camiones refrigerados que los siguieran desde Egipto hasta la Tierra Prometida para mantener el jamón, el beicon o las costillas en un ambiente frío y "seguro" para el consumo. No, Dios quitó el cerdo de su plan de comidas porque Él conocía su fisiología, y Él los creó para ser los limpiadores de basura de la naturaleza.

Si decide usted quitar de su dieta el cerdo, estoy prediciendo que usted no extrañará las salchichas, las carnes frías o el beicon del cerdo en absoluto. Le prometo que hay estupendas alternativas.

Algunos de ustedes sentirán que eliminar por completo el cerdo es demasiado drástico; demasiado radical dado su vinculación al jamón y los burritos de carnitas. Si ese es el caso, recuerde que cada vez que escoja vaca, pollo o pescado —en especial de fuentes orgánicas—, está usted dando un paso fantástico hacia delante en su salud, pero cada vez que mastique un bocado de beicon, salchicha y chopped de cerdo, estará yendo más atrás.

## 2. Mariscos y crustáceos

Si quedó atónito por mi recomendación de eliminar el cerdo de su dieta, aún no he terminado. Las gambas y las langostas, dos de los alimentos más populares en América, son, en mi opinión, muy poco sanos para comerlos, y también deberían evitarse, aun si las cadenas de restaurantes como Red Lobster y Olive Garden anuncian deliciosamente entrantes como gambas empanadas o gambas rebozadas con pasta.

Invariablemente, siempre que llevo a mi esposa, Nicki, a cenar por nuestro aniversario a un caro restaurante al lado del mar en South Florida, un camarero con acento francés se acercará a nuestra mesa y dirá: "Monsieur et Madame, ze special esta noche es lomo de cerdo con cangrejo de Alaska y rociado de salsa de langosta".

Pero eso no es lo que yo oí. Su descripción sonaba más a lo siguiente: Monsieur et Madame, ze special esta noche es basura fresca con puras aguas residuales y rociada de deshechos sólidos.

Siga conmigo. Los mariscos y crustáceos, al igual que los peces sin aletas ni escamas, como el bagre, el tiburón y la anguila también fueron declarados "detestables" en tiempos de Moisés. Las razones son similares a las que prohíben el cerdo: langostas, cangrejos, gambas y bagre son alimentadores del fondo. Recorren el fondo marino alimentándose de desechos de pescado. La fisiología de cangrejos, almejas y langostas significa que cualquier cosa que consumen va directamente a su sistema, razón por la cual los científicos pueden medir la contaminación del agua revisando la carne de mariscos y crustáceos para comprobar los niveles de toxinas. Aunque toda esta "limpieza" es estupenda para la calidad del agua y una de las maneras que tiene la naturaleza de fregar el ambiente acuático, comer mariscos y crustáceos no es bueno para su cuerpo o para su salud.

## 3. Carnes procesadas y proteína de soja hidrolizada

La quintaesencia de la carne procesada de todos los tiempos es Spam, una abreviación silábica de "lomo de cerdo y jamón". En realidad, el nombre de Spam debería ser un acrónimo para "carne americana especialmente procesada", porque se merece estatus en el Salón de la Fama en el panteón de los falsos alimentos. Spam es una de esas carnes misteriosas —junto con sus relacionados para el desayuno, salchichas de Frankfurt, filetes salisbury, bologna, salchichas y salami— de las que uno no tiene ni idea de qué parte del novillo o del cerdo se utilizó. Sin embargo, puede imaginarse que se está comiendo molidos: estómago, hocico, intestinos, bazo, grasa comestible y hasta labios.

Una cosa de la que puede estar seguro es que las carnes procesadas contienen nitratos para dar sabor, darles su color rojo sangre, y resistir el desarrollo de esporas del botulismo. Los nitratos pueden convertirse en nitritos, los cuales han sido estudiados durante décadas en escenarios públicos y privados, y se ha descubierto que causan cáncer y tumores en pruebas con animales. Mientras hablamos de este desagradable tema, también me mantendría alejado de la carne de pavo y de pollo procesada, por las mismas razones del nitrato.

Puede que se esté preguntando de qué se trata lo de la proteína de soja hidrolizada. ¿Ha sustituido alguna vez cangrejo de imitación por el verdadero cuando prepara un plato de pasta para la familia? ¿Pedazos de beicon de imitación en su ensalada? ¿Ha pedido sushi barato en un restaurante? Todos esos alimentos, que no forman parte del programa "el peso perfecto", son formas de proteína de soja hidrolizada.

La proteína de soja hidrolizada normalmente contiene una cantidad significativa de soja genéticamente modificada al igual que compuestos que reflejan muy de cerca al peligroso glutamato de monosodio, o MSG. La proteína de soja hidrolizada también se conoce como excitotoxina, que significa que tiene el potencial de causar molestias neurológicas. No es pescado o aves, y no es un verdadero alimento.

## 4. Harina blanca

Una importante razón por la cual tenemos una epidemia de obesidad es que el estándar de la dieta estadounidense se apoya demasiado en alimentos incompletos que contienen granos refinados en los que se ha quitado al trigo su germen, salvado y la mitad de los ácidos grasos sanos durante el proceso de prensado. El resultado final es algo denominado "harina blanca enriquecida", pero la única razón por la cual la harina blanca es tan blanca es debido a que la caña de trigo es enjuagada con varias lejías químicas que suenan a examen de vocabulario en clase de biología de secundaria: óxido de nitrógeno, cloro, cloruro, nitrosil y peróxido de benzoil. El adjetivo "enriquecida" viene de añadir unas cuantas vitaminas y minerales aislados y sintéticos a la harina despojada de sus nutrientes, pero eso es como vestir a una muñeca con ropa harapienta.

La harina enriquecida, que es principal ingrediente en casi todos los panes y pasteles que están en los estantes de los supermercados al igual que en otros tropecientos productos alimenticios en las panaderías comerciales, es fácil de detectar en la lista de ingredientes: normalmente es el primero de la lista. La alternativa sana es comprar o hacer su propio pan de grano utilizando harina integral no procesada.

## 5. Aceites hidrogenados

Agarre una barra de pan blanco en el supermercado, y notará que aceites hidrogenados o parcialmente hidrogenados normalmente está escrito justamente después de harina blanca enriquecida en la lista de ingredientes. Si ve alguna palabra con el prefijo "hidro" o "parcialmente" en un paquete o caja, no lo compre. Si un amigo le ofrece una rosquilla o pastelito empaquetados, no lo coma.

Durante el proceso de hidrogenación, se inyecta gas hidrógeno al aceite a alta presión para hacer que el aceite sea sólido a temperatura ambiente y prevenir que el aceite se ponga rancio con demasiada rapidez, pero como mencionamos anteriormente, este proceso de hidrogenación produce un feo producto: grasas trans. Los estudios muestran que las grasas trans son, con mucho, las más peligrosas para su corazón. Disminuyen el colesterol bueno HDL, aumentan el colesterol malo LDL, y aumentan los triglicéridos al igual que otra peligrosa grasa llamada lipoproteína (a).

Como mencionamos anteriormente, si la lista de ingredientes incluye las palabras "grasa", "aceite vegetal parcialmente hidrogenado" o "aceite vegetal hidrogenado", entonces el alimento contiene grasa trans. Aun si la etiqueta de los ingredientes dice cero grasas trans, eso no significa lo que usted cree, porque el FDA permite a los fabricantes de alimentos que tengan cualquier cantidad menor de 0.5 gramos de grasa trans en el alimento y aun así decir legalmente "cero grasas trans" en el paquete.

Es una buena idea, cuando está comiendo en un restaurante, preguntar al camarero si la cocina utiliza aceite parcialmente hidrogenado para freír, hornear o cocinar sus platos. Pregunte también sobre los aliños de ensaladas.

## 6. Leche desnatada pasteurizada y homogeneizada

Cuando se trata de productos lácteos, la sabiduría convencional en el mundo de la dieta puede resumirse de esta manera: leche entera, mala; leche desnatada, buena.

La leche entera está llena de grasa y calorías, ¿verdad? Pero quitarle la grasa para hacer un 2 por ciento de leche desnatada hace que la leche sea menos nutritiva y menos digerible, y también causa alergias. Sí, la leche entera tiene más calorías, pero he visto estudios que sugieren que la mezcla de nutrientes que se encuentran en la leche, como calcio y proteínas, pueden mejorar la capacidad del cuerpo de quemar grasa, en particular alrededor de la parte media.

Además, el pensamiento de una vaca que naturalmente dé leche con menos grasa o sin grasa es totalmente ridículo, pero voy a ordeñar este tema como merece porque la leche le hace bien al cuerpo. (Fin del cliché de alerta).

Las fuentes más ricas de calcio son la leche y los productos de leche, pero no recomiendo beber ningún tipo de leche comercialmente homogeneizada y pasteurizada. El proceso de pasteurización altera aminoácidos vitales, lo cual reduce su capacidad de tener acceso a las proteínas, grasas, minerales y estupendas vitaminas como la vitamina A, la vitamina B12, la vitamina D, y el ácido fólico que se encuentran en la leche natural y no pasteurizada. El proceso de homogeneización puede ser aún más peligroso, pues altera los glóbulos adiposos y crea un compuesto conocido como XO, o xantinoxidasa, del que algunos creen que causa daños a las paredes arteriales y puede conducir a un mayor riesgo de enfermedad cardiovascular.

Yo recomiendo beber leche no pasteurizada de animales criados con pasto en lugar de leche homogeneizada y pasteurizada. Desgraciadamente, la leche natural puede ser peligrosa si proviene de una granja que carezca de prácticas de higiene, y por eso no está disponible en muchos Estados. Lo siguiente mejor es encontrar productos lácteos enteros cultivados o fermentados, como yogur y kéfir, que se producen de leche pasteurizada y no homogeneizada.

Si puede usted acostumbrarse a su olor y sabor "a cabra", la leche de cabra es naturalmente homogeneizada, menos alérgica, y se absorbe con más rapidez en el aparato digestivo. El queso de cabra, que se ha generalizado mucho en los últimos años, es muy sano, al igual que el queso hecho de leche natural de vaca. Mis productos lácteos favoritos están hechos de leche de oveja, que es fácil de digerir y más nutritiva que los productos lácteos hechos de leche de vaca o de cabra. Me parece maravilloso su gusto cremoso. Busque yogur y queso de leche de oveja en su tienda de alimentos naturales.

Probablemente haya observado que los grandes supermercados, al igual que los economatos, venden leche orgánica. Sin embargo, no creo que la leche orgánica comercial sea la respuesta. Algunas empresas con marcas orgánicas que usted reconocería producen leche pasteurizada y homogeneizada.

## 7. Azúcar blanco

Apuesto a que las rosquillas y cualquier alimento con harina enriquecida también contienen azúcar o uno de sus dulces parientes: fructosa, sirope de maíz y sucrosa. Encontrará esos azúcares entre los primeros ingredientes enumerados en barritas, pasteles, galletas y helados. También encontrará muchos azúcares en alimentos que podría pensar que son sanos, como cereales "naturales", barritas energéticas, bagels de pasas, ciertos panes integrales, panes para perritos calientes, aliños para ensaladas, salsa para bistec, ketchup... la lista es interminable.

El azúcar también es tan omnipresente que la mayoría de las personas no se dan cuenta de que comen azúcar con cada comida: sus cereales del desayuno están escarchados de azúcar; en el descanso se toman un refresco o un café con azúcar y un pastelito de hojaldre; el almuerzo tiene sus galletas; y la cena podría ser costillas agridulces, batatas cubiertas de malvavisco, una ensalada con dosis de aliño artificialmente edulcorado, y un dulce parfait (postre helado) como postre. ¡Eso es añadir un dulce signo de exclamación al día! Un estudio del Departamento de Agricultura de los Estados Unidos reveló que comemos una media de 31 cucharaditas de azúcar al día, con 17 cucharaditas provenientes de sirope de maíz alto en fructosa, y 14 cucharaditas provenientes de azúcar de caña o remolacha (sucrosa).[32] Esto suma más de 500 calorías diarias.

Si está buscando una parte a la que culpar por los estómagos que sobresalen, entonces no busque más allá de la empresa Azucarera, que toma azúcar de caña o de remolacha de los campos y lo procesa un 99.9 por ciento antes de empaquetarlo en sus bolsitas de azúcar blanco. (Estoy seguro de que los científicos investigadores trabajan horas extra para quitar el último uno por ciento en la caña de azúcar que es sano). Según Ann Louise Gittleman, autora de *How to Stay Young and Healthy in a Toxic World* (Cómo permanecer joven y sano en un mundo tóxico): "El azúcar no es una sustancia inocente que nos da placer y no causa ningún daño. Más bien lo contrario; quizá no haya nada más en la dieta que fomente más la enfermedad y el envejecimiento a largo plazo que el exceso de azúcar".[33] Ella dice que más de setenta enfermedades, desde alergias hasta infecciones vaginales por levadura, han sido relacionadas con este demonio dietético.

"Sin duda alguna, el mayor cambio en nuestras dietas ha sido nuestro consumo de azúcar, en las formas de azúcar blanco refinado conocido como sucrosa, azúcar moreno, edulcorantes de maíz, sirope de maíz alto en fructosa, dextrosa, glucosa, lactosa y maltosa —dijo Ann Louise Gittleman—. Durante las dos últimas décadas literalmente hemos abrumado nuestros sistemas corporales con exorbitantes y cada vez mayores cantidades de azúcar, que roba los nutrientes. A finales del siglo XVIII el consumo de azúcar era menos de 20 libras por persona al año. A finales del siglo XIX el consumo de azúcar se había elevado a 63 libras anualmente. Ahora, 100 años después, el estadounidense promedio come más de 170 libras de azúcar cada año".[34]

Atención: todo ese azúcar produce un martilleante dolor de cabeza cuando lo elimina de su dieta. Cuando usted cambia su dieta y elimina drásticas cantidades de azúcar, puede esperar experimentar síntomas como menos energía, cambios de humor y enormes ansias.

## 8. Refrescos

Una bebida de 12 onzas, edulcorada con azúcar o sirope de maíz alto en fructosa, contiene casi 9 cucharaditas de azúcar y 150 calorías: calorías vacías que proporcionan poco o ningún valor nutricional. Si se bebe usted una lata de refresco al día y no cambia ninguna otra cosa en su dieta o régimen de ejercicios, consumirá 55,000 calorías extra en un año, lo cual se convierte en alrededor de 15 libras de aumento de peso.

Los fabricantes de refrescos saben que una vez que los adolescentes salen de la adolescencia, se vuelven más conscientes de la salud, o al menos, menos inconscientes de lo malas que son para ellos los refrescos edulcorados, y por eso tratan de que se enganchen cuando son jóvenes. Nicki renunció a los refrescos durante su segundo año de secundaria, pero no porque quisiera lucir una mejor figura con su vestido en el baile de fin de curso. Fue después de realizar un experimento en su clase de ciencias. Un día su maestro informó a la clase de que iban a aprender sobre una reacción ácida; él echó dramáticamente un clavo galvanizado de construcción a un vaso de Coca-Cola para ver lo que sucedería durante la noche. El clavo no se disolvió —eso era un viejo cuento—, pero el rojo óxido que incrustaba el clavo galvanizado asombró mucho a Nicki. Desde entonces ella no ha bebido más refrescos.

## 9. Sirope de maíz alto en fructosa

El sirope de maíz alto en fructosa, o edulcorante de maíz, es más que manifiestamente malo para usted; es horrible para su salud y la peor forma de azúcar. Los estadounidenses reciben unas 200 calorías diariamente, principalmente de refrescos. El sirope de maíz alto en fructosa es un importante factor contribuyente a la ganancia de peso porque los alimentos con fructosa puede que no apaguen sus señales de hambre. Usted siente hambre después de comerse un aperitivo que contenga sirope de maíz alto en fructosa porque no se siente saciado. Su apetito le dice: "Buen intento, ¡pero sigo muriéndome de hambre!".

Con un nombre así, uno pensaría que un edulcorante con la palabra maíz no sería tan malo como un azúcar blanco normal, pero lo es. Con el sirope de maíz alto en fructosa (HFCSI) los científicos inventaron un método de procesamiento enzimático que comienza con prensar maíz para producir almidón de maíz, que a su vez es endulzado al convertir químicamente parte de la glucosa en fructosa. Cuanta más fructosa haya en el producto final, más dulce es. Una variedad ampliamente utilizada del HFCS, conocida como 55-HFCS, consiste en un 55 por ciento de fructosa y un 42 por ciento de glucosa. Gracias a un sistema de apoyo de precios y cuotas de azúcar que ha estado en funcionamiento durante veinticinco años, importar azúcar a los Estados Unidos se ha vuelto prohibitivo por el precio, lo cual ha abierto un enorme mercado para empresas que producen sirope de maíz alto en fructosa.

Coca-Cola y Pepsi quitaron el azúcar de sus refrescos carbonatados en el año 1984, sustituyéndolo por HFCS. En estos tiempos le será difícil entrar en un 7-Eleven y encontrar un refresco con gas edulcorado con azúcar. Los únicos que pude encontrar fueron refrescos Goose Island, aunque Jolt Cola sí que utilizó azúcar una vez con el siguiente eslogan: "Todo el azúcar y el doble de cafeína". Pero los fabricantes de Jolt Cola reformularon su producto con sirope de maíz alto en fructosa, sin duda para que fuese más barato en las tiendas. Estoy seguro que la oportunidad de abaratar costos es la razón por la cual el sirope de maíz alto en fructosa se ha convertido en el principal edulcorante en los jugos de frutas, los alimentos horneados, frutas enlatadas, productos lácteos, galletas, goma de mascar y mermeladas.

Por tanto, ¿qué hace que el sirope de maíz alto en fructosa sea una forma de azúcar nada sana y que engorda? El cuerpo maneja la fructosa de modo diferente a otros azúcares. Para empezar, el cuerpo metaboliza la fructosa en triglicéridos más que otros azúcares, lo cual eleva los triglicéridos en sangre de modo significativo y aumenta el riesgo de enfermedades cardíacas. (Los triglicéridos son la forma de almacén de grasa del cuerpo y se encuentran en los tejidos adiposos). Contrariamente a la glucosa, la fructosa no estimula la leptina, la hormona que le indica que está saciado, sino que reduce los niveles de la hormona grelina, que le dicen que sigue teniendo hambre. El consumo de fructosa de edulcorantes de maíz viene sin ninguna enzima, vitaminas o minerales, así que le estafa al cuerpo los micronutrientes. El HFCS es diferente de la fructosa natural que se encuentra en la fruta porque, con la fruta, el cuerpo obtiene las enzimas, vitaminas y minerales para ayudar a la digestión y la utilización de la fructosa.[35]

El hígado no puede manejar muy bien la fructosa. Cuando la fructosa llega al hígado, dice el Dr. William J. Whelan, bioquímico de la Facultad de Medicina de la universidad de Miami, "el hígado se vuelve chalado y detiene todo lo demás para metabolizar la fructosa". La fructosa impulsa al hígado a un estado de fomento de grasa activando la formación de enzimas que conducen a elevados niveles de colesterol "malo" y triglicéridos.[36]

El consumo de sirope de maíz alto en fructosa en bebidas —unas dos terceras partes de todo el HFCS consumido en los Estados Unidos está en forma de bebida— sin duda alguna ha dejado sus huellas en la epidemia de obesidad en nuestro país. El consumo de sirope de maíz alto en fructosa aumentó un mil por ciento entre 1970 y 1990, sobrepasando con mucho los cambios en la ingesta de cualquier otro alimento o grupo alimentario.[37] Las bebidas de jugos, como Minute Maid's Hi-C, están entre las peores: a pesar de sabores como Blazin' Blueberry y Orange Lavaburst, Hi-C enumera agua filtrada pura y sirope de maíz alto en fructosa como su primer y segundo ingrediente.

¡Al menos filtran el agua!

## El Rey Maíz

Me gusta agarrar una mazorca de maíz recién cocinada de maíz fresco y orgánico y comérmelo en un picnic en verano, pero me está costando un poco sacar algo de solidaridad con esta sencilla verdura, o grano. (El maíz debería ser considerado una verdura cuando se consume crudo y un grano cuando se consume cocinado). Los economistas dicen que podemos culpar al maíz del intenso aumento en los precios de los comestibles en el último año, y es probable que eso continúe a medida que la economía alimenticia de los Estados Unidos —en especial la producción de etanol para gasolina— se vuelve cada vez más dependiente del maíz. El precio del maíz aumentó un 46 por ciento durante el año 2007,[38] lo cual conlleva todo tipo de implicaciones ya que el maíz es el principal componente básico de gran parte de las existencias alimentarias de los Estados Unidos.

Lo que está sucediendo es que una cantidad cada vez mayor de maíz está siendo desviada para hacer etanol para mezclarlo con gasolina. El etanol ahora engulle un 18 por ciento de las existencias domésticas de maíz, desde un 10 por ciento en 2002.[39] Esta escalada continuará. A medida que los precios del maíz aumentan para satisfacer las demandas de etanol, eso aumenta los costos de producción para todo tipo de alimentos: las vacas lecheras comen maíz para producir leche, las gallinas consumen maíz para poner huevos, y el ganado, los cerdos y los pollos son engordados con maíz antes de sacrificarlos. Ya he detallado cómo el sirope de maíz es el principal edulcorante de refrescos con gas y de miles de otros productos alimentarios.

Perspectiva futura: esperar que el Rey Maíz atenace más a sus súbditos.

---

## 10. Edulcorantes artificiales

La dieta y los edulcorantes artificiales van juntos como... ¿huevos y jamón? *Mea culpa* por el discordante símil, pero la inmensa demanda de alimentos y bebidas bajos en calorías y sin azúcar por parte de quienes buscan consumir menos calorías ha creado un mercado de seis mil millones de dólares para los edulcorantes artificiales. Aspartame, sacarina y sucralose se encuentran en miles de alimentos, al igual que paquetes azules, rosas y amarillos de Equal, Sweet'N Low y Splenda se encuentran en las mesas de los restaurantes.

Hablaré más extensamente de la seguridad de los edulcorantes artificiales en el capítulo 10: "Reduzca toxinas para su peso perfecto" (un anticipo: son tóxicas y peligrosas), pero si siempre ha creído que los edulcorantes artificiales le ayudarán a perder peso, podría querer reconsiderar su posición. Los investigadores en la universidad Purdue dicen que esos sustitutos del azúcar podrían interferir en la capacidad natural del cuerpo para contar calorías basado en la dulzura de un alimento. En otras palabras, beber un refresco sin azúcar en lugar de la versión completa con azúcar reducirá su ingesta calórica, pero también podría engañar al cuerpo para que piense que otros productos dulces tampoco tienen tantas calorías. Este tipo de pensamiento les da a las personas conscientes de su peso otra coartada mental para excederse en el consumo de alimentos y bebidas dulces.[40]

Entiendo el razonamiento que hay detrás de beber bebidas bajas en calorías o sin calorías —disminuir la ingesta total de calorías—, pero dar tragos a bebidas artificialmente edulcoradas no es la solución. Los edulcorantes como el aspartame son adictivos. Lea este intercambio editado entre el escéptico Bill O'Reilly, conductor del programa The O'Reilly Factor, y Shari Lieberman, PhD, especialista certificado en nutrición:[41]

> **Bill O'Reilly, conductor:** En el segmento "Contraportada del libro" esta noche, los estadounidenses beben miles de millones de galones de refrescos sin azúcar al año. Es increíble cuánto consumimos. Y algunos creen que millones de estadounidenses son adictos a ello. Tienen que tenerlo.

Está con nosotros ahora el Dr. Shari Lieberman, especialista certificado en nutrición, aquí en la ciudad de Nueva York.

Muy bien. Así es, diez mil millones de botellas de refresco vendidas cada año en los Estados Unidos, y un 30 por ciento de eso, aproximadamente, lo constituyen bebidas sin azúcar, y yo conozco a personas que andan todo el día bebiendo refrescos sin azúcar. ¿De qué se trata todo eso?

**Shari Lieberman, PhD, especialista certificado en nutrición:** Es increíble. Es una sustancia muy adictiva. Tiene el aspartame, el NutraSweet, combinado con la cafeína. Básicamente está recibiendo una subida todo el día. En realidad interfiere en las sustancias químicas del cerebro, Bill.

**O'Reilly:** ¿Realmente sucede eso?

**Lieberman:** Realmente sucede. El ácido aspártico en realidad causa lo que denominamos neurotransmisores excitativos. Imagine que tenemos un equilibrio de unos que nos tranquilizan y unos que nos excitan. Por tanto, si bebemos algo que vaya a producir los que son excitativos y nos dejan hiperactivos todo el día, por eso hay tantos efectos secundarios relacionados con NutraSweet, como irritabilidad y ansiedad...

**O'Reilly:** Ahora bien, ¿cree que es físicamente adictivo o que es algo psicológico?

**Lieberman:** Yo creo que es físicamente adictivo. Mire, sabemos que la cafeína lo es; y tenemos una tonelada de cafeína en los refrescos sin azúcar. También tenemos en realidad una sustancia [edulcorantes artificiales] que afecta a los neurotransmisores. Por tanto, obtienen un palo doble y, desde luego, estamos hablando de personas que las beben durante todo el día.

**O'Reilly:** Sí, y creen que, bueno, pueden beberlas todo el día porque no tienen calorías, y no van a engordar. Siga adelante.

**Lieberman:** Tengo que decirle algo acerca de eso. Si consideramos las investigaciones, las personas que beben refrescos sin azúcar con frecuencia comen más calorías que las personas que beben refrescos normales.

Ya enfaticé ese último punto, pero me gustaría plantear otro: tan malo como puede ser para su cuerpo el azúcar y el sirope de maíz alto en fructosa, preferiría que usted los consumiera en lugar de los edulcorantes artificiales. Así de malos son para usted.

## 11. Sabores artificiales y colores artificiales

La definición que da el diccionario de artificial se refiere a algo no fabricado por seres humanos o una copia de algo natural. Ya que el objetivo de "el peso perfecto" es comer alimentos naturales, cualquier cosa que contenga sabores o colores artificiales será naturalmente poco sano y también aumentará la carga tóxica en el cuerpo.

Tomemos la receta del pastel Waldorf-Astoria Red Velvet Cake, ¡por favor! Las instrucciones para cocinar este delicioso dulce, que se originó en el icónico hotel Manhattan, requiere vaciar dos botellas de FD&C Red No. 40 en un bol para mezclar lleno de los requeridos manteca, harina, huevos y azúcar. Los chefs pasteleros dicen que tienen que ponerse guantes para evitar que el colorante toque su piel o frotarse con quitaesmalte si aparece algún punto rojo en sus blancas chaquetas.

"¿Por qué una dosis de Red No. 40 convierte a Betty Crocker en Hester Prynne?", preguntó el escritor de Slate.com, Daniel Engber, refiriéndose a la mujer colonial de ficción obligada a llevar una letra "A" escarlata por haber cometido adulterio. "Pregunte a un glotón, y es probable que oiga tres especiosas respuestas: La primera, epicúrea: *El color artificial sabe mal.* La segunda, hipocrática: *Es malo para la salud.* Y la tercera, platónica: *Hace que el alimento no sea natural*".[42]

No compre alimentos que enumeren sabores y colores artificiales en sus paquetes. Esos aditivos han sido relacionados con problemas de conducta en los niños y aumentan la carga tóxica del cuerpo. También han sido relacionados con alergias y erupciones cutáneas.

## 12. Cerveza, vino y bebidas alcohólicas

Si le gusta ver un partido de fútbol con una cerveza en la mano o cenar con un vaso de vino, tengo noticias inquietantes para usted: durante las tres primeras fases del plan alimentario "el peso perfecto" en el capítulo 7, le estoy pidiendo que no beba nada de alcohol.

Aunque yo soy un abstemio que puede que disfrute de un vaso de vino orgánico un par de veces al año, reconozco que ha habido estudios que destacan los beneficios de beber modestas cantidades de vino tinto para la salud cardiovascular. La "paradoja francesa", así denominada por la observación de que los franceses normalmente tienen menores índices de enfermedades cardíacas a pesar de tener una dieta rica en grasas saturadas, fue atribuida a la ingesta de alcohol y de aceite de oliva. La "paradoja francesa" es solo una paradoja si suponemos que la grasa saturada es la causa de la obesidad y las enfermedades cardíacas: algo que destaco en la siguiente sección. No es sorprendente que los franceses —que comen todo tipo de alimentos reales, para satisfacción de su corazón, y que brindan con familiares y amigos con un vaso de *vin rouge*— tengan esa cierta *joie de vivre*. (Ahora ya he utilizado oficialmente todo el francés que sé).

Así que es usted bienvenido a abrir una botella de buen vino en la Fase IV del plan alimentario "el peso perfecto", pero yo equilibro los beneficios del alcohol con lo malo de beber en exceso, lo cual daña las relaciones familiares al igual que todos los órganos del cuerpo (en especial el hígado), fomenta depresión, causa enfermedades digestivas (úlceras, gastritis y pancreatitis), y causa impacto en la fertilidad. El alcohol añade peso, 7 calorías por gramo, casi dos veces más que las de proteínas o carbohidratos. Esa es una importante razón por la cual vemos estómagos de cerveza en este mundo.

Si bebe usted regularmente, compruebe cómo se siente después de haberse subido al vagón de "el peso perfecto". No estoy diciendo que nunca más debería tomar una bebida para adultos o saborear un vaso de buen vino con una exquisita comida, pero puede usted comprender que la bebida se ha convertido en un hábito que induce la ganancia de peso y que necesita ser recortado.

## Los diez alimentos más sanos

Como parte de "el peso perfecto", los siguientes diez alimentos más sanos deberían abrirse camino hasta su lista de la compra. Por causa del espacio, seré más sucinto con mis comentarios.

### Carne criada con pasto

Permita que defienda el mantenerse alejado de la carne de vaca y de pollo comercialmente producida y comprar cortes de carne orgánicos, criados con pasto. Michael Pollan, autor del excelente libro The Omnivore's Dilemma (El dilema del omnívoro), dice que no es necesariamente nuestra comida la que nos enferma, sino aquello con lo cual alimentamos a nuestra comida.[43] El ganado que se cría comercialmente se cría con maíz, se llena de antibióticos, y se engorda todo lo posible para que llegue al mercado con rapidez. Hace setenta y cinco años, los novillos tenían cuatro o cinco años cuando eran llevados al matadero. Esa edad descendió a dos o tres años en los años sesenta. Hoy día, el ganado de "producción" se engorda en un periodo de catorce a dieciséis meses antes de ser convertido en asado, filetes o hamburguesa.

"Sin maíz barato, la moderna urbanización del ganado probablemente nunca se habría producido —dijo Pollan—. Hemos llegado a pensar en 'críado con maíz' como algún tipo de anticuada virtud; no deberíamos hacerlo. Garantizado, una vaca criada con maíz desarrolla una carne bien veteada, dándole un sabor y una textura que los estadounidenses han aprendido a apreciar. Sin embargo, esta carne puede demostrarse que es menos sana para comer, ya que contiene más grasa saturada: hasta un 40 por ciento. Comparemos esto con el 2 ó 3 por ciento de la grasa que se halla en el venado, caribú o bisonte.

"Un reciente estudio en la revista European Journal of Clinical Nutrition descubrió que la carne de ganado alimentado con pasto no solo tenía sustancialmente menos grasa que la carne alimentada con grano, sino que también el tipo de grasas que se encontraban en la carne alimentada con pasto eran mucho más saludables —continuó Pollan—. Un número cada vez mayor de investigaciones sugieren que muchos de los problemas de salud relacionados con comer vaca son realmente problemas con la vaca alimentada con maíz. De la misma manera que los rumiantes no han evolucionado a comer grano, los seres humanos puede que no estén bien adaptados para comer animales alimentados con grano. Sin embargo, el sistema de calificación del USDA sigue recompensando el veteado —es decir, la grasa intermuscular—, y así, el alimentar a las vacas con maíz".[44]

Me gustaría animarle a salir de su zona de comodidad y probar carne de búfalo, bisonte, cordero y venado alimentados con pasto. Esas carnes no tienen "olor a animal de caza", sino que más bien tienen unos sabores sutiles y deliciosamente limpios que agradarán a su paladar. Uno de los platos de Nicki es una lasaña de espinacas y queso de cabra con carne de búfalo molida que ella cocina cada vez que tenemos invitados. Otro favorito de la familia Rubin es el rollo de carne de venado de Nicki. Se me hace la boca agua mientras escribo estas palabras.

La ternera alimentada con pasto es otra carne que vale la pena probar. Sé que la ternera no ha contado con mucho favor desde que la asociación Humane Farming Association encabezara un boicot nacional a la ternera en los años ochenta. Ellos compraron anuncios a toda página en revistas que mostraban a una ternera asustada encadenada dentro de un pequeño cajón, tan pequeño que el animal no podía darse la vuelta. A las terneras se les administraba una dieta anémica a fin de que su distintiva carne blanca retuviera un suave sabor que los epicúreos valoran.

Aparentemente de la noche a la mañana, la ternera de granja era casi tan sociablemente aceptable como los abrigos de piel. En los años sesenta, los estadounidenses comían como media 1.80 kilos de ternera, pero en la actualidad el consumo per cápita se ha estabilizado solo en 300 gramos al año.[45]

Sin embargo, últimamente la ternera ha recobrado su importancia a medida que los granjeros captaron el mensaje y realizaron cambios en la manera de criar a sus rebaños. "Desgraciadamente, yo fui un pecador", dijo John Holloway de la granja Misty Morning Farm en Cherry Tree, Pennsylvania. "Yo sí criaba terneras de factoría: utilizaba todos los productos químicos, antibióticos y esteroides. No permitíamos que nuestros amigos comieran lo que nosotros solíamos criar". Ahora todas las terneras de Holloway comen pasto y son orgánicas, y se venden en tiendas con etiquetas de certificación "Certified Humane".[46]

Los abastecedores de buena carne y chefs muy famosos como Wolfgang Puck dicen que han observado la diferencia: la ternera orgánica tiene más sabor porque se le ha permitido caminar por los pastos. "Si alimentamos mejor a los animales, los tratamos mejor, tendremos un mejor producto y un producto más sano", dijo Wolfgang Puck.[47]

Es una lástima que los estadounidenses no disfruten del sabor del cordero. Nuestro consumo anual per cápita de cordero se mantiene en unos miserables 500 gramos, no mucho más que una gran comida al año —Pascua o Semana Santa— cuando sabe que una pierna de 5 libras sería para ocho personas.

A mí me encanta el cordero, y no tiene que haber una ocasión especial de vacaciones para que se sirva cordero en nuestra mesa. Hay algo en la piel marrón dorada y la carne rosa que se parece a la vaca, pero que está acentuado con un distintivo pero agradable sabor a "animal de caza". El camino hacia mi corazón es servir una roulada de cordero: una pierna de cordero rellena de pesto con hierbas y queso de cabra, y reducida con vino tinto.

El cordero tiene mucha vitamina B12, que apoya la producción de glóbulos rojos y permite que los nervios funcionen adecuadamente. La tierna carne es también una excelente fuente de zinc, un mineral crítico para la función inmunológica y la curación de heridas. La carnitina es estupenda para el corazón. En el hogar de los Rubin nos hemos convertido en grandes comedores de cordero debido a su maravilloso sabor. Nos encantan todos los cortes, en especial las costillas de cordero asadas a la parrilla. Las costillas provienen del músculo del lomo, que hace muy poco ejercicio y es naturalmente tierno. También utilizamos carne de cordero molida para hamburguesas, bolitas y rollos de carne.

Mejor aún, más de la mitad del cordero que comemos es importado de Australia y Nueva Zelanda, donde los rebaños se crían en húmedos pastos que se encuentran en praderas de valles. Los corderos estadounidenses son "terminados" con granos, lo cual significa que no son alimentados con pasto como los pequeños corderos de *Down Under* y Nueva Zelanda.

Tenemos que agarrar el ritmo: los australianos y los neozelandeses comen más de 50 libras de cordero al año.[48]

---

## Pescado de aguas frías

A los peces no los atan en jaulas como a las terneras, pero gran parte de los peces que se venden en la actualidad —salmón, trucha y tilapia— son "criados en granja", lo cual significa que pasan sus vidas nadando en círculo alrededor de tanques de cemento, engordando al comer bolitas de dudosa comida hecha por el hombre. Esos peces "alimentados" no tienen un sabor tan bueno ni contienen un ponche tan nutricional como sus primos de agua fría que navegan por el océano o remontan corrientes montañosas alimentándose de pequeña vida marina. Los peces que se pescan en aguas frías proporcionan una fuente más rica de grasas omega-3, proteínas, vitaminas y minerales.

Muchas dietas populares incluyen atún enlatado y ensalada como alimentos principales del almuerzo o la cena. Sin embargo, debo notar que hay atún enlatado y *atún enlatado*. Lo que quiero decir es que gran parte de las latas de atún que hay en los estantes de los supermercados vienen con algo más dentro de la lata: mercurio. Debería usted comprar en tiendas de comida sana atún bajo en mercurio y alto en omega-3, que es muy sano y es seguro consumir. Para ver marcas recomendadas, eche un vistazo a la guía de recursos que hay en la parte de atrás de este libro o visite la página web www.PerfectWeightAmerica. com y haga clic en la guía de recursos PWA.

## Productos lácteos fermentados/refinados

¿Fermentados? ¿Como la col o el chucrut? Más o menos, pero no exactamente. Los productos lácteos como yogur, kéfir, queso cottage y crema refinada (también conocida como crème fraîche) son ejemplos de alimentos lacto-fermentados y han estado ahí durante siglos. La fermentación, también conocida como refinado, conserva los productos lácteos durante periodos de tiempo más largos. Los productos lácteos normalmente son borrados de la mayoría de dietas convencionales debido a la percibida "grasa" que contienen, pero como he estado diciendo, los productos lácteos de leche entera natural y orgánica —especialmente los que están hechos con leche de oveja y leche de cabra— contienen las grasas correctas. Yo soy también un gran fan del espeso yogur griego, que es alto en proteínas.

Recomiendo los siguientes productos lácteos en el plan alimentario "el peso perfecto" en el capítulo 7:

- Yogur natural de leche entera
- Yogur de leche de oveja
- Yogur de leche de cabra (natural)
- Queso de leche entera
- Queso suave de leche de cabra
- Queso curado de leche de oveja
- Queso curado de leche de cabra
- Queso Feta (leche de oveja)
- Kéfir natural con su grasa
- Queso cottage con su grasa
- Queso Ricotta
- Crema agria con su grasa
- Leche de almendras natural
- Polvos de proteína de leche de cabra (sustituto de la leche en polvo)
- Suero de leche

## Frutas y verduras

Además de ser alimentos bajos en calorías, las frutas y verduras deberían comerse en abundancia, de todos modos, debido a todas las abundantes vitaminas, minerales y antioxidantes que proporcionan al cuerpo. A los burócratas del gobierno que están tras la Pirámide Alimentaria se les ocurrió el lema de "5 al día", pero esa recomendación ha caído en oídos sordos, pues los estadounidenses se arremolinan en los restaurantes de comida rápida. A excepción de las ensaladas —que normalmente están rociadas de un aliño con productos químicos para proporcionar un satisfactorio "sentimiento bucal"—, las personas no piden muchos entrantes con verduras. Si el plato principal contiene verduras, a menudo son unas cuantas ramitas de brócoli demasiado cocinado y nada apetitoso. Y las frutas frescas sencillamente no se venden en los restaurantes; los dueños prefieren aumentar sus beneficios animándole a que pida un *mousse au chocolat* o pastel de manzana à la mode.

En lugar de contar las raciones de frutas y verduras, yo adoptaría una mentalidad que dice que una comida no está completa sin comer algunas frutas o verduras. Ya he mencionado uno de mis alimentos favoritos: las bayas. Arándanos, moras, frambuesas y fresas son potentes nutrientes: bajos en calorías y entre los alimentos con más antioxidantes que hay en el planeta. Me parece recordar que algunas evidencias científicas sugieren que los arándanos previenen la pérdida de memoria relacionada con la edad, pero no recuerdo dónde oí eso (solo estoy bromeando). En serio, los arándanos son los héroes silenciosos de la buena nutrición.

Los higos, se coman frescos o secos, son una buena fuente de fibra y potasio, un mineral que ayuda a controlar la presión sanguínea. Si tuvo algún tratamiento en la sangre antes de comenzar "el peso perfecto", es probable que tenga una deficiencia de potasio, lo cual es una señal de que no está comiendo bastantes frutas y verduras y está consumiendo demasiado sodio que se encuentra en los alimentos procesados. Elevar su ingesta de frutas y verduras orgánicas cambiará esa situación con toda rapidez.

También, no pase por alto las verduras fermentadas, como el chucrut, las zanahorias, la remolacha y los pepinos, que son algunos de los alimentos más saludables que hay en el planeta. Si no es usted un gran fan del chucrut o de la berenjena en vinagre, pruebe a añadir salsa de escabeche por encima del pescado a la parrilla. Los alimentos fermentados son excelentes fuentes de probióticos y enzimas que facilitan la digestión.

## Sopas y caldos

No hay nada mejor que la enérgica sopa hecha de restos con verduras ricas en fibra como apio, zanahorias, cebolla y calabacín, en especial cuando hace mucho frío fuera. (Para más información sobre comer según la estación, ver la página 75).

Mi abuela Rose, al tener herencia judía europea, era estupenda haciendo sopa de pollo casera, la cual ella denominaba "penicilina judía". Incontables veces ella llevó tarros de su sopa de pollo casera a mi cama cuando yo estuve hospitalizado después de que esas terribles enfermedades me afectaran cuando era estudiante universitario.

Los efectos recuperativos de la sopa de pollo se remontan hasta el siglo XII, cuando el médico y filósofo judío. Moses, Maimonides, recomendó su uso para el tratamiento de infecciones respiratorias. Cuando usted está retraído y batallando contra un resfriado, la sopa de pollo actúa como antiinflamatorio, lo que quiere decir que tomar sopa de pollo reduce la inflamación que se produce cuando la tos y la congestión atacan al aparato respiratorio. Además, la sopa de pollo mantiene a raya los glóbulos blancos inflamatorios, también conocidos como neutrófilos, que son producidos por el comienzo de los síntomas de resfriado.

Aunque una sustanciosa sopa es buena para el alma cuando hay una tormenta en el exterior, he descubierto que me gusta una sopa caliente durante los fríos meses de Florida, como cuando los termómetros apenas suben. En serio, cuando llega una ola de frío, me gusta remangarme y hacer una sopa. Mi especialidad es la sopa de pollo Thai Coconut, una sopa caliente y picante que deslumbra el paladar con sutiles sabores. La leche de coco sin edulcorar es un equilibrio de sabor para los chiles Thai y los tallos de hierba de limón.

Esta sopa, como muchas sopas, comienza con un consomé, que también se denomina caldo. Los caldos son muy nutritivos y tienen minerales, cartílago, colágeno y electrolitos. Caldos de carne, pescado, pollo y pavo también contienen generosas cantidades de gelatina natural, una sustancia sin olor ni sabor que se extrae hirviendo huesos y tejidos de animales. Fácil de digerir, la gelatina ayuda en la digestión general. Por tanto, la próxima vez que hornee un pollo completo o sirva un pavo, no tire a la basura esos huesos; utilícelos para hacer un saludable caldo que pueda formar la base para muchas sopas estupendas.

## Aceite de coco extravirgen

Hablando de cocos, el aceite de coco orgánico extravirgen puede ser un maravilloso aliado en su búsqueda de su peso perfecto. El aceite de coco extravirgen ha sido el receptor de estupendos elogios los últimos años por su capacidad de ayudar a equilibrar la tiroides, el metabolismo, y el cuerpo con la producción de energía. Algunos expertos recomiendan que las personas con problemas de tiroides y de peso deberían consumir de 2 a 4 cucharadas de aceite de coco al día.

Una tiroides equilibrada desempeña un papel vital en su metabolismo. Mary Shomon, autora del libro *The Thyroid Diet* (La dieta del tiroides) dice que ciertos alimentos altos en tirosina ayudan al cuerpo en la producción de la hormona tiroidea T3, la cual le ayuda a utilizar más oxígeno y quemar más calorías.[49] Además del aceite de coco extravirgen, alimentos altos en tirosina son el queso cottage, las claras de huevo, las semillas de cártamo y carnes como el pavo, el antílope, la codorniz y el búfalo.

Una manera de añadir aceite de coco a su dieta es añadir un poco a la sartén siempre que cocine huevos revueltos, cuando tenga que dorar cebolla, pimiento u otras verduras, o cuando tenga que calentar sobras. Cuando yo hago jugos granizados, a menudo añado una cucharada de aceite de coco extravirgen a los ingredientes. El aceite de coco es una de esas grasas sanas que proporcionan saciedad y ralentizan la absorción de azúcar en el flujo sanguíneo, manteniendo así los niveles de azúcar en sangre e insulina estabilizados.

## Cómo ser un buen comprador

Sé lo que está pensando: "Todos esos alimentos sanos suenan fantásticos, Jordan, pero yo no me puedo permitir comprarlos".

El costo de los alimentos orgánicos es una barrera para muchos. Sí que cuesta más comprar en tiendas de alimentos naturales, un bocado de un 20 a un 200 por ciento del presupuesto familiar para comida. La situación debería mejorar a medida que las fuerzas del mercado y una mayor demanda de los consumidores rebajan los precios. Pero los siguientes son algunos pasos que puede usted dar mientras tanto:

- Comprenda que comer alimentos orgánicos preparados en casa es mucho más barato que llevar a la familia a comer a un restaurante o a un lugar de comida rápida. Si tiene usted una familia de cuatro, en cualquier lugar costará desde veinte dólares por hamburguesas y patatas fritas hasta treinta dólares o más en otro tipo de restaurante. Por esas cantidades puede comer realmente bien en casa por la misma cantidad si cocina usted para su familia.

- Comer los alimentos recomendados en el plan dietético "el peso perfecto" (ver capítulo 7) cuesta la mitad de seguir una dieta especial o un plan de comidas dietético como Jenny Craig, NutriSystem, o Weight Watchers.

- Tenga en mente que esos alimentos "preparados" —pizza congelada, *Lunchables*, barras de helado— son más caros de lo que usted cree. Un melocotón fresco es más barato que un yogur de melocotón bajo en grasa. Un plátano es más barato que una barrita de caramelo.

Organice las cenas familiares con:

- Sanas ensaladas (lechuga romana, radicchio, escarola y endivias) con tomates, apio, cebollas rojas, pimientos y aguacates.
- Sanos granos como amaranto, mijo, trigo sarraceno y quinoa.
- Sanas verduras, como espinacas, brócoli, coliflor, cebollas, batatas y patatas blancas.
- Carne alimentada con pasto, pollo de corral y pescado de agua fría, todos servidos como ingrediente vital, no necesariamente como plato principal.

Busque ofertas cuando compre, y almacene. Aun las tiendas de alimentos naturales tienen "artículos de lanzamiento" pensados para hacer que usted entre, donde piensan que usted hará la compra principal familiar esa semana.

## Hacia dónde ir desde aquí

¡Guau! Este ha sido nuestro capítulo más largo, pero comer los maravillosos alimentos que se encuentran en la naturaleza en una forma que es sana para el cuerpo es el eje clave que soporta "el peso perfecto". En nuestro siguiente capítulo enfocaremos nuestra atención a los líquidos y cómo puede usted beber para su peso perfecto.

# Capítulo 4

## Beba para su peso perfecto

BOB DEMOSS, UN consumado escritor que acaba de cumplir los cincuenta, siempre ha tenido que vigilar su peso desde que comenzó a inclinar la báscula dentro del rango de las 225 libras en sus años de universidad. Por tanto, comenzó a beber Coca-Cola sin azúcar para ahorrar calorías sin sacrificar su inyección matutina de cafeína.

Uy, dije *matutina*. En un típico día de la semana, alrededor de las 7:00 de la mañana, Bob circulaba hasta un pequeño supermercado en una gasolinera en Franklin, Tennessee, mientras llevaba a su hija a la escuela. Luego sacaba un vaso de plástico de tamaño Paul Bunyan lleno hasta arriba de un litro de Coca-Cola sin azúcar, o lo que él llamaba su primer "litro" del día. "Tenía que ser Coca-Cola sin azúcar —decía él—. Si se les había acabado, iba a algún otro lugar".

Bob, que trabaja fuera de su casa en proyectos de libros en colaboración, se alimentaba con su "litro" a lo largo de la mañana, y luego regresaba a la tienda a la hora del almuerzo para rellenarla. "Ya que yo siempre llevaba mi vaso, el precio del relleno era considerablemente más barato —decía él—. Un dólar y cincuenta al día, siete días, eran diez dólares por semana. Tal como están las bebidas, eso no es malo, en especial cuando se compara con lo que te dan en Starbucks cuando compras un café". Debido a que él era un cliente tan fiel, los amigables dependientes en la tienda ocasionalmente no le cobraban.

Después de terminar su segundo "litro" a media tarde, Bob se paseaba hasta su escondite privado de botellas de dos litros de Coca-Cola sin azúcar que tenía en el garaje. "Siempre que el precio bajaba de 1.29 dólares a 89 centavos, yo compraba reservas", decía él. Era momento para tomar más.

Durante treinta años, Bob calcula que consumía alrededor de 3 litros de Coca-Cola sin azúcar al día, lo cual, según mis matemáticas, significa que bebía el equivalente a 9 latas de 12 onzas al día, 56 latas por semana, 270 por mes, 3,285 por año, o al menos 98,550 Coca-Colas sin azúcar en toda su vida. Pero es aquí donde la historia de Bob da un giro: su dosis de Coca-Cola sin azúcar se detuvo de repente en 2007 cuando él entró en su Publix (una cadena de supermercados) local, se acercó al pasillo de los refrescos y, a la vez que su mano agarraba una botella de dos litros, una voz en su cabeza dijo: "No, no lo hagas".

---

### Beber Coca-Cola sin azúcar: ¿con vitaminas?
#### por Jordan Rubin y el Dr. Bernard Bulwer

La Coca-Cola sin azúcar tiene legiones de fanáticos como Bob Demos. El entrenador de fútbol de la universidad del estado de Florida, Bobby Borden, dice que la mitad de su dieta es beber Coca-Cola sin azúcar y la otra mitad es comer cacahuates. Victoria Beckham, casada con la celebridad del fútbol David Beckham, afirma odiar el sabor del agua y no bebe otra cosa que no sea Coca-Cola sin azúcar.[1]

La Coca-Cola sin azúcar ocupa el tercer lugar de los refrescos más vendidos en América, justamente por detrás de la Coca-Cola clásica, con todo su azúcar, y la Pepsi. A medida que las ventas de bebidas sin azúcar siguen aumentando (un 30 por ciento del mercado del refresco en 2007, desde un 25 por ciento en 2000[2]), la Coca-Cola lanzó una nueva versión de Coca-Cola sin azúcar en el verano de 2007 con vitaminas y minerales añadidos llamada Coca-Cola sin azúcar Plus. Las botellas con tapón azul contienen de un 10 a un 15 por ciento de los requisitos diarios de niacina, zinc, magnesio y vitaminas B6 y B12.

Caramba. No vemos el punto, a menos que sea el engañar a quienes consumen mucha Coca-Cola sin azúcar para que en realidad piensen que están bebiendo algo saludable. Usted sigue ingiriendo aspartame, un edulcorante artificial que ha provocado debate durante décadas.

El Dr. H. J. Roberts, una autoridad en edulcorantes artificiales, testificó en vistas del Congreso de que los edulcorantes artificiales como el aspartame, la sacarina y la sucralose pueden ser altamente adictivos y desencadenar sustancias tóxicas que crucen la barrera sangre-cerebro, causando problemas neurológicos.[3]

Las bebidas sin azúcar y "bajas en calorías" que presentan edulcorantes químicos industriales y nada nutritivos han sido vendidas como la respuesta a la epidemia de obesidad en los Estados Unidos durante décadas. Hasta las personas con diabetes podrían supuestamente satisfacer su gusto por lo dulce. La sacarina —el producto químico en Sweet'N Low— fue el primer edulcorante artificial en comercializarse, y el compuesto es hasta 700 veces más dulce que el azúcar de mesa. Desde su introducción en los años sesenta, sin embargo, la sacarina ha creado una oleada de debates sin fin y luchas sobre su seguridad, en especial desde que los experimentos de laboratorio la relacionaron con el cáncer de vejiga en ratas.

Probablemente debido a su gusto ligeramente metálico, la sacarina ha sido sustituida en popularidad por el aspartame —vendido bajo las marcas NutraSweet o Equal—, que igualmente ha suscitado controversias acerca de su seguridad, incluyendo una posible relación con tumores cerebrales. Los productos de descomposición del aspartame —metanos y ácido fórmico— son conocidas toxinas en altas concentraciones. El aspartame y otro popular edulcorante, el acesulfame K (comercializado como Sweet One o Sunett) son hasta 200 veces más dulces que el azúcar de mesa.

Conocemos a personas que no quieren refrescos sin azúcar debido a la controversia por los edulcorantes artificiales y escogen, por el contrario, beber el refresco "regular" de alto octanaje, pensando que se arriesgarán con la cola edulcorada con azúcar. El caso: el refresco 7Up se anuncia a sí mismo como "100 por ciento natural", afirmando con seriedad que uno de sus cinco ingredientes —sirope de maíz alto en fructosa— es un ingrediente natural.

---

"Mi esposa, Leticia, ha estado detrás de mí durante diez años para que deje la Coca-Cola sin azúcar —dijo Bob—. Francamente, ella siempre me estaba sermoneando y, tengo que admitir, que debería haberla escuchado hace mucho tiempo, pero la Coca-Cola sin azúcar era mi único capricho. Yo creía que cuando exprimía limón en mi Coca-Cola sin azúcar le estaba añadiendo valor nutricional".

Bob sustituyó su adicción a la Coca-Cola sin azúcar por... agua embotellada. Claro que hubo algunos momentos difíciles mientras él entrenaba de nuevo a sus papilas gustativas, pero finalmente su cuerpo aceptó el "aburrido" sabor del agua. Sin embargo, durante un momento o dos de debilidad, Bob regresó a su tienda por su "litro", pero el gusto químico pegajoso y dulce ahora le asqueaba.

"Fue interesante la rapidez con la que perdí el deseo de mi refresco sin azúcar favorito." En la actualidad Bob dice que él es "un adicto al agua". Ahora compra paquetes de treinta y cuatro de agua envasada en Sam's Club y las mantiene almacenadas en el garaje, donde solían estar sus Coca-Colas sin azúcar. Siempre que conduce, Bob se lleva dos botellas de medio litro de agua para el camino.

Lo interesante también fue cómo sucedieron otros dos "eventos significativos" —en palabras de Bob— después de que dejó de beber Coca-Cola sin azúcar como si saliera de un grifo. En primer lugar, su presión sanguínea descendió veinte puntos, desde una moderadamente alta 149/96 hasta una casi normal 130/70. "Yo no esperaba eso —dijo Bob, pero el segundo evento lo sorprendió aún más—. Cuando dejé de beber toda esa Coca-Cola sin azúcar, me sentí con menos crispación. Lo que quiero decir es que cuando bebía litros y uno de mis hijos hacía la menor infracción, yo saltaba y reaccionaba en exceso, y enseguida ladraba. Ahora soy una persona diferente. Tengo un temperamento mucho más moderado. No sé si es la cafeína o el edulcorante artificial aspartame en la Coca-Cola sin azúcar, pero sin duda alguna parezco tener una mejor perspectiva de la vida y me siento más optimista".

Bob dice que también se está moviendo en la dirección correcta en su peso, y usted también lo hará cuando deje de beber colas, refrescos sin azúcar, bebidas "energéticas" como Red Bull, y bebidas deportivas como Gatorade y PowerAde. Sustituir sus viejas maneras de beber refrescos líquidos por agua, té verde, café certificadamente orgánico, jugos de frutas y verduras frescas, y bebidas lacto-fermentadas hará maravillas por su salud y su peso perfecto.

## Nada como el agua

Enfoquemos nuestra atención en primer lugar en la vieja agua, la cual a menudo se pasa por alto como herramienta para perder peso debido a que es tan... ordinaria. Cualquier fluido que no tenga olor ni color parece totalmente aburrido comparado con las "aguas para estar en forma" más sexy y bebidas deportivas con colores de caramelos que puede usted comprar en las tiendas. Sin embargo, la vieja agua natural puede desempeñar un papel significativo en la pérdida de peso debido a la manera en que acelera su metabolismo e hidrata las células a fin de que puedan procesar los carbohidratos y la grasa con más eficacia. Cuando las células de su cuerpo están bien hidratadas, usted acelera la capacidad del hígado para convertir la grasa almacenada en energía utilizable y ayuda a sus riñones a eliminar toxinas. Si sustituye los refrescos por agua —y pasa por alto todo lo demás escrito en *El peso perfecto: América*—, seguirá perdiendo algunas libras con rapidez, según un estudio en el centro de investigaciones del hospital Children's Hospital en Oakland, California.[4]

El agua es la sustancia definitiva sin calorías y sin azúcar, la perfecta libación. Solamente el agua es el perfecto fluido sustitutivo para regular la temperatura corporal, llevar nutrientes y oxígeno a las células, lubricar las articulaciones, proteger órganos y tejidos, eliminar toxinas, y mantener fuerza y aguante. Aun cuando está envasada, el agua sigue siendo una buena elección, a menos que compre un agua de arroyo de Tennessee llamada Bling H2O, que viene en botellas esmeriladas del tamaño de las de vino con cristales Swarovski incrustados que forman su nombre y se venden a cuarenta dólares por botella. Bling, como imaginará, es muy popular en la "set" de Hollywood, donde la prensa del entretenimiento afirma que Paris Hilton llena el plato de agua de su perro con esa agua extremadamente cara.

Y yo que creía que San Pellegrino era un capricho.

Siempre que salgo de casa para ir a mi oficina, llevo un envase de dos litros de policarbonato plástico lleno de agua fresca que ha pasado por el sistema de filtrado de mi casa. Mi objetivo es beber la misma cantidad de agua diariamente que Bob Demos solía beber en sus buenos tiempos de Coca-Cola sin azúcar: al menos 3 litros.

Yo bebo mucho agua porque sé que el H2O hidrata mi sistema cardiovascular, irriga mi aparato digestivo, mantiene mi cuerpo fresco en el calor de Florida, y ayuda a eliminar productos de desecho de mi cuerpo. Beber regularmente de mi botella de agua significa que tengo que visitar el cuarto de baño con más frecuencia, pero ese es un pequeño inconveniente por participar en una de las prácticas más saludables que tenemos a nuestra disposición. Usted no puede sinceramente mejorar nada al agua natural.

Si está buscando adelgazar, beber mucha agua es tan importante como escoger los alimentos correctos que comer. La parte más rigurosa y desafiante del plan alimentario "el peso perfecto" se produce en la primera o segunda semana, cuando el cuerpo pasa por una etapa de "purificación". Cuando usted de repente deja de comer alimentos con azúcar blanco, edulcorantes artificiales y conservantes, puede que experimente síntomas temporales de ansiedad, como dolores de cabeza, deseos de carbohidratos, menos energía, cambios de humor, o hasta cambios en sus hábitos de ir al baño. Esas reacciones "desintoxicantes" son indicaciones de que el cuerpo está haciendo ajustes a la vez que trabaja en la limpieza de toxinas del sistema. Su cuerpo necesita corrientes de agua durante esta etapa "poco apetitosa". Cuando el cuerpo está adecuadamente hidratado, los riñones funcionan normalmente, eliminando de modo eficaz los desechos del cuerpo.

Puede beber usted agua fría o del tiempo, como más le guste, pero no beba agua con gas añadido, como Perrier. Beber agua natural sin gas de manantial es lo mejor, y consumir agua antes y durante sus comidas le ayudará a digerir los alimentos eficientemente y a prevenir el estreñimiento.

¿Cuánta agua debería usted beber? Una buena regla general es media onza de agua por cada libra de peso corporal. Como ejemplo, como yo peso entre 185 y 190 libras, eso significa que debería beber 95 onzas de agua al día, o unos doce vasos. Sé que eso es mucha agua, pero normalmente alcanzo mi meta de 3 litros ya que llevo mi recipiente plástico dondequiera que voy. Trato de consumir aproximadamente un litro de agua antes de salir para la oficina, lo que es bastante fácil para mí ya que hago ejercicio en la mañana y bebo agua durante mi sesión de EIF (leerá más sobre EIF en el capítulo 9).

Siempre que viajaba, solía llevar mi botella de agua hasta el avión, pero esa práctica terminó cuando se prohibieron los líquidos y geles en el equipaje de mano durante el verano de 2006. Ahora o bien compro una botella de agua antes de embarcar, o le pido a la azafata dos vasos (o una botella) de agua cada vez que pasa el carrito de las bebidas. Volar es deshidratante debido al aire extremadamente seco de la cabina, y por eso trato de beber de 8 a 16 onzas de agua cada hora que estoy en el aire para mantener los niveles de agua en mi radiador.

## ¿Qué hay en el grifo?

Mencioné que antes de ir a trabajar en la mañana, lleno un recipiente de tres litros de agua filtrada que viene directamente de un dispensador de agua que hay en el fregadero de mi cocina. El claro líquido viene de una fuente municipal responsable de asegurar que el agua de mi familia sea segura para el consumo público. Aunque es de confianza y no tiene gérmenes, el agua municipal necesita ser filtrada antes de que pueda ser una buena fuente de hidratación para usted. La mayoría del agua potable que sale directamente del grifo contiene más de 700 productos químicos, incluyendo excesivos niveles de plomo.[5]

El agua municipal, sea en una gran ciudad como Nueva York o en el pueblo más pequeño en las afueras rurales, pasa por una serie de pasos de filtración para eliminar los pequeños microorganismos y disolver los materiales inorgánicos y orgánicos. Sin embargo, antes de que el agua tratada pueda ser sacada de una planta de tratamiento, debe ser desinfectada para destruir cualquier patógeno que de alguna manera sobreviviera al proceso de filtración. El desinfectante más común es el cloro o sus parientes químicos: cloraminas y dióxido de cloro.

Cloro... sí, estoy hablando del blanco polvo granular que se echa en las piscinas a fin de que nadie se enferme cuando los niños orinan en el agua. El cloro es el desinfectante elegido para los municipios porque es barato y no parece hacer daño a los seres humanos, pero sigue siendo una sustancia altamente tóxica (sencillamente pregunte a los insurgentes iraquíes por qué utilizaban bombas de cloro). Si el agua de su grifo es tratada con cloro —y probablemente lo sea—, entonces le recomiendo que instale filtros de agua en el fregadero de su cocina y entre el tubo del agua y el refrigerador. Una alternativa más barata es que cuesta menos de treinta dólares sería comprar un jarro de agua con un filtro interior de carbón.

Yo me volví totalmente exigente durante la construcción de nuestra nueva casa recientemente. Le pedí al constructor que instalase un sistema de filtración en toda la casa utilizando ultra filtración y ósmosis inversa que eliminase el cloro y otras impurezas antes de que el agua entrase en las tuberías de nuestra casa. Ahora, antes de irme en la mañana, puedo llenar mi recipiente de agua filtrada y saber con confianza que estoy hidratando mi cuerpo con la mejor fuente de refresco que tengo a mi disposición: justamente en mi casa.

Usted siempre debería tener también un vaso de agua cerca. Dar un trago de vez en cuando puede que no parezca mucho, pero si no se mantiene correctamente hidratado, alcanzar su peso perfecto se volverá mucho más difícil.

## ¿Y los otros líquidos?

Sé que todos los libros de dietas que merezcan su sal —espero que decir "sal" le dé sed— alientan a los lectores a beber al menos los proverbiales "ocho vasos de agua cada día". Sin embargo, he leído que expertos médicos como el Instituto de Medicina de la Academia Nacional de Ciencias creen que la recomendación de beber ocho vasos de agua es solamente un cuento de viejas. Después de revisar más de cuatrocientos estudios, la Academia Nacional dijo que la mayoría de estadounidenses ya obtienen suficientes fluidos del jugo de naranja y el café que beben, de la leche en sus cereales para el desayuno, la jugosa naranja que comen como aperitivo, la sopa de pollo que comen en el almuerzo, y la fría cerveza que se beben durante la hora feliz[6] (solo estoy bromeando con respecto a lo último).

Aunque estoy de acuerdo en que beber café cuenta algo hacia sus totales de hidratación —al igual que la producción de algo de agua por el cuerpo de los alimentos que comemos—, no creo que masticar cereales rociados de leche o sorber ruidosamente sopa de pollo sea lo mismo que beber agua pura. Ya que hay muchas más personas que no están adecuadamente hidratadas que las que lo están, mi sentimiento me dice que se debe a que no beben el agua suficiente. Comerse un bol de cereales, beber jugo de naranja o sorber sopa de pollo no es lo mismo que beber agua. Su cuerpo le dice que hay una diferencia. Cuando yo recomiendo media onza de agua por libra de peso, estoy hablando de agua pura. Cualquier otra bebida no debería contar en ese total.

Además, el estado del jugo de naranja y de otros jugos de frutas en los Estados Unidos no es bueno. La mayoría de jugos están llenos de azúcares concentrados con una pérdida de nutrientes por la pasteurización y la concentración, lo cual los hace estar tan vacíos nutricionalmente como lo está la harina blanca refinada. Yo recomiendo que se mantenga alejado del jugo de naranja y los jugos de frutas mientras sigue el plan alimentario "el peso perfecto" a menos que compre una variedad de jugo recién exprimido de frutas cultivadas orgánicamente. El jugo de naranja recién exprimido debería diluirse en agua mineral purificada o naturalmente carbonatada a fin de no ingerir más azúcar del que normalmente recibiría cuando se come una fruta.

En las últimas etapas del plan alimentario "el peso perfecto" está bien beber jugo de frutas y verduras crudas, si utiliza una licuadora para hacerlos. Manténgase alejado del jugo de verduras enlatado, en especial del jugo de tomate, el cual tiende a tener un alto contenido en sodio y conservantes. Exprimir frutas y verduras usted mismo le da todos los nutrientes que la naturaleza ha proporcionado sin nada artificial.

## Retención de agua

También están quienes creen que si beben demasiada agua engordarán debido a la "retención" de agua. A menos que haya un problema médico subyacente, como fallo del hígado o el riñón, se produce justamente lo contrario. Beber agua extra parece impulsar el metabolismo, lo cual fomenta la pérdida de peso, aunque modesta. El Dr. Michael Borschmann, y otros colegas del centro de estudios clínicos Franz-Volhard en Berlín, Alemania, rastrearon los gastos de energía de siete hombres y siete mujeres –sanos y sin sobrepeso— que bebían 17 onzas de agua. Esto fue seguido por un chequeo de sus índices metabólicos para ver con cuánta rapidez quemaban calorías.

A los diez minutos de consumir un vaso grande de agua, el metabolismo de los sujetos chequeados aumentó un 30 por ciento tanto en los hombres como en las mujeres y alcanzó un máximo después de treinta a cuarenta minutos. Los investigadores alemanes calcularon que durante el curso de un año, una persona que aumentase su consumo de agua en 1.5 litros (alrededor de 50 onzas) al día quemaría 17.400 calorías extra, lo cual se traduce en una pérdida de peso de aproximadamente cinco libras.[7]

El Dr. F. Batmanghelidj, y autor de *Water: For Health, for Healing, for Life* (Agua: para la salud, para la sanidad, para la vida), defiende que dar tragos de una botella de agua actuará como un regulador en una máquina sobrecalentada para apagar calambres de hambre y evitar que usted coma en exceso. Él recomienda beber 24 centilitros de agua antes de sentarse a desayunar, a almorzar y a cenar. "Se sentirá lleno y comerá solamente cuando sean necesarios los alimentos —dijo él—. El volumen de ingesta de alimentos disminuirá drásticamente. El tipo de deseo de comida también cambiará. Con una ingesta suficiente de agua, tendemos a desear proteínas más que carbohidratos… Si cree usted que es diferente y que su cuerpo no necesita esa cantidad de agua (de ocho a diez vasos por día), está cometiendo un grave error", observa el Dr. Batmanghelidj, que cree que muchas personas que hacen dieta confunden el hambre y la sed, pensando que tienen hambre cuando en realidad están deshidratados.[8]

La sensación de sed y de hambre se genera simultáneamente para indicar las necesidades del cerebro, pero muchos no reconocen la sensación de sed y suponen que ambos "indicadores" son el impulso de comer. Así, agarran una bolsa de patatas fritas cuando deberían haber agarrado un vaso de agua. El Dr. Batmanghelidj dice que cuando la gente bebe primero agua, se las arregla para separar las dos sensaciones, lo cual evita que coman en exceso y den un paso atrás en su camino hacia llegar a su peso perfecto.

Una manera de saber si está usted adecuadamente hidratado es mirar el color de su orina. Si su orina es consistentemente amarilla, entonces no está bebiendo suficiente agua. Una orina clara o de color amarillo claro es el mejor indicador de que está bebiendo suficiente agua a lo largo del día. Una orina turbia, sin importar cuál sea su color, puede indicar deshidratación. Cuando esté en el trabajo, tenga cerca una botella de agua o un vaso de agua. Beber más agua de la que está acostumbrado a beber será una de las cosas más importantes que puede usted hacer para alcanzar su peso perfecto. El agua filtrada es preferible aguas "para estar en forma" como Propel, que contiene sirope de sucrosa y una bandada de aditivos. Glacéau Vitamin Water, una "bebida de agua enriquecida con nutrientes" que está de moda, está endulzada con fructosa cristalina, la cual, al igual que el sirope de sucrosa, es una variación del sirope de maíz alto en fructosa. Dependiendo de qué "sabor" de agua vitaminada agarre usted de los estantes, una botella de 20 onzas contiene de 100 a 125 calorías y entre 20 y 32 gramos de azúcar, casi el equivalente a una lata de 12 onzas de la verdadera: Coca-Cola. El agua fresca tiene cero calorías.

"Es primitivo y simplista pensar que uno podría fácilmente enriquecer el agua con todo tipo de productos químicos que refuerzan lo agradable de la bebida y sustituirlos por el agua natural y limpia que el cuerpo necesita —dijo el Dr. Batmanghelidj—. Algunos de esos productos químicos —cafeína, aspartame, sacarina y alcohol—, mediante su constante efecto desequilibrante sobre el cerebro, programan firmemente la química del cuerpo con resultados contrarios al diseño natural del cuerpo... La ingesta de los fluidos incorrectos afectará a la vida de cualquiera que los consuma continuamente".[9]

Sin mencionar el alcanzar su peso perfecto.

## La hora del té

Tengo buenas noticias que dar: beber té con moderación —dos o tres tazas al día— ciertamente contribuye a la hidratación del cuerpo. Una reseña pública de un estudio del té realizado en King's College en el Reino Unido —donde el Dr. Bulwer estudió nutrición— mostró que el té hidrata el cuerpo de modo tan eficaz como el agua. "Beber té es en realidad mejor para usted que beber agua —dijo el Dr. Carrie Ruxton, uno de los coautores del informe King's College—. El agua es esencialmente fluido reemplazante. El té reemplaza los fluidos y contiene antioxidantes, así que tiene dos cosas a su favor".[10]

Globalmente, el té es la bebida más ampliamente consumida, después del agua. Todas las verdaderas variedades de té provienen de las hojas de una planta de hoja perenne: Camellia sinensis. (Los tés como la camomila y la menta realmente deberían llamarse infusiones ya que no son verdaderos tés). Durante la época de la cosecha, las hojas de té se recogen, se enrollan, se secan y se calientan. El tipo de té depende del modo en que se procesan las hojas. Los tés verdes y blancos no son oxidados y son los más frescos. Los tés negros u oxidados son los más fermentados. Los tés oolong o parcialmente oxidados están entre medias.

El té verde constituye un 20 por ciento del mercado global del té, mientras que el té negro (o té verde que ha sido sometido a un proceso adicional que fermenta y oxida la hojas) constituye alrededor de un 78 por ciento.[11] Yo recomiendo té verde porque está menos procesado y tiene mayores niveles de antioxidantes que el té negro.

En cuanto a la cafeína, creo que los beneficios de los tés son mejor producidos en tés que contienen cafeína, la cual tiene un ligero efecto diurético. Ya que las hojas de té contienen cafeína de modo natural, creo que es más sano para nosotros consumir té en su forma más natural. Obviamente, si la cafeína tiende a hacerle perder el sueño, debería evitar consumir tés con cafeína al final de la tarde o en la noche.

Aún mejores noticias son que está surgiendo nueva evidencia de que el té verde puede ayudarle a alcanzar su peso perfecto. La revista *American Journal of Clinical Nutrition* publicó los resultados de un estudio en la universidad de Ginebra en Suiza en el cual a los hombres que se les dio una combinación de cafeína y extracto de té verde quemaban más calorías que aquellos a quienes se les dio solamente cafeína o un placebo, significando que el té verde acentúa las propiedades estimulantes de la cafeína, lo cual eleva el ritmo metabólico.[12] Las pruebas clínicas realizadas en la universidad de Ginebra también revelaron que los catechines en el té verde elevaban el ritmo de termogénesis del cuerpo (la cantidad de calorías quemadas), lo cual, a su vez, aumentaba el gasto de energía.

¿Qué hace que el té verde sea tan especial? El secreto que hay tras el té verde yace en su alto contenido en un tipo de agentes que mejoran la salud conocidos colectivamente como polifenoles o flavonoides, concretamente el grupo conocido como catechines. El epigallocatechin gallate, o EGCG, constituye hasta el 40 por ciento del peso seco de los tés verdes y tiene el don de mejorar el flujo de sangre por las venas, lo cual es bueno para la salud cardiovascular. El EGCG es un potente antioxidante (un agente "antioxidación") que mata muchos tipos de células de cáncer in vitro sin dañar el tejido sano; también es eficaz para disminuir los niveles de colesterol malo LDL, que atasca nuestras arterias.

El té verde —también recomiendo un tipo tradicional de té chino conocido como té oolong— debería provenir de fuentes orgánicas. Algunos de los mejores tés naturales y orgánicos que he encontrado son importados de las prístinas montañas Wuyi de China, donde las hojas de té son recogidas a mano y no están sujetas a pesticidas y fertilizantes químicos. Japón es también un importante productor. Contrariamente a la producción convencional, no se pueden lavar los residuos de herbicidas de las hojas de té, así que escoja cajas marcadas como "té orgánico". Muchos tés orgánicos están certificados como "comercio limpio", lo cual garantiza que los obreros que recogen las hojas reciben salarios justos por su trabajo.

Hay un tipo diferente de té que quiero presentarle, y se llama kombucha, o té de champiñón. El kombucha es una bebida fermentada hecha de té negro o verde y hongos de cultivo. Suena horrible, pero se ha sabido que yo bebo varias de esas bebidas exóticas por semana. Sin embargo, no son baratas, a tres dólares la botella, pero si busca en la Internet puede encontrar maneras de pedir un cultivo kombucha y hacer esta bebida agridulce en su casa.

Muchas culturas en todo el mundo consumen bebidas lactofermentadas como el kombucha por sus maravillosos beneficios para la salud, pero es una bebida diferente a cualquier otra probada en este país. Un crítico, Siobhan Roth de la gaceta Pittsburgh Post-Gazette, comparó el kombucha con viejos calcetines sudados con un toque de limón.[13] Yo no creo que el kombucha sepa tan mal. El kombucha tiene un sabor a sidra y cierta efervescencia, pero me gusta la manera en que la bebida potencia mi energía y relaja mis ánimos. Mi sabor favorito es el de uva, pero puede encontrar sabores como frambuesa, mango y jengibre al limón.

Bajo en calorías y azúcar —sólo 8 gramos en 8 onzas—, encontrará frases como "espumosa tónica del Himalaya" o "té chino hecho a mano" en las etiquetas, pero el kombucha es claramente ruso en su origen. Una marca, Kombucha Gonder Drink, comenzó a aparecer en tiendas de comida sana hace varios años y ha desarrollado un seguimiento que le rinde culto. El kombucha no es una bebida que uno se tragaría como el agua fría de una botella después de jugar dos sets de tenis. Kathy O'Brien de la fundación Weston A. Price Foundation, que difunde la investigación del pionero nutricionista Dr. Weston A. Price, dijo que uno debería ir despacio cuando bebe esta bebida espumosa y lactofermentada; no más de 4 onzas de una vez.

Las bebidas lactofermentadas son muy sanas, al ser altas en ácidos lácticos y glucónicos, al igual que en enzimas y prebióticos que son buenos para la digestión. No permita que el acre aroma o turbio aspecto eviten que pruebe esta sana bebida.

## Un acento para el café

Aunque yo soy un fan del kombucha, no veo el sabor agrio de la bebida entrar en la conciencia estadounidense como el café. La obsesión de este país por las bebidas de café azucaradas de Starbucks ha enfangado las aguas, por así decirlo, porque siempre que el dependiente monta una bebida de café, estará usted bebiendo el equivalente a una barrita dulce licuada. Los cafés de tamaño grande con sabor a moca, vainilla, chocolate blanco, moca de naranja, avellana, dulce de leche, java chip y caramelo llegan a 400 calorías por ración y más de 2 onzas de azúcar.

Así que tendrá que hacer a un lado su dosis de Starbucks durante "el peso perfecto", pero eso no significa que no pueda beber café. Está bien consumir café fresco orgánico condimentado con crema orgánica, miel o stevia, pero ejercite la moderación, lo cual quiere decir una taza al día o cada dos días. Y al igual que con el té, yo creo que el café se consume mejor tal como fue creado: con toda su carga. El café descafeinado es altamente procesado y elimina algunos de los beneficios antioxidantes contenidos en los granos.

Personalmente, no soy un gran fan del café ni bebo mucho café yo mismo, pero soy consciente de que el café con cafeína, al igual que el té, ha sido consumido durante miles de años por algunas de las personas más sanas del mundo. Mientras su café provenga de fuentes orgánicas, estará usted bien. Debería comprar los granos usted mismo, congelarlos y molerlos usted mismo cuando desee, pero estará aún mejor si hace a un lado el café hasta haber terminado el plan alimentario "el peso perfecto".

Precaución: debería mantenerse alejado de los así denominados cafés "adelgazantes", que son típicamente una combinación de café molido regular, hierbas y suplementos vendidos como supresores del apetito, como hoodia, guaraná, ácido hidroxítrico y goma guar, un tipo de fibra.

---

### Resumen "el peso perfecto": Beba para su peso perfecto

- Haga que su primera bebida sea agua purificada y sin cloro, consumiendo 1.5 centilitros de agua por libra de peso corporal, o aproximadamente de ocho a doce vasos al día, en especial si vive en climas más cálidos.
- Si bebe agua natural, no escoja marcas con gas, como Perrier.
- Instale filtros de carbón en el grifo de la cocina y el refrigerador, o compre jarros de agua para la encimera.
- Haga té verde, o consuma tés líquidos preremojados (preferiblemente orgánicos), que pueden endulzarse con una pequeña cantidad de miel o stevia.
- Dé un paso en el lado salvaje y pruebe bebidas lactofermentadas como el kombucha.
- Si bebe café, cambie a café orgánico certificado, el cual puede ser condimentado con crema orgánica y una pequeña cantidad de miel o stevia.

# Capítulo 5

## Tome aperitivos para su peso perfecto

A PRINCIPIOS DE 1990, Melissa Gertz era misionera en India con la organización Juventud con una Misión. Después de vivir y ministrar a las personas indias por seis años, regresó a los Estados Unidos y finalmente se estableció en Findlay, Ohio, después de casarse con su esposo, Jeff.

Comenzar un trabajo de oficina fue cierto shock cultural para Melissa, que pesaba 145 libras en aquel entonces. Por una parte, la dieta de Ohio —fuerte en alimentos fritos, ligera en verduras y rociada de dulces— era muy distinta a la cocina india, caracterizada por su extenso uso de especias y hierbas al igual que de relumbrantes platos vegetarianos y panes planos como roti y paratha. Pero a Melissa no le llevó mucho tiempo adaptarse otra vez al estilo estadounidense. De lunes a viernes, sus compañeras de trabajo llevaban cajas de rosquillas de chocolate al trabajo, tentando a Melissa hasta que ella agarró dos o tres.

Después del trabajo, a Melissa y a Jeff les gustaba visitar el famoso emporio de helados de Findlay, Dietsch Brothers, donde Melissa pedía un cono de azúcar lleno de tres cucharones de su helado favorito: Moose Tracks, que llevaba mucho chocolate. "Me volví realmente adicta al chocolate —decía ella—. Siempre que quería un aperitivo, ocultaba chocolate entre los asientos de mi sillón y me lo comía mientras veía la televisión. En un año aproximadamente, mi peso llegó hasta más de las 200 libras".

Me agrada decir que el contorno de cintura de Melissa ha mejorado mucho —ella regresó a las 145 libras siguiendo el programa "el peso perfecto" durante la campaña "Toledo sano"—, pero toda esa comida dañina casi la arruina. Hasta que dio un cambio a su salud, Melissa —y muchos como ella— no saben lo que constituye un aperitivo sano, ni tampoco son conscientes de que se debería comer algo a menudo entre comidas. Razón: el metabolismo del cuerpo se parece a un horno que debe ser atizado a intervalos regulares. Por eso los aperitivos son una parte importante del plan alimentario "el peso perfecto". Personalmente, me gusta tomar aperitivos, pero lo que como entre comidas es más saludable —y más rico— de lo que cualquier heladería Dietsch Brothers' pudiera servir.

Yo estoy a favor de los aperitivos porque negarse a usted mismo alimentos durante largos periodos le prepara para tres cosas:

1. Sufrimiento
2. Depresión
3. Fracaso

Ciertamente no queremos que ninguna de esas condiciones coloree su experiencia con "el peso perfecto". (Melissa dijo que sus aperitivos fuera de control le hacían sentirse muy deprimida, como si estuviera siendo controlada). Tomar aperitivos con sabiduría puede ayudarle a satisfacer sus punzadas de hambre antes de que se vuelvan abrumadoras.

Cuando caen los niveles de azúcar en sangre, usted no querrá agarrar uno de los viejos aperitivos: cacahuates cubiertos de miel, patatas fritas, galletas con chocolate, barritas de helado de vainilla mojadas en chocolate y pastelitos comprados en la tienda. Esos productos producidos comercialmente están llenos de azúcar refinado, conservantes químicos, edulcorantes artificiales e ingredientes procesados que le roban su salud y le hacen retroceder dos pasos después de haber dado un salto hacia delante.

Para estar un paso por delante del hambre, necesita usted armarse de ALC: aperitivos listos para comer, al igual que nuestros hombres y mujeres de servicio llevan CLC (comidas listas para comer) mientras patrullan en Iraq. Estoy hablando de tener a mano aperitivos como barritas nutritivas integrales o hasta aperitivos de cacao saludable (chocolate). Beber un suplemento delicioso y satisfactorio, alto en proteínas y alto en fibras, le mantendrá sintiéndose saciado hasta cuatro horas entre comidas.

Primero hablemos sobre los suplementos en bebida altos en proteínas y fibras porque yo estuve implicado en el desarrollo de este estupendo producto llamado *Perfect Meal*, el cual está pensado para humedecer los aperitivos una o dos horas antes del almuerzo o la cena. Cuando mezcla una ración de Perfect Meal con agua, está recibiendo dos ingredientes clave para ralentizar la digestión de carbohidratos en su aparato digestivo: Fibertrol y suero natural de proteína. El Fibertrol es una mezcla de fibras que incluye glucomanan, derivado de la raíz de konjac, un alimento tradicional japonés. Le ayuda a sentirse lleno más tiempo, reduciendo las innecesarias punzadas que pueden llevar a comer en exceso durante las comidas y excederse en aperitivos poco sanos entre comidas.

El suero natural de proteína proviene de la leche de ganado de corral y alimentado con pasto que pasta en pastos libres de pesticidas. Normalmente, los productos de suero son subproductos de queso desprovistos de componentes vitales inmunes y regenerativos que fueron destruidos durante el proceso comercial. El suero natural *Perfect Meal* está mínimamente procesado para preservar más de los factores naturales, incluyendo la cisteína, la cual, dice el Dr. Bulwer, es un importante aminoácido con un papel vital en la producción de glutatione del suero (GSH), un importante antioxidante indispensable para el sano funcionamiento de todas las células corporales, con especiales papeles protectores en el hígado, los sistemas cardiovascular e inmunológico, y los glóbulos rojos. Los estudios de laboratorio han demostrado que el glutatione tiene el potencial de mejorar grandemente muchos aspectos de nuestra salud.

Otra cosa estupenda de *Perfect Meal* es que contiene prebióticos, que son cultivos de bacterias vivas que mejoran la flora natural en el intestino. Los probióticos aumentan el número de microorganismos beneficiosos o amigables que están presentes en el aparato digestivo a la vez que mejoran la eficacia digestiva. Al mejorar las bacterias buenas, los prebióticos ayudan a eliminar las bacterias malas, levaduras, virus y parásitos. El Dr. Bulwer dice que los médicos por rutina recetan probióticos como Lactinex y Florastor para ayudar a mantener el equilibrio intestinal debido al uso de antibióticos.

Como aperitivo, Perfect Meal le ayuda a permanecer saciado debido a un índice glicémico muy bajo de 14. El índice glicémico (IG) evalúa los carbohidratos según su efecto en los niveles de glucosa en sangre. Cualquier número por debajo de 55 es considerado un alimento con bajo IG, así que beber un vaso de Perfect Meal le ayudará a mantener saludables niveles de azúcar en sangre en lugar de elevarlos, como el helado Moose Tracks de Melissa, por ejemplo. Como usted esperaría, los postres dulces y los alimentos refinados tienen un alto índice glicémico, lo cual significa que son digeridos con mucha rapidez, dejándole con hambre en un breve periodo de tiempo. Cuando sigue comiendo dulces para satisfacer sus ganas de azúcar, la espiral descendente continúa.

Perfect Meal puede romper el círculo. El polvo Perfect Meal viene en dos sabores naturales: vainilla cremosa y chocolate con leche. Solo añada agua, y estará bebiendo algo que satisfará sus ganas de algo dulce. Con 3 gramos de azúcar y 200 calorías, una ración está llena de proteína y fibra. Puede comprar Perfect Meal en una pequeña tarrina o en manejables paquetes, perfectos para llevarlos en un bolso como ALC (aperitivo listo para comer).

## Chequeo a la escena de las barritas

Lo siguiente en mi lista de aperitivos sanos son las barritas nutritivas completas, que son conocidas comúnmente como barras nutritivas o de energía. Si camina por un economato, descubrirá fácilmente una "demostración alimentaria" de alguna barra energética popular. En una bandeja hay varios cubitos de diferentes sabores, para agarrarlos libremente. Las barras de energía se comercializan como suplemento nutritivo alimentario, una alternativa en tamaño de barrita a hacer un almuerzo o comprar un Snickers de una máquina expendedora. De muchas maneras, las barras de energía son el aperitivo perfecto para el actual estilo de vida: agarra y vete, pues son portátiles, nutritivas y sabrosas.

Sin ser ya un buen producto para atletas, las barras de energía se han vuelto populares. Las barras de energía ya no saben a cartón y aserrín cubierto de chocolate. Hoy día puede escoger entre varios sabores deliciosos. Realmente saben como una barrita dulce, a excepción de cierto regusto. Por tanto, ¿son saludables?

Yo creo que usted ya sabe la respuesta: la mayoría de barras de energía no son las fuentes nutricionales que anuncian ser, ni tampoco son un estupendo sustituto alimentario para quienes tratan de perder peso y permanecer sanos. Esas barras de energía son una mezcla muy procesada de proteínas en polvo (soja o leche), azúcares o edulcorantes artificiales, productos químicos, conservantes e ingredientes sintéticos.

Tomemos la soja, por ejemplo, que a menudo es el primer ingrediente enumerado. La mayoría de la proteína de soja proviene de semillas de soja genéticamente modificadas. Las semillas de soja son altas en ácido fítico, el cual puede bloquear la absorción de minerales esenciales como el calcio, magnesio, cobre, hierro y zinc en el tracto intestinal. La proteína de soja debe ser procesada a altas temperaturas para reducir los niveles de ácido fítico, lo cual destruye bastante las "importantes proteínas" de la soja, como la lisina.

La razón por la cual la mayoría de barras de energía saben tan dulces se debe a que están llenas de sirope de maíz alto en fructosa, o sirope de maíz, que son formas de azúcar refinado y contribuyen a la ganancia de peso y los desequilibrios de azúcar en sangre. En mi mente, las barras de energía no son nada más que barras dulces embellecidas. Quiero decir que si se parecen a una barra dulce, saben como una barra dulce, y tienen muchos de los mismos ingredientes que una barra dulce... entonces es una barra dulce y no un aperitivo nutritivo para alguien que trata de llevar un estilo de vida sano.

Como preparación para el lanzamiento de "el peso perfecto", mi equipo de investigación y desarrollo y yo establecimos desarrollar una barra nutritiva completa —yo prefiero el término "barra alimenticia"— que no estuviera endulzada con sirope de maíz alto en fructosa y que disminuyera el hambre para quienes buscan un sustituto de comida o un aperitivo. Después de muchas pruebas y muchas revisiones, mi equipo y yo formulamos un par de barras alimenticias saludables y de estupendo sabor, endulzadas con miel pura y producida totalmente con alimentos integrales conteniendo proteína natural de suero, una mezcla de fibra orgánica y grasas omega-3.

Las llamamos Barras El Peso Perfecto, y vienen en dos deliciosos sabores: Peanut Butter Chocolate Chip y Chocolate MacNut Crunch, conteniendo la última sano chocolate "de verdad" llamado Rainforest Cacao (describo los beneficios del Rainforest Cacao más adelante en este capítulo).

Hay otro ingrediente en las barras El Peso Perfecto que me emociona, y se llama fucoxantin, que es un carotenoide de algas marrones que está demostrando un tremendo potencial para quemar grasa. La fucoxantina puede acelerar la pérdida de peso y de grasa, cuando se combina con una dieta consciente de las calorías, según un estudio clínico del que le hablaré en el capítulo 6: "Tome suplementos para su peso perfecto".

Por último, pero no menos importante, las barras El Peso Perfecto contienen un ingrediente super estrella llamado chia. Sé que cuando algunas personas oyen la palabra chia piensan en "mascotas chia": esos cursis figurines animales con brotes de chia verdes que crecen donde debería estar su cabello. El chia del que hablo proviene de una semilla comestible que crece en abundancia en plantas desérticas que se encuentran en el sur de México y partes de Sudamérica.

Las semillas de la planta chia se han consumido por mucho tiempo en América Central y del Sur, para su uso como comida y como medicina. Las semillas son ricas en aceite, aproximadamente una tercera parte de la semilla, de lo cual un 60 por ciento es ácido alfalinolénico (AAL), dando así a las semillas de chia ricas en fibra el mayor porcentaje de ácidos grasos omega-3 de cualquier planta, incluyendo las linazas. Debido a que las semillas de chia tienen niveles antioxidantes mucho mayores que las linazas, las semillas de chia no se ponen rancias tan fácilmente como la linaza.

Lo mejor de todo para quienes buscan perder peso es que la chia es muy saciante. Las semillas de chia se hinchan de siete a diez veces más dentro del estómago, lo cual lo llenará enseguida. Puede ver por qué cuando mezcla una pequeña cantidad de chia en un vaso de agua. Después de remover el agua unos instantes, la mezcla se vuelve semejante a gelatina y pronto tiene la consistencia del pudding de tapioca. Estamos hablando de algo espeso, pero muy nutritivo para usted.

Me aseguré durante el proceso de formulación de que la chia fuese parte de las barras alimenticias El Peso Perfecto, al igual que de otras barras alimenticias Garden of Life, que es otro aperitivo listo para comer que podría usted probar. Las barras Organic Living Food vienen en cuatro variedades:

- Organic Super Seed Whole Food Fiber Bar, que tiene un gusto a manzana-canela y dos veces más fibra que dos manzanas, lo cual le mantiene saciado por más tiempo.
- Organic Fruits of Life Whole Food Antioxidant Matrix Bar, que es un nombre kilométrico y tiene un estupendo sabor kilométrico. Estas barras con sabor a bayas y de color púrpura están hechas con seis frutas orgánicas y tienen más fibra que una taza de arándanos y el antioxidante equivalente a más de cuatro raciones de frutas y verduras.
- Organic Perfect Food Whole Foods Green Bar, que está llena de veintiuna verduras orgánicas y tiene tanta fibra como cinco cogollos de lechuga romana.
- Organic Perfect Food Chocolate-Covered Greens Bar, que también está llena de veintiuna verduras pero está recubierta de una capa de chocolate para quienes disfrutan del sabor a chocolate.

Sugiero que coma una barra El Peso Perfecto o una Organic Living Food, o beba un batido Perfect Meal como aperitivo entre comidas una o dos veces al día, en especial durante la fase I del plan alimentario "el peso perfecto". Cada uno de esos dos aperitivos contiene 5 o más gramos de fibra y es la respuesta a un estómago rugiente a media tarde.

Yo como aperitivos constantemente, y no puedo pasar mucho más de un par de horas sin comer uno de ellos. No estoy seguro de la razón, pero cuando no estoy ayunando o en una limpieza desintoxicante de diez días (como describiré en el capítulo 8: "Límpiese para su peso perfecto"), tengo hambre enseguida y a menudo.

Cuando se trata de alimentos integrales, las verduras y las salsas de verduras son aperitivos fantásticos. Por ejemplo, puede mojar patatas asadas orgánicas en salsa hecha orgánicamente. Una salsa de guacamole puede hacerse con aguacates orgánicos, limón, cilantro y sal marina. Las zanahorias y el apio pueden comerse crudos o mojados en paté de garbanzos.

Las frutas frescas y deshidratadas también son aperitivos nutritivos. Tome un puñado de uvas, higos, ciruelas, piña y papaya deshidratados y combínelos con algunas semillas o frutos secos crudos. Asegúrese de que no haya azúcar añadido o ningún sulfito. Es muy fácil poner en una bolsa algunas frutas deshidratadas y semillas y llevar la mezcla con usted a lo largo del día como aperitivo rápido.

También tenga en mente que hay muchas recetas sanas para aperitivos y postres utilizando ingredientes orgánicos que puede hacer usted mismo, como muffins integrales de arándanos, pan de plátano y dulce de coco y almendras. Las palomitas de maíz son otro popular aperitivo que puede ser sano si se preparan correctamente. Utilice esta receta: primero derrita aceite de coco extravirgen en una sartén, eche granos de maíz orgánicos y cocínelos hasta que salten. Rocíelos con mantequilla orgánica derretida y su aliño orgánico favorito. *Voilà!*

Para una lista de deliciosas y sanas recetas, vea los apéndices Recetas Perfectas y Aperitivos Perfectos en la parte final de este libro, o visite la página www.PerfectWeightAmerica.com.

Algunos de los aperitivos más convenientes y sanos son los frutos secos y las semillas, que son grandes fuentes de fibra, grasas saludables y nutrientes. Si se preparan adecuadamente, son extremadamente nutritivos. "Preparar adecuadamente" significa frutos secos y semillas crudos, en remojo o hasta tostados en seco, no tostados en aceite vegetal. Solo asegúrese de que sean orgánicos y sin sal añadida. Pruebe almendras, nueces, anacardos, pacanas, semillas de calabaza y de girasol, o haga su propia mezcla saludable.

Las mantequillas de frutos secos crudos, hechas de almendras, anacardos y semillas de girasol, son algo que vale la pena probar. Son especiales porque no están calentados ni tostados, y así sus delicados aceites no han sido dañados y siguen teniendo sus vitaminas, minerales y enzimas intactas. Estas mantequillas pueden utilizarse como salsa para verduras o extenderse sobre pan de semillas o fruta fresca. La mantequilla de cacahuate orgánica también se recomienda y puede encontrarse en tiendas de alimentos naturales, supermercados y hasta economatos en la actualidad.

---

## El caso del chocolate

En el año 1830 los fabricantes británicos de dulces, J. S. Fry and Sons, desarrollaron la primera barra de chocolate del mundo al tostar vainas de cacao fermentadas y luego molerlas en una fina pasta que podía ser separada bien en sólidos de cacao (también conocido como polvo de cacao) o mantequilla de cacao. Cuando mezclaron los sólidos de cacao y la mantequilla de cacao con azúcar refinado, el resultado fue el chocolate: el "néctar de los dioses", como llegó a conocerse el producto en Europa.

Los estadounidenses no desarrollaron un gusto por el chocolate hasta la llegada del siglo XX, cuando Milton Hershey mezcló leche fresca con chocolate y creó la barra "nickel", la primera barra de chocolate estadounidense para las masas. Cuando otras empresas de dulces quisieron un pedazo del negocio del chocolate, algunos chocolateros descubrieron que podían sustituir la mantequilla de cacao por agentes emulsionantes más baratos y obtener una ventaja en el precio.

En estos tiempos es normal ver chocolate hecho con lecitina de soja —no olvide que las semillas de soja son cereales muy modificados genéticamente— o con un emulsionante artificial derivado del aceite de castor. Esto permite a los fabricantes reducir la cantidad de la mantequilla de cacao, más cara, a la vez que retienen la misma "sensación en la boca" al dar un mordisco. Sin embargo, los entendidos en chocolate pueden fácilmente detectar la diferencia entre el chocolate "verdadero" y el que está muy procesado en un solo bocado.

El chocolate de alta calidad crea una sensación de gusto tan intensa que la gente se emociona más al comer chocolate de lo que se emocionaría cuando besa apasionadamente a su amante, según un reciente estudio realizado por el Dr. David Lewis, que estaba anteriormente con la universidad de Sussex pero ahora está con Mind Lab.[1]

Como cualquier otra cosa en la industria alimentaria en estos tiempos, los fabricantes pueden tomar un producto natural perfectamente estupendo y estropearlo por completo. La Asociación de Fabricantes de Chocolate, una organización gremial en Washington DC cuyos miembros incluyen a Hershey, Nestlé, Guittard y World's Finest Chocolate, presionaron a la Food and Drug Administration en 2007 para tener permiso para sustituir la mantequilla de cacao por aceites vegetales parcialmente hidrogenados al igual que el derecho a utilizar edulcorantes artificiales y sustitutos de la leche. (¿Puede creerlo? ¡Los aceites vegetales parcialmente hidrogenados son una importante fuente de peligrosas grasas trans!). Actualmente, la FDA estipula que los fabricantes de dulce pueden denominar a sus productos "con sabor a chocolate" o "chocolateados" si el producto contiene cualquiera de esos ingredientes sucedáneos. Ellos no pueden denominar "chocolate" a su producto.

A los estadounidenses, que comen 12 libras de chocolate cada año —eso es aproximadamente una barra de chocolate cada dos días—, no les gusta el sabor del chocolate ceroso. Prefieren el verdadero: nueve de las diez barras de chocolate más vendidas en los Estados Unidos, como Hershey, M&Ms, y Reese's Peanut Butter Cups, utilizan chocolate verdadero.[2]

He descubierto un chocolate que está nutricionalmente a millas por delante de las barras de chocolate producidas en masa y las tarrinas de mantequilla de cacahuate que se encuentran en los pasillos de los supermercados. Es un chocolate negro orgánico derivado de las semillas del fruto de los árboles de cacao, que son nativos de las regiones de selva tropical de Sudamérica. Cuando probé el rico chocolate de su planta de la jungla, el perfecto equilibrio de amargo y dulce al igual que las sanas propiedades del cacao fueron como un soplo. El chocolate verdadero de la semilla de cacao es:

- Súper rico en flavonoles antioxidantes
- Una de las mejores fuentes de magnesio de la naturaleza (un nutriente que apoya el corazón, aumenta la concentración y causa movimientos intestinales)
- Alto en feniletilamina (PEA), que se cree que ayuda a crear sentimientos de atracción y emoción (ahora sabe la verdadera razón por la cual le regalé a Nicki una caja de chocolate orgánico para el día de San Valentín)
- Alto en fibra, que es estupenda para el corazón y también para el intestino

El chocolate negro también libera serotonina y endorfinas, que actúan como antidepresivos.[3] El chocolate puede subir el ánimo con bastante rapidez, y disminuye el apetito.

Le pedí a mi equipo en Garden of Life que encontrara un chocolate orgánico que fuera delicioso, portátil, y un estupendo aperitivo o postre. El resultado fue Rainforest Cacao Chocolate, que proviene de semillas de cacao naturales y tostadas de la región del Amazonas ecuatoriano. Compramos semillas de cacao recién recogidas directamente de un pueblo en Ecuador a precios de mercado justo durante la cosecha de marzo a julio. Después de que las semillas de cacao se secan al sol, son lentamente tostadas y ligeramente endulzadas con un toque de sirope de caña de azúcar.

El chocolate Rainforest Cacao Chocolate es un increíble aperitivo y viene en tres sabores: Raisins & Coconut; Macadamia Nuts; y Brazilian Nuts & Coffee. Solo asegúrese de disfrutarlo con moderación. Un pequeño pedazo —28 gramos— contiene 100 calorías, así que es un capricho, no un engaño.

### Chocolate puro

Tostar lentamente las semillas de cacao y permitirlas fermentar saca el rico sabor del chocolate Rainforest Cacao, pero los entusiastas de lo crudo elogian el tener su chocolate "puro" pelando y comiendo las semillas de cacao crudas. Los entusiastas de los alimentos crudos David Wolfe y Shazzie (ella tiene solo un nombre, como Cher) llaman a la semilla de cacao cruda uno de los super alimentos más fantásticos de la naturaleza.

"El típico chocolate comercial contendrá una mezcla de polvo de cacao alcalino, mantequilla de cacao, lecitina de soja genéticamente modificada, extracto de vainilla y azúcar refinado —escriben ellos en su libro Naked Chocolate (Chocolate puro)—. El chocolate con leche contiene leche en polvo con sus dañinas propiedades que bloquean los antioxidantes y un amplio abanico de residuos de pesticidas y hormonas artificiales con las que se alimentó a los animales. Después de todo eso, no es sorpresa que la gente quiera lo verdadero".[4]

Comer lo verdadero puede ser parte de un programa de pérdida de peso. Wolfe y Shazzie señalan que ninguna evidencia científica relaciona el consumo de chocolate con la obesidad. Ellos dicen: "De hecho, el caso parece ser el contrario. Comer cacao ayuda a perder peso; por eso parece que cada producto para perder peso que hay en el mercado contiene polvo de cacao, que disminuye el apetito. Las empresas dietéticas insinúan que le están haciendo un favor al proporcionar productos con chocolate para perder peso cuando, de hecho, ¡utilizan el chocolate porque funciona!".[5] Puede usted comprar "puntas" de cacao crudo en las tiendas de comida sana. Sin embargo, este chocolate crudo tiene un sabor amargo y no dulce en absoluto. Nuestro chocolate Rainforest Cacao Chocolate está ligeramente endulzado con sirope de caña de azúcar, que creo que es un compromiso feliz y saludable.

---

## Cuando un capricho se convierte en un engaño

Los hábitos de por vida son difíciles de cambiar. Muchos no pueden dejar de comer comida basura repentinamente; a menudo sienten que se "merecen" una indulgencia nutricional por haberlo intentado. Otros se irritan por las restricciones o que les digan qué hacer. Ciertamente vivimos en una cultura que pregona el romper las reglas. Una vez nos dijo Burger King: "A veces tienes que romper las reglas", mientras que Outback Steakhouses ("Ninguna regla. Solo correcto"), Neiman Marcus ("Ninguna regla aquí"), Don Q rum ("Rompe todas las reglas") y hasta un juego de vídeo de la LNF ("Ningún árbitro, ninguna regla, ninguna misericordia") desarrollan el tema antisocial de que las reglas son una carga en la vida.

Por tanto, seguiré la corriente: tiene usted mi permiso oficial para engañar.

¿Por qué le estoy dando mi consentimiento para que haga una comida pródiga? Porque he aprendido que permitir a las personas que engañen resulta en un mejor cumplimiento del plan global alimentario "el peso perfecto". Ese tipo de comidas le da a la gente un mayor sentimiento de control sobre sus vidas. Ellos esperan sus comidas especiales programadas, cuando pueden sentirse "normales" de nuevo.

Yo recomiendo que salga de la dieta los fines de semana. Es entonces cuando la mayoría de familias y parejas socializan, así que si quiere usted hacerlo — solo dos comidas por semana, recuerde—, hágalo entre la noche del viernes y la noche del domingo. Mi única petición es que no coma ninguno de los alimentos que enumeré en la "docena sucia".

Ahora bien, sé que esto será un problema para algunos. Estará usted pensando: "Jordan, todo lo que yo comía antes de comenzar "el peso perfecto" era parte de la docena sucia. ¿Me está diciendo que están prohibidos el cóctel de salchichas, los pretzels cubiertos de chocolate y los cereales Lucky Charms?".

Sí, si es posible. Usted comienza dando pasos para quitar la tentación de su camino; descubrirá que ruta hacia la pérdida de peso es más fácil si su despensa no está llena de pastelitos, barritas dulces cubiertas de chocolate o de todos sus viejos cereales favoritos. Tire toda esa comida basura. Limpie su despensa. Mire en los rincones de su refrigerador.

Luego rellene su despensa de alimentos orgánicos comprados en la tienda de alimentos sanos: dátiles recubiertos de coco, galletas de semilla de linaza, anacardos y patatas de arroz, por nombrar unos cuantos. Las frutas deshidratadas, como albaricoques, melocotones, ciruelas y uvas, son conocidas como "el dulce de la naturaleza" y están listas para comer en cualquier momento. Esos aperitivos convenientes y sanos tienen casi tanta fuerza nutritiva como sus homólogos frescos.

¿Y esas ocasiones en las que le invitan a comer en casa de un amigo o a una fiesta de la Super Bowl, y todos los viejos alimentos están en la mesa del bufé? Su resistencia se derrite como una barrita Hershey a los rayos del sol. En minutos, usted está llenando un plato de plástico de productos de cerdo, nachos en queso fundido, y bolitas de carne en salsa de melaza dulce. Usted sabe que está engañando, pero no puede evitarlo.

Bien, tengo buenas noticias para usted. Si va usted a saltarse la dieta en el escenario que acabo de describir, solo asegúrese de hacerlo en el espacio de una hora.

¿Por qué sesenta minutos? El matrimonio y equipo Richard y Rachel Heller, PhDs y profesores jubilados de la Facultad de Medicina Mount Sinai en Nueva York, dicen que cuando el cuerpo ha sido privado de alimentos desencadenantes de insulina altos en carbohidratos durante dos o más comidas consecutivas —lo cual sucede cuando sigue usted el plan alimentario "el peso perfecto"—, el cuerpo realiza ajustes. El cuerpo aprende a liberar menos insulina porque sabe que entrarán menos carbohidratos en el futuro. Ya que se libera menos insulina, se almacena menos grasa y se quema más grasa. "El menor nivel de insulina también permite a la sustancia química cerebral, serotonina, actuar como debiera: como reguladora del apetito —escriben los Heller en *The Carbohydrate Addict's Diet* (La dieta para los adictos a los carbohidratos)—. Probablemente comerá usted mucho menos de lo que comería si ha estado haciendo tres comidas consecutivas ricas en carbohidratos".[6]

Cuando sigue comiendo después del primer tiempo del partido de fútbol, el cuerpo responde a esa masacre de alimentos fatales liberando una segunda fase de insulina, la cual produce más grasa. Eso no es bueno. Esta segunda fase de insulina normalmente surte efecto, dicen los Heller, entre setenta y cinco y noventa minutos después de haber estado comiendo. Si deja de comer esos nachos con queso y bolitas de carne antes de que pasen setenta minutos, sin embargo, la segunda fase de liberación de insulina sigue siendo mucho más baja. Por eso es importante que su comida fuera de la dieta sea dentro de un marco de setenta minutos de tiempo.

Las barbacoas de verano, cuando cae el atardecer, pueden ser peores que las fiestas de la Super Bowl. Las hamburguesas con queso puede que no salgan del grill durante un par de horas, dejando a su estómago mucho tiempo para saborear chips mojados en crema agria y salsa de imitación mientras da sorbos a un té frío. Después de una comida relajada con amigos, puede que espere un rato hasta tener "más espacio" para el postre de brownie y helado, pero comer un rico dulce más de una hora después de la comida principal llevará sus niveles de insulina hasta el extremo. Resultado: usted ha dado tres pasos hacia atrás, quizá cuatro. Una vez más, trate de hacer la comida fuera de la dieta dentro de un periodo de una hora.

Si está usted en casa con su familia pero con toda seguridad tiene que pasarse en el postre, coma galletas hechas con ingredientes orgánicos. En nuestra casa, tenemos latas de Jennies Macaroons disponibles para esos momentos en que mi lado dulce quiere que le den satisfacción. Me gusta que Jennies Macaroons están hechos solo con tres ingredientes: coco, miel y claras de huevo. También soy parcial en cuanto a los anteriormente mencionados muffins caseros de arándanos y pan de plátano, que son ambos delicias orgánicas y sanas. (Para más marcas recomendadas, vea la Guía de Recursos EPI en la página 357).

Puede que se pregunte: "Jordan, ¿y el helado?". ¡Todos queremos helado! Muy bien, si tiene deseos de un delicioso postre helado, puede comprar helado orgánico Julie en los congeladores de las tiendas de salud. Otra opción es hacer su propio helado de yogur congelado, el cual yo hago dos veces por semana. Yo uso una batidora Vita-Mix para hacer el mejor helado y yogur congelado del este del río Mississippi, utilizando ingredientes orgánicos.

Un último pensamiento con respecto a salirse de la dieta: la noche no es el mejor momento para permitirse comer un postre. Le irá mejor si lo hace en la mañana, ya que le dará tiempo extra para quitarse esas calorías de más. Sin embargo, no importa a qué hora haga esas comidas, debería usted consumir un alimento o bebida alto en fibra para llenar ese estómago antes de hacer la comida fuera de la dieta. Ese sería un buen momento para beber un vaso de Perfect Meal, con la idea de limpiar el sistema y volver al camino.

Sea que haga muchas comidas fuera de la dieta o no, puede reforzar su salud tomando suplementos nutricionales, incluyendo un emocionante nuevo producto hecho de fucoxantina. Nuestro próximo capítulo, "Tome suplementos para su peso perfecto", es elemental sobre la importancia y los beneficios de tomar suplementos nutricionales, en especial en relación con la pérdida de peso.

## Resumen "el peso perfecto": Tome aperitivos para su peso perfecto

- Beba batidos Perfect Meal como comida suplementaria para aliviar el hambre entre comidas.
- Busque barras nutricionales completas con suero natural de proteína y chia, que son muy altos en ácidos grasos omega-3 y también son muy saciantes.
- Tenga a mano una variedad de ALC: aperitivos listos para comer. Fruta fresca, fruta deshidratada, frutos secos, semillas y verduras como zanahorias pueden sostenerlo hasta la hora de la cena.

- Disfrute de chocolate producido de semillas de cacao que se cultivan en los bosques de Sudamérica: el chocolate más saludable y un capricho realmente sabroso.
- Sea consciente de la diferencia entre un capricho y un engaño. Se le permiten dos comidas fuera de la dieta por semana durante las dieciséis semanas del plan alimentario "el peso perfecto", pero no coma ninguno de los alimentos de "los doce sucios".
- Limite su comida fuera de la dieta a un periodo de setenta minutos de tiempo, ya que comer durante un periodo más largo causa que el cuerpo eleve los niveles de insulina, lo cual le hace ganar peso.

---

# Capítulo 6

## Tome suplementos para su peso perfecto

Durante la inscripción para el programa "Toledo sano", la campaña piloto de "el peso perfecto", cada participante completó un cuestionario de salud de dos páginas, escribió un ensayo de quinientas palabras describiendo el estado de su salud, firmó los formularios de exención de beneficios adicionales, y se sometió a una batería de pruebas de salud: presión sanguínea, ritmo cardiaco, composición de la grasa corporal, al igual que el temido peso y fotografías de cuerpo entero. Saludo a esta "primera clase que se gradúa" por poner toda la carne en el asador.

Los participantes en "Toledo sano" también pusieron su dinero donde estaban sus bocas. Lo que quiero decir es que requerimos que cada uno pagase una cuota de inscripción para cubrir el costo de los suplementos nutricionales que queríamos que cada uno de ellos tomara. Para la familia Winzeler —Alan y Patti junto con su hija de diecinueve años, Tanae— la cantidad representaba una inversión tangible en su salud. Después de sus pesajes, los Winzeler se llevaron a casa tres cajas de cartón, cada una conteniendo cuatro suplementos nutricionales diferentes de Garden of Life, una empresa de salud y bienestar que yo fundé.

De los cuatro productos que recomendé a los participantes de "Toledo sano", yo apostaba a que un nuevo suplemento llamado fücoTHIN marcaría la mayor diferencia cuando los toledanos se sometieran al pesaje final once semanas después de la fecha de comienzo. El suplemento fücoTHIN llevaba siete años en fabricación y aún no estaba en muchas tiendas. Caracterizado como un suplemento no estimulante para el manejo del peso, con un efecto termogénico para el metabolismo de la grasa, fücoTHIN había mostrado una capacidad para descomponer la grasa estomacal elevando el ritmo metabólico corporal sin causar nervios, un aumento en el ritmo cardiaco o pérdida de sueño. Yo tenía confianza en que fücoTHIN aceleraría la pérdida de peso para los participantes en "Toledo sano", aunque la investigación mostraba que fücoTHIN no "surtiría efecto" hasta cinco o seis semanas después.

Antes de avanzar más, hay una fascinante historia en cuanto a fücoTHIN que tengo que compartir. Hace unos siete u ocho años, me presentaron a un bioquímico ruso llamado Zakir Ramazanov, PhD, bioquímico formado clásicamente y fisiólogo de planta que se graduó de la universidad de la Unión Soviética Norah Caucasian State University en 1978 como primero de su clase.

Mientras servía con el ejército soviético en Afganistán a finales de los años setenta, el Dr. Ramazanov descubrió un tónico que impulsaba su energía mental y física: un té hecho de las raíces doradas de una planta siberiana llamada Rhodiola rosea. Parece que un soldado siberiano en la compañía del Dr. Ramazanov recibía paquetes de Rhodiola rosea en los paquetes que le enviaban desde su casa, así que el Dr. Ramazanov decidió probar el té especial. Se enteró de que la *Rhodiola rosea* era una planta perenne que crece en terreno seco y arenoso en elevadas altitudes en el ártico siberiano, y este tónico herbal se convertiría en centro de investigación después de su regreso a la vida civil.

Después de su periodo como soldado soviético, el Dr. Ramazanov se convirtió en ingeniero jefe en el Instituto de Energía Solar, donde diseñó y construyó baterías solares y estaciones de energía solar. Fue allí cuando comenzó a experimentar con los birreactores solares y el modo en que afectaban al cultivo de ciertas algas y plantas marinas, incluyendo la espirulina y la clorella.

A medida que su carrera avanzó, el Dr. Ramazanov dejó la Unión Soviética en 1989 y finalmente llegó hasta los Estados Unidos, donde aceptó una beca de investigación en la universidad del estado de Louisiana en Baton Rouge antes de fundar una empresa llamada National Bioscience Corp., con sus oficinas centrales en Chester, Nueva York.

La especialidad del Dr. Ramazanov era el aislamiento de fitonutrientes y antioxidantes que se encuentran en plantas de tierra y de océano. Por ejemplo, el científico ruso aplicó tecnología innovadora a la extracción de licopeno, betacaroteno y luteína de los tomates, champiñones y algas; la extracción de antioxidantes de frutas y verduras; y el cultivo biotecnológico intensivo de plantas o algas marinas que mejoran la salud. El Dr. Ramazanov ayudó a introducir las propiedades curativas de la Rhodiola rosea a una audiencia estadounidense sirviendo como un esencial colaborador en *The Rhodiola Revolution: Transform Your Health with the Herbal Breakthrough of the 21st Century* (La revolución de la Rhodiola: Transforme su salud con el avance herbal del siglo XXI), por Richard P. Brown, Patricia L. Gerbarg, y Barbara Graham.

Pero la verdadera pasión del Dr. Ramazanov era la investigación de verduras marinas, en particular algas marrones, porque los datos epidemiológicos de algunas de las culturas más longevas y sanas del planeta —más notablemente los japoneses— mostraban que el consumo humano de algas marrones presagiaba tremendos beneficios para la salud. El Dr. Ramazanov me informó en las primeras etapas —esto tuvo que ser alrededor del año 2002— de que estaba teniendo éxito al aislar un carotenoide llamado fucoxantina de las algas marrones. Los carotenoides son una clase de pigmentos naturales que se encuentran principalmente en plantas y algas. Actuando como antioxidantes biológicos, los carotenoides protegen las células y tejidos de los efectos dañinos de los radicales libres.

La fucoxantina, explicó el Dr. Ramazanov, era el carotenoide —o pigmento— que daba el color marrón a las algas "marrones". Este pigmento prevenía que las algas que flotaban en la superficie del océano fueran quemadas por el sol. Llamado wakame por los japoneses y una parte de las dietas asiáticas durante siglos, casi la única vez en que se nos sirven algas marrones en este país es cuando disfrutamos de un plato de sopa miso o ensalada de algas en un restaurante japonés. Aunque la fucoxantina se encontró en abundancia en varios tipos diferentes de algas marrones, el carotenoide estaba presente en cantidades mucho menores en verduras marinas verdes y rojas.

El Dr. Ramazanov me dijo que él creía que la fucoxantina podía regular una proteína llamada proteína 1 desacoplada, o UCP1, la cual controla la cantidad de grasa almacenada en el cuerpo. La UCP1, que regula la actividad de un gen clave responsable de mantener la temperatura corporal, se encuentra en tejido adiposo blanco, o grasa visceral.[1] Este tipo de grasa, que normalmente rodea los órganos internos y está bajo nuestras barrigas, es una de las principales causas de la "gordura de la mediana edad". El tejido adiposo blanco no es tan blanco; se parece más a un asqueroso pegote amarillento de tejido. Este tipo de grasa reúne toxinas, conduce a la inflamación a bajo nivel, y daña la salud hormonal de las personas.

El Dr. Ramazanov me mantiene al tanto de las últimas investigaciones con respecto a la fucoxantina después de trasladar sus operaciones a las Islas Canarias, en las costas de España, donde trabajó como director de ciencia para el Instituto de Tecnología y Ciencias Marinas. En el verano de 2006 él pasó noticias de un estudio que saldría, de la universidad Hokkaido en Sapporo, donde los investigadores japoneses estudiaron los efectos de la fucoxantina en más de doscientos animales de laboratorio. El estudio japonés descubrió que la fucoxantina era eficaz en la lucha contra la gordura estimulando la proteína UCP1, que hacía que la grasa almacenada se descompusiese.[2]

En pruebas sobre animales de laboratorio, la fucoxantina resultó en un 5 a un 10 por ciento de reducción de peso.

¿Podría la fucoxantina hacer lo mismo por los seres humanos? Esa se convirtió en la pregunta de los 64,000 dólares. El líder del estudio, el Dr. Kazua Miyashita, dijo que su equipo esperaba que la fucoxantina pudiera ser desarrollada en un suplemento nutricional que tuviera como objetivo la grasa dañina.[3] El profesor Miyashita dijo que su prueba era la primera en descubrir que un componente natural del alimento había demostrado reducir la grasa enfocándose en la proteína UCP1, pero quienes hacen dieta no deberían comer mucha sopa miso o grandes cantidades de algas marrones en su ensalada (¡puaj!) para perder peso. Ciertamente, el profesor Miyashita advirtió contra el consumo de cantidades masivas de algas para perder peso porque la fucoxantina no era necesariamente absorbida de las algas.[4]

Tras los talones del estudio japonés, llegaron noticias de las fuentes rusas del Dr. Ramazanov con respecto a los resultados de dos pruebas clínicas en las que ni el analizador ni el sujeto conoce el producto, al azar y con placebo controlado que implicaba a 150 mujeres obesas. Esos estudios (pendientes de publicarse), una colaboración de múltiples organizaciones incluyendo al Centro de Medicina Moderna y la Academia Rusa de Ciencias Naturales en Moscú, hacían que mujeres con sobrepeso siguieran un plan de comidas de 1800 calorías al día a la vez que tomaban fucoxantina o un placebo. Los dos resultados clave:

1. Quienes recibieron fucoxantina perdieron una media de 14.5 libras en solo dieciséis semanas, contrariamente a quienes recibieron una píldora placebo, que perdieron solo 3 libras.

2. Las participantes que tomaron fucoxantina elevaron su ritmo metabólico una media de un 18.2 por ciento.

Además, la pérdida de grasa corporal fue de 11.8 libras en el grupo de la fucoxantina, comparado con 2.8 libras en el grupo del placebo. Eso supone un 450 por ciento más de pérdida de peso y un 422 por ciento más de pérdida de grasa, respectivamente. Las mujeres que tomaron fucoxantina también recibieron reducciones en grasa del hígado, presión sanguínea, triglicéridos y proteína C-reactiva (CPR, por sus siglas en inglés).

La hipótesis de los científicos rusos era que la fucoxantina poseía fuertes propiedades termogénicas, o quemadoras de grasa. La termogénesis es definida como un proceso en el cual el cuerpo genera calor interno y mediante él aumenta su ritmo metabólico, el cual, a su vez, requiere la utilización de almacenes internos de energía, como la grasa. Traducción: la termogénesis eleva la temperatura del horno de quemar calorías del cuerpo, el cual quema grasa. Es la razón por la cual los animales que hibernan no se mueren congelados durante un largo y duro invierno; sus cuerpos pasan todo el invierno quemando grasa almacenada que acumularon durante la estación de la alimentación. El mismo principio podría aplicarse a los seres humanos: cuando la grasa almacenada comienza a quemarse, el peso comenzará a bajar.

Otra manera de explicar el proceso de termogénesis es comenzando con la mitocondria, que es la central eléctrica de las células. Lo que el compuesto fucoxantina hace es aumentar la proteína UCP1 (también conocida como termogenin) impulsando el ritmo metabólico dentro de la célula adiposa, y así quema más grasa. De hecho, la investigación mostró que quienes usaron fucoxantina aumentaron su ritmo metabólico en un 18.2 por ciento a un 24 por ciento, dependiendo de las dosis. Las participantes que consumieron la cantidad de fucoxantina en tres cápsulas tuvieron un incremento medio en su ritmo metabólico de un 18.2 por ciento y comenzaron a notar resultados en cinco o seis semanas, mientras que quienes tomaron el equivalente a diez cápsulas aumentaron su ritmo metabólico en casi un 24 por ciento y comenzaron a ver resultados en dos o tres semanas. Como contraste, el té verde —que es conocido por proporcionar un aumento en el metabolismo— se ha demostrado en estudios clínicos que aumenta el ritmo metabólico solo en un 4 por ciento. Tomar fucoxantina es literalmente como recargar sus baterías de quemar grasa.

La investigación clínica también indicó que el empujón metabólico por tomar fucoxantina no estimulaba el sistema nervioso central, significando que no causaba el nerviosismo o la falta de sueño de la cafeína, la nicotina o las hormonas tiroideas. El Dr. Ramazanov dijo que la fucoxantina era segura y sin efectos secundarios, y hasta proporcionaba otros beneficios para la salud, incluyendo una salud cardiovascular mejorada, reducción de inflamación — una causa importante de enfermedad cardiaca—, sanos niveles de colesterol y triglicéridos, mejoras en los niveles de presión sanguínea, y una sana función del hígado.

Después de saber de los increíbles resultados del estudio clínico sobre la fucoxantina, mis colegan en Garden of Life trabajaron con el Dr. Ramazanov y su equipo para introducir la fucoxantina en el mercado, utilizando las mismas dosis que se utilizaron en la investigación clínica rusa. El resultado fue fúco-THIN: una combinación de fucoxantina de dos especies de algas marrones — undaria (wakame) y laminaria (kombú)— y aceite de semilla de granada.

Al cosechar las algas marrones a una edad joven, fúcoTHIN liberaría fucoxantina en una concentración 250 a 500 veces mayor que al consumir solamente verduras marinas. Usted tendría que beber sopa miso a litros o utilizar sus palillos chinos en plato tras plato de ensalada de algas para obtener una fracción así de fucoxantina.

Garden of Life lanzó fúcoTHIN justamente antes de que lanzáramos "Toledo sano", un momento estupendo para los participantes y estupendas noticias para quienes siguen el programa "el peso perfecto". Lo que les dijimos a los participantes de "Toledo sano" es algo que tengo que decir aquí: toda la investigación que vimos mostraba que los resultados de quemar grasa de fúcoTHIN necesitaban de cinco a seis semanas para reaccionar después de comenzar a tomar una cápsula con cada comida. Los efectos parecían ser graduales y mensurables, proporcionando un firme impulso metabólico, pero la investigación sugería que tomando una dosis más avanzada de nueve a diez cápsulas por día en dosis divididas, los resultados podían notarse en dos o tres semanas. De cualquier manera, no compre una botella y piense que va a funcionar enseguida. Se necesita tiempo para que su metabolismo cambie.

## No hay píldoras mágicas

Lance una pelota de baloncesto al frente de una tienda de vitaminas, y le garantizaré que derribará de los estantes docenas de suplementos para perder peso que presumen de sus propiedades termogénicas. La base de datos de Natural Medicines Comprehensive Database enumera más de 50 suplementos individuales y 125 productos patentados que se comercializan como productos para perder peso, aunque su eficacia y seguridad a largo plazo son un interrogante. La goma de guar, producida de racimos de frijoles indios, y el chitosan, extraído de mariscos, se venden como "bloqueadores de grasa".

Hoodia, el extracto de un cactus sudafricano, es el furor en algunos círculos de pérdida de peso debido a la manera en que supuestamente apaga el hambre. El suplemento "no es termogénico, así que no acelera el metabolismo", explicó Fred Pescatore, y autor de *The Hamptons Diet* (La dieta Hamptons). "Es simplemente un supresor del apetito. Funciona, pero no es una super estrella".[5]

Hoodia es un producto suave comparado con efedra, uno de los más famosos —o infames— suplementos "para quemar grasa" de los últimos diez años. Las ayudas dietéticas que contienen el suplemento herbal efedra se vendieron muchísimos hasta que se relacionaron con 155 muertes a principios de esta década, incluyendo al futuro lanzador de los Baltimore Orioles, de 249 libras y 6'2" de estatura Steve Bechler, que murió de un ataque al corazón durante un entrenamiento en la primavera de 2003. La temperatura corporal de Bechler se elevó hasta 108 grados, causando que sus órganos principales fallaran. Las pruebas toxicológicas a Bechler revelaron cantidades importantes de efedra en su sangre. El examinador médico de Broward County en South Florida declaró que la efedra fue un factor que causó el ataque al corazón que condujo a su muerte.[6]

Siguiendo la avalancha de mala publicidad, la FDA reaccionó prohibiendo la efedra, pero un juez federal anuló la prohibición de la FDA en 2005. La FDA apeló, y en 2006 la Corte de Apelaciones de los Estados Unidos confirmó la prohibición de la efedra de la FDA. La venta de suplementos dietéticos que contengan efedra sigue siendo ilegal en los Estados Unidos.

Califíqueme de escéptico. Créame, yo sé que sigue habiendo cientos de productos para perder peso que pregonan su capacidad de quemar grasa o elevar su metabolismo. La inmensa mayoría de ellos no funciona o, como en el caso de la efedra, son extremadamente peligrosos. Durante los últimos seis años, me he resistido al impulso de lanzar un producto quemador de grasa hasta que el Dr. Ramazanov y la fucoxantina llegaron. Las pruebas clínicas con las 150 mujeres obesas lo sellaron para mí porque las mujeres rusas con sobrepeso tomaron la fucoxantina concentrada desarrollada por el Dr. Ramazanov, en quien confío. Tengo confianza en que fücoTHIN será uno de los mayores avances en la pérdida de grasa de la última década.

## Lo que el Dr. Bernard Bulwer y el Dr. Joseph Brasco tienen que decir

Les pedí a mi coautor, el Dr. Bernard Bulwer, y al Dr. Joseph Brasco, mi coautor en otros libros que he publicado, que leyeran la investigación del Dr. Ramazanov sobre la fucoxantina al igual que un par de pruebas clínicas en las que ni los analizadores ni los sujetos conocen el producto, con personas al azar y placebos controlados realizadas por el Dr. Musa Abidov, profesor de medicina en la Academia de Ciencias Naturales rusa en Moscú, y otros en su equipo. Estos fueron los estudios en los que participaron 150 mujeres obesas. Lo siguiente es lo que mis colegas médicos dijeron:

**Dr. Bernard Bulwer, Cardiología (No-invasiva) /Ecocardiografía: Harvard Medical School**

Parece, por mi lectura de los datos de la investigación, que tenemos una prometedora arma para ayudar a luchar la batalla contra la gordura. No me gusta utilizar la frase "la siguiente cosa grande", pero la fucoxantina es una herramienta potencialmente potente en nuestra búsqueda de una mejor salud de los estadounidenses.

Muchos productos "para perder grasa" han llegado y han pasado. Un número de variedades —tanto con receta como sin receta (por ejemplo, fen-phen y efedra)— demostraron ser arriesgados, incluso fatales, y fueron prohibidos por la FDA. Los descubrimientos del estudio en Moscú del aceite de semilla de fucoxantina/granada de 150 mujeres obesas —que parece ser un estudio atentamente realizado y pendiente de publicación— indicaba que, además de perder la forma menos sana de grasa corporal (grasa abdominal y visceral), la fucoxantina no aumentaba el ritmo cardíaco ni causaba nerviosismo.

Observé con gran interés que la fucoxantina ayudaba a mantener buenos niveles de la proteína C-reactiva (CRP), un indicador de inflamación dentro de nuestros cuerpos que, cuando se eleva, es un fuerte e independiente indicador de enfermedad cardiovascular. Recientes experimentos en laboratorios japoneses en animales mostraron que la fucoxantina fomentaba la producción de DHA —una sana grasa omega-3 que se encuentra en el pescado con grasa— que disminuye la CRP.

El consumo de algas marrones y granadas son prácticas muy antiguas en algunas de las culturas más longevas y delgadas del mundo. A juzgar por su larga historia de consumo y seguridad, y la evidencia de experimentos publicados en laboratorio y en animales, y ahora esta primera y reciente prueba clínica en seres humanos —y hay incluso rumores sobre la fucoxantina en WebMD.com—, tengo pocas dudas de que este suplemento recibirá mucha más atención en un futuro cercano.

**Dr. Joseph Brasco, Board Certified, Medicina Interna y Gastroenterología**

La mayoría de productos para perder peso ofrecen una multitud de afirmaciones con poca evidencia científica para respaldarlos, así que fue emocionante leer un estudio bien diseñado que tenía una cantidad razonable de pacientes y un modelo válido estadísticamente.

La fucoxantina no parece ser un cosmético, el tipo de suplemento para perder unas cuantas libras. Realmente parece tener profundos beneficios para la salud. No solo lo recomendaré a mis pacientes, sino que también estoy planeando realizar un estudio clínico en mi propia clínica. Cuando me preguntaron quién debía tomar fucoxantina, mi respuesta es: ¿Quién no debería? De hecho, como ávido hombre de aire libre y triatleta, yo mismo utilizo el producto y he perdido esos últimos y tenaces libras. ¡Estoy orgulloso de decir que se me marcan los abdominales a los cuarenta y siete años de edad!

---

## Suplementos integrales

Tengo confianza en que cuando usted consume los alimentos correctos, hace ejercicio y toma fücoTHIN, plantea una triple amenaza contra la grasa. Aunque consumir los alimentos correctos es la base del bienestar general, podría estar dejando a un lado nutrientes que son esenciales para una buena salud por las siguientes razones:

- Reducir calorías

- No le gustan ciertos alimentos
- Pérdida de nutrientes al cocinar
- La variable calidad del suministro de alimentos
- Falta de conocimiento, motivación, o tiempo para hacer comidas sanas
- Merma de nutrientes por la agricultura y el procesado, el estrés, el estilo de vida, la contaminación y las toxinas

Si usted ha hecho dietas una y otra vez por muchos años —y no ha comido otra cosa sino sopa de col o toronjas durante semanas, seguido de meses de comida basura—, ha privado a su cuerpo de vitaminas y minerales que necesita para funcionar a pleno rendimiento. Si a medida que ha leído estas palabras se ha encontrado asintiendo con su cabeza, entonces me gustaría que considerase cómo un par de suplementos nutricionales integrales clave pueden llenar las lagunas nutricionales en su dieta.

Yo creo que los suplementos son necesarios más que nunca, y se debe a los alimentos menos nutritivos que comemos. Primero, una clase de historia: hace miles de años, nuestros ancestros cazadores funcionaban saludablemente con la "dieta de la cueva", la cual se componía de plantas silvestres, frutas del bosque, raíces de plantas, champiñones, frutos secos, huevos, pescado, caza mayor local y miel como postre. Esa "dieta de la Edad de Piedra" terminó hace años con el desarrollo de las prácticas agrícolas: el cultivo de granos y cereales; domesticar el ganado, cabras, ovejas y cordero; y el desarrollo de alimentos fermentados como productos lácteos cultivados, salsas y vino. La vida en la granja, por así decirlo, siguió de ese modo hasta el comienzo de la Era Industrial a finales del siglo XIX y principios del XX, lo cual condujo a la introducción de procesos manufacturados que "refinaban" alimentos como granos, cereales y azúcar. La tendencia cuarta y final —en la que estamos viviendo actualmente– comenzó en los años cincuenta con el surgimiento de la agroindustria, los restaurantes de comida rápida y los alimentos preparados: alimentos rápidos, nutricionalmente bajos y altamente procesados.

Yo creo que necesitamos suplementos de vitaminas, minerales y antioxidantes porque nuestros cuerpos no producen esos nutrientes, así que deben provenir de una fuente exterior. La dieta estándar estadounidense (SAD) contiene alimentos que han sido despojados de muchos de sus saludables componentes y privados de muchas vitaminas y minerales. Los alimentos cultivados convencionalmente hoy día normalmente son bajos en antioxidantes y pueden causar daño de radicales libres que pueden comprometer la salud celular.

Muchas personas con sobrepeso están privadas de nutrientes porque sus dietas contienen principalmente alimentos "vacíos" de calorías. Si está usted entre la mayoría de estadounidenses que comienzan cada día tragándose una multivitamina o dos con su jugo de naranja, tengo una pregunta para usted: ¿Ha mirado la etiqueta de su multivitamina recientemente? Si ve ingredientes como sucrosa, almidón de maíz, mononitrato de tiamina, pyridoxine hydrochloride, o sodio metasilicado, su multivitamina está producida de materiales aislados y sintéticos. Cuando vea el paquete y lea las letras *dl* delante de un ingrediente, —como "dl-alfa tocoferil", por ejemplo—, su multivitamina utiliza una versión sintética de vitamina E. Una vez más, no toda la vitamina E es creada igual.

Las multivitaminas sintéticas o aisladas nunca van a ser tan buenas o potentes como las que son producidas de fuentes naturales; los estudios muestran que las vitaminas hechas sintéticamente son un 50 por ciento menos activas biológicamente que las vitaminas hechas de fuentes naturales.[7] Así que cuando introduzca usted suplementos nutricionales producidos de alimentos integrales y otras fuentes naturales en su cuerpo, multiplicará por dos los nutrientes disponibles para el cuerpo.

Yo quería que los participantes en "Toledo sano" tomaran una multivitamina integral, de fuentes naturales, con importantes componentes –ácidos orgánicos, antioxidantes y nutrientes clave– que serían esenciales para su salud durante la campaña. Cada participante recibió tres botellas de Garden of Life Living Multi, un suplemento nutricional integral hecho con frutas y verduras ricas en antioxidantes al igual que con hierbas de cereales ricas en nutrientes, que son super alimentos. Las hierbas de cereales son los únicos alimentos en el reino vegetal que, aunque se consuman solas, permiten a los animales mantener continuamente peso, fuerza y una óptima salud.

La hierba es más rica en nutrientes que las espinacas, el brócoli, los huevos y el pollo virtualmente en todas las categorías, incluyendo las proteínas. Abundan en factores de crecimiento no identificados, potentes antioxidantes, potenciadores inmunológicos, y muchos otros nutrientes que apoyan la salud. Las hierbas de cereales, incluyendo las hojas verdes del trigo, la cebada, el centeno, la avena y el kamut, son alimentos densos en nutrientes. Las hierbas de trigo y cebada son altas en clorofila, beta-caroteno, vitaminas C y E, y están entre las mejores fuentes vegetales de proteínas.

Entre los setenta y seis alimentos integrales que se concentran en Living Multi están un par de ingredientes que los asociados del Dr. Ramazanov nos proporcionaron: vegetales marinos y microalgas. Clorella, spirulina, y dunaliella, (algas doradas) son comunes microalgas y proporcionan muchos de los nutrientes que el cuerpo necesita. La clorella contiene una enorme cantidad de clorofila disponible, proteínas, carbohidratos, todas las vitaminas B, vitaminas C y E, aminoácidos, y raras trazas de minerales adicionales.

Living Multi es un suplemento integral, que cuenta con una base amplia de vitaminas y minerales y contiene una potente mezcla de ingredientes ricos en antioxidantes derivados de frutas y verduras orgánicas y cultivadas naturalmente, champiñones tónicos, verduras marinas, y botánicas, además de trazas de minerales que proporcionan nutrientes importantes para la salud y el bienestar general. Living Multi está hecho con "nutrientes vivos", conteniendo necesarios co-factores requeridos para una adecuada absorción y utilización por el cuerpo, incluyendo aminoácidos, antioxidantes, probióticos y ácidos orgánicos. Esta multivitamina proporciona un abanico de nutrientes para apoyar la función inmunológica, que es valiosa para una buena salud.

## Aceite de hígado de bacalao

En términos de béisbol, fücoTHIN es como un debutante muy bueno que llega de repente a las ligas principales desde el primer día. Pero hay un jugador veterano del que quiero hablar, y es el aceite de hígado de bacalao, rico en omega-3, que ha estado ahí desde que Abner Doubleday supuestamente inventó el béisbol en 1839.

Los beneficios del aceite de hígado de bacalao fueron descubiertos en las comunidades pesqueras que salpicaban las costas de Noruega, Escocia e Islandia en el siglo XIX. En esas remotas avanzadas, tomar una cucharada de dorado aceite prensado de los hígados del bacalao tenía todo tipo de ventajas para la salud.

El aceite de hígado de bacalao es una super estrella porque contiene cuatro nutrientes de los que rara vez obtenemos la cantidad suficiente: ácido eicosapentanoico (EPA), ácido docosahexaenoico (DHA), vitamina A y vitamina D. El EPA y el DHA son grasas poliinsaturadas de cadena larga conocidas como ácidos grasos omega-3, los cuales se encuentran en el pescado de agua fría y los huevos de gallinas que corren por el campo y comen gusanos. Los ácidos grasos omega-3 son maravillosos no solo para mantener su sistema inmunológico, sino también por su capacidad para fomentar los sanos lípidos en sangre, ya que los ácidos grasos omega-3 pueden disminuir los niveles de triglicéridos en sangre.

Cada participante en el programa "Toledo sano" recibió tres botes de 225 gramos de aceite de hígado de bacalao Garden of Life's Olde World Icelandic Cod Liver Oil con instrucciones de tomar entre una cucharadita y una cucharada por día. Nuestro aceite de hígado de bacalao viene con un sabor limón-menta para ocultar el olor a "pescado", pero para los no iniciados el aceite de hígado de bacalao puede ser un poco abrumador al principio.

Bien, no creo que el aceite de hígado de bacalao sepa tan mal, pero una vez más, yo he estado, o bien tomándome una cucharada o cápsulas líquidas fáciles de tragar de aceite de hígado de bacalao durante más de una década. Estoy tan acostumbrado al sabor a pescado que podría bebérmelo directamente de la botella.

No permita que el sabor a pescado evite que introduzca este potente nutriente en su dieta. El aceite de hígado de bacalao ayuda a prevenir el deterioro óseo en adultos, mejora la función cardiovascular, y contribuye a una larga vida: estupendas razones para hacer salir del banquillo al aceite de hígado de bacalao e incorporarlo al partido.

## Tiempo de preguntas y respuestas

Voy a responder a algunas preguntas comunes acerca del uso de suplementos nutricionales durante "el peso perfecto":

**1. ¿Deberían tomarse juntos todos los suplementos recomendados en este capítulo?**
Está bien tomar fücoTHIN, Living Multi y aceite de hígado de bacalao al mismo tiempo. Los suplementos también pueden tomarse entre comidas si los pasó por alto en el desayuno o el almuerzo, y pueden tragarse con un Perfect Meal.

**2. ¿Y si me siento peor después de comenzar a tomar suplementos?**
Cuando se comienza una dieta y un estilo de vida más sanos, debería comenzarse lentamente, y luego ir gradualmente aumentando hasta las cantidades recomendadas. Lo más importante es que usted consulte a su profesional de la salud para descartar cualquier otra razón para ese problema. Si los problemas persisten e interfieren en las actividades diarias, deje los suplementos y comience despacio cuando se sienta mejor.

**3. Si como todos esos alimentos saludables, ¿por qué necesito tomar tantas vitaminas Living Multi?**
Tomar Living Multi es una manera maravillosa de asegurarse que está obteniendo todos los nutrientes necesarios diariamente. Ya que es un suplemento integral, la cantidad de dosis que satisface los niveles recomendados será mayor. Son más como tomar alimentos concentrados con sus comidas en lugar de píldoras. Aunque pueden tomarse con el estómago vacío con buenos resultados, es mejor tomarlos con las comidas debido a los beneficios de la descomposición de los alimentos y el transporte de nutrientes por el flujo sanguíneo.

**4. Después de terminar el plan de dieciséis semanas "el peso perfecto", ¿aún necesito tomar todos los suplementos requeridos diariamente?**
Después de terminar el plan alimenticio "el peso perfecto", le corresponde por completo a usted seguir o no seguir tomando suplementos. Sin embargo, si es posible, debería usted continuar tomándolos ya que pueden ayudar a optimizar su salud.

**5. ¿Hay una diferencia en el tipo de suplementos a tomar basándose en la edad? ¿Y los niños?**
No, no hay diferencia, pero siempre es una buena idea consultar a su médico de cabecera antes de comenzar un programa de suplementos. Cada individuo es único, en especial cuando consideramos diferencias de edad y nivel de mantenimiento físico. En cuanto a los niños, no tenemos un uso sugerido para los niños menores de dieciséis años. El uso sugerido se basa en un individuo de 150 libras de peso. Favor de contactar con su pediatra para cualquier recomendación.

**6. ¿Puedo tomar suplementos con mi medicación?**
Como podría usted imaginar, no podemos proporcionar consejo médico. Favor de preguntar a su médico o farmacéutico si puede tomar los suplementos recomendados con su medicación.

**• Resumen de "el peso perfecto": Tome suplementos para su peso perfecto**

- Apoye la descomposición que hace su propio cuerpo de grasa y aumente su metabolismo con fücoTHIN. Tome este suplemento al menos durante dos o tres meses, ya que los estudios muestran que fücoTHIN no comienza a surtir efecto hasta que han pasado cuarenta y cinco días.
- Cubra sus bases con Garden of Life Living Multi.
- Aun si tiene que taparse la nariz una vez o dos, tome de 1 cucharadita a 1 cucharada de aceite de hígado de bacalao. (Yo recomiendo Olde World Icelandic Cod Liver Oil, pues sé dónde y cómo se prepara). O, si está viajando o sencillamente no puede soportar tomárselo en la cuchara, pruebe las cápsulas de aceite de hígado de bacalao Garden of Life's CODMega omega-3.

# Capítulo 7

## Plan alimenticio "el peso perfecto"

AHORA QUE HEMOS hablado acerca de cómo poder comer, beber, tomar aperitivos y suplementos para su peso perfecto, me gustaría presentarle un plan alimenticio de dieciséis semanas, "el peso perfecto", que se compone de cuatro fases. Cada fase ofrece alimentos aprobados a la vez que restringe otros. La fase I es la más desafiante y requiere la mayor disciplina; pero, al igual que en la vida, cuanto más aporta, más obtiene a cambio. Si sigue la fase I lo mejor que pueda, debería obtener excelentes resultados y perder entre 6 a 16 libras. Las tres fases siguientes son progresivamente más fáciles, ya que ciertos alimentos vuelven a introducirse en su dieta.

El plan alimenticio "el peso perfecto" es seguido por cuatro tipos diferentes de planes de bienestar según el tipo nutricional "el peso perfecto", los cuales están basados en sus respuestas al cuestionario sobre el tipo nutricional del capítulo 3: "Coma para su peso perfecto" de la página 70. Esos planes de salud y bienestar se dividen según el sexo y según si es usted del tipo carne o del tipo patata.

Observará que bajo la lista "Póngase en forma para su peso perfecto", le he dado rigurosas instrucciones sobre ejercicios de entrenamiento de intervalo funcional (EIF) que puede usted seguir. Si siente que las demandas físicas son demasiado grandes, entonces escoja los ejercicios que usted pueda realizar.

Para un plan de dieciséis semanas más personalizado de comidas y estilo de vida, visite la página web www.PerfectWeightAmerica.com y realice su evaluación de salud personal en línea. Una vez que complete ese breve cuestionario, recibirá mensajes de correo electrónico diarios y un plan personalizado de comidas, suplementos y ejercicios que incluye menús diarios, listas de compra, y muchas características adicionales para ayudarle a alcanzar su peso perfecto. Lo mejor de todo es que una suscripción de un año a PerfectWeightAmerica. com es gratuita. Consulte hoy www.PerfectWeightAmerica.com.

### Fase I (Semana 1 - 4)

Este programa de dieciséis semanas comienza con la fase I, la fase de "purificación", que es la parte más rigurosa y desafiante de "el peso perfecto" pero también la más gratificante. Verá en las listas de alimentos aprobados que el azúcar blanco, los edulcorantes artificiales y los conservantes están verboten. No comer esos alimentos a menudo causa síntomas temporales de ansiedad como dolores de cabeza, deseos de carbohidratos, menos energía, cambios de humor o hasta cambios en sus hábitos intestinales. Esas reacciones a la "desintoxicación" son indicaciones de que el cuerpo está trabajando para limpiar tóxinas del sistema. Cuando tenga "la depre", aumente la ingesta de agua y el descanso.

La fase I está pensada para estabilizar los niveles de azúcar en sangre, reducir la inflamación, mejorar la digestión y equilibrar los niveles de hormonas en el cuerpo. Esta fase restringe los alimentos con muchos disacáridos, como pastas y panes, pero los compensa en la variedad de alimentos deliciosos y altos en nutrientes y fibra de los que puede usted disfrutar. Tendrá más probabilidad de ver una importante pérdida de peso durante esta fase debido al consumo de mayores cantidades de proteína y grasas saludables y menos carbohidratos. Está también el beneficio añadido de una mejor digestión, una piel más suave y mayores niveles de energía.

Durante la fase I recomiendo que no beba nada de alcohol —vino, cerveza o bebidas mezcladas—, pero se le permite hacer dos comidas "fuera de la dieta" por semana. El mejor momento para hacerlo es el fin de semana, pero no coma, si es posible, ninguno de los alimentos de "la docena sucia" enumerados en el capítulo 3: "Coma para su peso perfecto". Los caprichos orgánicos, como los dátiles recubiertos de coco, galletas de linaza, patatas de arroz y frutas deshidratadas —"el dulce de la naturaleza"— constituyen "buenas" salidas.

Trate de hacer estas comidas en un periodo de setenta minutos a fin de que el cuerpo no libere más insulina al flujo sanguíneo.

| ALIMENTOS DE LA FASE I: Semanas 1–4 | |
|---|---|
| Carne (es mejor la alimentada con pasto/orgánica) | |
| Aprobada | Evitar |
| Cabra | Caimán |
| Salchichas de vaca o búfalo o perritos calientes (no cubiertas de cerdo; es mejor natural, libre de nitrito/nitrato) | Béicon |
| Ternera | Emú |
| Alce | Rana |
| Cordero | Jamón |
| Sopa/caldo de huesos | Imitación a productos de carne (soja) |
| Hígado y corazón (debe ser orgánico o alimentado con pasto) | Ostra |
| Vaca | Cerdo |
| Venado | Salchicha (cerdo) |
| Búfalo | Tortuga |
| | Hamburguesas vegetales |
| Pescado (de agua fría/océano; el que se pesca es mejor; que tenga aletas y escamas) | |
| Aprobados | Evitar |
| Salmón | Pescado frito y empanado |
| Atún | Anguila |
| Bacalao inmaduro | Tiburón |
| Halibut | Bagre |
| Bacalao | Sepia |
| Mero | Todos los mariscos (cangrejo, almejas, ostras, mejillones, langosta, gambas y cigalas) |
| Eglefino | |
| Pompano | |

| | |
|---|---|
| Trucha | |
| Pez reloj | |
| Pargo | |
| Arenque | |
| Pescado blanco | |
| Sardinas (enlatadas en agua o aceite de oliva) | |
| Salmón (enlatado en agua de manantial) | |
| Atún (enlatado en agua de manantial) | |
| Mahi mahi | |
| Wahoo | |
| Tilapia | |
| Corvina | |
| Caballa | |
| Lenguado | |
| Sopa/caldo de raspas de pescado | |

| Aves (orgánico/a pasto es mejor) | |
|---|---|
| **Aprobado** | **Evitar** |
| Pollo | Pollo frito y empanado |
| Aves de guinea | Carnes procesadas |
| Pato | |
| Béicon de pollo o pavo (no cubiertas de cerdo; es mejor natural, libre de nitrito/nitrato) | |
| Pollo natural o perritos calientes de pavo | |
| Gallina de Cornualles | |
| Pavo | |
| Sopa/caldo de huesos | |
| Charcutería de carnes naturales, incluyendo pollo, pavo y roast beef | |
| Salchichas de pollo o pavo (no cubiertas de cerdo; es mejor natural, libre de nitrito/nitrato; usar escasamente en la fase I) | |
| Hígado y corazón (debe ser orgánico o alimentado con pasto) | |

| Huevos (altos en omega-3/DHA u orgánicos con mejores) | |
|---|---|
| **Aprobados** | **Evitar** |
| Huevos de gallina (completas, con yema) | Huevos de imitación (como Egg Beaters) |
| Huevos de pato (completas, con yema) | |

| Productos lácteos (orgánicos es mejor) | |
|---|---|
| **Aprobados** | **Evitar** |
| Yogur de leche entera (natural) | Leche de soja |
| Yogur de leche de oveja (natural) | Leche de arroz |
| Yogur de leche de cabra (natural) | Leche de vaca y helado |
| Queso | Alimentos de queso procesados |
| Queso tierno de leche de cabra, vaca u oveja | Yogur y kéfir con sabor, desnatado o sin grasa |
| Queso curado de leche de oveja | Leche deshdratada (muchos alimentos procesados contienen este ingrediente) |
| Queso curado de cabra | |
| Queso Feta (leche de oveja o de cabra) | |
| Kéfir natural de planta completa | |
| Queso cottage con toda su grasa | |
| Queso Ricotta | |
| Crema agria con su grasa | |
| Leche de almendras (sin endulzar) | |
| Proteína en polvo de leche de cabra | |

Suero de leche cultivado

| Grasas y aceites (el orgánico es mejor) | |
|---|---|
| Aprobados | Evitar |
| Aceite de linaza (no para cocinar) | Manteca de cerdo |
| Aceite de mantequilla (ghee) | Margarina |
| Aceite de semilla de cáñamo (no para cocinar) | Manteca |
| Aguacate | Aceite de soja |
| Mantequilla de leche de vaca | Aceite de cártamo |
| Mantequilla de leche de cabra | Aceite de girasol |
| Aceite de sésamo prensado | Aceite de algodón |
| Leche/crema de coco (enlatada o fresca) | Aceite de colza |
| Aceite de coco extravirgen (mejor para cocinar) | Aceite de maíz |
| Aceite de oliva extravirgen (no es mejor para cocinar) | Cualquier aceite parcialmente hidrogenado |
| Aceite de cacahuate (prensado en frío y no refinado) | |

| Hortalizas (orgánicas frescas o congeladas son mejores) | |
|---|---|
| Aprobadas | Evitar |
| Calabaza (de invierno o verano) | Maíz |
| Espárragos | Batatas |
| Coliflor | Patatas blancas |
| Col | |
| Puerro | |
| Berenjenas | |
| Ajo | |
| Okra | |
| Guisantes | |
| Judías verdes | |
| Lechuga (todas las variedades) | |
| Alcachofas (francesas, no Jerusalén) | |
| Verduras con hojas (col rizada, brócoli, hojas verdes de mostaza, etc.) | |
| Brotes (brócoli, girasol, brotes de guisantes, rábano, etc.) | |
| Verduras marinas (quelpo, dulse, nori, kombú, hijiki, etc.) | |
| Verduras crudas, fermentadas (solo lacto-fermentadas, no en vinagre) | |
| Brócoli | |
| Remolacha | |
| Coles de Bruselas | |
| Zanahorias | |
| Pepino | |
| Calabaza | |
| Cebolla | |
| Champiñones | |
| Pimientos | |
| Tomates | |
| Espinacas | |

| Frijoles y legumbres (remojadas o fermentadas son mejores) | |
|---|---|
| Aprobadas | Evitar |
| Pequeñas cantidades de pasta de soja fermentada (miso) como caldo | Semillas de soja |
| Lentejas | Tofú |
| Frijoles negros | |
| Judías arrocinas | |
| Garbanzos | |

| Habas pequeñas | |
| --- | --- |
| Tempeh (pan de semillas de soja fermentadas) | |
| Habichuelas | |
| Frijoles blancos | |
| Frijoles pintos | |
| Habichuelas | |
| Guisantes pintos | |
| Frijoles rojos | |
| Habas | |

| Frutos secos y semillas (orgánicos, crudos o en remojo es mejor) | |
| --- | --- |
| **Aprobados** | **Evitar** |
| Almendras/mantequilla de almendras | Tostados con miel |
| Semillas de cáñamo/mantequilla de cáñamo | Cacahuates/mantequilla de cacahuate |
| Semillas de girasol/mantequilla de girasol | Anacardos |
| Tahini/mantequilla de sésamo | |
| Nueces de Macadamia | |
| Avellanas | |
| Pacanas | |
| Nueces | |
| Nueces de Brasil | |
| Semillas de Chia | |
| Semillas de calabaza/mantequilla de calabaza | |
| Semillas de linaza | |

| Condimentos, especias, aliños, ingredientes para cocinar y aliños para ensaladas (orgánicos son mejores) | |
| --- | --- |
| **Aprobados** | **Evitar** |
| Ketchup (natural u orgánico) | Todas las especias que contengan azúcar añadido |
| Salsa (fresca o enlatada, orgánica) | Ketchup comercial con azúcar |
| Salsa picante (sin conservantes) | Salsa barbacoa comercial con azúcar |
| Salsa de tomate (sin azúcar añadido) | Vinagre de vino blanco |
| Salsa de soja (sin trigo), tamari | |
| Aliño Herbamare | |
| Mayonesa con omega-3 | |
| Aliño para ensalada casero y adobos usando ingredientes permitidos en la fase I | |
| Guacamole (fresco) | |
| Vinagre de sidra | |
| Mostaza | |
| Sal marina | |
| Pasta Umeboshi | |
| Aliños para ensalada Bragg | |
| Aminos líquidos Bragg | |
| Vinagre balsámico | |
| Vinagre de vino tinto | |
| Hierbas y especias (sin estabilizantes añadidos) | |
| Jengibre en vinagre (sin conservantes ni color) | |
| Wasabe (sin conservantes ni color) | |
| Extractos de condimentos orgánicos (sin azúcar añadido, vainilla, almendra, etc.) | |
| Vino para cocinar (orgánico, tinto y blanco) | |
| Alcaparras | |

| Frutas (orgánicas frescas o congeladas son mejores ) | |
| --- | --- |
| **Aprobadas** | **Evitar** |
| Arándanos | Plátanos |

| | Mangos |
|---|---|
| Moras | Fruta deshidratada |
| Cerezas | Fruta enlatada |
| Limones | |
| Granadas | |
| Manzanas (con piel) | |
| Melones | |
| Albaricoques (no deshidratado) | |
| Melocotones | |
| Uvas | |
| Naranjas | |
| Peras | |
| Papayas | |
| Kiwi | |
| Nectarinas | |
| Fresas | |
| Frambuesa | |
| Pomelo | |
| Limas | |
| Arándanos (no deshidratados) | |
| Olivas | |
| Piña | |
| Ciruelas | |
| Higos frescos | |

| Bebidas | |
|---|---|
| **Aprobadas** | **Evitar** |
| Agua purificada, sin cloro | Bebidas alcohólica de cualquier tipo |
| Agua natural, sin gas añadido | Café comercial premolido |
| Tés de hierbas (preferiblemente orgánicos)—sin endulzar o con una pequeña cantidad de miel o stevia | Refrescos |
| Jugo de verduras crudas (jugo de beet o zanahoria: máximo 25 por ciento del total) | Jugos de frutas |
| Bebidas lacto-fermentadas | Agua del grifo clorada |
| Café orgánico certificado—comprar granos, congelarlos y molerlos cuando se desee; darle sabor con crema orgánica y una pequeña cantidad de miel | |

| Edulcorantes | |
|---|---|
| **Aprobados** | **Evitar** |
| Miel cruda sin calentar en cantidades muy pequeñas (2 cucharadas al día como máximo) | Azúcar (incluyendo azúcares orgánicos, caña de azúcar natural y azúcar moreno orgánico) |
| El suplemento herbal stevia en pequeñas cantidades | Sirope de maple |
| Lo Han Guo en pequeñas cantidades | Fructosa o sirope de maíz |
| Xylitol en pequeñas cantidades o en mentas y goma de mascar | Todos los edulcorantes artificiales, incluyendo aspartame, sucralose y acesulfame K |
| | Alcohol de azúcar, incluyendo sorbitol y malitol |

| Misceláneos | |
|---|---|
| **Aprobados** | **Evitar** |
| Perfect Meal | Proteína de leche o suero de leche de vaca |
| Proteína de leche de cabra en polvo (para recomendaciones, ver la Guía de Recursos EPI) | Proteína de soja en polvo |
| Proteína de suero natural | Proteína de arroz en polvo |

| Granos y carbohidratos con fécula | |
|---|---|
| **Aprobados** | **Evitar** |
| Arrurruz en polvo (como sustituto de la harina de maíz) | Todos los granos y alimentos con fécula |
| | Pan |
| | Pasta |
| | Cereales |
| | Arroz |
| | Avena |
| | Pasteles |
| | Alimentos horneados |
| | Tortillas de maíz |

## Alimentos de la fase II
### Semanas 5–8

La fase II permite una mayor variedad de alimentos, pero la pérdida de peso no es tan rápida durante esta fase. El punto más importante de la fase II es mantener los niveles de azúcar en sangre y crear e infundir hábitos alimenticios sanos que pueden perdurar toda la vida. Durante la fase II puede comer más alimentos, los cuales se enumeran a continuación. Recuerde que debería seguir sin beber alcohol: vino, cerveza o bebidas mezcladas. Mantenga al mínimo sus comidas fuera de la dieta; no más de una o dos por semana.

**Productos lácteos**
- Queso feta de vaca
- Queso azul
- Queso parmesano

**Huevos**
- Huevas de pescado o caviar (fresco, no conservado)

**Frutas**
- Plátanos y mangos
- Dátiles e higos secos

Evite la fruta enlatada y deshidratada, incluyendo uvas, dátiles, higos, ciruelas pasas, plátanos, mango y papaya.

**Grasas y aceites**
- Aceite de cacahuate o de coco prensado, ambos buenos para cocinar

**Verduras**
- Batatas y camotes
- Patatas blancas y maíz

**Frijoles y legumbres**
- Tofú y semillas de soja (endamame)

Evite los garbanzos y los frijoles de media luna

**Frutos secos y semillas**

- Cacahuates, mantequilla de cacahuate y anacardos

Evite los frutos secos cubiertos de miel y cualquier fruto seco o semilla tostada en aceite.

**Condimentos, especias y aliños**

- Aliños para ensalada saludables

Evite aceite de colza, aliños sin grasa y aliños con productos químicos.

**Bebidas**

- Jugo de verduras crudas (remolacha o zanahoria; máximo un 50 por ciento del total)
- Agua de coco

**Edulcorantes**

- Miel sin calentar, cruda (sin límite de cantidad)
- El suplemento herbal stevia en pequeñas cantidades
- Lo Han Guo en pequeñas cantidades
- Xylitol en pequeñas cantidades o en mentas y goma de mascar

Evite el sirope de maple, la miel calentada, la fructosa o el sirope de maíz, y azúcares como el de caña natural, el azúcar blanco orgánico y el azúcar moreno orgánico.

**Aperitivos/misceláneos**

- Barritas integrales orgánicas (endulzadas de modo natural)

## Alimentos de la fase III
### Semanas 9–12

La fase III le permite aumentar las variedades de alimentos al igual que más carbohidratos en la dieta. Puede que se pregunte: "¿Puedo mantener la pérdida de peso volviendo a comer carbohidratos?".

¡La respuesta es sí! Los carbohidratos sí que tienen un lugar en nuestras dietas y cuerpos, pero los carbohidratos deben estar en su estado natural no refinado. Alimente su cuerpo con sencillas frutas completas y miel, complejos de granos y semillas, deliciosos frijoles y saludables verduras. Proporcionar a su cuerpo esos excelentes y naturales carbohidratos le ayudará a equilibrar los procesos químicos en su cuerpo y a mantener su salud.

Encontrará los siguientes alimentos en la fase III:

- Productos lácteos como leche de vaca o de cabra, o leche de vaca y de cabra no homogeneizada y orgánica
- Fruta deshidratada sin azúcar o sulfitos, y frutas enlatadas en sus propios jugos

- Granos como pan de semillas tipo Ezequiel, pan eseno de semillas, pan integral de masa fermentada, quinoa, amaranto, trigo sarraceno, mijo, arroz integral, cereales de semillas, avena, kamut, espelta, centeno, trigo bulgur y pasta integral de kamut o espelta en pequeñas cantidades
- Edulcorantes como sucanat, Rapadura, néctar de maguey y sirope de maple sin refinar (pero no consuma azúcares orgánicos, como azúcar de caña natural, azúcar blanco orgánico y azúcar moreno orgánico)
- Aperitivos misceláneos como un saludable revuelto de frutos secos, Jennie's Macaroons, chocolate para untar orgánico y saludables palomitas de maíz

Sigo recomendando que no beba nada de alcohol, pero si es una ocasión especial, se prefiere el vino tinto orgánico. El vino blanco orgánico está bien, pero contiene menores beneficios antioxidantes que el vino tinto orgánico. En cuanto a la cerveza, una cerveza orgánica no pasteurizada es la mejor elección. No recomiendo en absoluto mezclar bebidas.

A estas alturas, su deseo de "salirse de la dieta" debería haber disminuido considerablemente.

## Alimentos de la fase IV
## Semanas 13–16

La fase IV es la fase de "estilo de vida" que le permitirá mantener su peso perfecto. A medida que se acerca a su peso perfecto, debería observar significativas mejoras en su salud. Si se siente estupendamente y siente que ha alcanzado su peso perfecto, entonces continúe con esta fase de estilo de vida.

La fase IV también le proporciona la oportunidad de dar un paso atrás y hacer algunas preguntas: ¿Ha alcanzado las metas que se había establecido? ¿Se siente y se ve del modo que le gusta? Si sigue sufriendo síntomas relacionados con la resistencia a la insulina o siente que se ha desviado de curso, entonces utilice este periodo para implementar la fase I o la fase II de nuevo.

Está usted libre para volver a beber alcohol, pero en cantidades moderadas. Recuerde: el vino tinto orgánico es el mejor, seguido del vino blanco orgánico y la cerveza orgánica no pasteurizada. Evite bebidas mezcladas que tienen bastante alcohol. No olvide que el alcohol tiene dos veces más calorías por gramo que las proteínas o los carbohidratos. Salirse de la dieta debería ser algo del pasado, al igual que sus deseos de comida basura.

Coma comidas equilibradas con alimentos integrales y proteínas y grasas saludables, vigile el tamaño de las porciones, siga eliminando los alimentos refinados, y siga haciendo ejercicio regular en la semana. No olvide tampoco que puede recibir un plan alimenticio diario y completo con menús, recetas y listas de compra que sean adecuadas para la fase en que está, al igual que recetas, un programa personal de ejercicios y consejos diarios sobre salud visitando la página www.PerfectWeightAmerica.com y rellenando su evaluación personal de salud.

He proporcionado cuatro planes de salud y bienestar diferentes basados en su tipo nutricional, que fue determinado por sus respuestas al cuestionario de tipo nutricional en el capítulo 3: "Coma para su peso perfecto" en la página 70. Encontrará esos cuatro planes en el capítulo 15: "El plan de salud diario 'el peso perfecto'", en la página 251. Sin embargo, a pesar de lo que coma o de qué plan siga, es imperativo pensar en limpiar su cuerpo, que es el tema de nuestro siguiente capítulo.

Sección II
# Cambie su vida

# Capítulo 8

## Límpiese para su peso perfecto

LO QUE ENTRA al cuerpo debe salir.

Elemental, querido Watson, pero con demasiada frecuencia, todo no sale, y por eso la limpieza es una parte importante de "el peso perfecto".

El tracto gastrointestinal, conocido elementalmente como el canal alimentario, está expertamente diseñado para ayudar al cuerpo a descomponer los alimentos y absorber sus nutrientes al igual que eliminar los productos de desecho no deseados. No es que todos quisieran hacerlo, pero si estirase usted su aparato digestivo desde el comienzo hasta el final, mediría de 25 a 35 pies: aproximadamente la anchura de una pista de tenis.

El tracto digestivo necesita toda esa longitud para descomponer por completo los nutrientes de los alimentos y distribuirlos por el cuerpo vía flujo sanguíneo. Cualquier cosa que sobre se expulsa del cuerpo mediante la orina o la eliminación fecal. (El cuerpo también elimina desechos y toxinas mediante la exhalación y el sudor, pero el peso pesado lo realiza el aparato digestivo). Durante toda su vida, pasarán setenta toneladas de comida por el sistema gastrointestinal, lo cual significa mucha... eliminación.[1]

Cuando agarra un tenedor con pasta o muerde una deliciosa manzana, comienza un proceso fisiológico que ha dado usted por sentado desde que su mamá le daba la papilla desde su silla para comer. Cada vez que pone comida en su boca, las glándulas salivares comienzan su trabajo, llenando su boca de saliva que se adhiere a la comida. Cuando usted termina de masticar y está listo para tragar, la lengua empuja la suave masa —llamada el *bolo*— a la parte trasera de la boca y a la faringe, que es la cavidad entre la boca y la tráquea y que sirve como el pasaje alimentario del cuerpo al estómago vía esófago.

Cuánto tiempo pase su comida en el esófago antes de llegar al estómago depende de lo bien que fuese masticada. Los alimentos que han sido bien masticados —adecuadamente masticados, como dicen en Inglaterra— hacen el viaje en solo siete segundos. Los alimentos que están secos o no han sido adecuadamente masticados pueden emplear todo un minuto hasta pasar al esófago, lo cual no es bueno para los delicados tejidos que cubren este tubo de 10 pulgadas entre la garganta y el estómago. Los alimentos que no han sido bien masticados y llegan al estómago necesitan más tiempo para digerirse, lo cual crea un agudo y temporal estrés en todo el proceso gastrointestinal.

Masticar bien los alimentos, sin embargo, permite que las enzimas que hay en la saliva los conviertan en forma casi líquida antes de tragar, permitiendo que bajen por el esófago como si fueran bomberos deslizándose por un tubo para responder a una llamada de emergencia. El acto de mover la mandíbula también envía un mensaje neurológico al estómago y el páncreas para que aumenten la producción de ácido y enzimas digestivas porque hay alimentos en camino.

Con respecto al masticar, supongo que nunca habrá oído de Horace Fletcher, estadounidense entusiasta de los alimentos sanos durante la época victoriana que era conocido como "el gran masticador". Anecdotista, viajero por el mundo, hombre de negocios millonario, pintor aficionado, conferencista y escritor, Fletcher fomentó incansablemente su teoría de la buena masticación: él recomendaba que la comida se masticara treinta y dos veces —lo cual hace mover la mandíbula cien veces por minuto— antes de tragarla. "La naturaleza castigará a quienes no mastiquen", advertía. Los seguidores del "Fletcherismo", como llegó a conocerse su doctrina, incluían al industrial John D. Rockefeller y a los escritores Upton Sinclair y Henry James.[2]

Entiendo que masticar la comida muchas veces parecería una tarea ardua, pero masticar bien los alimentos —en especial los que son altos en carbohidratos— mejora el proceso digestivo y reduce la hinchazón postcomida. Lo que es más importante, y como se relaciona con "el peso perfecto", masticar los alimentos mucho y despacio puede ayudarle a alcanzar su peso perfecto, ya que el cerebro tendrá más tiempo para registrar la cantidad de comida que usted está consumiendo, y quizá le hará comer menos. En otras palabras, masticar bien le dará tiempo para dejar en la mesa el tenedor y detenerse cuando la luz se ponga amarilla, señalando que usted está lleno y que es momento de terminar de comer. Masticar la comida treinta y dos veces antes de tragarla puede que sea mucho, ¿pero puede usted masticar cada porción quince o veinte veces antes de tragar?

El Dr. Fletcher estaría orgulloso de mí. Me he vuelto un "masticador" mucho mejor a lo largo de los años, en especial comparado con mis días de universitario en Florida State, donde engullía mordisco tras mordisco de hamburguesas con queso con mis mejores compañeros de fraternidad. De hecho, si hoy día usted cenase conmigo, se sorprendería del mucho tiempo que me tomo para masticar mi comida. He tenido que realizar algún esfuerzo para reprogramar mi manera de comer, pero sé que masticar la comida lentamente asegura que se añaden muchos jugos digestivos a cada mordisco antes de que comience su largo y serpenteante viaje por el tracto digestivo.

La razón de que le esté dando tanta importancia a la masticación se debe a que masticar adecuadamente los alimentos es el primer paso en limpiar su cuerpo a medida que avanza usted hacia su peso perfecto. Hablando como alguien que casi murió de horribles problemas digestivos, puedo asegurarle que la salud del tracto gastrointestinal es imperativa para el bienestar general. Desgraciadamente para muchos de nosotros, la típica dieta estadounidense nunca permite al cuerpo limpiarse adecuadamente. Comer los alimentos incorrectos —estoy pensando en pollo grasiento y pegajosos dulces— es como llenar el tanque de su auto de petróleo en crudo en lugar de combustible de 93 octanos.

Además, una dieta alta en alimentos procesados no proporciona la profunda nutrición que el cuerpo necesita para construir y reparar músculos, crear huesos fuertes o hacer que las cosas se muevan donde deben. Los alimentos procesados presionan el intestino, causando que el sistema digestivo trabaje más para extraer los nutrientes. Esto explica el porqué muchos estadounidenses se sienten "deprimidos" después de comer; se sienten llenos, hinchados o estreñidos. Cuando un sistema gastrointestinal sobrecargado sufre retenciones, la masa fecal puede fermentar en el colon y causar dolorosos problemas intestinales. La pared del colon absorbe el agua restante en las heces, haciéndolas tan duras como cantos. Cuanto más duras son las heces, más difícil es eliminarlas.

El objetivo es que el tracto digestivo funcione como los trenes suizos: todos salen de la estación a su hora. Bajo condiciones ideales —y el consumo de alimentos integrales—, deberían pasar de doce a veinticuatro horas entre el momento en que se termina de comer hasta el momento en que se eliminan los deshechos. La cantidad de tiempo que la comida permanece en el tracto digestivo antes de que usted tenga que ir al baño se denomina "tiempo de tránsito intestinal". La comida que sale del cuerpo en menos de doce horas —lo cual sucede cuando usted tiene diarrea— no puede ser absorbida adecuadamente. El cuerpo no puede extraer los nutrientes que necesita en un periodo tan breve, y esa es una razón por la cual usted se siente débil e incómodo después de tener diarrea.

Por otro lado, quienes pasan el día masticando rosquillas glaseadas, patatas fritas, pretzels y pastelitos presentan al cuerpo demasiados carbohidratos para digerir. Los restos de carbohidratos no digeridos acampan en el intestino más de veinticuatro horas y perjudican la digestión. En lugar de que todo se elimine a tiempo, las sustancias se quedan dentro de los intestinos, causando una sobrepoblación de dañinas bacterias y levaduras, lo cual puede conducir a molestias y daños abdominales.

Además, quienes consumen demasiados postres con azúcares refinados inconscientemente alimentan los microorganismos "malos" en los intestinos. Los alimentos azucarados alimentan a las bacterias dañinas que irritan y desequilibran la delicada flora que cubre el tracto gastrointestinal. Los alimentos azucarados también fomentan el crecimiento de tipos concretos de bacterias intestinales a expensas de otras. Más de cuatrocientos tipos distintos de bacterias o "flora intestinal" viven dentro de nuestros intestinos, y lo que comemos influye en la proporción de la flora "buena" o la "mala" permitiendo que algunos tipos superen a otros.

La ingesta habitual de una dieta alta en alimentos refinados y muy procesados conduce a la acumulación de toxinas, un mayor tiempo de contacto y daños al recubrimiento del intestino debido al estreñimiento y las altas presiones que se desarrollan dentro del intestino. En lenguaje sencillo, tales alimentos atascan el tracto digestivo como una bola de masa para galletas en un triturador de basura.

¡Ya es suficiente! Esto es lo que el cuerpo está diciendo después de años, si no décadas, de abuso. Si no se le da al sistema digestivo una oportunidad de restaurarse a sí mismo —mediante terapias corporales conocidas como limpieza y ayuno—, entonces pueden producirse, y se producirán, trastornos y enfermedades relacionadas con la digestión, afectando al núcleo mismo del modo en que el cuerpo crece, se repara a sí mismo, obtiene energía y alcanza su peso perfecto.

## Cosechamos lo que sembramos
### por el Dr. Bernard Bulwer

El famoso cirujano británico, Sir Dennis Burkitt, que trabajó en África durante la Segunda Guerra Mundial y durante décadas después, observó que raramente veía las "enfermedades de la civilización" —estreñimiento, hemorroides, diarrea, etc.— entre los africanos. En cuanto a los británicos y estadounidenses que trataba, llegó a la conclusión de que la dieta muy refinada de Occidente daba como resultado deposiciones duras y secas que pasaban con dificultad por el intestino y necesitaban un gran aumento de presión luminar para su evacuación.

Cuanto más tiempo están las toxinas en el cuerpo, incluyendo dentro del intestino, mayor es su potencial para causar molestias y problemas. ¿De dónde surgen esas toxinas? Las toxinas están literalmente en todas partes en nuestro medioambiente. Ningún alimento tiene la garantía de ser 100 por ciento seguro. Vivimos en un planeta caído. Bebemos, comemos, inhalamos y producimos toxinas. Esta no es una afirmación alarmista.

No me crea a mí; compruebe los hechos usted mismo. Los alimentos que comemos contienen incontables números de agentes que no son alimentarios: pesticidas, aditivos, colorantes, hormonas extrañas, productos químicos y metales pesados, sin mencionar los medicamentos con y sin receta, los cuales nuestros cuerpos, en especial el hígado, se ven forzados a desintoxicar, razón por la cual tenemos sistemas de eliminación, especialmente nuestra orina y heces.

---

Por eso le recomiendo encarecidamente que se embarque en algo que yo denomino "la limpieza perfecta": un sistema de diez días de desintoxicación y limpieza que recomiendo que se haga cuatro veces al año. La "limpieza perfecta" combina un revolucionario plan alimenticio desintoxicante de diez días y un sistema de suplementos de diez días y tres pasos con el objetivo de purificar, captar y eliminar las toxinas del cuerpo. Hacia el final de este capítulo le daré un mapa de ruta completo, hora por hora, de "la limpieza perfecta", desglosado según las estaciones del año, que usted puede seguir.

### De qué se trata "la limpieza perfecta"

La limpieza perfecta es una limpieza de desintoxicación de diez días que debería hacerse cuatro veces al año: enero, abril, julio y octubre. Durante los diez días de su "limpieza perfecta" comerá cinco veces al día, cada dos o tres horas. La mayoría de las personas desayunan alrededor de las 7:30 de la mañana, seguido por una segunda comida a las 10:30 de la mañana, el almuerzo a la 1:00 de la tarde, una comida de media tarde a las 3:30, y la cena a las 6:00 de la tarde. El primer día de cada limpieza en la estación es crucial.

## Limpieza perfecta de invierno

Para la limpieza perfecta de invierno, debería usted consumir solamente sopa de pollo casera (o un caldo de sopa de verduras) las cinco comidas del primer día. Mi esposa, Nicki, que es una maravillosa cocinera, y yo hemos ideado una excelente receta a la que llamamos irónicamente "sopa de pollo limpiadora". Esta receta fue inspirada por mi difunta abuela Rose:

### Sopa de pollo limpiadora

| | |
|---|---|
| 1 pollo, entero o troceado (de corral, alimentado con pasto u orgánico) | |
| 3–4 litros de agua filtrada | 1 cucharada de vinagre de sidra natural |
| 4 cebollas medianas, toscamente troceadas | 8 zanahorias, peladas y toscamente troceadas |
| 6 tallos de apios, toscamente troceados | 2–4 calabacines, troceados |
| 42 onzas de judías verdes | 1/2 taza de guisantes, frescos o congelados |
| 1 ramillete de perejil | 4 cucharadas de aceite de coco extravirgen |
| 5 dientes de ajo | 10 cm. de jengibre |
| 2–4 cucharadas de sal marina | 1/4–1/2 cucharaditas de pimienta de cayena |

Si utiliza un pollo entero, quite la grasa y la molleja de la cavidad. Ponga el pollo o los trozos de pollo en una olla grande de acero inoxidable con el agua, el vinagre, el ajo, el jengibre, la sal, la pimienta de cayena, el aceite de coco extravirgen y todas las verduras menos el perejil. Deje reposar durante 10 minutos antes de hervir. Lleve a ebullición, quitando la grasa que se queda en la superficie. Tape y cocine durante 8-12 horas. Cuanto más se cocine el caldo, más limpiador será. Alrededor de 15 minutos antes de terminar, añada el perejil, el cual impartirá iones minerales adicionales al caldo.

Aparte la olla del fuego y saque el pollo. Cuando se enfríe, separe la carne del pollo del cuerpo, tirando los huesos. Vuelva a meter la carne en la sopa. Puede hacerla puré para una digestión más fácil.

Los días 2–4, consuma la sopa de pollo limpiadora durante las cuatro comidas del día, seguido por una sana ensalada para cenar que contenga todas verduras de diferentes colores que se le ocurran. Las hojas y los brotes son maravillosos alimentos altos en fibra, pero asegúrese de añadir rebanadas de pepino, zanahoria, cebolla roja, col, tomates y apio. Adorne con medio aguacate, y añada 2 cucharadas de un aliño natural y saludable para ensaladas (consulte la Guía de Recursos EPI en la página 357 para ver marcas recomendadas). También puede hacer su propio aliño con los siguientes ingredientes:

- Aceite de oliva extravirgen
- Vinagre de sidra o jugo de limón
- Algunas de sus hierbas, especias y condimentos favoritos
- Una pizca de sal marina, aminos líquidos o salsa de soja

Puede comer toda la ensalada que quiera, limitando el aguacate a una mitad y el aliño a dos cucharadas, pero asegúrese de terminar de comer a las 7:00 de la tarde. Después de esa hora, me temo, ya habrá hecho todas las comidas del día, y esa es la parte más difícil, en especial para quienes están acostumbrados a un bol de helado Ben & Jerry's o unas cuantas galletas de chocolate antes de irse a la cama.

Los días 5–7 puede añadir frutos secos y semillas a su ensalada después de comer la sopa de pollo limpiadora durante el día.

Los días 8–10, coma la sopa de pollo limpiadora en las cuatro primeras comidas, pero puede añadir 100 gramos de yogur natural o de kéfir y una cucharada de miel a su tercera y cuarta comida.

Para su quinta comida, es aconsejable que añada algo de pescado con grasa (salmón, caballa, arenque, sardinas o atún) y queso fresco a su ensalada, lo cual le ayudará a hacer la transición al plan alimenticio "el peso perfecto" una vez que haya terminado la limpieza perfecta. Además de las cinco comidas, es importante beber ¾ de onza de agua por cada libra de peso corporal al día.

## Limpiezas perfectas de primavera y otoño

Para las limpiezas perfectas de primavera y otoño, las primeras dos comidas del día son fruta. Asegúrese de comer solo un tipo de fruta —1 ó 2 tazas— en cada comida. Pruebe a comer frutas altas en azúcar, como mangos, piña y papaya, al principio del día en lugar de más tarde. Las frutas bajas en azúcar son: manzanas, cantalupo, sandía, bayas, pomelo, naranja, melocotón, ciruela y mandarina.

El almuerzo y la comida de media tarde son sopa de pollo limpiadora, y su quinta comida es una ensalada. Al igual que con la limpieza de invierno, puede hacer su ensalada con sus hojas y verduras favoritas. Adorne con medio aguacate, y añada 2 cucharadas de un aliño saludable o haga el suyo propio. Siga este régimen durante los cuatro primeros días.

Los días 5–7 puede añadir frutos secos y semillas a su ensalada después de comer fruta en las dos primeras comidas y sopa de pollo limpiadora durante la tercera y cuarta comida.

Los días 8–10, durante sus comidas de fruta (comidas una y dos), añada 100 gramos de yogur natural o de kéfir y una cucharada de miel. Consuma sopa de pollo limpiadora en su tercera y cuarta comida. En la última (la quinta), añada queso y pescado graso (como salmón) a su ensalada, lo cual le ayudará a hacer la transición al plan alimenticio "el peso perfecto" una vez que haya terminado la limpieza perfecta.

Como mencionamos anteriormente, puede comer tanta ensalada como quiera, pero asegúrese de terminar a las 7:00 de la tarde.

## Limpieza perfecta de verano

Para la limpieza perfecta de verano, el primer día es una dieta mono en la que comerá la misma fruta en cada comida durante todo el día, marcado por cinco raciones de fruta (1 ó 2 tazas de fruta por cada ración). Las mejores frutas para la limpieza tienen mucha agua: sandía, uvas, manzanas y naranjas. Los plátanos no tienen tanta agua.

Los días 2–4 coma cuatro raciones de fruta durante el día, separadas por dos o tres horas, seguidas de una sana ensalada para cenar que contenga todas verduras de diferentes colores que se le ocurran. Las hojas y los brotes son maravillosos alimentos altos en fibra, pero asegúrese de añadir rebanadas de pepino, zanahoria, cebolla roja, col, tomates y apio. Adorne con medio aguacate, y añada 2 cucharadas de un aliño natural y saludable para ensaladas o haga el suyo propio.

Los días 5–7 siga el mismo régimen, pero ahora puede añadir frutos secos crudos y semillas a su ensalada.

Los días 8–10 coma una ración de fruta durante las dos primeras comidas del día. Para la tercera y cuarta comida, coma un tipo de fruta, 4 onzas de yogur natural o de kéfir y una cucharada de miel. Añada queso fresco y pescado graso (como salmón) a su ensalada, lo cual le ayudará a hacer la transición al plan alimenticio "el peso perfecto" una vez que haya terminado la limpieza perfecta.

### Como los monos en Gran Bretaña

Muy bien, era un truco publicitario, pero nueve británicos plantaron una tienda de campaña en el zoo Paignton en Devon, muy cerca de la exposición de monos. Su objetivo: desechar los alimentos procesados a favor de una "dieta evo" de doce días, consumiendo hasta 12 libras de frutas y verduras crudas al día. Hubo cámaras de televisión las veinticuatro horas al día para filmar sus hazañas para un programa de reality.

Dietéticos del hospital King's College desarrollaron un menú rotativo de tres días de frutas, verduras, frutos secos y miel. En la segunda semana, se añadieron a su dieta porciones estándar de pescados grasos cocinados. El agua era el único líquido permitido.

La dieta limpiadora provocó una significativa pérdida de peso (9.7 libras o 4.4 kilos), disminuciones dramáticas de colesterol (23 por ciento) y de niveles de presión sanguínea (una media de 140/83 a 122/76), una olorosa flatulencia dentro de la tienda (sin comentarios). Uno de los voluntarios, Jon Thornton, un instructor de conducción de treinta y seis años, explicó que él no había comido verduras desde que era un niño muy pequeño. Después de su "liberación" del zoo, el Sr. Thornton dijo que había comido verduras con su cena de Navidad por primera vez en treinta y seis años.[3]

Aunque la limpieza perfecta pueda parecer similar a la dieta evo, no le pediré que acampe cerca de la casa de los monos.

Durante cada una de las limpiezas estacionales, debería usted aumentar su consumo de agua a ¾ de onza de agua por cada libra de peso corporal al día, comparado con la ½ onza que recomendé anteriormente. Eso significa, para una persona de 160 libras, beber 120 onzas de agua filtrada. Ya sé que es bastante, pero si comienza desde la mañana, podrá lograrlo. Necesita usted esos líquidos para limpiar realmente el sistema.

Me han preguntado por qué no recomiendo beber jugos de verduras y frutas durante una limpieza. Aunque los jugos de verduras y frutas son estupendas fuentes de nutrientes, son rápidamente absorbidos y con frecuencia son más altos en azúcar, lo cual le deja sintiéndose con más hambre que cuando comenzó. Sin embargo, cuando come frutas completas y su fibra, no debería tener tanta hambre, en especial si come aproximadamente cada dos o tres horas. No beba batidos Perfect Meal, sin embargo, porque los primeros siete días de la limpieza deberían estar libres de productos lácteos para ayudar a su cuerpo a librarse de cualquier alérgeno.

Mientras hace la limpieza, debería tomar los suplementos recomendados de "el peso perfecto", de los cuales aprendió en el capítulo 6: "Tome suplementos para su peso perfecto". Los suplementos incluidos en las limpiezas de invierno, primavera/otoño y verano son una multivitamina integral, un suplemento de fucoxantin y aceite de hígado de bacalao.

Comprendo que hacer una limpieza perfecta cuatro veces al año es pedir mucho, y que no todos los lectores lo intentarán (algunos son debiluchos). ¿Pero qué tal si lo intenta? Aun si no pasa del cuarto día en una limpieza de diez días, seguirá estando mejor por haber hecho el intento. Yo hice dos de esas limpiezas mientras escribía El peso perfecto: América y seguí cumpliendo con mis otras responsabilidades. No pude llegar hasta los diez días completos en cada ocasión porque tuve que viajar, pero los resultados fueron estupendos.

Después de mi segunda limpieza, comencé un intenso programa de ejercicios al que denomino Entrenamiento de Intervalo Funcional (EIF) —del que sabrá en el capítulo 9: "Póngase en forma para su peso perfecto"— y gané varias libras de músculo.

Cuando esté listo para hacer la limpieza perfecta, puede seguir una hoja de ruta hora por hora hacia el final del este capítulo.

## Lleve su limpieza al siguiente nivel

Uno de los aspectos interesantes de "Toledo sano" fue saber cuántos participantes pensaban que era normal tener un movimiento intestinal cada dos o tres días. ¡No es sorprendente que se sintieran muy mal! Usted debería eliminar cada día —y mejor aún, dos o tres veces al día—, al igual que hacen los niños. Si no va usted al baño, tiene estreñimiento, y la retención de desechos dentro del colon presenta todo tipo de problemas de salud: bacterias dañinas, parásitos intestinales, levaduras y hemorroides.

Que yo sea consciente del intestino surgió por el nutricionista Bernard Jensen PhD, quien poseía un sanatorio de salud en Escondido, California, llamado Hidden Valley Health Ranch. El Dr. Jensen se había convertido en una especie de héroe mío por su trabajo pionero en limpieza digestiva y su libro *Tissue Cleansing Through Bowel Management* (Limpieza de tejidos mediante la gestión intestinal). En el año 2001, cuando el Dr. Jensen tenía noventa y dos años y una salud cada vez más débil, un amigo y yo lo visitamos en su rancho en las afueras de San Diego. Yo sabía que él se estaba muriendo (de hecho, el Dr. Jensen falleció tres semanas después), pero siempre había querido conocerlo. Él tenía que guardar cama, pero estuvo dispuesto a verme. Después de que su esposa, Marie, hiciera la presentación, el Dr. Jensen me dijo que sacara mi cuaderno de notas. Yo estuve de acuerdo, sintiéndome como un estudiante de primer año sentado a los pies de su maestro. El Dr. Jensen me recordó que la limpieza no solo afecta al intestino sino también a todo el cuerpo.

Él declaró: "Lo que entra no siempre sale". Los intestinos mantienen materiales de desecho más tiempo del que uno piensa —dijo—, y el material tóxico que se descompone en el colon es un buen lugar para que comiencen los problemas de salud. Él llamó al estreñimiento crónico "una plaga moderna" y el mayor peligro actual para la salud. Culpó al amor de los Estados Unidos por las comidas rápidas y por no tener idea alguna sobre la importancia de las limpiezas del colon. El Dr. Jensen me instó —como alguien que comienza a dar conferencias y escribir libros— a llevar el mensaje de la buena salud. Me sentí humilde aquella tarde.

Aquella reunión con el Dr. Jensen es una de las principales razones por las cuales le pedí a mi equipo de científicos y médicos en Garden of Life, incluyendo al gastroenterólogo certificado, Joseph Brasco, que diseñasen un limpiador digestivo suave que funcionara en sinergia con el proceso de desintoxicación. Ahora está disponible como un producto de Garden of Life llamado Perfect Cleanse, que funciona de modo natural en el tracto digestivo para contribuir a la salud y el bienestar general.

Sé que cuando algunas personas oyen la frase "limpiador digestivo" se imaginan a ellos mismos tomando un fuerte laxante que los mantendrá encadenados a un trono de porcelana durante la semana siguiente. Quizá su idea de un limpiador esté enganchada a una máquina para el colon, donde se inserta un tubo en el recto y el intestino es inundado de varios litros de agua en cuestión de segundos. Eso hará que las cosas comiencen a moverse.

El sistema *Perfect Cleanse de Garden of Life* toma un menos doloroso "Road to Wellville", que era el título de una atrevida película de 1994 acerca de las limpiezas de colon del Dr. John Harvey Kellogg en el sanatorio Battle Creek hace cien años. *Perfect Cleanse* es un programa de limpieza interna de diez días que no interrumpe las actividades diarias. No es caro, no ocupa mucho tiempo ni es desafiante realizarlo.

Puede que piense que embarcarse en una limpieza digestiva es una de las cosas más disparatadas que podría hacer nunca, pero le insto a que haga a un lado ese pensamiento. Si nunca ha probado este tipo de limpieza, le insto a que lo considere como una limpieza primaveral, una oportunidad para completar un —¡ejem!— cepillado de arriba debajo de cada rincón de su tracto digestivo. Necesita usted reducir la carga tóxica que se ha formado a lo largo de los años por la exposición a toxinas en el aire, el agua y los alimentos. El exceso de toxinas puede hacerle sentir letárgico y causar impacto en su salud de muchas maneras.

Una limpieza digestiva reduce la carga tóxica en su cuerpo. Perfect Cleanse utiliza solamente los mejores ingredientes basados en alimentos y plantas para una limpieza natural sin estimulantes sintéticos o productos químicos de diseño. Usted no introducirá toxinas adicionales al cuerpo. Sin embargo, alguien que tenga una enfermedad física debería consultar a un médico antes de comenzar esta limpieza.

El sistema Perfect Cleanse implica seguir tres sencillos pasos:

## 1. Perfect Cleanses Purify (Limpieza perfecta purifica)

Su cuerpo trabaja constantemente para eliminar toxinas por los pulmones, riñones y en particular el hígado. Cada minuto, todas las horas del día, un hígado que funcione correctamente elimina pequeñas cantidades de toxinas, metales pesados, bacterias y otras impurezas de la sangre antes de devolver la sustancia que sostiene la vida al resto del cuerpo.

Otra función del hígado es la secreción de aproximadamente uno a dos litros de bilis cada día para llevar los compuestos medioambientales procesados, no funcionales y sin nutrientes —esta es una manera educada y científica de decir "comida basura"— al intestino grueso, donde son expulsados del cuerpo. El hígado también lleva toxinas, metales, microbios y otros subproductos metabólicos que deben ser eliminados mediante el tracto gastrointestinal. *Perfect Cleanse Purify* apoya la función limpiadora del cuerpo, en particular del hígado, para ayudar con la desintoxicación natural.

*Perfect Cleanse Purify* está formulado con plantas naturales y contiene clorella, que es ampliamente estudiado por su capacidad de cuajarse con toxinas medioambientales y antioxidantes del hígado que participan en la producción de enzimas desintoxicadoras. *Perfect Cleanse Purify* contiene extracto de leche de cardo, cilantro, extracto de flor de milenrama, selenio integral prebiótico, clorella, extracto de ajo, extracto de diente de león y extracto de brócoli. Tres cápsulas de *Perfect Cleanse Purify* deberían tomarse treinta minutos antes de la cena con 8 onzas de agua.

## 2. Perfect Cleanses Capture (Limpieza perfecta captura)

Captar y ligar toxinas secretadas mediante la bilis para transportarlas fuera del cuerpo es crucial para un eficaz apoyo de las funciones normales de desintoxicación y limpieza del cuerpo. Normalmente, comer alimentos altos en fibra —como verduras verdes— ayuda al cuerpo a captar toxinas en el tracto gastrointestinal, ligándolas para transportarlas fuera del cuerpo. Aunque las fibras dietéticas de frutas, verduras y granos comestibles son capaces de absorber los contaminantes medioambientales y otras impurezas, algunos tipos de fibras son fácilmente descompuestos por la flora intestinal.

¿Qué es la flora intestinal? El tracto gastrointestinal normal de los seres humanos contiene cientos de diferentes especies de bacterias inocuas, conocidas como flora intestinal. Cuando el equilibrio normal de bacterias se ve impactado por una mala dieta alta en alimentos procesados, pueden producirse desequili-brios y resultar en estreñimiento o diarrea ocasionales.

*Perfect Cleanse Capture* facilita la eficaz eliminación de toxinas atrapadas, y esas fibras se han combinado en una proporción concreta para asegurar que no sean descompuestas por su flora intestinal. Otro beneficio de *Perfect Cleanse Capture* es que las fibras orgánicas ligan toxinas para transportarlas y no llevan al cuerpo toxinas adicionales.

*Perfect Cleanse Capture* ayuda a atrapar y ligar compuestos indeseables en el tracto digestivo para transportarlas fuera del cuerpo, lo cual es crucial para una sana desintoxicación. Las fibras dietéticas han sido específicamente seleccionadas y combinadas en una formulación pendiente de patente que optimiza la absorción de toxinas por la fibra. Esta fórmula está libre de alergénicos comunes, incluyendo el gluten, y es certificadamente orgánica. *Perfect Cleanse Capture* contiene una mezcla orgánica certificada de linaza, fibra de guisante, hoja de alfalfa, hoja de cebada y semilla de chia. *Perfect Cleanse Capture* debería tomarse treinta minutos después de la cena mezclando una cucharada de polvo en 8-12 onzas de agua.

### 3. Perfect Cleanses Remove (Limpieza perfecta remueve)

El paso tercero y final es *Perfect Cleanse Remove* , que funciona ayudando a las toxinas atrapadas a moverse con suavidad por el tracto digestivo, limpiando con suavidad el colon de desechos acumulados. *Perfect Cleanse Remove* es una suave fórmula con una mezcla botánica digestiva que funciona mientras usted duerme para fomentar sanos y cómodos movimientos intestinales. *Perfect Cleanse Remove* está diseñado para apoyar la eficaz eliminación de desechos intestinales y de toxinas del cuerpo.

*Perfect Cleanse Remove* contiene magnesio natural, sales, extracto de semilla de fenugreco, hierba del obispo, hoja de menta, áloe vera, raíz de jengibre y semilla de hinojo. Deberían tomarse tres cápsulas de *Perfect Cleanse Remove* antes de irse a la cama con 8 onzas de agua.

Puede usted esperar algunos cambios en sus movimientos intestinales cuando realice este tipo de limpieza digestiva. Es probable que sus deposiciones sean más frecuentes, más blandas y cambien de color. Puede que requiera más sueño, y puede que se sienta cansado durante ciertas partes del día. Todos esos cambios son un resultado de los esfuerzos del cuerpo por eliminar toxinas.

Por tanto, quite una carga a su tracto digestivo y límpielo. Diez días de *Perfect Cleanse Remove* le dejará sintiéndose con más ligereza en sus pies y con un aspecto más luminoso en solo diez días. Esta limpieza funciona en armonía con su cuerpo para liberar y eliminar toxinas de modo natural a fin de que se usted se sienta mejor. Una vez más, sin entrar en demasiados detalles a la hora de ir al baño, quedará usted impresionado con los resultados.

## Los protocolos de la limpieza estacional

Como prometí, aquí está un protocolo completo que puede usted seguir durante una limpieza estacional con Perfect Cleanse.

## Limpieza de invierno
### Día 1

Las horas de las comidas son aproximadas; obviamente, siéntase libre para ajustar las horas de comer según su horario. Tenga en mente que una ración de fruta es, o bien una taza (bayas, uvas y piña cortada, por ejemplo), o bien una o dos piezas (por ejemplo, pomelo, melocotón, ciruelas, manzanas o naranjas).

### Al despertarse

*Beba para su peso perfecto:* 16-24 onzas de agua

*Piense para su peso perfecto:* Realice el ejercicio de los códigos sanadores (puede encontrar lo que es el ejercicio de los códigos sanadores en la página 211. Le recomiendo que realice el ejercicio de los códigos sanadores al menos dos veces por día —una en la mañana y una en la noche—, pero siéntase libre para intentar este ejercicio de dos minutos tres, cuatro, o cinco veces por día).

### 7:30 de la mañana

*Límpiese para su peso perfecto:* Coma una ración (1 ó 2 tazas) de sopa de pollo limpiadora casera.

*Beba para su peso perfecto:* 12-16 onzas de agua

*Tome suplementos para su peso perfecto:* Tome dos o tres cápsulas de multivitamina integral y de una a cuatro cápsulas de fucoxantin concentrado.

### 10:30 de la mañana

*Límpiese para su peso perfecto:* Coma una ración de sopa de pollo limpiadora.

*Beba para su peso perfecto:* 12-16 onzas de agua

### 1:00 de la tarde

*Límpiese para su peso perfecto:* Coma una ración de sopa de pollo limpiadora.

*Beba para su peso perfecto:* 12-16 onzas de agua

*Tome suplementos para su peso perfecto:* Tome dos o tres cápsulas de multivitamina integral y de una a tres cápsulas de fucoxantin concentrado.

### 3:30 de la tarde

*Límpiese para su peso perfecto:* Coma una ración de sopa de pollo limpiadora.

*Beba para su peso perfecto:* 12-16 onzas de agua

### 5:30 de la tarde

*Perfect Cleanse*: Tome tres cápsulas de *Perfect Cleanse Purify* con 8-12 onzas de agua.

### 6:00 de la tarde

*Límpiese para su peso perfecto:* Coma una ración de sopa de pollo limpiadora.

*Beba para su peso perfecto:* 8-12 onzas de agua

*Tome suplementos para su peso perfecto:* Tome dos o tres cápsulas de multivitamina integral, de una a tres cápsulas de fucoxantin concentrado, y de 1 a 3 cucharaditas (o de tres a nueve cápsulas) de un complejo de aceite de hígado de bacalao alto en omega-3. (Ver la Guía de Recursos EPI en la página 357 para productos recomendados).

### 7:00 de la tarde

*Perfect Cleanse*: Tome una cucharada de *Perfect Cleanse Capture* mezclada en 8-12 onzas de agua.

### Antes de irse a la cama

*Piense para su peso perfecto*: Realice el ejercicio de los códigos sanadores de la página 211.

*Perfect Cleanse*: Tome tres cápsulas de *Perfect Cleanse Remove* con 8-12 onzas de agua.

*Duerma para su peso perfecto*: Acuéstese a las 10:30 de la noche.

# Días 2–4

## Al despertarse

*Beba para su peso perfecto:* 16-24 onzas de agua

*Piense para su peso perfecto:* Realice el ejercicio de los códigos sanadores de la página 211.

## 7:30 de la mañana

*Límpiese para su peso perfecto:* Coma una ración de sopa de pollo limpiadora casera.

*Beba para su peso perfecto:* 12-16 onzas de agua

*Tome suplementos para su peso perfecto:* Tome dos o tres cápsulas de multivitamina integral y de una a cuatro cápsulas de fucoxantin concentrado.

## 10:30 de la mañana

*Límpiese para su peso perfecto:* Coma una ración de sopa de pollo limpiadora casera.

*Beba para su peso perfecto:* 12-16 onzas de agua

## 1:00 de la tarde

*Límpiese para su peso perfecto:* Coma una ración de sopa de pollo limpiadora casera.

*Beba para su peso perfecto:* 12-16 onzas de agua

*Tome suplementos para su peso perfecto:* Tome dos o tres cápsulas de multivitamina integral y de una a tres cápsulas de fucoxantin concentrado.

## 3:30 de la tarde

*Límpiese para su peso perfecto:* Coma una ración de sopa de pollo limpiadora casera.

*Beba para su peso perfecto:* 12-16 onzas de agua

## 5:30 de la tarde

*Perfect Cleanse:* Tome tres cápsulas de *Perfect Cleanse Purify* con 8-12 onzas de agua.

## 6:00 de la tarde

*Límpiese para su peso perfecto:* Mezcle un ensalada verde grande con cualquiera de lo siguiente: judías mezcladas, zanahorias, pepinos, apio, tomates, col roja, cebollas rojas, pimientos rojos, amarillos, naranjas, rábanos, brotes y medio aguacate.

Aliño para la ensalada: utilice 2 cucharadas de uno de los siguientes:

- Aliño casero: aceite de oliva extravirgen, vinagre de sidra o jugo de limón, sal marina, hierbas, aminos líquidos y salsa de soja

- Un aliño saludable que pueda comprar (por favor, consulte la Guía de Recursos EPI en la página 357 para marcas recomendadas).

*Beba para su peso perfecto:* 8-12 onzas de agua

*Tome suplementos para su peso perfecto:* Tome dos o tres cápsulas de multivitamina integral, de una a tres cápsulas de fucoxantin concentrado, y de 1 a 3 cucharaditas (o de tres a nueve cápsulas) de un complejo de aceite de hígado de bacalao alto en omega-3. (Ver la Guía de Recursos EPI en la página 357 para productos recomendados).

### 7:00 de la tarde

*Perfect Cleanse*: Tome una cucharada de *Perfect Cleanse Capture* mezclada en 8-12 onzas de agua.

### Antes de irse a la cama

*Piense para su peso perfecto*: Realice el ejercicio de los códigos sanadores de la página 211.

*Perfect Cleanse*: Tome tres cápsulas de *Perfect Cleanse Remove* con 8-12 onzas de agua.

*Duerma para su peso perfecto*: Acuéstese a las 10:30 de la noche.

## Días 5–7

### Al despertarse

*Beba para su peso perfecto:* 16-24 onzas de agua

*Piense para su peso perfecto*: Realice el ejercicio de los códigos sanadores de la página 211.

### 7:30 de la mañana

*Límpiese para su peso perfecto:* Coma una ración de sopa de pollo limpiadora casera.

*Beba para su peso perfecto:* 12-16 onzas de agua

*Tome suplementos para su peso perfecto:* Tome dos o tres cápsulas de multivitamina integral y de una a cuatro cápsulas de fucoxantin concentrado.

### 10:30 de la mañana

*Límpiese para su peso perfecto:* Coma una ración de sopa de pollo limpiadora casera.

*Beba para su peso perfecto:* 12-16 onzas de agua

### 1:00 de la tarde

*Límpiese para su peso perfecto:* Coma una ración de sopa de pollo limpiadora casera.

*Beba para su peso perfecto:* 12-16 onzas de agua

*Tome suplementos para su peso perfecto:* Tome dos o tres cápsulas de multivitamina integral y de una a tres cápsulas de fucoxantin concentrado.

### 3:30 de la tarde

*Límpiese para su peso perfecto:* Coma una ración de sopa de pollo limpiadora casera.

*Beba para su peso perfecto:* 12-16 onzas de agua

### 5:30 de la tarde

*Perfect Cleanse:* Tome tres cápsulas de *Perfect Cleanse Purify* con 8-12 onzas de agua.

### 6:00 de la tarde

*Límpiese para su peso perfecto:* Mezcle un ensalada verde grande con cualquiera de lo siguiente: judías mezcladas, zanahorias, pepinos, apio, tomates, col roja, cebollas rojas, pimientos rojos, amarillos, naranjas, rábanos, brotes, medio aguacate, y frutos secos o semillas.

Aliño para la ensalada: utilice 2 cucharadas de uno de los siguientes:

- Aliño casero: aceite de oliva extravirgen, vinagre de sidra o jugo de limón, sal marina, hierbas, aminos líquidos y salsa de soja
- Un aliño saludable que pueda comprar (por favor, consulte la Guía de Recursos EPI en la página 357 para marcas recomendadas).

*Beba para su peso perfecto:* 8-12 onzas de agua

*Tome suplementos para su peso perfecto:* Tome dos o tres cápsulas de multivitamina integral, de una a tres cápsulas de fucoxantin concentrado, y de 1 a 3 cucharaditas (o de tres a nueve cápsulas) de un complejo de aceite de hígado de bacalao alto en omega-3. (Ver la Guía de Recursos EPI en la página 357 para productos recomendados).

### 7:00 de la tarde

*Perfect Cleanse:* Tome una cucharada de *Perfect Cleanse Capture* mezclada en 8-12 onzas de agua.

### Antes de irse a la cama

*Perfect Cleanse:* Tome tres cápsulas de *Perfect Cleanse Remove* con 8-12 onzas de agua.

*Piense para su peso perfecto:* Realice el ejercicio de los códigos sanadores de la página 211.

*Duerma para su peso perfecto:* Acuéstese a las 10:30 de la noche.

## Días 8–10

### Al despertarse

*Beba para su peso perfecto:* 16-24 onzas de agua

*Piense para su peso perfecto:* Realice el ejercicio de los códigos sanadores de la página 211.

### 7:30 de la mañana

*Límpiese para su peso perfecto:* Coma una ración de sopa de pollo limpiadora casera.

*Beba para su peso perfecto:* 12-16 onzas de agua

*Tome suplementos para su peso perfecto:* Tome dos o tres cápsulas de multivitamina integral y de una a cuatro cápsulas de fucoxantin concentrado.

### 10:30 de la mañana

*Límpiese para su peso perfecto:* Coma una ración de sopa de pollo limpiadora casera.

*Beba para su peso perfecto:* 12-16 onzas de agua

### 1:00 de la tarde

*Límpiese para su peso perfecto:* Coma una ración de sopa de pollo limpiadora casera, 4 onzas de yogur o kéfir natural de leche entera (leche de vaca, de cabra o de oveja), y 1 cucharada de miel natural.

*Beba para su peso perfecto:* 12-16 onzas de agua

*Tome suplementos para su peso perfecto:* Tome dos o tres cápsulas de multivitamina integral y de una a tres cápsulas de fucoxantin concentrado.

### 3:30 de la tarde

*Límpiese para su peso perfecto:* Coma una ración de sopa de pollo limpiadora casera, 4 onzas de yogur o kéfir natural de leche entera (leche de vaca, de cabra o de oveja), y 1 cucharada de miel natural.

*Beba para su peso perfecto:* 12-16 onzas de agua

### 5:30 de la tarde

*Perfect Cleanse*: Tome tres cápsulas de *Perfect Cleanse Purify* con 8-12 onzas de agua.

### 6:00 de la tarde

*Límpiese para su peso perfecto:* Mezcle un ensalada verde grande con cualquiera de lo siguiente: judías mezcladas, zanahorias, pepinos, apio, tomates, col roja, cebollas rojas, pimientos rojos, amarillos, naranjas, rábanos, brotes, medio aguacate, y frutos secos o semillas. Añada 4 onzas de pescado graso de agua fría (salmón, caballa, arenque, atún, sardinas) y 2 onzas de queso fresco (de vaca, de oveja o de cabra).

Aliño para la ensalada: utilice 2 cucharadas de uno de los siguientes:

- Aliño casero: aceite de oliva extravirgen, vinagre de sidra o jugo de limón, sal marina, hierbas, aminos líquidos y salsa de soja
- Un aliño saludable que pueda comprar (por favor, consulte la Guía de Recursos EPI en la página 357 para marcas recomendadas).

*Beba para su peso perfecto:* 8-12 onzas de agua

*Tome suplementos para su peso perfecto:* Tome dos o tres cápsulas de multi-vitamina integral, de una a tres cápsulas de fucoxantin concentrado, y de 1 a 3 cucharaditas (o de tres a nueve cápsulas) de un complejo de aceite de hígado de bacalao alto en omega-3. (Ver la Guía de Recursos EPI en la página 357 para productos recomendados).

### 7:00 de la tarde

*Perfect Cleanse*: Tome una cucharada de *Perfect Cleanse Capture* mezclada en 8-12 onzas de agua.

### Antes de irse a la cama

*Perfect Cleanse*: Tome tres cápsulas de *Perfect Cleanse Remove* con 8-12 onzas de agua.

*Piense para su peso perfecto*: Realice el ejercicio de los códigos sanadores de la página 211.

*Duerma para su peso perfecto*: Acuéstese a las 10:30 de la noche.

## Limpieza de primavera/otoño
## Días 1–4

Las horas de las comidas son aproximadas; obviamente, siéntase libre para ajustar las horas de comer según su horario.

### Al despertarse

*Beba para su peso perfecto:* 16-24 onzas de agua

*Piense para su peso perfecto*: Realice el ejercicio de los códigos sanadores (puede encontrar lo que es el ejercicio de los códigos sanadores en la página 211. Le recomiendo que realice el ejercicio de los códigos sanadores al menos dos veces por día —una en la mañana y una en la noche—, pero siéntase libre para intentar este ejercicio de dos minutos tres, cuatro, o cinco veces por día).

### 7:30 de la mañana

*Límpiese para su peso perfecto:* Coma una ración de pomelo.

*Beba para su peso perfecto:* 12-16 onzas de agua

*Tome suplementos para su peso perfecto:* Tome dos o tres cápsulas de multivi-tamina integral y de una a cuatro cápsulas de fucoxantin concentrado.

### 10:30 de la mañana

*Límpiese para su peso perfecto:* Coma una ración de naranjas.

*Beba para su peso perfecto:* 12-16 onzas de agua

### 1:00 de la tarde

*Límpiese para su peso perfecto:* Coma una ración (1 ó 2 tazas) de sopa de pollo limpiadora.

*Beba para su peso perfecto:* 12-16 onzas de agua

*Tome suplementos para su peso perfecto:* Tome dos o tres cápsulas de multivitamina integral y de una a tres cápsulas de fucoxantin concentrado.

### 3:30 de la tarde

*Límpiese para su peso perfecto:* Coma una ración de sopa de pollo limpiadora.

*Beba para su peso perfecto:* 12-16 onzas de agua

### 5:30 de la tarde

*Perfect Cleanse:* Tome tres cápsulas de *Perfect Cleanse Purify* con 8-12 onzas de agua

### 6:00 de la tarde

*Límpiese para su peso perfecto:* Coma una ración de sopa de pollo limpiadora.

*Beba para su peso perfecto:* 8-12 onzas de agua

*Tome suplementos para su peso perfecto:* Tome dos o tres cápsulas de multivitamina integral, de una a tres cápsulas de fucoxantin concentrado, y de 1 a 3 cucharaditas (o de tres a nueve cápsulas) de un complejo de aceite de hígado de bacalao alto en omega-3. (Ver la Guía de Recursos EPI en la página 357 para productos recomendados).

### 7:00 de la tarde

*Perfect Cleanse:* Tome una cucharada de *Perfect Cleanse Capture* mezclada en 8-12 onzas de agua.

### Antes de irse a la cama

*Piense para su peso perfecto:* Realice el ejercicio de los códigos sanadores de la página 211.

*Perfect Cleanse:* Tome tres cápsulas de *Perfect Cleanse Remove* con 8-12 onzas de agua.

*Duerma para su peso perfecto:* Acuéstese a las 10:30 de la noche.

## Días 5–7

### Al despertarse

*Beba para su peso perfecto:* 16-24 onzas de agua

*Piense para su peso perfecto:* Realice el ejercicio de los códigos sanadores de la página 211.

### 7:30 de la mañana

*Límpiese para su peso perfecto:* Coma una ración de sopa de manzanas

*Beba para su peso perfecto:* 12-16 onzas de agua

*Tome suplementos para su peso perfecto:* Tome dos o tres cápsulas de multivitamina integral y de una a cuatro cápsulas de fucoxantin concentrado.

### 10:30 de la mañana

*Límpiese para su peso perfecto:* Coma una ración de sopa de fresas.

*Beba para su peso perfecto:* 12-16 onzas de agua

### 1:00 de la tarde

*Límpiese para su peso perfecto:* Coma una ración de sopa de pollo limpiadora casera.

*Beba para su peso perfecto:* 12-16 onzas de agua

*Tome suplementos para su peso perfecto:* Tome dos o tres cápsulas de multivitamina integral y de una a tres cápsulas de fucoxantin concentrado.

### 3:30 de la tarde

*Límpiese para su peso perfecto:* Coma una ración de sopa de pollo limpiadora.

*Beba para su peso perfecto:* 12-16 onzas de agua

### 5:30 de la tarde

*Perfect Cleanse*: Tome tres cápsulas de *Perfect Cleanse Purify* con 8-12 onzas de agua

### 6:00 de la tarde

*Límpiese para su peso perfecto:* Mezcle un ensalada verde grande con cualquiera de lo siguiente: judías mezcladas, zanahorias, pepinos, apio, tomates, col roja, cebollas rojas, pimientos rojos, amarillos, naranjas, rábanos, brotes, medio aguacate, y frutos secos o semillas.

Aliño para la ensalada: utilice 2 cucharadas de uno de los siguientes:

- Aliño casero: aceite de oliva extravirgen, vinagre de sidra o jugo de limón, sal marina, hierbas, aminos líquidos y salsa de soja
- Un aliño saludable que pueda comprar (por favor, consulte la Guía de Recursos EPI en la página 357 para marcas recomendadas).

*Beba para su peso perfecto:* 8-12 onzas de agua

*Tome suplementos para su peso perfecto:* Tome dos o tres cápsulas de multivitamina integral, de una a tres cápsulas de fucoxantin concentrado, y de 1 a 3 cucharaditas (o de tres a nueve cápsulas) de un complejo de aceite de hígado de bacalao alto en omega-3. (Ver la Guía de Recursos EPI en la página 357 para productos recomendados).

### 7:00 de la tarde

*Perfect Cleanse*: Tome una cucharada de *Perfect Cleanse Capture* mezclada en 8-12 onzas de agua.

### Antes de irse a la cama

*Piense para su peso perfecto*: Realice el ejercicio de los códigos sanadores de la página 211.

*Perfect Cleanse*: Tome tres cápsulas de *Perfect Cleanse Remove* con 8-12 onzas de agua.

*Duerma para su peso perfecto*: Acuéstese a las 10:30 de la noche.

## Días 8–10

### Al despertarse

*Beba para su peso perfecto:* 16-24 onzas de agua

*Piense para su peso perfecto*: Realice el ejercicio de los códigos sanadores de la página 211.

### 7:30 de la mañana

*Límpiese para su peso perfecto:* Coma una ración de ciruelas, 4 onzas de yogur o kéfir natural de leche entera (leche de vaca, de cabra o de oveja), y 1 cucharada de miel natural.

*Beba para su peso perfecto:* 12-16 onzas de agua

*Tome suplementos para su peso perfecto:* Tome dos o tres cápsulas de multivitamina integral y de una a cuatro cápsulas de fucoxantin concentrado.

### 10:30 de la mañana

*Límpiese para su peso perfecto:* Coma una ración de uvas, 4 onzas de yogur o kéfir natural de leche entera (leche de vaca, de cabra o de oveja), y 1 cucharada de miel natural.

*Beba para su peso perfecto:* 12-16 onzas de agua

### 1:00 de la tarde

*Límpiese para su peso perfecto:* Coma una ración de sopa de pollo limpiadora casera.

*Beba para su peso perfecto:* 12-16 onzas de agua

*Tome suplementos para su peso perfecto:* Tome dos o tres cápsulas de multivitamina integral y de una a tres cápsulas de fucoxantin concentrado.

### 3:30 de la tarde

*Límpiese para su peso perfecto:* Coma una ración de sopa de pollo limpiadora casera.

*Beba para su peso perfecto:* 12-16 onzas de agua

### 5:30 de la tarde

*Perfect Cleanse*: Tome tres cápsulas de *Perfect Cleanse Purify* con 8-12 onzas de agua.

### 6:00 de la tarde

*Límpiese para su peso perfecto:* Mezcle una ensalada verde grande con cualquiera de lo siguiente: judías mezcladas, zanahorias, pepinos, apio, tomates, col roja, cebollas rojas, pimientos rojos, amarillos, naranjas, rábanos, brotes, medio aguacate, y frutos secos o semillas. Añada 4 onzas de pescado graso de agua fría (salmón, caballa, arenque, atún, sardinas) y 2 onzas de queso fresco (de vaca, de oveja o de cabra).

Aliño para la ensalada: utilice 2 cucharadas de uno de los siguientes:

- Aliño casero: aceite de oliva extravirgen, vinagre de sidra o jugo de limón, sal marina, hierbas, aminos líquidos y salsa de soja
- Un aliño saludable que pueda comprar (por favor, consulte la Guía de Recursos EPI en la página 357 para marcas recomendadas).

*Beba para su peso perfecto:* 8-12 onzas de agua

*Tome suplementos para su peso perfecto:* Tome dos o tres cápsulas de multivitamina integral, de una a tres cápsulas de fucoxantin concentrado, y de 1 a 3 cucharaditas (o de tres a nueve cápsulas) de un complejo de aceite de hígado de bacalao alto en omega-3. (Ver la Guía de Recursos EPI en la página 357 para productos recomendados).

## 7:00 de la tarde

*Perfect Cleanse*: Tome una cucharada de *Perfect Cleanse Capture* mezclada en 8-12 onzas de agua.

## Antes de irse a la cama

*Piense para su peso perfecto*: Realice el ejercicio de los códigos sanadores de la página 211.

*Perfect Cleanse*: Tome tres cápsulas de *Perfect Cleanse Remove* con 8-12 onzas de agua.

*Duerma para su peso perfecto*: Acuéstese a las 10:30 de la noche.

## Limpieza perfecta de verano
### Día 1

Las horas de las comidas son aproximadas; obviamente, siéntase libre para ajustar las horas de comer según su horario.

## Al despertarse

*Beba para su peso perfecto:* 16-24 onzas de agua

*Piense para su peso perfecto*: Realice el ejercicio de los códigos sanadores (puede encontrar lo que es el ejercicio de los códigos sanadores en la página 211. Le recomiendo que realice el ejercicio de los códigos sanadores al menos dos veces por día —una en la mañana y una en la noche—, pero siéntase libre para intentar este ejercicio de dos minutos tres, cuatro, o cinco veces por día).

## 7:30 de la mañana

*Límpiese para su peso perfecto:* Coma una ración de uvas (de cualquier variedad).

*Beba para su peso perfecto:* 12-16 onzas de agua

*Tome suplementos para su peso perfecto:* Tome dos o tres cápsulas de multivitamina integral y de una a cuatro cápsulas de fucoxantin concentrado.

### 10:30 de la mañana
*Límpiese para su peso perfecto:* Coma una ración de uvas (cualquier variedad).

*Beba para su peso perfecto:* 12-16 onzas de agua

### 1:00 de la tarde
*Límpiese para su peso perfecto:* Coma una ración de sopa de uvas (cualquier variedad)

*Beba para su peso perfecto:* 12-16 onzas de agua

*Tome suplementos para su peso perfecto:* Tome dos o tres cápsulas de multivitamina integral y de una a tres cápsulas de fucoxantin concentrado.

### 3:30 de la tarde
*Límpiese para su peso perfecto:* Coma una ración de uvas (cualquier variedad).

*Beba para su peso perfecto:* 12-16 onzas de agua

### 5:30 de la tarde
*Perfect Cleanse*: Tome tres cápsulas de *Perfect Cleanse Purify* con 8-12 onzas de agua

### 6:00 de la tarde
*Límpiese para su peso perfecto:* Coma una ración de uvas (cualquier variedad).

*Beba para su peso perfecto:* 8-12 onzas de agua

*Tome suplementos para su peso perfecto:* Tome dos o tres cápsulas de multivitamina integral, de una a tres cápsulas de fucoxantin concentrado, y de 1 a 3 cucharaditas (o de tres a nueve cápsulas) de un complejo de aceite de hígado de bacalao alto en omega-3. (Ver la Guía de Recursos EPI en la página 357 para productos recomendados).

### 7:00 de la tarde
*Perfect Cleanse*: Tome una cucharada de *Perfect Cleanse Capture* mezclada en 8-12 onzas de agua.

### Antes de irse a la cama
*Piense para su peso perfecto*: Realice el ejercicio de los códigos sanadores de la página 211.

*Perfect Cleanse*: Tome tres cápsulas de *Perfect Cleanse Remove* con 8-12 onzas de agua.

*Duerma para su peso perfecto*: Acuéstese a las 10:30 de la noche.

# Días 2–4

## Al despertarse

*Beba para su peso perfecto:* 16-24 onzas de agua

*Piense para su peso perfecto:* Realice el ejercicio de los códigos sanadores de la página 211.

## 7:30 de la mañana

*Límpiese para su peso perfecto:* Coma una ración de mango.

*Beba para su peso perfecto:* 12-16 onzas de agua

*Tome suplementos para su peso perfecto:* Tome dos o tres cápsulas de multivitamina integral y de una a cuatro cápsulas de fucoxantin concentrado.

## 10:30 de la mañana

*Límpiese para su peso perfecto:* Coma una ración de sandía.

*Beba para su peso perfecto:* 12-16 onzas de agua

## 1:00 de la tarde

*Límpiese para su peso perfecto:* Coma una ración de piña.

*Beba para su peso perfecto:* 12-16 onzas de agua

*Tome suplementos para su peso perfecto:* Tome dos o tres cápsulas de multivitamina integral y de una a tres cápsulas de fucoxantin concentrado.

## 3:30 de la tarde

*Límpiese para su peso perfecto:* Coma una ración de cerezas.

*Beba para su peso perfecto:* 12-16 onzas de agua

## 5:30 de la tarde

*Perfect Cleanse:* Tome tres cápsulas de *Perfect Cleanse Purify* con 8-12 onzas de agua.

## 6:00 de la tarde

*Límpiese para su peso perfecto:* Mezcle un ensalada verde grande con cualquiera de lo siguiente: judías mezcladas, zanahorias, pepinos, apio, tomates, col roja, cebollas rojas, pimientos rojos, amarillos, naranjas, rábanos, brotes y medio aguacate.

Aliño para la ensalada: utilice 2 cucharadas de uno de los siguientes:

- Aliño casero: aceite de oliva extravirgen, vinagre de sidra o jugo de limón, sal marina, hierbas, aminos líquidos y salsa de soja
- Un aliño saludable que pueda comprar (por favor, consulte la Guía de Recursos EPI en la página 357 para marcas recomendadas).

*Beba para su peso perfecto:* 8-12 onzas de agua

*Tome suplementos para su peso perfecto:* Tome dos o tres cápsulas de multivitamina integral, de una a tres cápsulas de fucoxantin concentrado, y de 1 a 3 cucharaditas (o de tres a nueve cápsulas) de un complejo de aceite de hígado de bacalao alto en omega-3. (Ver la Guía de Recursos EPI en la página 357 para productos recomendados).

### 7:00 de la tarde

*Perfect Cleanse*: Tome una cucharada de *Perfect Cleanse Capture* mezclada en 8-12 onzas de agua.

### Antes de irse a la cama

*Piense para su peso perfecto*: Realice el ejercicio de los códigos sanadores de la página 211.

*Perfect Cleanse*: Tome tres cápsulas de *Perfect Cleanse Remove* con 8-12 onzas de agua.

*Duerma para su peso perfecto*: Acuéstese a las 10:30 de la noche.

## Días 5–7

### Al despertarse

*Beba para su peso perfecto:* 16-24 onzas de agua

*Piense para su peso perfecto*: Realice el ejercicio de los códigos sanadores de la página 211.

### 7:30 de la mañana

*Límpiese para su peso perfecto:* Coma una ración de papaya.

*Beba para su peso perfecto:* 12-16 onzas de agua

*Tome suplementos para su peso perfecto:* Tome dos o tres cápsulas de multivitamina integral y de una a cuatro cápsulas de fucoxantin concentrado.

### 10:30 de la mañana

*Límpiese para su peso perfecto:* Coma una ración de melocotones.

*Beba para su peso perfecto:* 12-16 onzas de agua

### 1:00 de la tarde

*Límpiese para su peso perfecto:* Coma una ración de frambuesas.

*Beba para su peso perfecto:* 12-16 onzas de agua

*Tome suplementos para su peso perfecto:* Tome dos o tres cápsulas de multivitamina integral y de una a tres cápsulas de fucoxantin concentrado.

### 3:30 de la tarde

*Límpiese para su peso perfecto:* Coma una ración de manzanas.

*Beba para su peso perfecto:* 12-16 onzas de agua

### 5:30 de la tarde

*Perfect Cleanse*: Tome tres cápsulas de *Perfect Cleanse Purify* con 8-12 onzas de agua.

### 6:00 de la tarde

*Límpiese para su peso perfecto:* Mezcle un ensalada verde grande con cualquiera de lo siguiente: judías mezcladas, zanahorias, pepinos, apio, tomates, col roja, cebollas rojas, pimientos rojos, amarillos, naranjas, rábanos, brotes, medio aguacate, y frutos secos o semillas.

Aliño para la ensalada: utilice 2 cucharadas de uno de los siguientes:

- Aliño casero: aceite de oliva extravirgen, vinagre de sidra o jugo de limón, sal marina, hierbas, aminos líquidos y salsa de soja
- Un aliño saludable que pueda comprar (por favor, consulte la Guía de Recursos EPI en la página 357 para marcas recomendadas).

*Beba para su peso perfecto:* 8-12 onzas de agua

*Tome suplementos para su peso perfecto:* Tome dos o tres cápsulas de multivitamina integral, de una a tres cápsulas de fucoxantin concentrado, y de 1 a 3 cucharaditas (o de tres a nueve cápsulas) de un complejo de aceite de hígado de bacalao alto en omega-3. (Ver la Guía de Recursos EPI en la página 357 para productos recomendados).

### 7:00 de la tarde

*Perfect Cleanse*: Tome una cucharada de *Perfect Cleanse Capture* mezclada en 8-12 onzas de agua.

### Antes de irse a la cama

*Piense para su peso perfecto*: Realice el ejercicio de los códigos sanadores de la página 211.

*Perfect Cleanse*: Tome tres cápsulas de *Perfect Cleanse Remove* con 8-12 onzas de agua.

*Duerma para su peso perfecto*: Acuéstese a las 10:30 de la noche.

## Días 8–10

### Al despertarse

*Beba para su peso perfecto:* 16-24 onzas de agua

*Piense para su peso perfecto*: Realice el ejercicio de los códigos sanadores de la página 211.

### 7:30 de la mañana

*Límpiese para su peso perfecto:* Coma una ración de kiwi.

*Beba para su peso perfecto:* 12-16 onzas de agua

*Tome suplementos para su peso perfecto:* Tome dos o tres cápsulas de multivitamina integral y de una a cuatro cápsulas de fucoxantin concentrado.

### 10:30 de la mañana

*Límpiese para su peso perfecto:* Coma una ración de peras.

*Beba para su peso perfecto:* 12-16 onzas de agua

## 1:00 de la tarde

*Límpiese para su peso perfecto:* Coma una ración de arándanos, 4 onzas de yogur o kéfir natural de leche entera (leche de vaca, de cabra o de oveja), y 1 cucharada de miel natural.

*Beba para su peso perfecto:* 12-16 onzas de agua

*Tome suplementos para su peso perfecto:* Tome dos o tres cápsulas de multivitamina integral y de una a tres cápsulas de fucoxantin concentrado.

## 3:30 de la tarde

*Límpiese para su peso perfecto:* Coma una ración de fresas, 4 onzas de yogur o kéfir natural de leche entera (leche de vaca, de cabra o de oveja), y 1 cucharada de miel natural.

*Beba para su peso perfecto:* 12-16 onzas de agua

## 5:30 de la tarde

*Perfect Cleanse*: Tome tres cápsulas de *Perfect Cleanse Purify* con 8-12 onzas de agua.

## 6:00 de la tarde

*Límpiese para su peso perfecto:* Mezcle un ensalada verde grande con cualquiera de lo siguiente: judías mezcladas, zanahorias, pepinos, apio, tomates, col roja, cebollas rojas, pimientos rojos, amarillos, naranjas, rábanos, brotes, medio aguacate, y frutos secos o semillas. Añada 4 onzas de pescado graso de agua fría (salmón, caballa, arenque, atún, sardinas) y 2 onzas de queso fresco (de vaca, de oveja o de cabra).

Aliño para la ensalada: utilice 2 cucharadas de uno de los siguientes:
- Aliño casero: aceite de oliva extravirgen, vinagre de sidra o jugo de limón, sal marina, hierbas, aminos líquidos y salsa de soja
- Un aliño saludable que pueda comprar (por favor, consulte la Guía de Recursos EPI en la página 357 para marcas recomendadas).

*Beba para su peso perfecto:* 8-12 onzas de agua

*Tome suplementos para su peso perfecto:* Tome dos o tres cápsulas de multivitamina integral, de una a tres cápsulas de fucoxantin concentrado, y de 1 a 3 cucharaditas (o de tres a nueve cápsulas) de un complejo de aceite de hígado de bacalao alto en omega-3. (Ver la Guía de Recursos EPI en la página 357 para productos recomendados).

## 7:00 de la tarde

*Perfect Cleanse*: Tome una cucharada de *Perfect Cleanse Capture* mezclada en 8-12 onzas de agua.

## Antes de irse a la cama

*Piense para su peso perfecto*: Realice el ejercicio de los códigos sanadores de la página 211.

*Perfect Cleanse*: Tome tres cápsulas de *Perfect Cleanse Remove* con 8-12 onzas de agua.

*Duerma para su peso perfecto*: Acuéstese a las 10:30 de la noche.

## Preparados

Acabamos de dirigirnos al interior del cuerpo y el modo en que comemos para hacerlo funcionar a pleno rendimiento. En nuestro siguiente capítulo nos centraremos en hacer que el exterior encaje con lo bien que se siente usted por dentro hablando de la importancia de ponerse en forma para su peso perfecto.

### Resumen "el peso perfecto": Límpiese para su peso perfecto

- La próxima vez que coma solo, cuente el número de veces que mastica la comida antes de tragarla. Trate de masticar su comida de quince a treinta veces antes de tragar.

- Cuando comience el programa de dieciséis semanas "el peso perfecto", considere realizar la "limpieza perfecta", un programa de desintoxicación de diez días. Haga de ello una rutina trimestral.

- Concurrente con el plan alimenticio "el peso perfecto", utilice el sistema de tres partes de suplementos limpiadores llamado *Perfect Cleanse*, de Garden of Life.

# Capítulo 9

## Póngase en forma para su peso perfecto

GIRÉ MIS CADERAS para mantener el equilibrio en la pelota de estabilidad y luego lancé con la pelota de medicina de 7 kilos (15½ libras), un pase con las dos manos a mi compañero de ejercicios, Mike Yorkey.

Mike, sentado en una pelota de estabilidad a una distancia de unos 6 pies, agarró la pesada pelota y de inmediato la lanzó al aire en dirección a mí. Yo hábilmente la agarré y miré mi reloj.

—Nos queda otro minuto—resoplé.

—Me estás matando—afirmó Mike, con su cara enrojecida—. No podré peinarme el cabello mañana si seguimos.

—La última serie—dije yo—; no mucho más tiempo.

Durante la última media hora Mike y yo habíamos estado sentados en un balón de estabilidad lanzándonos el uno al otro balones medicinales. Comenzamos con la más ligera —un balón de 2 kilos del tamaño de una de voleibol—, y jugamos a lanzarla durante dos minutos cronometrados antes de tomar un descanso. Durante cada intervalo de "descanso" Mike mantenía el balón medicinal con sus brazos estirados mientras yo agarraba la siguiente pelota —un poco más pesada— y la mecía. Después de un minuto de mantener la pelota, volvíamos a lanzar el siguiente balón medicinal más pesado durante dos minutos.

Mike, que ha sido mi investigador y coautor en mis últimos quince libros, tiene veinte años más que yo. Para ser un miembro de la generación Baby Boom está en buena forma. Mike hace ejercicios significativos cinco o seis días por semana, ya sea entrenándose en el gimnasio, jugando un partido de dobles con sus compañeros de tenis, o montando en bicicleta con su esposa, Nicole. En esta ocasión, Mike había volado hasta Florida desde su casa en San Diego para trabajar en *El peso perfecto: América* conmigo. Cuando yo sugerí que tomáramos un descanso e hiciéramos ejercicio juntos en el gimnasio de mi casa, Mike se entusiasmó por aumentar su ritmo cardíaco conmigo.

—Quiero mostrarte algunos ejercicios en los que estoy trabajando para el libro—le dije.

Le dije a Mike que el capítulo sobre ejercicio en *El peso perfecto: América* sería absolutamente crucial para la campaña, pero no daría la talla para dar como resultado el estándar de los consejos de los libros de salud y mantenimiento físico: comenzar a hacer ejercicio en un gimnasio. Mi preferencia es que usted adopte un sistema de ejercicios que yo denomino EIF —Entrenamiento de Intervalo Funcional— en su horario diario, o al menos cuatro veces por semana.

El entrenamiento a intervalos implica alternar ejercicios breves e intensos con breves periodos de recuperación. Por eso Mike y yo "descansamos" entre sesiones de lanzarnos el uno al otro el balón, aunque mantener un balón de tres kilos demandaba su propio esfuerzo. Aumentando y disminuyendo de modo inteligente nuestros ritmos cardiacos quemamos más calorías que si hubiéramos pasado la misma cantidad de tiempo corriendo en cintas andadoras contiguas. Los ejercicios de entrenamiento a intervalos mejorarán su ritmo metabólico en reposo (RMR) al igual que su ritmo VO2 máximo, que es la cantidad máxima de oxígeno que puede utilizarse por un individuo, en mililitros, en un minuto, por kilogramo de peso corporal.

Además, los ejercicios EIF que trabajan los músculos "centrales" del cuerpo con pesas, bandas de resistencia, pelotas de estabilidad, balones medicinales, o hasta pesas tradicionales rusas, son ejemplos de ejercicios "funcionales" que son largos en esfuerzo y breves en duración. Si me da usted veinte minutos de ejercicios concentrados, se beneficiará de inmensos gastos calóricos y seguirá quemando grasa mucho después de que yo le haya despedido del gimnasio y le haya dicho que vaya a darse un baño.

Mire, no puede usted perder peso —o al menos mantener ninguna pérdida de peso— sin atizar el horno del cuerpo para que queme reservas de grasa. Cuando usted completa una serie de ejercicios EIF, aumenta su ingesta de oxígeno al igual que la capacidad de su corazón y sus pulmones a fin de que su cuerpo se convierta en una máquina de quemar grasa que incinere células adiposas mucho después de que usted haya dejado de hacer ejercicio. Esto lo hace formando músculo —o restaurando músculo que se ha perdido a lo largo de los años— por medio de ejercicios funcionales, anaeróbicos o, como a mí me gusta llamarlos, anabólicos (que construyen). Aun si gana una libra o dos por crear músculo, estará mejor, porque una libra de músculo quema de treinta a cincuenta calorías al día, mientras que una libra de grasa quema solo tres calorías al día. No hace falta decirlo, pero asegúrese de consultar a su médico antes de comenzar ningún programa de mantenimiento físico, especialmente si ha pasado algo de tiempo sin hacer ejercicio.

Mi experiencia en el mantenimiento físico —recibí mi certificado de entrenador físico cuando tenía veintitantos años— augura mi creencia en que participar en entrenamientos intensos pensados para agotar almacenamientos de oxígeno hará que el cuerpo encienda las células que queman grasa. En otras palabras, los ejercicios "cardio" estándares —es decir, caminar sobre la cinta andadora como un robot durante cuarenta y cinco minutos— son de alguna manera útiles; sin embargo, el ejercicio anaeróbico intenso que agota oxígeno hace dos cosas importantes para ayudarle a perder peso:

1. El ejercicio anaeróbico aumenta el porcentaje de calorías y grasa quemadas comparadas con el porcentaje de carbohidratos quemados.

2. El ejercicio anaeróbico aumenta su ritmo metabólico, lo cual le ayuda a quemar aún más calorías cuando está en reposo.

Puede que se pregunte de qué se trata el "ejercicio anaeróbico". Cuando el cuerpo hace ejercicio, trabaja de dos maneras básicas: aeróbicamente y anaeróbicamente.

Se dice que el cuerpo trabaja aeróbicamente cuando opera a un ritmo que permite que el sistema cardiorrespiratorio —pulmones, corazón y flujo sanguíneo— reponga energía a medida que usted hace ejercicio. Dicho de otro modo, el ejercicio aeróbico hace que el cuerpo utilice oxígeno para crear energía. Es básicamente cualquier cosa que haga que el corazón se mueva, como caminar en una cinta andadora, pedalear en bicicletas estáticas, o subir y bajar en máquinas escaladoras.

El ejercicio aeróbico generalmente está relacionado con ejercicios de no resistencia, como:

- Clases de aeróbic
- Bicicleta
- Baile
- Golf
- Patinaje sobre hielo
- *Raquetball*
- Patinar con tabla (*snowboarding*)
- Fútbol
- Squash
- Tenis
- Caminar
- Baloncesto
- Calistenia
- Jardinería
- Caminar en terreno llano
- Patinaje sobre ruedas en hilera
- Submarinismo
- Esquí sobre tabla
- Softball
- Tenis de mesa
- Voleibol
- Esquí acuático

En general, el ejercicio aeróbico se realiza a un nivel de intensidad de bajo a moderado. Se dice que usted hace ejercicio aeróbicamente si puede pasar "la prueba de hablar", queriendo decir que puede mantener una conversación y hacer ejercicio al mismo tiempo. El nivel se eleva cuando usted es bueno en alguno de los deportes mencionados anteriormente y puede competir con pericia en competiciones que demanden su máximo esfuerzo. Un energético set de individuales entre un par de tenistas avanzados puede ser más anaeróbico que el ejercicio aeróbico, por ejemplo. Lo mismo para las clases de aeróbic de "step" de alta intensidad.

## Ejercicio de larga duración: no tan bueno para su salud

El ejercicio de baja intensidad —como caminar en una cinta andadora o correr por el barrio— es largo en cuanto a dar pasos repetitivos, pero breve en cuanto a variación cardiovascular. Aunque todos podríamos permitirnos caminar más cada día (el estadounidense promedio acumula solo de tres mil a cinco mil pasos al día, según el investigador David R. Bassett Jr., profesor de ciencias del ejercicio en la universidad de Tennessee[1]), caminar en una cinta andadora para compensar es una respuesta con poca visión.

"Forzar por rutina a su cuerpo a realizar el mismo desafío cardiovascular continuo, repitiendo el mismo movimiento, al mismo ritmo, miles de veces, sin variación y sin descanso, no es natural", declaró el Dr. Alan Sears, y autor de *PACE: Rediscover Your Native Fitness* (RITMO: Redescubra su mantenimiento físico natural).[2] El ejercicio de larga duración reduce la capacidad del corazón para proporcionarle rápidamente ráfagas de energía cuando usted las necesita, aumenta el colesterol LDL y los triglicéridos, eleva los factores de coágulos e inflamación, y crea pérdida de densidad ósea.

No necesitamos mirar más allá de los Amish para ver un ejemplo de cómo combinar el ejercicio de baja intensidad con rápidas ráfagas de energía y la estupenda salud que resulta. Durante su investigación, el profesor Bassett puso podómetros en noventa y ocho Amish adultos y descubrió que los hombres daban una media de dieciocho mil sorprendentes pasos al día, pero también hacían diez horas de actividad física vigorosa por semana: actividades anaeróbicas como levantar pesos, hacer zanjas, y levantar balas de heno. Las mujeres daban una media de catorce mil pasos al día y hacían tres horas y media de actividad física vigorosa en la granja familiar cada semana.[3] Ese nivel de esfuerzo nos hace avanzar mucho en la explicación sobre por qué la obesidad en la comunidad Amish se sitúa en un miserable 4 por ciento, comparado con el 31 por ciento de los estadounidenses adultos.[4]

---

Por otro lado, el ejercicio anaeróbico es cualquier forma de actividad física no sostenida que normalmente implica un número limitado de músculos concretos a lo largo de un periodo breve, como el entrenamiento de fuerza o levantar pesos libres. Se dice que trabaja el cuerpo anaeróbicamente cuando la capacidad cardiovascular no puede reponer energía a los músculos, y por eso se queda sin aliento y no puede pasar "la prueba de hablar". De hecho, una buena prueba para ver si está usted en la zona anaeróbica durante su entrenamiento —cuando está fortaleciendo su corazón y sus pulmones— es el hecho de que esté resollando y sudando entre cada serie. Yo sé que durante mis sesiones de EIF hago, sin ninguna duda, ambas cosas.

El ejercicio anaeróbico hace que el cuerpo cree energía sin oxígeno porque la demanda de energía es tan rápida e inmensa que el cuerpo debe crearla de numerosos compuestos químicos corporales.

Ejemplos de ejercicios anaeróbicos son:

- Levantamiento de pesas
- Utilizar máquinas de estiramientos como Nautilus y Hoist
- Saltar a la cuerda o en un rebotador
- Esprintar
- Trabajar los músculos centrales del cuerpo mediante el uso de ejercicios funcionales con gomas, pelotas de estabilidad, balones medicinales y pesas tradicionales rusas

Puedo explicar más las diferencias entre el ejercicio aeróbico y anaeróbico utilizando una imagen mental. Digamos que usted ha estado haciendo ejercicio en una bicicleta estática durante todo el invierno en su gimnasio. Su rutina normal es pedalear dos o tres veces por semana durante treinta minutos. La primavera está en el aire, así que usted decide aprovecharse de la calidez del sol saliendo a pedalear en bicicleta. La temperatura es muy buena en esa mañana de sábado, y es una buena sensación pedalear con brío en el aire fresco sobre un carril para bicicletas. Usted está haciendo un clásico ejercicio aeróbico.

En la distancia, divisa una serie de colinas. Pedalea sobre la primera con poco esfuerzo, pero puede sentirlo en sus piernas cuando está en la segunda colina. Sin embargo, la subida final le mata: para mantener su cadencia y velocidad, se pone en pie sobre los pedales y hace ese esfuerzo extra para sobrepasarla.

## Practicar también la respiración profunda

He visto a muchas personas olvidar respirar cuando hacen ejercicio, o respirar superficialmente y utilizar solamente la parte de arriba de sus pulmones. Cuando realiza ejercicios EIF es imperativo que usted inhale profundamente cuando comience el movimiento del ejercicio y exhale completamente, sacando el aire de sus pulmones durante la excéntrica parte en que el esfuerzo del ejercicio surte efecto. Cuando los pulmones están plenamente oxigenados, suceden dos cosas:

1. El cuerpo recibe suficiente oxígeno para nutrir las células.
2. El cuerpo expulsa productos de desecho como dióxido de carbono.

Cuando usted le lanza el balón medicinal a un amigo, concéntrese en llenar por completo los pulmones a medida que eleva el balón; exhale con cada lanzamiento. Cuando le vuelven a lanzar el balón, mantenga su respiración durante varios segundos antes de volver a exhalar cuando la vuelva a lanzar. Visualice el diafragma moviéndose arriba y abajo para proporcionar más espacio para que sus pulmones se expandan.

Uno de mis entrenadores personales, Ron Kardashian, dijo que se necesita práctica para intercambiar voluntariamente el oxígeno dentro del sistema respiratorio mediante ejercicios de respiración profunda. "La belleza de las series de ejercicios EIF anaeróbicos y de alta intensidad es que aumentan este intercambio voluntario —dijo él—. Esto crea una utilización de oxígeno desde su cabeza hasta la punta de sus pies".

No hacer profundas respiraciones al inhalar y exhalar cuando se hace ejercicio puede ser el responsable de restringir la intensidad y la duración de un entrenamiento. Muchas personas dejan de hacer ejercicio cuando experimentan un abrumador sentimiento de falta de aire, pero hacer adecuados ejercicios de respiración puede ayudarle a hacer ejercicio durante más tiempo y con más intensidad. Sé que saco más de mis entrenamientos cuando me concentro en mi respiración.

Lo que acaba usted de hacer en esa tercera colina es cambiar de ejercicio aeróbico a ejercicio anaeróbico. Se las manejó bien en las dos primeras colinas aeróbicamente, pero para mantener la velocidad en la subida final necesitó ayuda extra. Cuando se puso de pie sobre los pedales y tiró de esos cansados músculos de las piernas, cruzó usted un umbral y comenzó a ejercitar el cuerpo anaeróbicamente. Es probable que no pudiera usted mantener ese tipo de esfuerzo por mucho tiempo, ya que solamente los atletas de élite pueden hacer cualquier forma de ejercicio anaeróbico más de unos cuantos instantes. Sin embargo, el ejercicio anaeróbico es la mejor manera de crear músculo y perder peso. Muchos estudios han mostrado que el ejercicio anaeróbico quema más calorías y, así, más grasa que el ejercicio aeróbico: hasta cinco veces más, según este estudio de la universidad del estado de Colorado:[5]

| CALORÍAS QUEMADAS EN SETENTA MINUTOS DE EJERCICIO | | | |
|---|---|---|---|
| Ejercicio | Durante el ejercicio | Dos horas después del ejercicio | Tres a quince horas después del ejercicio |
| Aeróbico | 210 | 25 | 0 |
| Anaeróbico | 650 | 150 | 260 |

Como puede ver, estamos hablando de una inmensa diferencia en gastos calóricos. Lo que sucede es que el ejercicio aeróbico normalmente quema un 25 por ciento de músculo y un 75 por ciento de grasa para el ejercicio corporal, pero el ejercicio anaeróbico quema un 100 por ciento de grasa corporal para la energía corporal.

El sucio secretito en el mundo de la pérdida de peso es que lo primero que uno pierde cuando hace dieta —y ejercicio casual— es tejido muscular. Su cuerpo canibaliza el tejido muscular para mantener sus necesidades de energía, pero la grasa se queda en su estómago y sus caderas. Tratar de perder peso sin hacer ejercicio anaeróbico sería como correr una carrera de 10 kilómetros con pesos en los tobillos: va a necesitar mucho más tiempo para llegar a la línea de meta. Es extremadamente difícil perder grasa permanentemente sin hacer ejercicio anaeróbico.

Puede usted alcanzar sus objetivos en cuanto a mantenimiento físico al igual que perder mucho peso al incorporar ejercicios de intervalo funcional a su estilo de vida. Pero antes interrumpo este capítulo para dar un consejo de salud: el entrenamiento de intervalo funcional no está recomendado para quienes son novatos en hacer ejercicio o para quienes no están en forma. Puede que tenga que pasar la primera o segunda semana, o quizá su primer mes, haciendo que su cuerpo vuelva a ponerse al corriente en cuanto al esfuerzo físico. Debería caminar sobre una cinta andadora, pedalear en una bicicleta estática o saltar en un rebotador antes de hacer un intenso entrenamiento de intervalos.

Sin embargo, cuanto antes transicione al EIF, mejor, porque los beneficios se hacen evidentes casi de inmediato. Puede usted ver resultados en dos semanas, según un estudio de 2005 publicado en la revista Journal of Applied Physiology. Seis de los ocho hombres y mujeres de edades universitarias a quienes se les pidió que pedalearan en una bicicleta estática hasta estar agotados doblaron su aguante después de dos semanas de entrenamiento a intervalos. Los ocho voluntarios en un grupo de control, que se saltaron el entrenamiento a intervalos pero siguieron con su entrenamiento "aeróbico" normal, no mejoraron sus índices de aguante en absoluto. Los investigadores en la universidad McMaster en Hamilton, Ontario, expresaron sorpresa por los resultados debido a que los voluntarios ya estaban razonablemente en forma antes del estudio, haciendo carrera, bicicleta o ejercicio aeróbico dos o tres veces por semana.[6]

En un estudio similar en la universidad de Guelph en Ontario —¿por qué los canadienses están pasando a la cabeza en esta área de estudio?—, los investigadores hicieron que los sujetos de la prueba alternaran breves ráfagas de ejercicio de alta intensidad con tiempos de recuperación. Ocho mujeres de veintitantos años pedaleaban en una bicicleta estática durante cuatro minutos con mucha fuerza, y luego descansaban durante dos minutos para llegar a completar diez series. Después de este entrenamiento a intervalos, la cantidad de grasa quemada aumentó en un 36 por ciento. Jason L. Talanian, el autor principal del estudio de la universidad Guelph, dijo que no importaba cuán entrenados estuvieran los sujetos antes, porque los adultos sedentarios y los atletas universitarios mostraban ambos similares aumentos en su forma física y en la grasa quemada. "Aun cuando el entrenamiento a intervalos se añadió a otros ejercicio que ellos ya hacían, siguieron viendo una significativa mejora", dijo Talanian.[7]

## Acuda a un médico por Bernard Bulwer, MD

¿Qué tipo de forma física es la suya? Si la última vez que hizo ejercicio fue cuando el comediante Jerry Seinfeld seguía grabando originales episodios de Seinfeld, entonces le incumbe ver a un médico antes de embarcarse en un programa de mantenimiento físico. Pasar por alto un chequeo médico antes de perder una importante cantidad de peso es una necedad, en el mejor de los casos, y un desafío a la muerte, en el peor de los casos, en especial si tiene usted más de cuarenta años.

Puede esperar que su médico se preocupe un poco si:

- Ha estado fumando usted cigarrillos o puros.
- Tiene usted sobrepeso 40 libras o más.
- Tiene usted un historial de enfermedad cardiaca o muerte repentina en su familia.
- Ha tenido una prueba de electrocardiograma de estrés anormal (EGK).
- Se queja usted de artritis en sus articulaciones o huesos.
- Ha sufrido usted una enfermedad debilitante en los últimos cinco años.
- Toma medicamentos para la diabetes o la hipertensión.

Durante una rutina física, su médico chequeará sus ojos, oídos, nariz, garganta, corazón, altura, peso, presión sanguínea, abdomen, pulmones, sistemas neurológico y esquelético, y tractos urinarios. Si ha estado usted físicamente inactivo durante algún tiempo, es importante que consulte a su médico.

Pregunte a su médico cómo pueden afectar las medicinas que toma a su plan de ejercicio. Medicinas para la diabetes, la presión sanguínea alta y la enfermedad cardiaca, al igual que los sedantes, antihistamínicos y medicamentos para la gripe, pueden causar hipoglucemia (azúcar en sangre bajo), deshidratación, debilidad, mal equilibrio y visión borrosa; además, algunos medicamentos pueden afectar la manera en que su cuerpo reacciona al ejercicio.[8]

Planear un examen físico es una de esas ideas preventivas que tienen mucho sentido común, así que no dude en visitar a su médico de cabecera antes de participar en cualquier actividad física vigorosa.

## Agarrar una toalla

Cada persona es diferente, cada persona está en una forma diferente, y usted es quien mejor se conoce, pero me encantaría que comenzara con EIF lo antes posible ya que el ejercicio intenso, seguido por periodos de reposo, mejora la capacidad del cuerpo para metabolizar tanto carbohidratos como grasa. Si usted me visitara en mi gimnasio de casa, lo primero que le diría es que nos centraremos en el núcleo del cuerpo —la zona alrededor de su tronco y su pelvis— porque es ahí donde vive la grasa, ya sea como grasa subcutánea (que todo el mundo puede ver), o como grasa visceral (que está oculta pero es aún menos sana ya que se pega a sus órganos vitales). Trabajar sus músculos centrales también trabajo más músculos al mismo tiempo. Tonificar sus músculos los hace menos flácidos, lo cual mejora su forma y su postura.

Si realiza estos ejercicios de modo coherente y con un esfuerzo determinado, no hay razón por la cual no debería finalizar un entrenamiento EIF en veinte minutos aproximadamente. Siéntase libre para mezclar y encajar, pero el objetivo es que se esfuerce y eleve su ritmo cardíaco objetivo a la zona anaeróbica, que es un 80 a un 90 por ciento del ritmo cardíaco máximo.

Su ritmo cardíaco máximo está en 220 menos su edad; por tanto, si su ritmo cardíaco objetivo es un 85 por ciento, querrá usted ver que su ritmo cardíaco alcanza el siguiente número en algún momento durante su entrenamiento:

| Edad | Zona de ritmo cardíaco objetivo (85 por ciento) | Media de índice cardíaco máximo (100 por ciento) |
|---|---|---|
| 20 | 170 | 200 |
| 25 | 166 | 195 |
| 30 | 162 | 190 |
| 35 | 157 | 185 |
| 40 | 153 | 180 |
| 45 | 149 | 175 |
| 50 | 145 | 170 |
| 55 | 140 | 165 |
| 60 | 136 | 160 |
| 65 | 132 | 155 |
| 70 | 128 | 150 |

Tenga en cuenta que le resultará difícil alcanzar el porcentaje del 85 por ciento si usted no está en buena forma. Y no quiero que muera en el intento. Este es solo un objetivo hacia el cual avanzar. Lo que me gustaría que usted hiciera es presionarse tanto tiempo como pueda, luego descansar unos momentos, o unos minutos, antes de volver a ejercitarse. Esta es una de las ideas fundamentales que hay detrás de EIF.

## Comenzar despacio

Antes de comenzar cualquier actividad física de moderada a intensa, es una buena idea calentar sus músculos. Si está en un gimnasio, el método más obvio de calentamiento es caminar en una cinta andadora. Otros prefieren pedalear en una bicicleta estática o una recostada, la cual es más fácil para la espalda que las bicicletas tradicionales. Si hace ejercicio en su casa, una serie de ejercicios de estiramiento le hará ágil.

Una manera más anaeróbica de calentar es utilizar un rebotador (mini trampolín) o una máquina elíptica, que es un cruce entre una bicicleta y un esquí de fondo, con un poco de subidor de escaleras para una buena medida. Sus pies avanzan hacia arriba mientras sus manos se agarran a las agarraderas, que también se conocen como brazos pedales. Puede usted fijar la resistencia al pedaleo para agotar oxígeno deprisa, lo cual elevará su ritmo cardíaco rápidamente hasta la "zona objetivo". Casi todos los aparatos elípticos, al igual que los steps, bicicletas de ejercicio y cintas andadoras, tienen sensores metálicos que puede usted agarrar, lo cual permite que un monitor de ritmo cardíaco mida su pulso.

Si tiene cinco minutos para calentar, estupendo, pero si va con el tiempo justo, hasta dos minutos serán suficientes. La siguiente es una lista de mis ejercicios favoritos entre los que puede usted escoger para ponerse en forma. El compromiso y el esfuerzo serán la clave del éxito.

### Lo que los entrenadores personales pueden hacer por usted

Todo gimnasio los tiene: entrenadores personales que le guían, muestran, exhortan, motivan, educan, alientan y estimulan a niveles físicos que usted no pensó nunca que fueran posibles. Yo soy un gran creyente en los entrenadores personales, y no es porque yo solía ser uno de ellos. Un buen entrenador personal conoce muchas maneras de ejercitar esos músculos centrales utilizando pelotas de estabilidad, balones medicinales y otros objetos en los que usted nunca pensaría. Un buen entrenador personal también estará al día de las últimas innovaciones para hacer que sus entrenamientos sean frescos y emocionantes.

La mayor desventaja es el costo: la mayoría cobran entre cuarenta y setenta y cinco dólares por hora, lo cual significa que si emplea usted los servicios de un entrenador personal dos veces por semana, ocho veces al mes a cincuenta dólares por cada entrenamiento, recibirá en la factura de su gimnasio un cargo por cuatrocientos dólares más. Eso es más que el pago de un bonito auto.

Si su presupuesto, sin embargo, puede hacerse cargo de ese gasto extra, le recomiendo encarecidamente a los entrenadores personales, en especial si está usted pasando por el camino de regreso para estar otra vez en forma. Los entrenadores pueden ayudarle a perder peso, reducir las posibilidades de lesionarse, y motivarle de un millón de maneras distintas. La mayoría de entrenadores personales que conozco "lo entienden" cuando se trata de la importancia del entrenamiento funcional anaeróbico y de forzarle a usted con ejercicios breves pero intensos que le ayuden a quemar grasa corporal.

Los entrenadores personales no solo le mostrarán cómo hacer ejercicio anaeróbicamente, sino que también le pedirán cuentas. Usted tiene que estar ahí a la hora fijada (a menos que esté dispuesto a perder una cuota de cincuenta dólares por cancelación de su clase con el entrenador personal). Ellos no le permitirán relajarse. Le proporcionan un entrenamiento vigoroso, monitorean su progreso, corrigen su forma de ejercitarse, idean nuevas y emocionantes maneras de hacer ejercicio, y le ayudan a lograr sus objetivos. Usted obtiene un mejor entrenamiento y termina haciendo más progreso que si hiciera ejercicio usted solo. Los entrenadores personales ayudan a prevenir lesiones, ya que la mayoría de errores que se cometen están relacionados con la técnica. Muchas personas tienen tendencia a utilizar demasiado peso, lo cual da como resultado una mala posición. La técnica incorrecta disminuye la eficacia del entrenamiento anaeróbico y aumenta mucho el riesgo de lesiones.

Un buen entrenador personal trabajará músculos que usted nunca pensó que tenía, ¡pero el dolor le hará sentir bien! Los entrenadores personales tienen conocimiento de diferentes ejercicios, cómo utilizar adecuadamente el equipamiento y cómo ir más allá de sus estancamientos y evitar el aburrimiento.

Sin embargo, sepa por favor que lo único que necesita para denominarse a usted mismo entrenador personal es una tarjeta de empresa. Ninguna agencia reguladora o que licencie gobierna la industria, y ninguna ley requiere que los entrenadores estén certificados, aunque muchos gimnasios lo requieren. Si es usted una mujer, entonces entiendo por qué puede que se sienta más cómoda teniendo a su lado a otra mujer. Esta es una profesión "de manos", y un buen entrenador personal le tocará y le empujará. Por otro lado, algunas mujeres prefieren tener un hombre entusiasta que les grite: "¡Dame otras cuatro repeticiones!".

Encontrar un entrenador personal debería ser fácil. Pida recomendaciones a sus amigos, y cuando obtenga un nombre, observe a esa persona trabajar con otra. Debería usted entrevistar a su potencial entrenador personal, haciendo preguntas que puedan revelar por qué él (o ella) entró en ese campo y cómo planea ayudarle a alcanzar su peso perfecto. Considere la actitud del entrenador personal, sus destrezas de relación y su aspecto. ¿Practica lo que predica? ¿Cuáles son sus credenciales y su trasfondo educativo? ¿Fue certificado por la Asociación Nacional de Fortaleza y Condicionamiento (NSCA) y el Consejo Americano de Medicina Deportiva (ACSM), que son los estándares de oro de la certificación? El Consejo Americano de Ejercicio (ACE), la Asociación Americana de Aeróbic y Fitness (AFAA), y la Academia Nacional de Medicina Deportiva (NASM) son aceptables.

Creo que iría usted bien servido si solicitara la experiencia de un entrenador, en especial durante las primeras etapas de "el peso perfecto". Durante los últimos diez años yo he estado de aprendiz y he entrenado con algunos de los mejores entrenadores personales del mundo, incluyendo a los entrenadores de renombre, innovadores del fitness, y autores Charles Poliquin y Juan Carlos Santana.

Yo seguía completando mis ejercicios EIF favoritos cuando integré a Mike Yorkey. Un par de meses después, un buen amigo y uno de los mejores entrenadores del país, Ron Kardashian, estaba en la ciudad, y le invité a mi casa para ver lo que él pensaba. Ron fue una de las tres personas nominadas a Entrenador Personal del Año por la Asociación Nacional de Fuerza y Acondicionamiento (¡de entre 26,000 miembros de la NSCA!) en 2003 y 2004, y aunque no recibió ese prestigioso premio, se le llama "el evangelista del entrenamiento físico" en su industria debido a que es un ministro al igual que un entrenador de fuerza y acondicionamiento.

A lo largo de los años, Ron me ha servido como entrenador personal de fitness, pero en esta ocasión era mi turno para que este popular entrenador —Ron calculaba que ha dado doce mil sesiones de una hora desde finales de los años noventa— hiciera los ejercicios. Lo siguiente es lo que Ron dijo:

"Lo pasé muy bien con Jordan en el gimnasio de su casa, pero le iba criticando a medida que avanzaba. Como es normal, él tenía una respuesta para todo. Pasamos por lo que Jordan denomina (los 5 grandes), donde me introdujo a las pesas tradicionales rusas. Créame, hicimos un entrenamiento completo con ellas. Lo pasamos tan bien que hicimos dos entrenamientos ese día, uno al final de la mañana y el otro tres horas después. Créame, esos entrenamientos son duros, pero después me sentí fenomenal.

"Recomendaría el programa EIF a cualquiera, desde la mujer de cuarenta y cinco años que quiere perder algo de grasa hasta esos locos por los músculos en el gimnasio que pasan todo su tiempo haciendo abdominales y flexiones. Es rápido, es fácil, y es muy beneficioso".

Ron ha entrenado a jugadores de fútbol de la NFL, jugadores de la NBA y celebridades de Hollywood, así es que me fastidió unas cuantas veces, pero hicimos estupendos entrenamientos.

---

## Pelotas de estabilidad

Probablemente las haya visto: gigantes, balones de ejercicio de goma blanda que se utilizan para ejercicios de fuerza, mejorando el equilibrio y la coordinación, y realmente dándoles a los músculos centrales un entrenamiento. Estas pelotas de ejercicio se conocen como balones de estabilidad o pelotas suizas, pero no están hechas ni de queso ni de chocolate. Estas pelotas gigantes para ejercicio se han utilizado por muchos años en la terapia física, y por una buena razón. Solamente sentarse en la pelota sitúa la espina dorsal en línea neutral y se centra en sus músculos centrales: abdominales, oblicuos y espalda.

La mayoría de las personas deberían utilizar un balón de estabilidad de 55 cm. Si nunca se ha sentado en una pelota de estabilidad, puede que necesite unos minutos para encontrar el equilibrio. Mantenga sus pies bien abiertos sobre el piso y mueva sus caderas ligeramente de lado a lado. Esto le hará "sentir" la pelota y el equilibrio necesario para mantenerse erguido.

### Ejercicios para el pecho

1. Póngase con el estómago descansando sobre la pelota, lo cual se llama posición tablón. Ruede su cuerpo hacia delante hasta que la pelota llegue a los pies. Luego haga una flexión.

2. Comience en la posición tablón y ruede sus piernas hasta que sus rodillas estén sobre la pelota. Presione sus rodillas contra la pelota, utilizando sus músculos abdominales para llevar las rodillas a su pecho.

### Músculos abdominales

1. Tumbado en el piso, ponga sus piernas sobre la pelota. Ponga sus manos detrás de su cabeza y haga conteos.

2.  Póngase con la espalda tumbada sobre la pelota. Levante sus brazos y cruce los dedos. Después de encontrar el equilibrio correcto, realice abdominales a la vez que sus brazos se levantan buscando el cielo.

3.  Siéntese erguido sobre la pelota con sus pies descansando sobre el piso. Cruce los brazos en su pecho de modo que sus manos descansen sobre el hombro contrario. Lentamente inclínese hacia atrás hasta que sienta el efecto en sus músculos abdominales. Mantenga esta posición durante varios segundos antes de regresar a la posición inicial.

4.  Tumbado sobre la espalda en el piso, descanse sus piernas en la parte superior de la pelota. Sus piernas deberían estar a distancia de cadera. Apriete las piernas y levante la pelota del piso. Manténgase con tres respiraciones profundas antes de regresar a la posición inicial.

## Ejercicios para piernas y pantorrillas

1.  Atrape la pelota entre su región lumbar y una pared. Con sus brazos estirados para tener equilibrio, haga flexiones hasta la rodilla.

2.  Para perfeccionar los estiramientos de los tendones de la corva, apóyese con su estómago en la pelota. Luego eleve su pierna derecha y su brazo izquierdo al mismo tiempo, seguido por elevaciones de pierna izquierda y brazo derecho.

## Extensiones con espalda hacia abajo

1.  Arrodíllese en el piso detrás de la pelota de estabilidad. Lentamente agáchese de modo que esté tumbado sobre su estómago en la parte superior de la pelota mientras sus rodillas y sus pies permanecen en el piso. Comience enrollando la parte superior de su cuerpo alrededor de la pelota y poniendo sus manos debajo de su mentón para apoyarse. Eleve hacia atrás la parte superior de su cuerpo separándose de la pelota en un movimiento de abdominales inverso.

## Balones medicinales

1.  Sentado en la pelota de estabilidad, mantenga un balón medicinal delante de usted. Balancee la pelota y su cuerpo de un lado a otro, casi como si fuera un defensa de fútbol haciendo un regate.

2.  Si tiene un compañero de entrenamiento, láncense un balón medicinal el uno al otro. Lancen la pelota el uno al otro durante un minuto; luego descansen un minuto. Si se sienten con ganas, lancen la pelota durante dos minutos antes de descansar un minuto. Utilicen pelotas más pesadas si están disponibles.

3. De pie con los pies separados a distancia de cadera. A la vez que tiene en sus manos un balón medicinal, dé un paso atrás con su pie derecho. Descienda el cuerpo inclinándose con la cadera a la vez que mantiene erguido el pecho. Vuelva a la posición inicial, pero no deje que el pie derecho toque el piso. Haga rebotar la pelota medicinal de su rodilla y luego dé otro paso atrás.

4. Túmbese de espaldas con sus brazos a los lados y las palmas de las manos mirando al piso. Eleve sus piernas con las rodillas flexionadas. Ponga el balón medicinal entre sus rodillas y rote las piernas de un lado al otro.

5. Con el balón medicinal aún entre sus rodillas, lleve las rodillas hacia la zona abdominal, elevando los glúteos y separándolos del piso.

## Pesas tradicionales rusas

Los ojos de Ron Kardashian se salieron de sus órbitas cuando le presenté las pesas tradicionales rusas. Levantar esas pesas –que parecen bolas de cañón de gran tamaño con agarraderas– es uno de esos viejos entrenamientos que ha estado ahí por tanto tiempo que vuelve a ser nuevo.

El Pied Piper de las pesas tradicionales rusas es Pavel Tsatsouline, un entrenador de las fuerzas especiales del ejército rojo en la época de la USSR, que inmigró a los Estados Unidos con media docena de pesas en su maleta (eso es una broma). Abrió su primer gimnasio en la caja fuerte de un banco abandonado (eso no es una broma), lo cual él dijo que era perfecto porque podías dejar caer las pesas sin problemas y "nadie podía oír los gritos de mis víctimas".[9] No es sorprendente que le pusieran el sobrenombre de "el ruso malvado". Tsatsouline comenzó a aconsejar a unidades de élite de los Marines de los Estados Unidos y a varias agencias que se ocupan de hacer cumplir la ley sobre cómo desarrollar fuerza general y capacidad de lucha, al igual que a escribir libros como *Enter the Kettlebell!* (¡Que entren las pesas rusas!) y *From Russia with Tough Love* (Desde Rusia con duro amor) para las mujeres camaradas. La CCN y FOX News le dieron tiempo de emisión porque él era diferente: un musculoso y fornido instructor físico con acento ruso que balanceaba pesas tradicionales rusas de todas las maneras.

Toda la publicidad ha ayudado a poner en el mapa las pesas tradicionales rusas, y hay más gimnasios que están almacenando pesas de hierro fundido, comenzando con 4 kilos (alrededor de 9 libras) para las mujeres y 12 kilos (alrededor de 26 libras) para los hombres. Yo tengo una pesa rusa bastante pesada que se parece a una pelota de baloncesto con una agarradera en el gimnasio de mi casa; pesa 106 libras.

La técnica es importante cuando se balancea una pesa rusa, a menos que a usted no le importen las hernias. Un ejercicio para comenzar es mantener una pesa rusa a la altura del pecho, por las agarraderas, y ponerse en cuclillas de modo adecuado, manteniendo su peso en los talones. Puede hacer como un Harlem Globetrotter haciéndose pases a usted mismo por debajo de sus piernas. Balancee la pesa por delante de su pierna derecha y por entre sus piernas pasando la pesa a su mano izquierda por detrás de su pierna izquierda.

## ¿Necesita una demostración?

Si se está preguntando cuál es el aspecto de una pesa tradicional rusa, puede ver una sesión completa de vídeo de mi entrenamiento EIF entrando en la página web www.PerfectWeightAmerica. com.

Otro recurso es el maestro de las pesas tradicionales rusas Pavel Tsatsouline, que tiene una página web: www.dragondoor.com, la cual también le dará ideas sobre cómo hacer ejercicio con las pesas rusas.

## Sprint

Comprendo que el sprint estará fuera de la esfera de las posibilidades para muchos, pero alternar el caminar con brío con diez o quince segundos corriendo tan rápido como pueda es un estupendo ejercicio de alta intensidad que puede usted hacer. Los periodos de caminar entre medias le ayudarán a recuperarse.

Después de no haber esprintado mucho desde mi época de secundaria, me agradó poder añadir *sprints* a mi rutina de entrenamiento. Llevo calzado especial para atletismo (que lleva el talón elevado) y completo *sprints* de 40 yardas, media docena de veces, detrás de mi casa. Eso empuja mi ritmo cardíaco a la zona del 85 por ciento –y superior– ¡con bastante rapidez!

## Gomas de resistencia

Si viaja usted tanto como yo y le resulta difícil entrenar, entonces ponga en su maleta gomas de resistencia. Las gomas de resistencia son básicamente tubos de goma gigantes, como los de cirugía, que se estiran para proporcionar resistencia. Casi cualquier grupo muscular puede trabajarse utilizando esas gomas, pero son estupendas para el entrenamiento de fuerza de la parte superior e inferior del cuerpo.

Cuando estoy en mi habitación de hotel, las enrollo en el picaporte de la puerta, las doy la vuelta y realizo una serie de flexiones de pecho. Poner las gomas de resistencia bajo ambos pies y llevar mis manos hasta por encima de mis hombros se denomina flexiones sobre la cabeza. Levanto mis manos por encima de mi cabeza y luego más abajo.

Lo único que necesita es imaginación o una buena guía de ejercicios para utilizar las gomas de resistencia para hacer un buen entrenamiento.

## Saltar a la cuerda o saltar en un rebotador

Saltar a la cuerda o en un rebotador (o mini trampolín) son dos de los mejores ejercicios para los pulmones que hay. Un mini trampolín tiene normalmente 3 pies de diámetro y está separado del suelo aproximadamente 9 pulgadas. Saltar arriba y abajo es uno de los mejores y más completos ejercicios anaeróbicos que puede usted hacer, ya que saltar fortalece los músculos, tendones y ligamentos; y demanda una gran energía. La aceleración, deceleración y la gravedad estresan de modo positivo sus huesos, lo cual da como resultado una mayor densidad ósea. El rebote afecta a la eficacia del sistema linfático, lo cual ayuda a llevar nutrientes a las células y eliminar desechos del cuerpo.

Muchas personas no son conscientes de que el sistema linfático, contrariamente al sistema cardiovascular del cuerpo que utiliza el corazón para bombear sangre y células de oxígeno por las venas y arterias, no tiene bomba. El sistema linfático se apoya en el movimiento corporal para abrir y cerrar las válvulas de un solo sentido que transportan células linfáticas por el cuerpo, al igual que liberan toxinas. El rítmico rebote arriba y abajo al saltar a la cuerda o en un rebotador promueve un mayor flujo linfático, hasta quince veces más. En lugar de que subproductos tóxicos, como gérmenes, virus y bacterias, permanezcan encerrados dentro del sistema linfático, saltar en un rebotador rompe la inercia y envía los gérmenes y toxinas a su camino para que el cuerpo los elimine.

Si la última vez que saltó usted a la cuerda fue cuando estaba en la escuela primaria, desempolve su cuerda. Se sorprenderá de lo falto de aliento que está, pero eso es bueno. Lo mismo se aplica a los mini trampolines, que están disponibles en almacenes y tiendas de deportes. Puede encontrar buenos por menos de cincuenta dólares, y muchos vienen con vídeos que puede usted seguir.

## Crédito extra

Es un día triple EIF cuando puedo tener tiempo para hacer tres de mis terapias corporales favoritas:

- Un entrenamiento EIF de veinte minutos en el gimnasio de mi casa
- Una sesión de veinte minutos en mi sauna de infrarrojos
- Una sesión de natación EIF en piscina de agua salada

Usted conoce todo sobre el entrenamiento con una pelota de estabilidad y pelotas medicinales, pero permita que le hable un poco sobre la sauna. Cuando construimos nuestra nueva casa, instalamos una sauna de infrarrojos para tres personas Sunlight Saunas en el área del baño principal. Después de un buen entrenamiento, me gusta relajarme en la sauna y poner el calor a 150 grados (65 grados Celsius). En unos cuantos minutos, puedo sentir la tensión y el sudor salir de mi cuerpo a través de mi piel.

Puede que se pregunte si puede perder peso sentado en una sauna. Sí, una sauna elevará ligeramente el ritmo cardíaco y aumentará el número de calorías que usted quema, pero cualquier pérdida de peso es probable que sea una forma de pérdida de agua mediante la transpiración. Ganará usted peso de nuevo y con mucha rapidez en cuanto reemplace esos fluidos perdidos, pero librará a su cuerpo de dañinos productos químicos medioambientales, toxinas solubles en grasa y metales pesados. Yo he tenido y he usado la sauna de infrarrojos por más de ocho años, y la recomiendo encarecidamente. (Para más información sobre tecnología de saunas de infrarrojos, visite www.PerfectWeightAmerica.com.)

Después de hacer ejercicio y tomar una sauna estoy bastante sudado, así que es agradable meterme en nuestra piscina para un baño refrescante. El agua fresca estimula el cuerpo y mejora el uso de oxígeno en las células.

Comprendo que pocas personas tienen en su casa gimnasio, sauna y piscina, pero los gimnasios sí los tienen. Si se entrena fuerte durante veinte minutos, retírese a la sauna para abrir esos poros de la piel. Termine con unos cuantos largos en la piscina, y tendrá un triple EIF en setenta minutos; y se sentirá estupendamente.

## Dejar entrar la luz del sol

Puede que no vea usted mucha correlación entre tomar el sol y perder peso, pero permita que lo explique. Cuando su cara o sus piernas y brazos están expuestos a la luz del sol, la piel sintetiza vitamina D de los rayos ultravioletas de la luz del sol. El cuerpo necesita vitamina D para producir adecuados niveles de insulina en sangre.

Recomiendo que se exponga intencionadamente a la luz del sol al menos quince minutos cada dos días para aumentar los niveles de vitamina D en el cuerpo. Eso a veces no es posible debido a que estamos en lugares cerrados durante el día, o es invierno y el sol se niega a traspasar la cubierta de nubes grises. Por eso recomiendo tomar aceite de hígado de bacalao con omega-3, que es una importante fuente de vitamina D. Una cucharadita o tres cápsulas al día son todo lo que usted necesita.

## ¿Buscando algo más que hacer?

Puede usted ir a la página web www.PerfectWeightAmerica.com y ver una demostración mía haciendo una rutina de ejercicios EIF. Mientras tanto, los siguientes son algunos de mis ejercicios favoritos que puede usted realizar durante una sesión de ejercicios. Si es posible, haga de ocho a doce repeticiones durante cuatro veces, descansando un minuto entre las repeticiones. Sin embargo, no se sobrepase, en especial al principio.

### Abdominales con piernas en V

Comience tumbado cómodamente en el piso, preferiblemente sobre alfombra o con una colchoneta. Póngase de modo que sus rodillas estén flexionadas y sus piernas arriba a fin de que sus caderas estén perpendiculares a su cuerpo y sus pantorrillas paralelas al piso. Abra las piernas de modo que formen una V. Ponga las yemas de sus dedos detrás de la cabeza con los codos señalando hacia los lados.

Exhale a la vez que eleva del piso su cabeza, hombros y parte superior de la espalda en un movimiento lento y controlado. Mantenga duros sus abdominales y la parte inferior de su espalda en el piso. Cuente hasta dos. Inhale a medida que baja sus piernas. Descanse unos segundos y luego repita el ejercicio.

## Abdominales diagonales

Comience una vez más tumbado cómodamente sobre su espalda con sus pies planos sobre el piso y su espalda plana. Ponga las yemas de sus dedos detrás de su cabeza con los codos hacia los lados. Eleve lentamente la cabeza, hombros y parte superior de la espalda, rotando de modo que su hombro izquierdo vaya hacia su rodilla derecha. Exhale a la vez que se eleva. Muchos principiantes de este ejercicio tienen tendencia a levantar el codo izquierdo por su cuerpo; en lugar de eso, tendrá que mantener el codo izquierdo señalando hacia el lado. Cuente hasta dos. Lentamente descienda e inhale. Repita el ejercicio en la dirección opuesta.

## Elevaciones de rodilla

Comience en la misma posición que para los abdominales diagonales. Simultáneamente eleve su rodilla izquierda y el torso, llevando su frente y ambos codos hacia la rodilla. No tire de su cuello y cabeza con sus brazos. Exhale a la vez que se eleva. Cuente hasta dos. A medida que inhala, lentamente descienda la parte superior de su cuerpo y la pierna. Repita con la pierna contraria.

## Cruces con rodilla doblada

Este ejercicio comienza de modo diferente. Usted comienza a cuatro patas, prestando atención a mantener recta la espalda. Con su rodilla izquierda doblada y en un ángulo de 90 grados, eleve su pierna izquierda hacia atrás, luego crúcela por la pantorrilla de su pierna derecha. Mantenga su trasero apretado en todo momento. Regrese a la posición inicial. Hágalo una vez, y luego repita con la otra pierna. Para quienes quieran un entrenamiento avanzado, pueden añadir pesas de una libra a sus tobillos para añadir dificultad a este ejercicio.

## Lanzamientos

Este es un ejercicio que parece fácil de hacer pero que le deja sintiéndose dolorido después. Comience de pie, con sus pies separados medio metro más o menos y las puntas de sus dedos rectas. Para tener equilibrio, descanse sus manos sobre las caderas. Dé un paso adelante lo más lejos posible con su pie izquierdo. Doblando las rodillas, lentamente descienda su rodilla derecha hacia el piso. No deje que su rodilla izquierda se extienda más allá de los dedos de sus pies. Cuente hasta dos. Presionando con su pie izquierdo, vuelva a la posición inicial. Haga una serie de ocho a doce repeticiones, y luego repita con la pierna derecha. Para un entrenamiento aún más completo, intente doblarse y tocar sus pies a la vez que lo estira para el lanzamiento. Esto hará que sea un ejercicio de dos partes, ya que estará usted doblando su espalda después de lanzar. También puede hacerlo con un par de pesas o una pelota medicinal. Esta versión avanzada del ejercicio se denomina lanzamiento extendido y proporciona funcionalidad añadida a un ejercicio ya estupendo.

## La cobra

Igualmente importante son ejercicios que fortalezcan su espalda. La cobra es un estupendo ejercicio. Comience tumbado boca abajo. Descanse sus codos en el piso y mantenga la cabeza alta. Estire el estómago y los músculos mientras contrae la espalda. Para profundizar el estiramiento, puede elevarse sobre las manos. Sentirá un mayor estiramiento en su estómago y mayores contracciones en su espalda.

## Elevación de pierna-brazo opuestos

Tumbado sobre su espalda, eleve su brazo izquierdo unas 12 pulgadas del piso mientras eleva la pierna derecha otras 12 pulgadas. Este ejercicio fortalece los músculos del estómago y también puede hacerse sobre una pelota de estabilidad, como se mencionó previamente.

## Tensación de glúteos

Túmbese sobre la espalda. Eleve una pierna del piso, manteniéndola tan recta como pueda, y manténgala así durante cinco segundos. Descanse. Eleve la pierna contraria del piso y manténgala durante cinco segundos. Este ejercicio tensa el gluteus maximus —los músculos del trasero— contrayendo los músculos del trasero y extendiendo los flexores de la cadera. Asegúrese de mantener las caderas en el piso a fin de poder obtener el mayor estiramiento.

## Flexión de la corva

Póngase de rodillas a cuatro patas. Doble su pierna derecha y luego elévela hasta que sienta una tensión media. Mantenga durante cinco segundos. Nunca la eleve hasta el punto en que le duela. Puede sentir la contracción en la corva y el estiramiento en la cadera. Después de hacer series de seis, pase a la otra pierna. Asegúrese de exhalar cada vez que realice la flexión.

## Flexión de espalda

Túmbese boca abajo con los brazos estirados por delante de usted. Eleve sus brazos, cabeza piernas del piso simultáneamente. Lo único que estará en el piso será su pecho y su vientre. Este ejercicio fortalecerá los músculos de la espalda a la vez que estira la parte delantera de su cuerpo. Todos nosotros rara vez estiramos la parte delantera de nuestro torso, ya que todo el día estamos doblados hacia delante constantemente.

## Avancemos

Hacer ejercicio con pelotas de estabilidad, pelotas medicinales y pesas tradicionales rusas es un estupendo ejemplo de movimientos intensos y de fuerza y resistencia que empujan al cuerpo a obtener mayor fuerza equilibrio y flexibilidad. Al igual que al escoger comer comida basura, pasar por el resto de sus días sobre la tierra sin hacer ejercicio intencionalmente es equivalente a escoger una vida más corta y menor calidad de vida. Un estudio finlandés de casi ocho mil hombres y mujeres, por ejemplo, descubrió que quienes no hacían ejercicio aumentaban su riesgo de morir en un 400 por ciento comparado con los individuos en el grupo de alta actividad.[10]

Después de una dieta excelente, el ejercicio es el segundo elemento esencial para mantener una salud física óptima. Cuando usted hace ejercicio, reduce su riesgo de desarrollar alta presión sanguínea; reduce sus sentimientos de depresión y ansiedad; construye y mantiene sanos huesos, músculos y articulaciones. Se hace más fuerte y más capaz de realizar tareas.

El ejercicio es esencial para perder peso corporal y grasa visceral, o "grasa asesina". De hecho, la actividad física regular es una de las maneras más sencillas, menos caras y más gratificantes de mantener un cuerpo sano. Por ejemplo, cuando pierde usted diez libras de peso corporal, se sentirá más como una pérdida de treinta libras de peso sobre sus rodillas; y cuando sube escaleras, esas diez libras parecerán 70 libras menos para las articulaciones de sus rodillas. Perder un exceso de diez libras puede tener un impacto dramático.

Sus rodillas no son las únicas beneficiarias del ejercicio. También puede usted vivir "más joven". Los hombres que hacen ejercicio correctamente viven ocho años más jóvenes, y las mujeres que lo hacen viven nueve años más jóvenes.[11] El ejercicio ayuda a restaurar el metabolismo incrementando la sensibilidad a la insulina. En general, las personas que hacen ejercicio se ven más jóvenes y tienen más vitalidad y menos problemas de salud que quienes no hacen ejercicio.

Cuando hace usted ejercicio, en realidad está ayudando al cuerpo a eliminar toxinas mediante la respiración más profunda, lo cual libera toxinas de los pulmones, y por la transpiración y la actividad muscular. Si no se aprovecha usted de las propiedades de eliminación de toxinas que tiene el ejercicio, esas toxinas pueden permanecer en su cuerpo, interrumpir la función inmunológica, y hacerle más susceptible a la infección y la enfermedad.

Yo creo —y esto viene de un anterior entrenador personal— que lo más difícil del ejercicio no es el esfuerzo que demanda, sino encontrar el tiempo para hacerlo. Tendrá usted que mentalizarse para hacer que su cuerpo vuelva a moverse; tendrá que disciplinarse. La buena noticia es que no tiene que pasar muchas horas haciendo ejercicio con el programa EIF. Estoy hablando de veinte a treinta minutos al día, pero será cuatro veces por semana.

¿Cuándo es el mejor momento para hacer ejercicio? Probablemente usted espere que diga que en la mañana, y la mañana es el mejor momento, si no es por otra razón que la de no poder cancelar un entrenamiento que ya ha realizado. Pero el mejor momento para hacer ejercicio es cuando funcione para usted.

Ahora bien, sé lo que estará pensando. "Pero Jordan, no tengo tiempo para hacer ejercicio. No sabe lo frenética que es mi vida."

Aunque yo no puedo caminar un kilómetro en sus Nike, todos nos las arreglamos para encontrar tiempo para las cosas que son importantes para nosotros, ya sea prestarse voluntario para presentar a la tropa de Girl Scout, patear las bandas mientras su hijo o su hija corren arriba y abajo del campo de fútbol, asistir a una importante cena cívica o de beneficencia, o ver el último estreno de Hollywood. Se nos dan 168 horas a la semana, y de esa cantidad, debe usted sacar 4, 5 o 6 medias horas para hacer ejercicio la mayoría de días de la semana.

No tiene que pertenecer a un gimnasio para hacer su entrenamiento. Comprendo que eso resulta caro y que hay muchas razones por las que no funciona para usted: demasiado lejos, nadie para cuidar de los niños, no hay tiempo durante el día. Si ese es el caso, tendrá que hacer ejercicio en casa. Lo único que necesita es comenzar.

Puede hacer profundas flexiones de rodilla, abdominales, estiramientos, ponerse en cuclillas y otros ejercicios sin tener ningún equipamiento. Esto puede hacerse mientras hace la cena o hasta durante los anuncios en su programa de televisión favorito. Aún mejor, gaste unos cuantos billetes en la compra de una pelota de estabilidad. Mientras esté sentado en la pelota de ejercicio, puede utilizar una bolsa de patatas para proporcionar resistencia para varios ejercicios. Una lata de salsa de tomate puede ser la pesa tradicional rusa de un hombre pobre. Una cuerda de saltar o un rebotador son adiciones baratas.

¿Y el equipamiento de segunda mano? Con frecuencia paga usted una parte cuando compra un aparato elíptico de segunda mano, por ejemplo. Vea la página web www.craigslist.com para anuncios clasificados en su ciudad. Otra idea es reunir a un par de amigos en el barrio y contratar a un entrenador personal para que acuda a su casa y haga ejercicios con todos, haciéndolo más asequible para todo el grupo.

Esté usted en su casa o fuera, en el gimnasio o en su sala, cualquier cosa que haga, sencillamente comience. Utilice su deseo de perder peso para darle una dosis de determinación para llevar a cabo sus objetivos. Puede prometerse a usted mismo que mañana es el día en que finalmente hará ejercicio, pero eso es solo allanar otro camino con buenas intenciones. No se pondrá en forma para su peso perfecto hasta que se levante y haga algo hoy.

## ¿Es usted un dormilón?

El sueño parece faltar en estos tiempos. Un déficit nacional de sueño significa que estamos empacando todo lo que podemos desde el momento que nos despertamos hasta que nos metemos en la cama dieciséis, diecisiete o dieciocho agotadoras horas después. Los estadounidenses adultos duermen un poco menos de siete horas cada noche, unas buenas dos horas menos de lo que dormían nuestros tatarabuelos hace cien años.[11]

Si busca usted controlar su peso, el sueño puede ayudar. Los investigadores de la universidad de Chicago descubrieron una relación entre la falta de sueño y el riesgo de ganar peso. Fueron capaces de identificar cómo la falta de sueño fomenta el apetito, en especial por alimentos de muchas calorías y carbohidratos. Lo que sucede es que el sueño disminuye la leptina, una hormona que le dice al cerebro que no necesita más comida, y eleva la grelina, una hormona diferente que desencadena el hambre. Cuando los sujetos de la prueba dormían solo cuatro horas por noche, los niveles de leptina disminuían en un 18 por ciento y los niveles de grelina aumentaban en un 28 por ciento.[12]

¿Cuántas horas de sueño duerme usted cada noche? El número mágico es ocho horas, dicen los expertos en sueño. Eso se debe a que cuando las personas pueden dormir todo lo que quisieran en un entorno controlado, como un laboratorio de sueño, de modo natural duermen ocho horas en un periodo de veinticuatro horas de tiempo.

---

### Resumen "el peso perfecto": Póngase en forma para su peso perfecto

- Comprenda que los ejercicios aeróbicos —caminar en una cinta andadora y participar en clases de aeróbic de baja intensidad— queman calorías pero no grasa corporal. Busque maneras de hacer ejercicio que mejoren la capacidad de su corazón y sus pulmones realizando ejercicios EIF que atizan el horno del cuerpo para que queme reservas de grasa.

- Cuando hace ejercicio, ¿puede pasar la "prueba de hablar"? En otras palabras, ¿puede hacer ejercicio y mantener una conversación al mismo tiempo? Si es así, no está trabajando anaeróbicamente, que es un ejercicio intenso y consumidor de oxígeno.

- Comience a ejercitarse más duro durante periodos de tiempo más breves. Levante pesas, use equipamiento para fortalecer, como Nautilus, salte a la cuerda, o entrénese con pelotas de estabilidad, pelotas medicinales y pesas tradicionales rusas.

- Cuando realice ejercicios de intervalo funcional, será testigo de resultados casi inmediatos y quemará grasa mucho después de haber terminado su entrenamiento.

- Si han pasado años desde que levantó una pesa o participó en cualquier ejercicio significativo, haga que su médico de cabecera le realice un chequeo.

- Si busca motivación y/o instrucción más profunda cuando hace ejercicio, piense en contratar a un entrenador personal.

- Haga una cita en su horario para hacer ejercicio al menos cuatro veces por semana, aunque cinco o seis veces por semana será mucho mejor para usted.

- Si está durmiendo menos de siete horas cada noche, está usted operando con un déficit de sueño. El cuerpo necesita descanso adecuado, así que apague el televisor y váyase a la cama más temprano.

---

# Capítulo 10

## Reduzca toxinas para su peso perfecto

CON DISCULPAS AL rey David, ahora le ofrezco el Salmo de quien hace dieta, basado en el Salmo 23:

Estricta es mi dieta. No debe faltarme nada.
Hambriento en la noche me hará descansar.
Me hará pasar por delante del confitero.
Probará mi fuerza de voluntad.
Me conducirá en los senderos de la alteración por amor de mi figura.
Sí, aunque camine por los pasillos del departamento de pasteles,
no compraré dulces, porque me hacen engordar.
Los pasteles y las tartas, me tientan.
Delante de mí hay una mesa con judías verdes y lechuga.
Llené mi estómago de líquidos,
la cuota de mi día está rebosando.
Ciertamente las tablas de calorías y peso me seguirán todos los días de mi vida,
Y en el temor a la báscula moraré por largos días.[1]

El humor es con frecuencia un bálsamo bienvenido para el dolor emocional que proviene de tener sobrepeso. Quizá por eso vemos lindas pegatinas en los autos que advierten a otros conductores: "Precaución: Persona que hace dieta hambrienta a bordo".

Yo soy una de esas almas afortunadas que nunca han tenido que perder peso. Espere un momento: antes de agarrar el ladrillo más cercano y lanzarlo en dirección a mí, escúcheme. Como dijo famosamente el presidente Bill Clinton en una ocasión: "Yo siento su dolor", y yo puedo sentirlo por usted porque he hecho pasar a mi cuerpo por ayunos periódicos y limpiezas. Sé lo que es experimentar mareos, rachas de vértigo, y una incapacidad de concentrarme en otra cosa que no fuera mi siguiente plato de comida.

Si ha batallado usted con su peso, entonces con toda seguridad ha experimentado el mismo sentimiento de privación. No importa la dieta que haya probado, sea la Atkins, la de sopa de col o la de mitades de pomelo: a media tarde desearía usted que alguien le metiera en un barril de madera y lo empujara en las cataratas del Niágara.

Psicológicamente hablando, hay una razón por la cual se siente usted horrible. Cuantas más células adiposas toman residencia en su torso, más toxinas ha almacenado potencialmente en su cuerpo. Cuando usted pierde células adiposas, libera toxinas a su flujo sanguíneo, y por eso se siente pésimamente y busca el sofá más cercano donde tumbarse.

Tenemos toxinas dentro de nuestros cuerpos porque están presentes en todo lugar en nuestro medioambiente: el aire que respiramos, el agua que bebemos, las lociones y cosméticos que ponemos en nuestra piel, los productos que usamos para limpiar nuestra casa, y hasta la pasta de dientes que ponemos en nuestros cepillos de dientes. Si hicieran una prueba a su sangre y su orina, los técnicos de laboratorio sacarían a la luz docenas, si no cientos, de toxinas químicas en su flujo sanguíneo, incluyendo PCB (bifeniles policlorinados), dioxinas, furanes, trazas de metales, fatalotes, VOC (compuestos orgánicos volátiles), y cloro.

La mayor ráfaga tóxica viene por medio de los alimentos que comemos y las bebidas que bebemos. Liz Lipski, PhD, y autora de *Digestive Wellness* (Bienestar digestivo), señala que el estadounidense promedio consume seis kilos de aditivos al año.[2] Los estantes de los supermercados están llenos de alimentos empaquetados que contienen colorantes alimentarios, conservantes, sabores, emulsionantes, humectantes y antimicrobiales.

Ya he tenido algo que decir acerca de lo que yo creo que son algunos de los peores aditivos —y muy ampliamente consumidos— que hay, y son los edulcorantes artificiales sin calorías y bajos en calorías, como el aspartame, la sacarina y la sucralose. Tantos como 180 millones de estadounidenses comen y beben regularmente productos sin azúcar, según recientes estadísticas del Consejo de Control de Calorías.[3]

Además de los riesgos para la salud por tanto tiempo supuestos, los alcoholes azucarados y los polioles, como sorbitol, malitol, isomalt y muchos otros nombres que suenan a científicos que se encuentran en populares edulcorantes pueden crear importantes problemas digestivos. El Dr. Prabhakar Swaroop, profesor asistente de gastroenterología en la universidad Saint Louis, dijo: "Esos alcoholes están hechos de largas cadenas, y a nuestros cuerpos les resulta difícil descomponerlas". En grandes cantidades, pueden causar diarrea, gas e hinchazón, a lo cual la gente se refiere como "efecto laxante", añadió él.[4]

El sistema digestivo ya tiene suficiente trabajo que hacer sin tener que tratar con una sobrecarga de toxinas. Afortunadamente, algunas toxinas son solubles en agua, queriendo decir que se eliminan del cuerpo con rapidez y presentan pocos daños. Desgraciadamente, muchas más toxinas son solubles en grasa, queriendo decir que pueden pasar meses o años antes de que sean completamente eliminadas —si es que lo son— de su sistema. Algunas de las toxinas más conocidas y solubles en grasa: dioxinas, aflátales, DDT y cloro, y cuando no son eliminadas del cuerpo, se almacenan en sus tejidos adiposos. "Consideremos esos agarradores de amor como un lugar oculto para toxinas almacenadas y venenos", dice el Dr. Don Colbert, y autor del libro *Toxic Relief*. "En otras palabras, la grasa es normalmente tóxica también".[5]

La mejor manera de eliminar esas toxinas solubles en grasa de su flujo sanguíneo es aumentar su ingesta de agua, lo cual ayuda a eliminar toxinas mediante los riñones (de lo que hablaré en breve). Aumentar la fibra en su dieta elimina toxinas mediante el intestino, el ejercicio y el sudor eliminan toxinas mediante el sistema linfático, y practicar respiraciones profundas elimina toxinas mediante los pulmones.

Otra manera de reducir su carga de toxinas es consumir carne y productos lácteos orgánicos. Recuerde: la carne de vaca, pollo y cerdo más comercialmente producida actúa como un imán químico para las toxinas en el medioambiente, así que no serán tan saludables como comer carnes orgánicas. Además, consumir producción orgánica comprada en tiendas de dietética, puestos al lado de carreteras y mercados agrícolas (solo si la producción se cultiva localmente y no se rocía), le expondrá a menos residuos de pesticidas, comparado con las frutas y verduras cultivadas convencionalmente.

El atún enlatado es otro alimento a comer mínimamente, aunque muchas dietas populares incluyen atún y ensalada como almuerzo o cena clásicos. Compuestos de metales pesados, como los de mercurio, plomo y aluminio, siguen encontrándose en los tejidos adiposos del atún, pez espada y la caballa. Las gambas y la langosta, que son mariscos que barren el suelo marino, están cargados de toxinas y deberían ser eliminados de su dieta. Le recomiendo que limite el consumo de atún enlatado a dos latas por semana (pruebe atún bajo en mercurio y alto en omega-3) y evite los mariscos por completo.

## Qué beber

Ya he hablado de los beneficios para la salud de beber agua pura en el capítulo 4: "Beba para su peso perfecto", pero cuando se trata de reducir toxinas en su medioambiente, el agua es especialmente importante debido a su capacidad para eliminar toxinas y otros desechos metabólicos del cuerpo. Las personas con sobrepeso tienden a tener mayores cantidades de toxinas almacenadas.

Nuestros cuerpos son entre un 60 y un 70 por ciento agua. Aumentar su ingesta de agua mejorará su metabolismo —lo cual puede conducir a la pérdida de peso— y permitirán a su cuerpo asimilar nutrientes de los alimentos que come y los suplementos nutricionales que toma. Ya que el agua es el principal recurso para llevar nutrientes por todo el cuerpo, una falta de hidratación adecuada da como resultado que los desechos metabólicos asalten su cuerpo: una forma de autoenvenenamiento. De ahí que no puede hablarse demasiado de la importancia de beber suficiente agua: el agua es una fuerza vital implicada en casi todos los procesos corporales, desde la digestión hasta la circulación sanguínea.

Nada sobrepasa al agua —un líquido totalmente compatible con su cuerpo—, en especial cuando trata usted de perder peso. Cuando el cuerpo está adecuadamente hidratado, los riñones funcionan óptimamente, y el hígado puede convertir la grasa almacenada en energía utilizable. En otras palabras, el hígado —que actúa como un policía de tráfico— dirigirá al cuerpo a acudir a sus reservas de grasa cuando usted come alimentos más magros y sanos y consume menos calorías; y cuando hace más ejercicio.

Ya que los cuerpos con exceso de peso tienden a tener hígados más lentos (con más grasa), la capacidad del hígado para convertir la grasa almacenada en energía utilizable puede verse muy aumentada por el consumo de abundante agua limpia y sana. Fría o templada, no importa. El agua le ayuda a digerir sus comidas más eficazmente, reduce la retención de fluidos, y previene el estreñimiento. También notará una diferencia en su piel, ya que el agua mulle la piel, reduciendo así el aspecto de finas líneas y arrugas a la vez que le da a la piel un brillo sano y bien hidratado.

Sin embargo, tenga cuidado cuando el agua empapa su piel durante un baño. Estar bajo una ráfaga de agua caliente durante diez o quince minutos es el tóxico equivalente a ingerir de seis a ocho vasos de agua clorada. Ya que el cloro es un gas, no solo penetra en la piel, sino que también es inhalado durante un baño. Los municipios rutinariamente tratan las reservas de agua con cloro o cloramina, compuestos químicos utilizados como desinfectantes para matar, destruir o controlar las bacterias y las algas. Esos potentes productos químicos son duros sobre su piel y le dan a su cuerpo otra peligrosa toxina con la que tratar.

Puede usted instalar un sistema de filtración en toda la casa que quite el cloro y otras impurezas del agua antes de que entre en las tuberías de su casa, como hicimos nosotros, pero una opción mucho menos cara sería instalar un barato filtro de carbón en la ducha. Una vez instalado, esos filtros de ducha quitan el cloro tóxico durante seis meses a un año, hasta que el filtro necesita cambiarse.

## ¿Cocinar o no con microondas?

No encontrará usted un microondas en la casa de los Rubin, lo cual nos sitúa en una minoría cada vez menor. El noventa por ciento de las cocinas estadounidenses vienen equipadas con un horno microondas para calentar restos o comidas congeladas, pero yo no quise hornos microondas el día en que Nicki y yo llegamos a casa después de la luna de miel. Le dije a Nicki que había hecho mi tarea: los hornos microondas emiten radiación en forma de frecuencias de radio, y cuando esas ondas de energía bombardeaban los alimentos, la agitación causaba fricción molecular, lo cual calentaba el alimento pero también destruía la frágil estructura de vitaminas, minerales y enzimas que hay en el alimento.

La FDA (Food and Drug Administration) regula los hornos microondas y cree que son seguros de utilizar, pero no hay una opinión clara sobre la posibilidad de una relación entre la exposición a las microondas y enfermedades como el cáncer. Mis sentimientos podrían resumirse en tres palabras: ¿Por qué arriesgarse? Nicki, aunque al principio era escéptica, siguió con el programa, y no hemos tenido un microondas en ninguna casa en la que hemos vivido.

Comprendo que algunos lectores piensan que debemos de vivir como los Picapiedra, ya que no tenemos ningún microondas en la casa. Lo que he observado acerca de los microondas, sin embargo, es que nunca se utilizan para calentar alimentos "normales": frutas, verduras y carnes. Por el contrario, apostaría a que los microondas en este país se utilizan un 90 por ciento de las veces para calentar comidas congeladas y muy procesadas. Sin duda alguna, esos no son alimentos que usted debería comer cuando sigue el programa "el peso perfecto". ¿Y para calentar fórmulas para niños o alimentos para bebés? Nosotros sobrevivimos. Cuando Nicki dejó de darle el pecho a Joshua, solo necesitaba un par de minutos para calentar un cazo con agua y calentar su biberón. De todos modos, no le dábamos comida comercial para bebés, así que calentar esos envases nunca fue un problema.

Lo que Nicki y yo descubrimos fue que el viejo horno tostador es más que adecuado cuando se trata de calentar algo con rapidez. Nuestro tostador para comidas rápidas favorito es hacer pizzas caseras con muffins ingleses de semillas, que no solo son una saludable fuente de fibra y otros nutrientes, sino también se calientan en un santiamén y no tienen un regusto pasado, como tienen algunos alimentos para microondas. En alguna ocasión hemos cocinado chuletas de cordero, patatas asadas, y casi todas las sobras que hay en el frigorífico con nuestro práctico horno tostador. Los hornos tostadores calientan de modo tan rápido y regular como los hornos normales, utilizan menos energía, y son más fáciles de limpiar.

## Toxinas en otros lugares en su medioambiente

Hay otras toxinas que acechan en nuestro medioambiente y que no están directamente relacionadas con su peso perfecto pero son lo bastante importantes para mencionarlas:

Plásticos. Hay una razón por la que llevo una botella de agua policarbonatada de unos tres litros conmigo: la presencia de dioxinas y fatalates añadidos en el proceso de fabricación del plástico. Los fatalates se utilizan para aumentar la flexibilidad y la resistencia del plástico. El problema con ellos es que este producto derivado del petróleo ha sido relacionado con el cáncer en pruebas de laboratorio.[6]

Las botellas de agua policarbonatada son más seguras con respecto a problemas de filtraciones, pero Nicki y yo nos propusimos almacenar restos en recipientes de cristal y no envolver alimentos con plásticos, solo para estar seguros. Y tampoco encontrará en nuestra casa vasos de Styrofoam.

Limpiadores para la casa. Muchos de los actuales limpiadores comerciales para la casa contienen productos químicos potencialmente dañinos y disolventes que exponen a las personas a VOC —productos orgánicos volátiles— y que pueden causar irritación de ojos, nariz y garganta. Hay una razón por la cual las empresas recomiendan que mantenga esos limpiadores lejos del alcance de los niños.

Los limpiadores para todo contienen fosfatos clorinados, fosfatos complejos, lejía seca, queroseno, surfactantes basados en petróleo, bromuro sódico, éter de glicol y nafta. Esos compuestos se almacenan en células adiposas humanas, añadiéndose a la carga tóxica que hay en el hígado, y no son absolutamente necesarios para mantener limpios fregaderos y suelos. Nicki y yo hemos descubierto que ingredientes naturales, como vinagre, jugo de limón, aceites cítricos y bicarbonato, son excelentes sustancias que hacen que nuestra casa esté limpia.

Los productos limpiadores naturales de empresas como Seventh Generation y Ecover no son duros, abrasivos o potencialmente peligrosos para su familia, y están cada vez más disponibles en tiendas de comida natural.

Pasta de dientes. Al leer la letra pequeña, descubrirá que su tubo de pasta de dientes contiene una advertencia: "En caso de tragar por accidente, debería contactar al Centro de Control de Venenos local". ¿De qué se trata todo eso? Las pastas de dientes más comercialmente disponibles contienen edulcorantes artificiales, nitrato de potasio, fluoruro de sodio y todo un conjunto de largos e impronunciables nombres. Esas líneas rojas, blancas y azules en algunas de las principales marcas no provienen de fresas, coco y arándanos frescos.

Puede encontrar una pasta de dientes saludable, natural y sin fluoruro en las tiendas de comida sana. En ocasiones hemos utilizado un líquido para dientes natural, de menta y basado en aceite para limpiar los dientes a Joshua. Creemos que nuestro hijo tiene una gran oportunidad de ir por la vida sin caries, ya que él no come caramelos u otros caprichos con azúcar refinado.

Cuidado de la piel y productos de aseo corporal. Productos químicos tóxicos como disolventes químicos y fatalotes se encuentran en el lápiz labial, el brillo de labios, el tinte para cabello, la laca, el champú y el jabón. Señoras, cuando se pintan los labios con un lápiz labial, su piel enseguida absorbe esas toxinas, y eso no es sano. El lápiz de labios se merece un premio por ser el cosmético más tóxico. Cuando se pone lápiz de labios, está aplicando una sustancia que contiene varios carcinógenos, incluyendo el plástico polivinilpirrolidone (dígalo tres veces), sacarina, aceite mineral y colores artificiales. Por naturaleza nos chupamos los labios, pero cuando eso sucede, usted meramente libera sus ingredientes tóxicos con más rapidez en el flujo sanguíneo del cuerpo. La máscara para pestañas, sombra de ojos, colorete y polvos faciales están en la misma categoría.

Los productos perfumados, como perfumes y colonias, son una sopa de productos químicos, disolventes, alcohol y fragancias químicas, y un sustituto de algo que en realidad sería bueno para usted: aceites esenciales naturales. Es una lástima que aproximadamente un 95 por ciento de los ingredientes en los perfumes estén derivados de productos petroquímicos.[7] Necesita investigarse más sobre los efectos en la salud de los productos perfumados, pero todos conocemos a amigos o familiares que han experimentado irritación de la piel, dolores de cabeza, y hasta náuseas cuando están cerca de ciertos perfumes y aftershaves. Otras son muy alérgicas o sensibles a la abrumadora fragancia.

Es difícil, sin embargo, hacer cambios en cosméticos. Tengo esta sombra de ojos favorita... eso es una broma, pero en nuestro cuarto de baño Nicki prefiere su verdadera máscara para pestañas, lápiz de labios, perfilador de labios no orgánicos, junto con cierta laca para cabello que estoy seguro que contiene todo carcinógeno conocido por el hombre. Ella probó una vez una laca "orgánica", pero le dejó sintiendo su cabello como cera pegajosa. "No me gusta el aspecto crujiente", dijo.

Escuche: He aprendido algo en ocho años de matrimonio: las mujeres quieren tener el mejor aspecto, así que cuando Nicki agarra la laca, yo me excuso y salgo del baño. Al menos no tengo que inhalar todas esas toxinas. Los cosméticos orgánicos y los productos para el cuidado de la piel están mejorando a medida que la demanda del consumidor aumenta. Una empresa llamada Aubrey Organics, también enumerada en la Guía de Recursos EPI, está produciendo estupendos productos orgánicos para el cuidado del cabello y la piel libres de productos sintéticos y petroquímicos. Debería usted encontrar marcas como Aubrey Organics en las tiendas de alimentos naturales y de alimentación progresivas, aunque cada vez están más disponibles en farmacias y tiendas de belleza.

Calidad del aire. Pasamos el 90 por ciento de nuestro tiempo en lugares cerrados, según la Asociación Americana de Pulmón, normalmente en hogares bien aislados y oficinas con aire acondicionado central en verano y calefacción obligada durante el invierno.[8] Las ventanas con doble acristalamiento, cuando están cerradas, no permiten que entre aire fresco en el hogar y atrapan aire "usado" lleno de partículas dañinas como dióxido de carbono, dióxido de nitrógeno y pelo de mascotas.

Quizá haya observado toda la atención que se ha dado a enfermedades relacionadas con el moho y cómo los hogares han sido levantados para librar a las paredes de esporas de moho verde y negro. A quienes viven en ambientes infestados de moho se les ha diagnosticado problemas de tiroides deteriorado y de adrenalina, fatiga crónica y deterioro de la memoria. Es difícil mantener un cambio de estilo de vida —o recordar hacerlo— si una mala calidad del aire interior se lleva su energía.

Le recomiendo que abra sus puertas y ventanas periódicamente para refrescar el aire que respira, aun si las temperaturas son muy altas o si son heladas. Solo unos minutos de aire fresco hará maravillas, mucho mejor para usted y su familia que rociar la casa con ambientadores sintéticos y productos de limpieza con fragancia, los cuales provocan reacciones cutáneas, de ojos y respiratorias. En hogares donde se utilizan frecuentemente aerosoles y ambientadores, las madres sufrían un 25 por ciento más de dolores de cabeza y un 19 por ciento más de depresión, y los niños de menos de seis meses de edad tenían un 30 por ciento más de infecciones de oído y un 22 por ciento más de incidencia de diarrea, según un estudio realizado en la universidad Bristol en Inglaterra.[9]

No compre ambientadores, desodorantes y productos que eliminan el olor. Por el contrario, compre un filtro de aire de calidad, que eliminará y neutralizará las diminutas partículas que hay en el aire de polvo, hollín, polen, moho y pelo. Yo he puesto cuatro purificadores de aire de alta calidad en nuestra casa que quitan las impurezas dañinas del aire. Las plantas de interior también limpian el aire, pero también podría usted poner tiestos con flores en lugares estratégicos por la casa. Las tiendas de alimentos naturales también venden jarros de fragancias y plantas secas.

- Beber mucha agua —al menos ½ onza por cada libra de peso corporal— le dará al cuerpo los fluidos que necesita para sacar esas toxinas del flujo sanguíneo.
- Instale filtros en la ducha para quitar el cloro y las toxinas del agua.
- Use recipientes de cristal o policarbonato en lugar de recipientes plásticos siempre que sea posible.
- Mejore la calidad del aire interior abriendo ventanas, poniendo plantas de interior naturales en lugares estratégicos, o comprando un sistema de filtración de aire.
- Use productos de limpieza naturales para su casa.
- Pruebe cosméticos y productos de cuidado personal orgánicos, que son buenos para el cuerpo y para el medioambiente.

# Capítulo 11

## Piense para su peso perfecto

Sɪ ᴇsᴛÁ ᴜsᴛᴇᴅ entre aquellos que han visto mi programa de televisión de media hora, *Extraordinary Health* (Salud extraordinaria) que se emite en la red Trinity Broadcasting Network y otras redes por todo el país, entonces probablemente haya disfrutado de los segmentos de cocina que he realizado con Carol Green, talentosa chef ejecutiva de Sudáfrica.

Carol tiene un acento cantarín —ni muy británico ni muy australiano— que es agradable para los oídos estadounidenses. Lo que es más importante, ella disfruta mucho comer para vivir y enseñar a otros cómo cocinar para su peso perfecto. Usted no lo sabría al mirarla mientras bate maravillosos flanes y cremosas salsas en nuestro set de la cocina, pero Carol fue una comedora "emocional" por muchos años, alguien cuyo peso subía y bajaba siempre que había en su vida un ánimo decaído o inquietante estrés. Si ha batallado usted con altibajos emocionales que han evitado que alcance su peso perfecto, entonces agradecerá la historia de Carol:

> Crecí en una pintoresca provincia llamada Eastern Cape en la granja de trigo de mis padres. Tengo tres hermanos: Robert es el mayor, y Michael y Gavin son más jóvenes. Todos mis hermanos eran muy atléticos —Robert era una estrella nacional del rugby—, pero sus capacidades atléticas no se me pegaron a mí. Yo era realmente bajita, y para decir la verdad, bastante regordeta cuando era niña. Mis deportivos hermanos podían comer una tonelada de comida, así que yo también comía grandes porciones. Supongo que nunca aprendí lo que era realmente una porción de comida de tamaño normal.
>
> Al contrario que yo, mi mamá es alta, pero es una agradable señora que siempre estaba haciendo una dieta; siempre buscaba el siguiente régimen milagroso. Cuando ella estaba a dieta, pasaba hambre y se sentía horrible; cuando no hacía dieta, comía todas las cosas de las que se había privado. Esa conducta me impactó profundamente, en especial mientras me hacía más mayor. Yo era una niña gorda y en la escuela se burlaban de mí sin misericordia. Me llamaban "Carol Barril". También oía muchos comentarios como: "¿Cómo puedes ser hermana de Robert?". Aun en aquel entonces, yo no daba la talla.
>
> Así que comencé a salir a correr largas distancias, y a hacer locas dietas. Me uní al equipo de corredores de campo a través en la universidad y llegué a obsesionarme con correr. El peso se derritió, hasta

un punto en que pesaba 92 libras. Al medir 5 pies tres pulgadas estaba realmente flaca, y eso me gustaba.

En mi último año de escuela superior, sin embargo, me lesioné y tuve que dejar de correr, así que me concentré en los estudios. Las libras regresaron, aunque no muchas, pero las suficientes para captar mi atención. Yo realmente creía que me dirigía hacia la gordura, aunque cuando veo fotografías de esa época yo estaba realmente delgada. Eso es para mostrarle lo completamente distorsionada que se estaba volviendo mi imagen corporal.

Entré en la industria de la moda después de terminar los estudios, y llegué a ser una compradora para uno de los principales grandes almacenes en Sudáfrica, trabajando en Cape Town. El aspecto se volvió muy importante para mí; era lo más importante, ya que yo trabajaba en la industria de la moda, donde la imagen lo era todo. Así que tuve que evitar engordar ningún kilo, lo cual exacerbó el círculo de hacer dieta y no hacerla que había tragado a mi mamá. Sentía una gran angustia mental y me preguntaba por qué las dietas seguían fallando.

Seguía engordando los mismos 20 a 25 libras, dos o tres veces al año. Tenía en mi armario ropa de tallas grandes y de tallas pequeñas, cosas que me servían y cosas que no me servían. A veces llegaba a 150 libras. Cuando la ropa de tallas grandes salía de mi armario, yo seguía la dieta de sopa de col durante una semana o no comía otra cosa sino uvas.

Siempre que dejaba una dieta comía todo lo que estaba ante mi vista, al igual que hacía mamá. Y el peso regresaba enseguida, lo cual pesaba mucho mentalmente en mí.

Yo probaba dietas al igual que las modelos se probaban ropa antes de salir a las pasarelas. Si comer pomelo durante una semana completa no daba resultados, yo seguía la dieta Weight Watchers durante algún tiempo. Si la última cura milagrosa no funcionaba, probaba Jenny Craig. Durante un periodo de diez años lo hice todo: nada de grasa, poca grasa, pocos carbohidratos, muchas proteínas, muchos carbohidratos… yo mezclaba y encajaba los regímenes, pensando que algo tenía que funcionar.

Pensaba que dejar la industria de la moda podría ayudar. Hace diez años, de repente, tuve una oportunidad de navegar por el Caribe en un pequeño yate como cocinera, y siendo la mujer aventurera que soy, la aproveché, aunque no tenía experiencia formal como chef. Siempre me había encantado cocinar cuando era pequeña, y hasta pensé en ir a una escuela de cocina, pero en los años ochenta no había muchas oportunidades para los chefs.

Debo decir que realmente me gustaba trabajar en la cocina mientras el yate privado se deslizaba por las profundas y azules aguas del

Caribe. Descubrí que cocinar para otros encajaba conmigo. Después de mi primer invierno en el Caribe, descubrí un trabajo mejor, esta vez cocinando en un hermoso y rápido yate de 130 pies que poseía una pareja estadounidense. No me fue muy bien el estar rodeada de todos aquellos alimentos sofisticados; constantemente picaba o comía en exceso, engordando de 20 a 25 libras y dos tallas más de ropa. Odiaba ponerme en bikini para tomar un refrescante baño en el agua tropical, y tratar de "ser buena" cuando estaba cocinando todo el tiempo.

Durante esa época, o bien cocinaba o seguía la última dieta que había, ya que las señoras ricas y delgadas para las que cocinaba siempre estaban obsesionadas con su peso. Me resigné a la idea de que yo siempre tendría sobrepeso. "Si voy a ser gorda, caramba, voy a disfrutarlo" era mi actitud. Estaba cansada de la angustia mental de estar siempre a dieta.

Después de un par de años a bordo de un yate de lujo, quise llevar mi destreza en la cocina a un nuevo nivel, así que pedí un año sabático y viajé a Lyon, Francia, donde me matriculé en un curso intensivo de cocina de cuatro meses. Aprendí los elementos básicos de la cocina francesa y la boulangerie. Varias cosas me sorprendieron. Una, yo nunca cociné con tanta mantequilla, huevos y crema en mi vida; pero aún con toda esa mantequilla y crema, los franceses no estaban gordos. Ellos cocinaban y comían alimentos de verdad, un contraste con las instrucciones de preparar platos y postres bajos en grasa y sin grasa a bordo de los yates en el Caribe.

Observé otras cosas sobre los franceses. Dentro de los Carrefour —la mayor cadena de supermercados en Francia– las bolsas de patatas fritas y otros aperitivos formaban solo una mitad del pasillo; pero en los Estados Unidos, donde yo pasé algún tiempo durante mis viajes por el Caribe, las patatas y los aperitivos estaban apiñados en dos pasillos completos. (También podría comprar media docena de sabores diferentes de Doritos). ¿Y cuál era la historia con la crema agria sin grasa?

Además, los franceses hacían sus comidas sentados; no tenían prisa para comer, prefiriendo estimular la conversación y un ritmo agradable con su cuchillo y tenedor junto con un vaso de Bordeaux, aun en mitad de la tarde. A pesar de lo que tuvieran en sus horarios, los franceses se tomaban su tiempo siempre que se servía una comida. Los estadounidenses para los que yo cocinaba en los yates con frecuencia se tragaban la comida y ni siquiera apreciaban los alimentos o el tiempo que yo empleaba para prepararlos. Algunos llenaban un plato de plástico en el bufé y se lo comían de pie.

Después de recibir mi formación culinaria en Francia, regresé al Caribe y cocine en yates privados durante un par de años más. Despertar en las Islas Caimán una mañana o ir a comprar provisiones en Castries, St. Lucía, era un estilo de vida muy apartado de la realidad, así que decidí regresar a tierra cuando acepté un puesto de chef con una destacada familia en Houston. Durante esa época desarrollé una grave enfermedad cardiaca llamada fibrilación atrial, lo cual significaba que el corazón no latía adecuadamente. Me recetaron fuertes medicamentos para controlar el latido del corazón, lo cual tuvo tremendos efectos secundarios. Al buscar un camino diferente para ponerme bien, comencé a estudiar los suplementos nutricionales que podrían ayudarme. Tomaba varias vitaminas y minerales a puñados cada día, pero nada parecía ayudar. Todo esto sucedió cuando estaba cerca de cumplir los 40 años.

Encontré a un médico que me puso en un programa de desintoxicación para limpiar mi cuerpo. Él me dijo: "mira, cuando tu cuerpo está limpio, puede funcionar mucho mejor", a la vez que escribía una "receta" para comprar algunos productos de Garden of Life –Perfect Food y Super Seed–en una tienda de alimentos sanos. Me sentí mucho mejor en días, lo cual fomentó más curiosidad por mi parte. Miré el resto de los productos y descubrí que Garden of Life se centra en la salud digestiva.

También descubrí que la persona que está detrás de Garden of Life era un hombre llamado Jordan Rubin. Él tenía un nuevo libro titulado *La dieta del Creador*. Leí el libro casi de una sentada; todo tenía mucho sentido para mí. Cuando me gradué del programa de desintoxicación comí los alimentos de *La dieta del Creador*, centrándome en la sanidad nutricional, y siguió la pérdida de peso. Comprendí el daño que yo le había hecho a mi cuerpo durante años por las dietas yo-yó y los alimentos dietéticos artificiales "sin grasa". Durante un periodo de tres meses perdí 23 libras y alcancé mi peso perfecto.

Mantener su peso y su salud es realmente lo mismo. Se comienza centrándose en comer alimentos de verdad. Si yo quería pastel o helado, quería saber si estaban hechos con ingredientes de la mejor calidad que pudiera encontrar, sin aceites hidrogenados y conservantes en ellos. Me encanta cada bocado de un pastel o un helado, cuando están hechos de la manera sana. Como con calma, disfrutando de cada bocado.

Si está usted tratando con problemas emocionales que evitan que tenga su peso perfecto, necesita hacer tres cosas:

1. **Necesita usted entender la verdadera razón del porqué come usted en exceso.** Trate los problemas emocionales, y entenderá por qué come en exceso. Yo tuve que tratar con las razones del porqué comía en exceso y dejar de culpar a las dietas que no funcionaban. Ninguna dieta va

a funcionar a menos que haga usted de ella un programa de estilo de vida.

2. **Centrarse en comer solamente alimentos de verdad.** Cuando usted sobre-carga su cuerpo de nutrición, los deseos son cada vez menores, y esto le ayudará a permanecer en el programa. (Ese es el mensaje en el capítulo "Coma para su peso perfecto", pero es sorprendente cuántas personas compran alimentos de factoría y comen pura basura).

3. **No comer con prisas.** El modo en que recibe usted los alimentos es importante. Haga de cada comida una ocasión. Ore por la comida. Coma con calma. Coma con alegría en cada bocado.

He estado en mi peso perfecto por dos años. Ocasionalmente, cuando me permito demasiados caprichos, sí que engordo un kilo o dos, pero me aseguro de seguir el programa "el peso perfecto", hacer ejercicio y, lo más importante, no estresarme por ello. No me digo a mí misma: "Vas a volver a pesar 150 libras". Por el contrario, vuelvo a lo fundamental, y en una semana vuelvo a estar en buena forma.

Para mí, cocinar es una alegría. No solo le he dado la vuelta a mi salud, sino que también he hallado el propósito de mi vida, que es ayudar a otros a alcanzar su peso perfecto y lograr el propósito de Dios para sus vidas. Si está usted batallando con su peso en la actualidad, le insto a que deje todas las otras dietas de moda que haya probado alguna vez y siga el plan alimenticio "el peso perfecto". Coma alimentos integrales y naturales que han estado ahí durante miles de años. Se sentirá y se verá mejor de lo que nunca ha estado, envejecerá bien, y disfrutará de su vida tal como Dios quiso.

## Perfecta paz

Me encanta la historia de Carol, y es ilustrativa del modo en que nuestras activas mentes causan un impacto considerable en nuestro peso y nuestra salud de maneras que nunca pensamos imaginables. La relación mente-cuerpo siempre me ha fascinado, pero quería traer a un experto que se ha convertido en un querido amigo para mí. Su nombre es Alex Loyd, PhD, y él y el Dr. Ben Johnson, son los creadores de un sistema de salud emocional llamado "The Healing Codes" (Los códigos sanadores).

Le pedí a Alex que leyera la historia de Carol y luego comentara sobre cómo los lectores de *El peso perfecto: América* pueden "pensar" para su peso perfecto. Alex cree que esta área de la salud emocional podría ser es eslabón perdido para alcanzar su peso perfecto. Al final de este capítulo él le dará un ejercicio de códigos sanadores que le recomiendo realizar de dos a cinco veces al día. Pero antes, esto es lo que Alex dijo:

Mi compañero, el Dr. Ben Johnson, y yo hemos estado dando conferencias por todo el mundo hablando de los Códigos Sanadores desde hace ya cinco años, tratando de ayudar a las personas a sanar la fuente de sus problemas. Parece que en cada evento somos inundados de personas que nos dicen que quieren perder peso. Nos preguntan: "¿Me ayudarán los códigos sanadores a perder peso? Lo he intentado por años. ¿Va a ser esto lo que finalmente lo logre para mí?". Y nuestra respuesta cada vez es la misma: "No, porque su problema no es el que usted cree que es su problema".

Muchas personas con sobrepeso creen que algo se ha malogrado en sus cuerpos, que algo no está funcionando del modo en que debería funcionar, o reaccionan a alimentos de maneras en que no deberían reaccionar. Están buscando la dieta mágica que vaya a cambiar todo, que fue la historia de Carol Green cuando crecía en Sudáfrica.

Yo me identifiqué mucho con lo que Carol dijo porque, cuando yo crecía, los años de secundaria fueron la peor época de mi vida; punto, final de la discusión. Una de las grandes razones de eso es que yo tenía sobrepeso; sin embargo, no era obeso, ni nada parecido. Sencillamente yo era rollizo y blandito.

Puedo recordar vívidamente ir a la escuela de secundaria David Lipscomb Junior High School en Nashville, Tennessee, y oír a los niños gritar en el patio: "¡eh, gordito!", y yo me reía; y luego cuando me iba a casa lloraba. Desde luego, cuando lloraba, me comía una bolsa entera de patatas fritas Lays y quizá un par de rosquillas con azúcar. Aprendí que una de las cosas que me hacía sentir bien después de sentirme tan mal era comer algo que engordaba y sabía bien.

Algún tiempo después en secundaria, decidí que mis compañeros de clase nunca más iban a volver a burlarse de mí debido a mi peso. Comencé a correr 8 o 10 millas cada día —al igual que Carol— y a hacer cientos de abdominales y flexiones antes de irme a la cama. Dejé de comer alimentos con mucha grasa o, si los comía, lo hacía al principio del día para poder quemarlos después.

Claro que perdí peso, y la gente nunca más volvió a burlarse de mí. Pasé de que se rieran de mí todo el tiempo a salir con animadoras y reinas de las fiestas. Guau, debí de haber vivido feliz desde entonces, después de todo, ¿no? No, totalmente no. ¿Por qué? Porque resolví mis problemas de peso por las razones equivocadas. Mi único propósito para perder peso era que las personas me miraran y pensaran cosas buenas en lugar de pensar lo gordo que me veía. Mi problema no estaba en el exterior; era lo que estaba en el interior, y eso queda ilustrado por el hecho de que tenemos cien millones de receptores sensoriales para las cosas que están fuera, pero tenemos diez mil millones de receptores sensoriales para las cosas que suceden dentro de nuestros cuerpos.[1] Cuando suceden cosas en el interior, siempre es un problema emocional o espiritual.

Permita que comparta cómo se solucionó todo para mí. Hace más de tres mil años, el sabio y viejo rey Salomón en el libro de Proverbios dijo esto: "Por sobre todas las cosas cuida tu corazón, porque de él mana la vida" (Proverbios 4:23, NVI). Me dicen que si leo el pasaje original en hebreo —que no puedo hacer porque no sé hebreo—, lo que Salomón está diciendo es que los problemas del corazón son la fuente del 100 por ciento de nuestros problemas.

Esta observación tiene sentido para mí. Si le pregunta a cualquiera que tenga un problema de peso: "¿es esto un problema para usted?", cada uno responderá: "Claro que sí". Una vasta mayoría confesará que es el mayor problema de su vida. Bien, según Salomón, su problema con tener sobrepeso no se origina en la tiroides de su cuerpo o en la salud de su sistema endocrino, o en la rapidez con que su cuerpo metaboliza la grasa. Se origina en los problemas del corazón.

Una historia en el *Dallas Morning News* el 13 de septiembre de 2004, realmente hacía entender este punto. Lo esencial del artículo era que los investigadores en la facultad de Medicina de la Universidad de Texas estaban descubriendo que las células registran sus experiencias —llamado memoria celular—, todo ello sin el beneficio de un cerebro. Los científicos creen que esas memorias celulares podrían significar la diferencia entre una vida sana y otra malsana, y aún hasta la muerte.[2]

Por ejemplo, el cáncer puede ser el resultado de malas memorias celulares que sustituyan a las buenas. El trauma psicológico, la adicción y la depresión pueden verse agudizadas por memorias anormales dentro de las células. Los problemas de salud que surgen más adelante en la vida pueden deberse a memorias erráticas programadas en las células a medida que las personas envejecen. El Dr. Eric Nestler, presidente del departamento de psiquiatría de la Universidad de Texas, dijo que para muchas enfermedades los tratamientos médicos no son mucho mejores que los esparadrapos, ya que tratan los síntomas y no la fuente.[3]

Esa fuente viene del corazón. Si lee usted los más de mil cien pasajes en la Biblia que hablan del corazón, incluyendo lo que Salomón dijo acerca de que el corazón afecta a todo lo que hacemos, y luego considera lo que el estudio de la facultad de Medicina dice sobre la memoria celular —que realmente se trata de lo que yace en nuestros corazones—, ¡es lo mismo! La ciencia médica moderna finalmente se está poniendo a la altura de lo que Salomón dijo hace treinta siglos: que los problemas del corazón son la fuente de casi todos los problemas que podemos tener en nuestras vidas. Dicho de otro modo, si podemos resolver los problemas del corazón, podemos resolver casi cada problema que tenemos.

Ahora bien, ¿es este principio aplicable a la pérdida de peso? Puede apostar a que lo es, y esta es la razón: siempre que estamos experimentando —y muchas veces esto es inconsciente y no consciente— ira, o temor, o ansiedad, o una baja autoestima, estamos experimentando problemas del corazón. Son los problemas espirituales que se manifiestan a sí mismos de mil maneras diferentes: irritación, sentirse abrumado por las circunstancias de la vida, tener temor al futuro, preocupaciones económicas o dificultades en las relaciones. Podemos pasar días solo nombrándolos. Esos son los problemas del corazón.

Cuando tenemos un problema del corazón como una de las cosas que acabo de mencionar, hay un mecanismo en el cerebro llamado el hipotálamo. El hipotálamo es responsable de encender o apagar el interruptor del estrés en el cuerpo. Cuando el interruptor del estrés se enciende, lo primero que hace es suprimir el sistema inmunológico; lo segundo que hace es comenzar a suprimir o a cerrar el funcionamiento corporal normal, como la digestión, la metabolización de la grasa, la limpieza de toxinas de la sangre, y el movimiento del intestino.

El Dr. Bruce Lipton, de la facultad de Medicina de la Universidad Stanford, en su exitoso libro *The Biology of Belief* (La biología de la creencia), dice que cada célula en el cuerpo está en uno de estos dos modos: o bien en modo estrés, o bien en modo crecimiento.[4] Una célula que esté en modo estrés no hace el trabajo que debe hacer; por tanto, si es una célula responsable del metabolismo, o de la digestión adecuada, o de sacar los nutrientes de los alimentos, o de tratar con la grasa a fin de que sea quemada o almacenada de manera apropiada, no hará el trabajo que debe hacer. Además, la célula "estresada" no coopera con otras células que la rodean; no crece ni se reproduce, sino que escoge hacer lo suyo propio. Esas células no pueden absorber nutrientes del modo en que deben o liberar toxinas tal como deben hacerlo. Muchas funciones corporales se quedan en pausa o se detienen.

Con respecto al modo estrés, ¿sabía usted que solo debe tener estrés cuando está en una situación grave y peligrosa, como ser perseguido por un oso o confrontado con un intruso armado en la casa? El problema es —y muchos estudios lo demuestran— que la persona promedio se encuentra con niveles menores de estrés muchas, muchas veces al día. Nos estresamos por la factura de la tarjeta de crédito, por hacer el pago de la casa, por estar a la altura de los vecinos, por llevar la ropa adecuada, por conducir el auto adecuado, y por otras mil cosas. El efecto acumulativo nos hace sentir como si estuviéramos corriendo tan rápidamente como podemos en una cinta andadora pero sin llegar a ninguna parte con rapidez.

El Dr. Ben y yo hablamos con gente todo el tiempo, e invariablemente les pedimos que nos describan sus dietas. "Mire, como alimentos orgánicos, como fruta y verduras, y si como carne, es muy magra y en cantidades limitadas. Y sigo sin perder nada de peso y mantenerme".

Bien, hábleme del resto de su vida. ¿Está usted estresado? "Oh, sí, hasta el máximo. Estoy con el agua al cuello. Me siento como si fuera a volverme loco la mitad del tiempo".

Cuando están en esa situación, su sistema inmunológico está siendo suprimido, y los sistemas fisiológicos que controlan sus problemas de peso no están funcionando del modo en que debieran funcionar. Con mucha frecuencia, cuando usted sana los problemas del corazón, no solo se siente mejor emocionalmente, sino que sus sistemas físicos también comienzan a funcionar del modo en que debieran. Los Códigos Sanadores pueden ayudarle a tratar los problemas del corazón y, cuando eso sucede, el hipotálamo apagará el interruptor del estrés. El sistema inmunológico volverá a funcionar, los sistemas del cuerpo comenzarán a hacer aquello para lo que fueron diseñados, y las células comenzarán a funcionar adecuadamente en cuanto a la nutrición y el metabolismo.

El siguiente ejercicio de Códigos Sanadores le ayudará a trabajar y mejorar los problemas del corazón. Normalmente, recomiendo que haga este ejercicio temprano en la mañana, antes de comenzar su día, pero Jordan cree que hacer el ejercicio de Códigos Sanadores antes de las comidas reducirá el estrés y causará una mejor digestión. De hecho, si está usted molesto, nervioso, temeroso, enojado o estresado antes de cualquier comida, no digerirá tan bien los alimentos, y tendrá más probabilidad de comer en exceso, así que sí que sería un buen momento para hacer el ejercicio de Códigos Sanadores.

## Ejercicio de Códigos Sanadores

1. Enfóquese en su nivel general de estrés relacionado con su peso, y evalúelo de 0 a 10, siendo el 10 la máxima puntuación. Su primer pensamiento debería ser: "¿Cuánto me molesta esto [el problema en su vida]?". Cuando piensa en esa situación estresante, ¿qué sentimientos, emociones, o pensamientos siente? ¿Hay ira, frustración, irritación o un sentimiento de que la vida nunca va a cambiar? Cuando piensa en ese problema, ¿dónde lo siente en su cuerpo? ¿Qué siente: dolor, pesadez, palpitaciones o presión?

2. Ponga una de sus manos encima de la otra, con su palma derecha sobre su ombligo y su palma izquierda sobre la parte trasera de su mano derecha.

3. Enfóquese en el estrés que quiere que salga de su cuerpo: físico, emocional o espiritual.

4. Respire con fuerza durante diez segundos. Respire con rapidez y potencia, "respiraciones de estómago", dentro y fuera. Exhale e inhale con fuerza por la boca, utilizando el diafragma de modo que su ombligo salga hacia fuera cuando inhala y hacia dentro cuando exhala. Si se siente un poco mareado, respire de la misma manera pero reduzca la intensidad.

5. Deje su mano derecha sobre su ombligo y ponga la izquierda sobre su corazón a la vez que se relaja durante cincuenta segundos. Piense o diga "estrés sal" mientras se centra en el estrés saliendo de su cuerpo. Si quiere, puede también visualizar el estrés saliendo de su cuerpo mientras usted se relaja y piensa o dice "estrés sal".

6. Vuelva a poner su mano izquierda sobre la derecha, que sigue estando sobre el ombligo.

7. Enfóquese en la paz física, emocional o espiritual.

8. Respire con fuerza durante diez segundos. Respire con rapidez y potencia, "respiraciones de estómago", dentro y fuera. Exhale e inhale con fuerza por la boca, utilizando el diafragma de modo que su ombligo salga hacia fuera cuando inhala y hacia dentro cuando exhala. Si se siente un poco mareado, respire de la misma manera pero reduzca la intensidad.

9. Deje su mano derecha sobre su ombligo y ponga la izquierda sobre su corazón a la vez que se relaja durante cincuenta segundos. Piense o diga "paz" mientras se centra en la paz entrando en su cuerpo. Si quiere, mientras dice "paz" imagine la paz entrando a su cuerpo desde Dios o visualice una escena de paz que le calme y le fortalezca.

10. Vuelva a evaluar su nivel general de estrés de 0 a 10, como hizo en el paso 1.

11. Vuelva a evaluar su nivel general de estrés diez minutos después.

12. Haga otro ejercicio de Códigos Sanadores si su nivel de estrés sigue estando en 4 o más.

## Un recurso especial de Códigos Sanadores para usted

Si quiere más información sobre cómo tratar los problemas de su corazón, y no solo de su peso, entonces vaya a un recurso especial en la Internet para los lectores de *El peso perfecto: América*. En esta página puede realizar una evaluación gratuita del corazón, llamada PC, o evaluación de problemas del corazón, que le proporcionará un cuadro de su salud emocional y espiritual. Cuando haya terminado, recibirá comentarios sobre su interpretación. La página web es: www. HealingCodesPWA.com.

## Conclusión de Jordan

Este ejercicio de Códigos Sanadores me ha ayudado mucho a tratar con el estrés en mi vida; dirigir una organización internacional de salud y bienestar con más de cien empleados, escribir libros, grabar programas de televisión, hablar por todo el mundo, ser entrevistado por los medios de comunicación y formular productos nutricionales para Garden of Life. Luego están mis responsabilidades personales que —a pesar de lo maravillosas que son— pueden seguir siendo estresantes: pasar tiempo de calidad con mi esposa, Nicki, y ser un estupendo padre para nuestro hijo, Joshua. Al mismo tiempo, entiendo que mi estrés es único para mí, y el estrés diario que hay en su vida es también único para usted. Todos debemos hacer frente al ajetreo de la vida.

El ejercicio de Códigos Sanadores puede ayudarle a tratar con cualquier "problema del corazón" que esté ahí. Un problema que con frecuencia se pasa por alto es la falta de perdón, que es común para quienes crecieron teniendo sobrepeso. Quizá se burlaron de usted sin misericordia en el patio de la escuela, como con Carol y Alex. Cuando llegó usted a la edad madura, se expresaron las indirectas de forma más sutil: "¿Vas a comerte eso?", o "¿has pensado en probar esta dieta?".

Si está usted albergando resentimiento en su corazón, manteniéndolo demasiado tiempo, o planeando venganza contra quienes le hicieron daño, esos problemas del corazón producirán toxinas similares a comerse una docena de rosquillas glaseadas. La eficacia de su sistema inmunológico disminuye notablemente hasta por seis horas, y permanecer enojado y amargado por quienes se han burlado de usted en el pasado puede alterar la química de su cuerpo, y hasta hacer que usted vuelva a caerse del vagón de los alimentos sanos. Un viejo proverbio lo expresa bien: "Lo que comes no es tan importante como lo que te está comiendo a ti".

Este no es el momento de regresar a viejos hábitos: consumir un plato grande de pizza de una sentada, terminarse un paquete de galletas Oreo o no parar de comer alimentos "cómodos" llenos de grasa y azúcar, como hacía Alex en su época de secundaria. Si sigue sintiéndose molesto por quienes se burlaron de su cuerpo, hicieron comentarios acerca de la talla de su ropa, o le dijeron que nunca perdería peso, tiene que dejarlo salir. El ejercicio de Códigos Sanadores le ayudará a hacerlo.

No importa lo mal que le hayan tratado, ponga su pasado en el espejo retrovisor y avance. Aún es posible perdonar.

- Comprenda que su problema con el peso puede estar relacionado con algo que sucede en su interior: un problema del corazón.

- Haga el ejercicio de Códigos Sanadores, el cual se enfoca en dejar salir el estrés que hay en su vida.

- Practique el perdón cada día, y perdone a quienes le hayan hecho daño.

Sección III

# Cambie su mundo

# Capítulo 12

## Quítele peso al mundo

DURANTE UNA DE mis limpiezas Perfect Cleanse estacionales mientras escribía *El peso perfecto: América*, concebí un elevado objetivo: comer solamente fruta cultivada localmente, ensalada y verduras.

Sabía que necesitaba algo de ayuda, así que conseguí la asistencia de Paul Nison, uno de los principales expertos mundiales sobre comer alimentos crudos y autor de media docena de libros, incluyendo *The Raw Life* (La vida cruda). Paul vive en West Palm Beach, y nuestros caminos se habían cruzado varias veces ya que ambos somos conferencistas y escritores sobre salud.

Además, Paul también afrontó una importante crisis de salud cuando tenía veinte años de edad —la misma edad que tenía yo—, cuando repentinos dolores de estómago llegaron a ser tan intensos que tuvo que ser hospitalizado. Los médicos le diagnosticaron la enfermedad de Crohn, al igual que a mí, y le dijeron que la tratara porque ellos no tenían cura. Sus médicos también declararon que él tomaría medicamentos durante el resto de su vida.

Tales noticias tan sombrías impulsaron a Paul a dejar su vida como comerciante en Wall Street y mudarse a West Palm Beach, donde se estableció en un apartamento justamente al lado del Instituto de Salud Hipócrates. Él no tenía idea de lo que hacía el instituto, pero pronto supo que ellos enseñaban a las personas cómo vivir con enfermedades debilitantes con una dieta de alimentos crudos y un estilo de vida natural.

En meses, el regordete cuerpo de Paul fue transformado, lo cual le situó en una nueva carrera para hablarles a otros acerca de los beneficios para la salud de comer alimentos crudos. Aunque yo no soy un entusiasta de lo crudo —alguien que principalmente consume alimentos crudos, sin cocinar y no procesados—, ciertamente estoy de acuerdo en que pueden derivarse muchos beneficios para la salud al comer alimentos crudos, en especial durante breves periodos de tiempo. Después de todo, la limpieza de verano significa comer frutas crudas durante el día y ensalada fresca para la cena, que era mi objetivo cuando contacté con Paul acerca de mi idea de comer alimentos locales. Lo organizamos para reunirnos una mañana en el aparcamiento de Garden of Life.

Yo no había visto a Paul desde hacía un año o dos, así que había olvidado que él era un torbellino salvaje de energía. Con treinta y tantos años, una poblada barba, cabello peinado hacia atrás, y vistiendo ropa color caqui y sandalias de cuero, Paul parecía un extra de la película de Cecil B. DeMille, Los Diez Mandamientos. Mide 5'7" y pesa 145 libras.

Paul blandía un par de peligrosas herramientas en sus manos: un machete que parecía estar muy afilado y unas largas tijeras podadoras para sacar los cocos que estaban metidos en las altas palmeras de South Florida. El plan aquella mañana, tal como él lo bosquejó, era visitar una granja orgánica cercana que cultivaba frutas exóticas que normalmente no se encuentran en los supermercados o tiendas de alimentos sanos, al igual que seleccionar cuidadosamente cocos de cocoteros que crecían en mitad de las zonas residenciales en las afueras.

Nuestra primera parada fue Josan Growers, una granja casera de frutas situada en la zona rural de las afueras de West Palm. Con Paul como mi comprador personal, llenamos la parte trasera de mi auto de berenjenas, durián, mangos, y una yaca de 14 libras, que costó 42 dólares. El total de mi cuenta fue de 91 dólares. Paul dijo: "Te gustará ese durián; es como flan de vainilla con un toque de ajo y cebolla".

Esa es una interesante combinación de sabores...

Mientras tanto, Paul mantenía una firme charla, hablándome sobre su vida como "minimalista", aunque lamentó el hecho de estar teniendo más "cosas" ahora que estaba en su segundo año de matrimonio.

—¿De verdad?—dije yo, levantando una ceja.

—Sí—respondió él—, a excepción de los muebles en nuestro apartamento, todo lo que yo poseo cabe en una maleta.

A esas alturas, nada de lo que Paul pudiera decir me sorprendía. Hubo un tiempo en que él regresó a Central Park en la ciudad de Nueva York y agarró hojas de los árboles como aperitivo; y le arrestaron. Antes de casarse, vivió en una camioneta durante un año y se adentraba en campos vacíos para encontrar alimentos salvajes para mantener su cuerpo y alma. "Hay todo tipo de alimentos salvajes en el sur de la Florida que son bastante comestibles", dijo él. Yo decidí que creería en sus palabras.

Después de haber llenado mi camioneta de frutas exóticas, condujimos por Forest Hill, una zona dormitorio a unos diez kilómetros al sudeste de West Palm Beach: buscando cocos en árboles de los patios. Paul nos guió a un barrio donde él había llamado a las puertas antes para preguntarles a sus ocupantes si les parecería bien que él agarrara algunos de sus cocos.

Me dijo que me detuviera. Yo miraba mientras Paul —con una larga barba que amenazaba con tocar su esternón— se acercó a la puerta de una casa unifamiliar bien mantenida, con matices amarillentos, con su amenazador machete en su mano derecha. Cualquiera que abriera la puerta tendría más probabilidad de llamar a la policía que de darle permiso para agarrar sus cocos.

Después de varios rechazos, encontramos a un dueño que dijo que estaría bien que podáramos su cocotero. Con un cuchillo amarrado a una vara, se golpeó la palma y cayeron los cocos. Probablemente agarramos unos quince o veinte cocos para el viaje a casa.

Llevé a Paul hasta su auto y le di las gracias por su tiempo. Durante los siguientes días abrí los cocos frescos, me bebí el agua de coco cargada de minerales, y festejé con pulpa de coco. Mi ensalada "local" estaba compuesta por lechuga cultivada en una torre hidropónica situada en mi patio trasero; pero hablaré de eso más adelante. Un ingrediente crucial, sin embargo, faltaba en mi ensalada. Los famosos aguacates de Florida, tan apetitosos que los llamo "peras de mantequilla", no estaban en temporada, así que tuve que comprar aguacates orgánicos de California en mi tienda local de alimentos sanos.

Hasta ahí el comer un 100 por ciento con alimentos locales, pero me acerqué bastante. Sin embargo, de modo pequeño y local, yo estaba participando en un movimiento en vías de expansión llamado "alimento sostenible", que significa el establecimiento de una cadena alimentaria más corta por consumidores y chefs de restaurantes que quieren comer carne, frutas y verduras producidos localmente. Actualmente, solo un 1 ó 2 por ciento de los alimentos estadounidenses se cultivan localmente, y la producción que usted come es llevada a su supermercado local en barco desde una media de 2,800 kilómetros, según un estudio del Centro Leopold para la Agricultura Sostenible en la universidad estatal de Iowa.[1]

El transporte de lechuga o de cualquier tipo de alimento —o casi todo lo que hacemos en la vida— deja una "huella de carbón", un término que se refiere al impacto que la actividad humana tiene sobre el medioambiente en términos de la cantidad de gases de efecto invernadero producidos. Comer alimentos transportados en barco desde otro Estado, conducir un auto, tomar un vuelo, y calentar y acondicionar nuestros hogares son algunos de los ejemplos cotidianos de dejar una "huella de carbón" en el planeta.

Los líderes del movimiento de alimento sostenible instan a los consumidores a dejar una menor huella de carbón buscando alternativas cultivadas localmente a los alimentos mayoritarios en tiendas de alimentos naturales, mercados de granjas, puestos en carreteras y huertos y árboles frutales. Cada vez que usted compra alimentos localmente, su decisión de compra tiene ramificaciones para la salud de su cuerpo al igual que para la del planeta.

Aunque comprar manzanas orgánicas del estado de Washington, fresas orgánicas del valle Salinas de California, y aguacates orgánicos de San Diego County envía un importante mensaje al negocio agrícola —es decir, usted escoge productos orgánicos en lugar de los producidos convencionalmente—, comprar frutas y verduras cultivadas localmente (o cultivar sus propias lechugas, tomates, frutas y verduras en su patio) envía un mensaje aún mejor: usted trata de vivir una vida más sostenible que plantea menos demandas medioambientales al planeta. Intenta satisfacer las necesidades físicas del presente sin poner en un compromiso la capacidad de futuras generaciones para suplir sus propias necesidades.

Vivir de modo sostenible es una parte importante de "vivir verde", que es la idea de que deberíamos utilizar nuestros recursos naturales sabiamente para restaurar y mantener un mundo equilibrado. Las elecciones que hacemos cada día con respecto a los alimentos que comemos, cuánta agua y energía consumimos, el tipo de productos de limpieza que utilizamos en la casa, y el tipo de auto que conducimos (y con cuánta frecuencia) tienen un impacto positivo o negativo sobre la tierra.

Es importante quitar peso del mundo también.

## Pesca sostenible

El término sostenible también se aplica a nuestros hábitats de pesca.

Científicos en la universidad Dalhousie en Halifax, Canadá, están preocupados de que muchas especies de pescado comerciales se extingan para el año 2048 debido a la pesca en exceso. Dicen que el 90 por ciento de los grandes peces —atún, bacalao y pez espada— se van de los océanos y solo un 6 por ciento de la pesca global puede ser certificada como "sostenible", lo que significa que los peces no se sacan del océano con más rapidez de aquella con la que pueden reproducirse.[2]

Podemos hacer nuestra parte por el medioambiente —y ayudar a asegurar que habrá una nutritiva fuente de proteínas para nuestros hijos y los hijos de nuestros hijos— buscando la etiqueta azul y blanca del Consejo Marine Stewardship Council de que los peces están certificados como pesca sostenible.

## Quitar peso del planeta

Vivir un estilo de vida sostenible es parte de mi ADN, y tengo que agradecérselo a mi abuelo, Joshua Rubin. Mi padre, Herb Rubin, me dice que su familia creció en Floral Park, Nueva York —un suburbio de Long Island– sin nada de hierba en su patio. El abuelo arrancó el pasto para cultivar un huerto de verduras, utilizando cada centímetro disponible para plantar pepinos, tomates y lechuga. Melocotoneros y perales daban sabrosísima fruta en gran cantidad. El terreno era increíblemente fértil debido a un montón de estiércol que ocupaba un buen rincón del patio. Papá dice que puede recordar acercarse a su padre cuando tenía cuatro o cinco años de edad —esto tuvo que ser a mitad de los años cincuenta– y preguntar: "Papá, ¿cómo sabes que el terreno es tan rico y maravilloso para cultivar plantas en él?".

El abuelo contestó: "Hijo, solo pon tus manos en el terreno, y deja que se deslice por tus manos. ¿No sientes la riqueza y la vida que hay en este terreno? ¡Es un sentimiento! El color profundo, oscuro y casi negro significa que el terreno es abundante en nutrientes".

Papá era demasiado joven para comprender qué nutrientes había en aquella época, pero sabía que podía matar a veinte gusanos cada vez que metía una pala en el negro terreno. ¡Mi abuelo era conservacionista hasta tal punto que hacía que su familia de cuatro miembros compartiera la misma agua al bañarse! Mi padre recuerda: "Esa era su manera de ahorrar agua. ¡Asqueroso!".

El abuelo tampoco podía permitir que esa agua gris se fuera por las tuberías. No, ellos tenían un cubo y echaban el agua sucia sobre su montón de estiércol. "Teníamos los tomates más grandes del barrio", decía mi papá con un toque de orgullo.

Cuando papá iba a ir a la universidad, el abuelo le hizo leer el libro de Rachel Carson, *Silent Spring* (Primavera silenciosa), un libro que tenía mucho crédito de lanzar el movimiento medioambiental e inspirar amplia preocupación pública por los pesticidas y la contaminación. "Él me dijo que lo que Rachel Carson escribió sucedería si no hacíamos algo y marcábamos una diferencia".

Mi padre, como mencioné en la introducción, caminaba al ritmo de un tambor diferente cuando fue mayor de edad y se casó. Él y mi mamá estuvieron entre los primeros de su generación que persiguieron un estilo de vida "natural", parecido al hippie, como se denominaba en los años setenta. Desgraciadamente, aunque mi abuelo se preocupaba por el medioambiente, carecía de disciplina en el área de su salud personal. Con casi 60 libras de sobrepeso a la edad de setenta y tres años, mi abuelo murió de un repentino y grave ataque al corazón cuando yo tenía nueve años. A los ojos de ese joven, él era mi persona favorita en todo el mundo; aún puedo recordar ver los rojos y grandes tomates y los enormes pepinos en el huerto de su patio.

Aunque no he arado la tierra de mi patio para plantar un huerto, cultivo mis propios pepinos al igual que cuatro variedades de lechuga en un par de torres hidropónicas situadas en mi patio trasero.

Puedo oír la pregunta: ¿Qué es una torre hipodrónica?

Una torre hipodrónica es una manera de cultivar plantas con agua y nutrientes pero sin terreno. Yo tengo dos torres, cada una de una altura de 1.5 metros. La parte de abajo de la torre tiene un tanque de reserva de agua con nutrientes. Una pequeña bomba eléctrica de agua de bajo voltaje transporta el agua hasta la parte de arriba de la torre y desciende por la gravedad, irrigando las plantas y regresando al tanque que está abajo. Las plantas crecen por pequeños agujeros que hay en la torre. Uno puede plantar lechuga, hierbas, puerros, brócoli, coliflor, acelgas, pepinos, fresas, tomates y hierbas medicinales: casi todo lo que uno quiera.

Una empresa llamada Future Growing produjo mis torres hidropónicas. El dueño y presidente de Future Growing es Tim Blank, que trabajó para el parque temático Epcot de Disney en Orlando hasta el año 2005. En Epcot, que en un tiempo fue un acrónimo para "comunidad prototipo experimental del mañana", Blank utilizó su formación en agricultura hidropónica para dirigir la exhibición agrícola de Epcot de cultivos de alimentos de todo el mundo. "Yo era responsable de la exhibición agrícola futurista, de vanguardia de Epcot, abierta 365 días al año, utilizando prácticas de cultivo hidropónicas y sostenibles de todo el mundo —explicó Blank—. Yo creo que uno de los mayores futuristas que haya vivido jamás fue un hombre llamado Walt Disney".

La visión pionera de Walt Disney de un mañana mejor es una de las razones por las que Tim Blank fundó Future Growing con el sueño de que algún día todo ser humano en el planeta tenga acceso a alimentos sanos y libres de pesticidas en su propia casa y comunidad local. (Vea su página web en www. futuregrowing.com). La empresa instala invernaderos residenciales que se unen a las casas como solariums a fin de que las personas puedan cultivar sus propias frutas y verduras orgánicas durante todo el año. Quienes buscan una inversión más pequeña pueden comprar torres hidropónicas, que cuestan alrededor de 500 dólares, como manera de entrar en el cultivo orgánico e hidropónico.

Blank dijo: "Con nuestras torres de Future Growing, las personas tienden a cultivar muchas lechugas, tomates, pimientos y pepinos, pero es la lechuga gourmet la que parece estar causando el mayor impacto. Las personas están acostumbradas a gastar un buen dinero en la tienda en lechuga sana y limpia, pero con nuestras sistemas de torres pueden producir lechugas en la mitad del tiempo y a un costo muy pequeño, sin ningún pesticida en las hojas".

Nicki, Joshua y yo apenas podemos seguir el ritmo de las escarolas, endivias y lechugas que brotan de nuestra torre. La torre 2 es nuestra torre de pepinos, que le fascina a mi hijo Joshua. Mientras escribo estas palabras, él está constantemente interrumpiéndome con su petición de niño de tres años: "Papá, ¿podemos ir a ver los pepinos?". Son inmensos; de hecho, acabo de comerme parte de un largo pepino de 45 centímetros en mi ensalada esta noche.

Blan dijo: "Con nuestros sistemas de cultivo, uno tiene un verdadero control de calidad de los alimentos que entran en su cuerpo. Nuestra empresa, Future Growing, está presentando esta tecnología a la comunidad amigable con lo verde y ecologista. Lo que le digo a la gente es que la lechuga es uno de los productos más fáciles de cultivar de todo el mundo. Sin embargo, la producción comercial de lechuga es uno de esos terribles ejemplos de dejar una inmensa huella de carbón en el mundo cuando uno considera los costos medioambientales de cultivar, cosechar y entregar esa lechuga desde los campos a la tienda. Piense en ello: los agricultores de lechuga convencional utilizan mucha agua y productos químicos basados en el petróleo para mantenerla y cultivarla. Después de cosecharla, la lechuga es empaquetada y luego refrigerada y mantenida a temperatura fresca. Todo eso requiere muchísima energía, además de los costos de fuel para transportar la lechuga por el país. La lechuga del supermercado está en un estante refrigerado durante varios días más, donde tiene un periodo muy breve de vida".

Blank dice que las nuevas técnicas de cultivo hacen divertida la sostenibilidad porque los alimentos están llenos de sabor y de nutrición. "Los niños quieren comer sano cuando los alimentos saben muy bien, y en realidad pueden ayudar y verlos crecer —dijo él—. Mi esposa, Jessica, y yo con frecuencia disfrutamos cuando nuestros amigos y familia vienen a cenar, y ellos literalmente no pueden creer los robustos sabores de las lechugas, hierbas y verduras que comen. A pesar de las veces que alguien haya disfrutado de una comida en nuestra casa, siempre nos preguntan por qué los alimentos de las tiendas no saben tan bien como los que cultivamos en casa.

"Aunque Jessica y yo nos manejamos bastante bien en la cocina, el verdadero secreto es la mezcla apropiada de Future Growing de nutrientes y minerales con pH equilibrado y solubles en agua que proporcionan a las plantas una gran nutrición y abundante producción. Producimos tal abundancia de alimentos casi sin esfuerzo que nuestros amigos normalmente salen de nuestra casa con una bolsa de alimentos".

La tecnología que está detrás de Future Growing recicla el 100 por ciento de los nutrientes y agua y utiliza solo de un 5 a un 10 por ciento del agua que utilizan los agricultores convencionales u orgánicos en los campos. "Obviamente, tenemos que utilizar un poco de electricidad para hacer funcionar una bomba de recirculación —dijo Blank—, pero uno no tiene que almacenar la lechuga en el frigorífico para mantenerla fresca. Simplemente se agarra cuando se vaya a preparar una ensalada. Yo considero esto como un componente clave para la futura sostenibilidad de nuestro planeta".

Yo también. Al igual que tengo la carga de ayudar a las personas a que quiten peso de sus cuerpos, tengo la carga de hacer mi parte para quitar peso del planeta. Todos han tomado conciencia de los desafíos medioambientales que están delante de nosotros debido al calentamiento global. Aunque hay desacuerdo científico tras las causas del calentamiento global —y este libro no adopta ninguna postura en este controvertido problema—, el hecho sigue siendo que los cambios en el clima se están produciendo delante de nuestros propios ojos. No he olvidado lo caliente que fue el verano del año 2005 —fue el año más caluroso registrado— o los golpes que sufrió nuestra casa cuando el huracán Wilma pasó por South Florida. Todos somos responsables del cambio climático cuando encendemos el aire acondicionado en nuestras casa, cuando conducimos en nuestro auto al trabajo, escuela o cuando hacemos recados, cuando tomamos un vuelo, y cuando consumimos productos y servicios.

En unos momentos compartiré algunas ideas que todos podemos implementar en nuestras casas y que colectivamente marcarán una gran diferencia, pero por ahora, permita que le hable sobre algunas de las cosas que estamos haciendo en las oficinas de Garden of Life en West Palm Beach para ser más "verdes". Nuestro edificio es el típico de dos pisos y de cemento situado en un parque de negocios. A principios de 2006 nuestro equipo desarrolló el "programa verde" de Garden of Life que pondría a nuestra empresa en el camino para producir nuestros productos de la manera "más verde" posible al igual que daría pasos para consumir menos energía para dirigir nuestro negocio.

Hemos dado algunos pasos importantes para llegar a ese punto. Garden of Life compra certificados de energía renovable iguales a un 100 por ciento de los gastos de energía de la empresa de nuestras oficinas y centro de distribución, y los interruptores de la luz en los cuartos de baño de nuestros empleados y varias de nuestras zonas comunes se apagan automáticamente cuando el sensor de movimiento no detecta que hay nadie dentro. Nuestro almacén envía cientos de cajas cada día, pero siempre que es práctico y posible, utilizamos paquetes reciclados o biodegradables en nuestras cajas, materiales de mercadotecnia, contenedores de productos y envoltorios. Nuestros catálogos y cajas de productos están grabados con tintas basadas en la soja y sin toxinas. Desde luego, nos gusta pensar que los productos naturales y orgánicos que producimos bajo el logo Garden of Life son parte de aligerar el peso del planeta.

Lo que más me agrada es el modo en que algunos de nuestros empleados están participando. Algunos han sustituido sus autos de gasolina por híbridos. Algunos comenzaron a ir juntos en el auto. El reciclado en la sala de comidas va a las mil maravillas. Muchos de nuestros proveedores tuvieron esa misma reacción y han pasado a utilizar productos orgánicos o reciclados.

Hablando colectivamente, sentimos que Garden of Life tiene la oportunidad de expandir su misión, de "capacitando una salud extraordinaria" a ser parte de la solución para mejorar nuestro aire, agua, fuentes de alimentos, hogares y lugares de trabajo. Hasta hemos donado, en nombre de nuestros principales 250 minoristas, certificados de energía eólica para compensar el uso de electricidad en sus tiendas. Puede usted saber más sobre nuestras iniciativas GOL en www.golgreen.com.

## La granja del futuro

Hace un par de años hablé en una conferencia en Grantham, Pennsylvania, donde tuve la oportunidad de visitar lo que yo denomino la granja del futuro. Su helado de leche cruda de vacas alimentadas con pasto era indescriptible. Aquella tarde probé cucharadas de vainilla, maple, fresa y mantequilla de cacahuate y no podía decidir cuál me gustaba más.

Estoy hablando de Hendricks Farm and Dairy en Telford, Pennsylvania (su página web es www.hendricksfarmsanddairy.com). El dueño, Trent Hendricks, tiene pasión por producir alimentos sosteniblemente y localmente. De hecho, su queso de leche cruda, que ha ganado premios, huevos de gallinas apacentadas y carnes como salchichas de cordero no están disponibles fuera de Pennsylvania, y por eso las personas conscientes de la salud viajan cientos de millas para comprar sus carnes superiores, de animales alimentados con pasto, y productos lácteos.

Hendricks Farms and Dairy está certificada para proporcionar productos lácteos no pasteurizados de grado A de leche de animales alimentados con pasto: vaca, cabra y oveja; más de veinte variedades de queso, queso cottage, yogur, crema, helado y, por supuesto, leche natural. Por el lado de la carne, ellos proporcionan res, pollo, huevos y cordero orgánicos y salchichas de res. Si yo viviera a doscientas millas de Hendricks Farms, estaría allí cada dos semanas para obtener todos los alimentos proteínicos necesarios para mi familia.

He llegado a respetar a Trent como líder en el movimiento de alimentos sostenibles. Tuvimos el siguiente intercambio de preguntas y respuesta, y pensé que usted estaría interesado en lo que él dijo.

Jordan: Sé que usted insta a los consumidores a buscar alternativas locales y sostenibles a los alimentos convencionales. ¿Por qué es importante consumir carne y productos lácteos locales y sostenibles?

Trent Hendricks: Esta pregunta puede responderse en varios niveles. En primer lugar, hay un argumento que cree que los alimentos producidos en el mismo medioambiente que el del consumidor conducirán a una mejor salud para ese consumidor, basado en la capacidad de los alimentos para sobrevivir en ese medioambiente. En segundo lugar, está el aspecto de edificar comunidad, apoyar los negocios a nivel local y devolver dólares a la región a fin de edificar fortaleza y longevidad en nuestras comunidades, mantener espacios abiertos, y el equilibrio medioambiental. En tercer lugar, y quizá más importante, la agricultura local tiene el potencial de reducir nuestras huellas de carbono, protegiendo así el medioambiente y sanándolo. A medida que hay mayores demandas sobre nuestros recursos, nos corresponde a nosotros considerar las ramificaciones no solo para nosotros mismos sino también para futuras generaciones. La tierra, sin duda, puede sostener a nuestra creciente población y alimentarnos orgánicamente, pero requerirá administración y visión.

Jordan: ¿Por qué cree usted que los clientes conducen cientos de kilómetros, cruzan estados, para comprar su carne y sus productos lácteos?

Trent Hendricks: ¡Nosotros practicamos lo que predicamos! Estamos investigando activamente un paquete completo para nuestras necesidades energéticas, pero mientras tanto, hemos implementado muchas prácticas sostenibles de conservación, como calentar nuestra agua para los productos lácteos y nuestros edificios con madera que de otro modo habría terminado en un vertedero. Nuestros edificios están situados de modo que aprovechen la brisa natural, eliminando la necesidad de ventiladores para el ganado. Formamos nuestro estiércol animal con hojas y astillas del suelo de la comunidad y proporcionamos un excelente potenciador del terreno para jardines, pastos y campos. Reciclamos nuestros desechos y lo utilizamos para irrigar nuestros pastos. Empleamos tracción animal para suplir gran parte de nuestras necesidades de fuerza, como para extender estiércol, transportar y podar pastos.

También, no sacrificaremos en absoluto la calidad por la cantidad. La manera más valiosa de hacer que la gente "coma mejor" es hacer que los alimentos sanos "sepan mejor", y nuestra granja produce alimentos naturales, de ganado alimentado con pasto, y que ganan premios. Si hacemos que sea más fácil para la gente comer bien, ellos apoyarán un negocio viable, sostenible y local.

Jordan: ¿Se está haciendo más fácil encontrar carne y productos lácteos locales y sostenibles, o son los negocios como el suyo cada vez más escasos? ¿Hay buenas noticias que dar?

Trent Hendricks: Hay buenas noticias, pero demasiadas personas que entran en la industria están buscando hacer dinero, o simplemente "vivir el sueño", y están mucho menos enfocados en los aspectos que mencioné anteriormente y que nosotros sentimos que son muy importantes. Esta industria pide a gritos un fuerte liderazgo, lo cual es algo que esperamos ayudar a proporcionar.

Jordan: ¿Considera Hendricks Farm and Dairy una "granja del futuro"? Si es así, ¿por qué?

Trent Hendricks: ¡Claro que sí! Hemos adoptado lo mejor de lo antiguo con lo mejor de lo nuevo. Utilizamos mulas para extender estiércol a fin de reducir nuestro uso de combustibles fósiles; sin embargo, tenemos una de las primeras ordeñadoras de vacas totalmente robóticas del país, que nos permite verdaderas opciones de corral para nuestras vacas. Tenemos certificado de trato humano, de leche natural, y tenemos una línea de producción plenamente integrada que lleva productos sanos, locales y sostenibles a universidades, hospitales, escuelas y comunidades circundantes, educando y alimentando a la gente a lo largo del camino. Nuestro compromiso con la administración social no tiene rival, y claramente hemos puesto nuestro dinero donde están nuestras bocas.

## Una docena de ideas para un hogar más verde

Los cambios sencillos en la casa también pueden marcar una gran diferencia para el medioambiente. Con inspiración de la revista de mi amigo Stephen Hennessey, *In Pink*,[3] los siguientes son algunos cambios sugeridos que todos podríamos permitirnos hacer:

### 1. Cambie sus bombillas de luz incandescente por fluorescentes compactos.

Esta es una idea que realmente se comprende, pues las bombillas de luz fluorescente lucen doce veces tanto como las bombillas regulares y consumen de un 50 a un 80 por ciento menos de energía. Cuando nosotros construimos una nueva casa hace un año, pedimos al constructor que instalara bombillas de luz fluorescente de pleno espectro, que son aún mejores para el medioambiente que los fluorescentes compactos. Las luces de pleno espectro emiten eficazmente el mismo tipo de luz que sale del sol, al igual que rayos ultravioletas, lo cual hace que este tipo de luz sea muy saludable porque la luz UV hace que el cuerpo produzca vitamina D. Las luces de pleno espectro son más amarillentas, lo cual hace que leerle cuentos a Joshua a la hora de irse a la cama sea más fácil y con menos fatiga visual.

### 2. Lleve sus propias bolsas de la compra o bolsas reutilizables a la tienda.

Siempre que viajo a Europa, observo que los supermercados no proporcionan bolsas de plástico a sus clientes. En lugar de eso, pueden comprarse bolsas de papel por unos 25 centavos cada una, y por eso las personas locales llevan bolsas de tela o bolsas de papel reciclado de otras compras. Este es un sencillo pero eficaz hábito "verde" a seguir.

Yo creo que las cadenas de supermercados a este lado del Atlántico deberían adoptar la misma política de "traiga su propia bolsa". Un economato ya la tiene: Costco dejó de proporcionar bolsas de plástico a sus clientes en el verano de 2007, y predigo que otras tiendas seguirán sus pasos. Las bolsas de plástico, hechas de polietileno tóxico, no son biodegradables y llenan de basura el paisaje siempre que hace viento.

### 3. Use baterías recargables

¿Sabía que no debe tirar sus viejas baterías a la basura? En muchas partes del país las baterías usadas se consideran "e-desperdicio", al igual que computadoras y viejos televisores. Las baterías contienen una alta concentración de metales que se filtran al suelo cuando se erosiona el envoltorio. La tecnología que hay detrás de las baterías recargables está mejorando todo el tiempo.

### 4. Recicle sus periódicos, correo basura y botellas de plástico.

¿Quiere saber lo que no me gusta de mi barrio? No tenemos contenedores separados para reciclar nuestros periódicos y papeles. Reciclar solo los gruesos periódicos dominicales salvaría más de medio millón de árboles cada semana. Siempre puedo decir cuándo tengo visitantes de California en mi casa: ellos preguntan dónde está el contenedor de reciclaje cuando tienen que tirar algún papel o plástico.

### 5. Vigile el termostato.

Eso es algo que Nicki y yo hacemos constantemente. Nuestra casa no es en absoluto un iglú durante los tórridos veranos de Florida. Mantenemos el termostato entre 76 y 78 grados Fahrenheit dentro de la casa, que sí se siente bastante cálido, pero estamos acostumbrados. Sigue siendo más fresco que en el exterior. Cuando salimos de la casa, aunque sea para unas horas, apagamos el aire acondicionado.

### 6. Vacíe el armario del cuarto de baño.

Ya hablé de esto en el capítulo 10: "Reduzca toxinas para su peso perfecto", pero muchos productos de cuidado personal contienen parabenos, productos químicos sintéticos que se utilizan como conservantes. Pruebe productos naturales y compruebe si funcionan para usted.

### 7. Desconecte cargadores de teléfonos celulares cuando no estén en uso.

La mayoría de las personas —incluyéndome a mí mismo— no éramos conscientes de que los aparatos eléctricos siguen retrayendo electricidad cuando se enchufan. Estoy hablando de pantallas de plasma, reproductores de DVD, y hasta cargadores de teléfonos celulares. No es práctico desconectar todo aparato eléctrico de la casa —quién quiere tener un 12:00 parpadeante en el reproductor de DVD—, pero todos podemos tener en mente desconectar nuestros cargadores del iPod, teléfono celular, BlackBerry y similares.

### 8. Piense en verde cuando lava la ropa.

Los suavizantes convencionales y los productos para que la ropa no se pegue usan formaldehído para hacer más suaves las prendas. Puede sustituirlos por media taza de vinagre en su lavado o mojar un trapo en su aceite esencial favorito y secarlo con sus prendas. Seventh Generation produce algunos estupendos detergentes "verdes" para ropa.

### 9. Vigile su batería de cocina.

Cazos y sartenes con recubrimiento antiadherente son populares en la cocina y con la persona que los limpia. (Nicki dice que esa persona es la misma en nuestra casa). Sin embargo, las sartenes antiadherentes están recubiertas de ácido perfluoroctanoico, o PFOA, que se ha mostrado en trazas en muestras de sangre tomadas de personas en todo el país. El Centro para el Control de la Enfermedad calcula que el PFOA está en la sangre del 95 por ciento de los estadounidenses, y el panel consejero de la Agencia para la Protección del Medioambiente ha catalogado el PFOA como un probable carcinógeno en seres humanos.[4] Las baterías de cocina medioambientalmente aceptables son de acero inoxidable, recubiertas de cerámica o de gres.

## 10. Escoja productos de papel de ingredientes reciclados.

Cada vez está siendo más fácil encontrar papel del baño, toallas de papel y servilletas de papel hechas de papel reciclado que no está blanqueado o no ha sido blanqueado con cloro para mantener fuera del medioambiente las peligrosas toxinas y también fuera de su piel y de sus alimentos.

## 11. Use filtros de aire.

Esta es otra idea para reducir toxinas en su casa. Ya que el aire del interior está tres veces más contaminado que el aire del exterior, le corresponde a usted escoger un excelente filtro de aire que quite y neutralice las diminutas partículas en suspensión de polvo, hollín, polen y moho. Yo he puesto cuatro purificadores de aire de alta calidad en nuestra casa que quitan las impurezas dañinas del aire. También abrimos nuestras puertas y ventanas para renovar el aire.

## 12. Comience su propio montón de compost.

Lo único que necesita es algo de espacio que no quiera en su patio trasero, y puede formar un útil montón de compost. ¡Con toda seguridad funcionó para mi abuelo!

---

### Vuélvase un patriota verde
### por David Steinman

Como autor de *Safe Trip to Eden: Ten Steps to Save the Planet From the Global Warming Meltdown* (Viaje seguro a Edén: Diez pasos para salvar el planeta del calentamiento global), expongo que uno de los beneficios del medioambientalismo es dar pasos para reducir nuestra dependencia del petróleo de fuera, lo cual puede fortalecer la seguridad nacional de los Estados Unidos. Por eso estoy tratando de alinear un ejército de Patriotas Verdes (vea www.greenpatriot.us) que puedan ayudar a difundir el mensaje de que las elecciones individuales que hacemos al comprar tienen verdaderamente un profundo impacto en el cambio.

Cuando los consumidores escogen alimentos sanos y orgánicos y hacen hincapié en una dieta basada en plantas con producción fresca orgánica y alimentos que estén mínimamente procesados, no solo están mejorando su salud personal, sino también están quitándole peso al planeta.

Eso se debe a que los alimentos orgánicos son cultivados sin el uso de pesticidas y fertilizantes petroquímicos, que están relacionados con una miríada de defectos de salud, incluyendo el cáncer, la toxicidad reproductora y el daño neurológico. Por tanto, una de las mejores decisiones que puede usted tomar por su salud personal resulta que es una de las mejores decisiones que puede usted tomar para mejorar la salud de nuestro planeta.

También, cuando los consumidores consumen carne de animales que fueron alimentados con pasto y pescados que se pescaron de modo sostenible, una vez más, están haciendo algo que es importante tanto para su salud como para el planeta. Cuando usted escoge res criada con pasto, por ejemplo, está dando valor a la gerencia del pasto, que es sinónimo de un hábitat natural. Los animales alimentados con pasto pasan la mayoría de su tiempo en pastos abiertos, donde la ecología es crítica. Mel Coleman, fundador de Coleman Purely Natural Products, me dijo en una ocasión que todos los rancheros son realmente gerentes de pasto, y que son las praderas privadas de los Estados

---

Unidos, cuando se toman en total, están entre las áreas clave de hábitat para muchas de las especies animales más vulnerables de los Estados Unidos.

Por tanto, en lugar de escoger animales llenos de antibióticos, o aquellos a los que se les han suministrado hormonas que estimulan el crecimiento, escoja carne de animales criados con pasto. Está votando no solo por una mejor salud para usted mismo, sino también por un planeta más sano.

---

## Resumen "el peso perfecto": Quítele peso al mundo

- Piense en verde. Nuestro objetivo debería ser minimizar nuestros estilos de vida disruptivos que amenazan la sostenibilidad de los ciclos de la naturaleza.
- Haga todo lo que pueda para comer de manera local, orgánica y sostenible.
- Dé pasos para adoptar un estilo de vida verde en su casa. Cambie a luz fluorescente, desconecte aparatos que no estén en uso, y recicle desechos de papel y plástico.
- Las compensaciones de carbono —también llamados certificados de energía renovable y "etiquetas verdes"— representan la reducción de $CO_2$ en un lugar para compensar el $CO_2$ producido en otro, como su casa o su auto. Carbonfund.org reduce el $CO_2$ por solo $5.50 por tonelada, si está usted interesado en compensar su huella climática apoyando proyectos amigables con el clima.

# Capítulo 13

## ¡Santo Toledo! Los resultados están en...

Casi no llego allí.

Una ola de tormentas de verano pasó por el sudeste, atascando el tráfico aéreo de entrada y de salida del aeropuerto Hartsfield, de Atlanta, el más ajetreado del mundo. Yo tenía mi boleto para volar desde West Palm Beach a Toledo —con un cambio en el mostrador de Delta en Atlanta— el día antes de Freedom Fest, el evento culminante que marcaba el final de la campaña "Toledo sano". Situado en las extensas praderas que rodean The Church on Strayer, Freedom Fest sería en parte una feria de salud y en parte una celebración del Día de la Independencia que terminaría con unos estupendos fuegos artificiales la noche del sábado.

Después de que mis vuelos fueran cancelados el viernes, las cosas parecían sombrías la mañana del sábado. De algún modo, encontré espacio en un vuelo sin escalas de Continental desde West Palm Beach a Cleveland, llegando después de las 3.20 de la tarde. Un viaje de dos horas en auto me llevaría a Freedom Fest a las 5:30 de la tarde, justamente cuando estaba programado que yo me dirigiera a la gran multitud. Yo quería inspirar a los asistentes compartiendo los estupendos resultados de los 126 participantes que habían terminado el programa "Toledo sano".

Otra cosa que estaba en mi agenda era dar premios a nuestros "ganadores", que eran los individuos que habían completado plenamente el programa "el peso perfecto" participando en los varios pesajes, rellenando un cuestionario de salud, y escribiendo sus pensamientos sobre el estado de su salud en ensayos "antes" y "después". Ellos también describieron con toda fidelidad qué alimentos comían y qué suplementos tomaban cada día en el manual "el peso perfecto". No podíamos llamar a este grupo "los grandes perdedores" porque el criterio no era medir la pérdida de peso solamente, sino la transformación total de la vida, como verá seguidamente.

Llegué a The Church on Strayer con solo unos minutos de margen y capté la escena de Freedom Fest. Varios miles de personas —jóvenes, viejas, y entremedias— se arremolinaban por los terrenos bien mantenidos. Los niños de edad preescolar chillaban de alegría a la vez que saltaban en el trampolín. Los adolescentes iban corriendo a una pared para escalar. En la parte más lejana de la propiedad, un helicóptero les daba una vuelta a los buscadores de emociones por el azul cielo en aquella agradable y cálida tarde.

Cientos llenaban los *stands* de comida, donde podían pedir pollo orgánico que acababa de salir de la barbacoa con verduras orgánicas sofritas o agarrar un sano jugo de bayas. El conjunto de los más jóvenes estaba cerca del escenario principal de Freedom Fest, donde una sucesión de grupos de rock cristianos sacudían a la energética multitud con fuertes golpes de música.

Estaba programado que yo hablase entre las actuaciones, así que pasé unos momentos evaluando la feria de salud "Toledo sano" delante de la entrada de la iglesia. Se habían montado mesas para que los residentes en la zona pudieran chequear sus niveles de presión sanguínea y colesterol con personal médico del hospital St. Mary. Lobby Bauman, un entrenador de salud integral, decoró su mesa con bolsas de plástico llenas de varias cantidades de azúcar blanco, cada una representando la cantidad de azúcar que se encuentra en un refresco de 44 onzas, una barrita deportiva de 16 onzas y una barrita de desayuno. La bolsa de azúcar del refresco tenía que ser del tamaño de la bolsa de resina de un lanzador de béisbol.

Me alegré al ver representados a los medios de comunicación locales. Un fotógrafo del periódico *Toledo Blade* enfocó sus objetivos a los participantes de "Toledo sano" que eran entrevistados por la reportera Ali Seitz. A la mañana siguiente, se mostraría una historia de fondo sobre la campaña "Toledo sano" en el pliegue de la página 1 de la sección Metro.

Miré y vi a Stephen Nepa, el gerente del proyecto a quien yo había puesto a cargo de dirigir "Toledo sano", repartiendo ejemplares de mis anteriores libros —gratuitamente— al igual que muestras de barritas de Garden of Life y chocolate Rainforest Cacao.

"Te perdiste el concurso de postres sanos", se burló Stephen. La Feria de Salud patrocinó un concurso que atrajo nueve postres, desde "tarta de queso celestial" hasta torta de fresas. Una vez que terminó la deliberación, varias docenas de personas se apresuraron a la mesa para recibir un dulce pedazo. Ya que yo estaba en mitad de mi limpieza de verano de diez días, no tomé postre.

Sin embargo, lo que fue aún más dulce para mí fue la noticia de que "Toledo sano" era un grandioso éxito. Stephen y el equipo en The Church on Strayer —Melony Bradley, Dr. Tom Baur y Holly Urbina— habían completado los pesajes finales el jueves en la noche y de inmediato comenzaron a devorar los números. Estábamos muy contentos por la alta participación, porque el programa de once semanas no estaba dirigido a espectadores casuales.

En el mes de abril, después de alentar a la congregación de The Church on Strayer a marcar una diferencia en sus vidas llevando a cabo la campaña "Toledo sano", yo también advertí a las personas que no se apuntasen si sentían cualquier duda acerca de terminar el programa hasta el final. (Originalmente queríamos que "Toledo sano" fuera un programa de doce semanas, pero al realizarse Freedom Fest el 30 de junio de 2007, eso nos daba apenas diez semanas y media para trabajar).

En general, yo quedé muy satisfecho con los resultados de pérdida de peso de "Toledo sano" y la mejora en los marcadores de salud. La edad media de los participantes fue de 44.4 años. Teníamos personas desde 18 hasta 80 años de edad. Cuando llegaron los datos, supimos que ocho participantes ganaron peso al participar en "Toledo sano", lo cual requiere una explicación. Jeff Gertz (cuya esposa, Melissa, fue presentada en el capítulo 5: "Tome aperitivos para su peso perfecto"), añadió peso: Jeff pesaba 190 libras en el pesaje inicial, pero subió hasta 203.6 libras once semanas después. Él tenía un peso corporal normal para su tamaño.

Le preguntamos cómo había sucedido eso, y Jeff respondió que no se había saltado mucho la dieta, había sido intolerante al gluten y tenía un historial de estar en el gimnasio. Él ofreció como explicación: "Quizá mi cuerpo estaba recordando lo que era estar sano. Este es el peso donde mi cuerpo necesita estar, y me siento bien".

Observamos que de las nueve personas que, o bien habían ganado peso o bien no habían tenido ningún cambio de peso, solamente dos comenzaron en la categoría de "obesas" basándonos en su índice de masa corporal. Uno de los individuos obesos asistió solamente a un pesaje durante las once semanas; el otro no asistió a ningún pesaje. (Les pedimos a los participantes en "Toledo sano" que fueran a The Church on Strayer cada dos semanas para ser pesados y recibir consejo).

Los otros siete participantes que ganaron peso o lo mantuvieron comenzaron con tamaños corporales normales, y su peso ya en la gama correcta, como Jeff Gertz. Situaciones como la de Jeff revelaron que "el peso perfecto", para algunos, es un programa de estabilización de peso, no un programa de pérdida de peso. Bien por falta de participación o por estar en buena forma cuando comenzaron "Toledo sano", quitamos a esos nueve participantes de las medias de pérdida de peso.

Así, los siguientes resultados para los participantes de "Toledo sano" están basados en 126 personas que perdieron peso. Ochenta de los 126 participantes tenían índices de masa corporal que los situaba en la categoría de "obesos" o "con sobrepeso", así que también categorizamos a este grupo. Las siguientes son algunas interesantes estadísticas:

### Pérdida de peso

- Los 3 primeros perdieron una media de 43.7 libras.
- Los 25 primeros perdieron una media de 28.7 libras.
- Los 50 primeros perdieron una media de 23.0 libras.
- Los 126 participantes perdieron una media de 13.5 libras.

### Grasa corporal

La media de pérdida de grasa corporal para los 126 individuos fue de un porcentaje de 4.3 puntos, o una mejora del 14.9 por ciento. Como ejemplo, esto significa que un individuo con un 34.3 por ciento de grasa corporal en el pesaje inicial perdió un 30 por ciento de grasa corporal once semanas después. También descubrimos que los hombres tenían más probabilidad que las mujeres de ver una mayor reducción en grasa corporal. Los hombres ganaron la categoría porque las mujeres, como media, tienen un 11 por ciento más de grasa corporal y un 8 por ciento menos de masa muscular que los hombres.

## Pulgadas de cintura

- Los 126 individuos en "Toledo sano" perdieron una media de 3.15 pulgadas.
- Los 80 individuos con sobrepeso perdieron una media de 3.6 pulgadas.

## Presión sanguínea

Se utilizan dos números para describir la presión sanguínea: presión sistólica y presión diastólica. La presión sistólica, que siempre es más alta y se enumera en primer lugar, mide la fuerza que la sangre ejerce en las paredes arteriales cuando el corazón bombea sangre por el sistema cardiovascular del cuerpo. La presión diastólica, que siempre es más baja y se dice en segundo lugar, es la medida de fuerza cuando el corazón se relaja para permitir que la sangre entre de nuevo al corazón. De los 126 participantes en "Toledo sano", un 77 por ciento mostró una reducción en la lectura sistólica, diastólica, o ambas. La reducción media fue de 9.6 mmHg en sistólica y 11.2 mmHg en diastólica.

Una lectura de presión sanguínea sistólica más alta de 120 se considera un indicador de problemas futuros de corazón. Una lectura de presión sanguínea diastólica mayor de 80 es un indicador de ataques al corazón y derrames en adultos jóvenes o personas de cualquier edad que sufran de hipertensión. La presión sanguínea óptima es cualquiera menor de 120/80, y la presión sanguínea normal está entre 120/80 y 130/85. Cualquier cosa por encima de esos números se considera presión sanguínea alta.

La presión sanguínea a menudo disminuye cuando disminuye el peso, y cuanta más pérdida de peso haya, mayor será la reducción de presión sanguínea. En esencia, debido a la pérdida de peso y mejor elección de los alimentos, los participantes en "Toledo sano" perdieron alrededor de 10 puntos en sus lecturas de presión sistólica y diastólica, y un 25 por ciento vio su presión sanguínea descender por debajo de 140/90, lo cual significa hipertensión o alta presión sanguínea.

## Mujeres

Ya que 70 de los 126 participantes fueron mujeres, o un 55 por ciento, separamos sus resultados por sexos. Estas mujeres perdieron, como media:

- 10.8 libras en aproximadamente once semanas (1 libra por semana)
- 3.2 pulgadas de cintura
- 2.2 pulgadas de cadera

Las mujeres también perdieron, como media, un 4.1 por ciento de grasa corporal.

## Mi punto de vista

Unas cuantas observaciones son apropiadas. En primer lugar, más de una tercera parte del grupo perdió 23.0 libras, lo que es 2 libras por semana. Veintitrés es significativa: para los hombres, eso normalmente significa dos tallas de ropa (como de una talla 38 a una 36); para las mujeres, normalmente da como resultado una pérdida de dos o tres tallas de ropa.

Algunos otros comentarios:

- El descenso medio en porcentaje de peso corporal fue de 9.3 por ciento, que fue un buen número después de solo once semanas.
- Un veintiséis por ciento de los participantes perdieron al menos un 10 por ciento de su peso corporal, lo que significa que una cuarta parte de los participantes en "Toledo sano" dieron pasos importantes hacia alcanzar su peso perfecto.
- El número medio de pulgadas perdidas en la cintura fue de 3.15 pulgadas, pero un 28 por ciento perdió al menos 5 pulgadas de cintura. Cuando vimos los datos, determinamos que las mujeres tenían más probabilidad que los hombres de ver una reducción en sus medidas de cintura.

También analizamos las respuestas al cuestionario de salud. No todos completaron el cuestionario, pero más de 100 personas nos hicieron estas observaciones:

- El setenta y cinco por ciento dijo tener un aumento de energía.
- El cincuenta por ciento dijo que eran más felices.
- El setenta y cinco por ciento dijo que estaban más sanos.
- El cuarenta y dos por ciento dijo tener una disminución de ardor de estómago ocasional.
- El cuarenta y tres por ciento dijo tener una disminución en síntomas de distensión abdominal, como gas o hinchazón.
- El cuarenta y tres por ciento dijo que era más fácil para ellos quedarse dormidos.
- El setenta y nueve por ciento dijo sentirse más renovado al despertarse.

Me siento muy contento con estos resultados, aunque no descansaré hasta que el 100 por ciento diga que son más sanos, más felices, y tienen más energía.

Los resultados de "Toledo sano", la primera parada en nuestra campaña "el peso perfecto", son un estupendo ejemplo de los notables cambios en la salud y la vida que pueden lograrse al comprometerse y seguir el plan alimenticio "el peso perfecto". Si ha sido usted inspirado por los resultados del grupo "Toledo

sano" y quisiera llevar a su ciudad "el peso perfecto", entre en la página www.
PerfectWeightAmerica.com y mándenos un mensaje de correo electrónico. Nos
encantaría ayudar a su ciudad a alcanzar su peso perfecto.

## Momento de premios

Cuando uno de los grupos cristianos terminó su actuación, yo me subí al escenario de Freedom Fest y me dirigí a la multitud que estaba sentada en sillas de jardín y mantas. Después de expresar mi agradecimiento por el esfuerzo de todos relacionado con "Toledo sano", observé: "Esta es la primera vez que el programa se ha probado, y los resultados han sido fenomenales. Ahora estamos preparados para llevar "Toledo sano" a otras ciudades, así es que gracias por ello".

La multitud ofreció un educado aplauso. "Ahora me gustaría que todos los que participaron en 'Toledo sano' subieran al escenario para poder honrarlos", anuncié. Cuando muchos de esos hombres y mujeres se pusieron en línea en el frente, bromeé: "¡Vaya, qué grupo tan bien parecido!", y lo dije de verdad. Yo estaba tan orgulloso de quienes habían perdido peso y habían mejorado su salud como lo estaban ellos mismos.

"Es momento de repartir algunos premios, y estos son nuestros ganadores". Antes de llamar a los trece finalistas al escenario, tomé unos momentos para explicar cómo un equipo de cuatro personas —presididos por Stephen Nepa— revisaron los diarios, leyeron los ensayos y tomaron la difícil decisión de quién recibiría varios premios. El ganador no sería necesariamente la persona que hubiera perdido más peso, sino la que impresionó al jurado con su actitud, determinación y testimonio personal. Yo no fui parte del equipo que tomó la decisión.

En primer lugar anuncié los diez segundos ganadores, y cada uno de ellos recibió provisiones de fücoTHIN para cuatro meses. Fueron:

- Nancy Beck
- Carolyn Bender
- James Huffman
- Judi Mahaney
- Tanae Winzeler
- Bell Mae Belle
- Bernard Flath
- Terri Huffman
- Maya Robles
- Jim Wrozek

Luego siguió un par de ganadores en primer lugar, quienes recibieron cada uno provisiones para un año de suplementos Garden of Life.

- Pat Cannon, que perdió 40.4 libras. Aquella mañana temprano él y el pastor Tony Scott se levantaron pronto y condujeron hasta los estudios WTOL-TV para ser entrevistados en el programa local de noticias de la mañana. Pat dijo que estaba emocionado por perder tanto peso, pero que aún tenía que perder otras 8 libras. (Este fue un resultado extraordinario, y los resultados variarán).

- James Maheny, que perdió más peso que nadie: 46.7 libras. Sus amigos se maravillaron por su nuevo aspecto. (Otro resultado extraordinario, y los resultados variarán).

Luego llegó el momento de anunciar al ganador de nuestro primer premio, la persona que recibiría provisiones para un año de suplementos Garden of Life y también un viaje con todos los gastos pagados a uno de mis seminarios de fin de semana de bienestar (realizado en Delray Beach, Florida; Atlanta, Georgia; y San Diego, California). "¡Felicitemos a Kari Diepenhorst! —exclamé—. Kari ha probado todo programa de dietas que hay en el planeta, pero hasta que llegó "Toledo sano", nada había funcionado. Yo creo que los jueces tomaron la decisión correcta debido a su determinación de alcanzar su peso perfecto".

La mujer de treinta y tres años de edad, y madre de dos hijos, se tapó la cara de sorpresa a la vez que otros le daban palmaditas en la espalda. Cuando le pedí que le dijera a la audiencia que animaba lo que ella había aprendido en las once semanas, Kari dijo: "Ahora puedo poner los alimentos en la perspectiva correcta".

Después del éxito de "Toledo sano", yo me convencí más que nunca de que América está preparada para alcanzar su peso perfecto. Oí a participante tras participante en Toledo decir que ellos no hicieron una dieta, ellos hicieron un cambio total de estilo de vida. Se encendió un fuego en Toledo, y no creo que las llamas puedan contenerse. Lo que los participantes en "Toledo sano" lograron puede que sea solo la chispa que prenda fuego a "el peso perfecto".

## Una nueva frase de moda para Toledo

Una popular frase de moda cuando mis padres crecían era: "¡Santo Toledo!". Al igual que el presentador de programas deportivos Dick Enberg dice *"Oh, my!"* cada vez que ha habido una jugada emocionante, "¡Santo Toledo!" era la exclamación de marca para Bill King, la voz de la radio para los Oakland Raiders, Oaklan A's y San Francisco Warriors antes de su muerte en el año 2005. El último de los mohicanos es Milo Hamilton, de ochenta años, el anunciante de radio de los Houston Astros. Un cuadrangular por parte de los buenos chicos normalmente hace salir esta exclamación de Hamilton: "Buen golpe... regresa Bonds, a la trayectoria, ¡se ha ido! ¡Santo Toledo!".

Si no vive usted en Houston, la única otra vez en que oye la frase "¡Santo Toledo!" estos días es en las reposiciones de la serie MASH, como cuando el Cabo Klinger agarra su bata en la puerta. Así que esto es lo que yo pienso: ¿no sería estupendo si "¡Santo Toledo!" pasara a ser "¡Sano Toledo!" después de lo que sucedió durante la campaña de once semanas "Toledo sano" en la Ciudad de Cristal?

Los resultados fueron un cambio de rumbo para esta ciudad de tamaño medio, que ha tenido una bien merecida reputación por sus formas nada sanas. En The Church on Strayer un hombre de aproximadamente mi edad dijo que él trabajaba en la industria de los seguros de salud colectivos, y me dijo que los costos sanitarios por empleado en Toledo eran el doble de la media nacional ($15,000 versus $7,500), una estadística demográfica muy poco sana. Este hombre de seguros dijo que ellos estudiaban los anuarios, y aproximadamente en 1984 —el mismo año en que McDonald's comenzó su campaña "supertalla"— las compañías de seguros notaron un salto dramático en los costos sanitarios.

Su observación tuvo sentido para mí porque un anterior ejecutivo de McDonald's me dijo que el gigante de la comida rápida descubrió que podían poner en Toledo tres veces el número de restaurantes que podían poner en cualquier otro lugar porque el mercado era inmenso para las Big Mac, Chicken Nuggets y sus famosas patatas fritas.

Luego se llevó a cabo "Toledo sano", y la aguja de la salud se apartó de la zona "totalmente malsano" unos cuantos grados. Por tanto, ¿fue "Toledo sano" un mero guijarro lanzado a un gran lago, o el comienzo de una reacción en cadena que toca límites más alejados de las fronteras de la ciudad?

Esa es una estupenda pregunta, y no creo que conoceremos la respuesta por un tiempo. Pero lo que sí sé es cómo "el peso perfecto" puede marcar una diferencia en su ciudad, y se debe a que usted tiene este libro en sus manos. Se le han dado las herramientas para marcar una diferencia en su vida, en las vidas de sus seres queridos, y en las vidas de quienes viven en su comunidad. ¿Está usted dispuesto a llevar a su comunidad "el peso perfecto"?

Si es así, nos encantaría colaborar con usted.

# Capítulo 14

## Historias de éxito de "Toledo sano"

Les pedí a los ganadores de "Toledo sano" y varios otros participantes que compartieran sus historias y sus observaciones acerca de haber estado en el programa. Por favor, sepa que estas son experiencias reales de algunos de los participantes en "Toledo sano". Algunos resultados son medios (una pérdida de peso de 10.8 libras en once semanas), algunos por debajo de la media, mientras que otros son extraordinarios. Sus resultados variarán y dependerán de cuánto peso necesite usted perder, junto con su dedicación al programa.

Esto es lo que ellos dijeron:

**Kari Diepenhors**
Ganadora del primer premio de "Toledo sano"
Edad: 33
Ciudad natal: Toledo, Ohio
Peso al comienzo: 293 libras
Peso al final: 248.9 libras
Pérdida de peso durante "Toledo sano": 44.1 libras

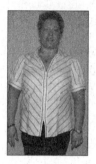

"Toledo sano" llegó en un momento de mi vida en que realmente necesitaba un cambio. Mi dieta era mala, y también lo era mi salud. Comenzaba una dieta cada lunes, pero al final del primer día me sentía como si estuviera en una cárcel y necesitara escapar. Antes que Jordan llegara y hablara en nuestra iglesia, yo estaba realmente en las últimas; ya había terminado con todo. No sabía dónde acudir o qué necesitaba hacer, pero sabía que necesitaba hacer esto por la salud y por otras razones. Me apunté a "Toledo sano" casi en el día, y desde entonces el resto ha sido historia.

Yo diría que ha habido una gran mejora en mi peso, pero aún no he terminado. Planeo continuar con este programa durante el resto de mi vida, al igual que hacer más ejercicio en mi rutina cotidiana. "Toledo sano" no se sentía que era una moda; sentía que esta iba a ser el cambio de mi vida durante el resto de mi vida.

Aprender cómo comer mejor me ayudó a perder 44 libras y dos tallas de ropa. Perdí 7 pulgadas de cintura y 5 pulgadas de cadera. No puedo esperar a reclamar mi premio: un fin de semana de bienestar con Jordan y su equipo. Permita que le diga: para alguien de Toledo, ¡el sur de la Florida me suena estupendo!

**Pat Cannon**
Ganador en primer lugar
Edad: 47
Ciudad natal: Perrysburg, Ohio
Peso al comienzo: 234.2 libras
Peso al final: 193.8 libras
Pérdida de peso durante "Toledo sano": 40.4 libras

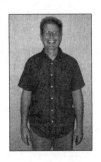

He batallado con mi peso durante toda mi vida. Normalmente tardaba seis meses en perder algo de peso, pero luego lo volvía a recuperar en cinco minutos. Eso era realmente frustrante. Yo solía utilizar la comida como recompensa, y lo que "Toledo sano" hizo fue ayudarme a ver la comida como una fuente de salud. Yo realmente quería comer para vivir y no vivir para comer. La comida está ahí para ser un combustible. He cambiado mi modo de pensar sobre por qué como.

Realmente comencé el programa de Jordan hace un mes aproximadamente antes del comienzo de "Toledo sano", así es que cuando añadimos lo que perdí antes del comienzo oficial, he perdido 50 libras en las últimas quince semanas. Ya que no había estado por debajo de las 200 libras por diecisiete años, ¡la gente me dice que parezco una persona diferente! Ahora tengo un nivel de energía muy alto y duermo estupendamente cada noche, y créame, necesito el descanso al tener cuatro hijos, incluyendo a dos adolescentes, en la casa.

**James Mahaney**
Ganador en primer lugar
Edad: 61
Ciudad natal: Oregon, Ohio
Peso al comienzo: 246.6 libras
Peso al final: 199.9 libras
Pérdida de peso durante "Toledo sano": 46.7 libras

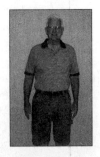

Antes de que Jordan nos hablara acerca de "Toledo sano", mi cuerpo me había fallado por mucho tiempo. Me dolían las articulaciones, tenía dolor de espalda, y el dolor abdominal nunca se iba. Mis rodillas y articulaciones me crujían y me reventaban siempre que me movía.

Al igual que Pat Cannon, yo salí en primera posición en "Toledo sano" cuando pasé por el programa de 7 semanas de Jordan Rubin, aquí en The Church on Strayer, así es que realmente he perdido libras en los últimos cuatro meses. Ahora puedo hacer cosas que no podía hacer antes, como cruzar mis piernas. Entonces comprendí lo que había hecho. Llamé a mi esposa, Judi, y dije: "Mira, ¡he cruzado mis piernas!". Antes tenía que agarrarme la pierna de mis pantalones para levantar mi pierna y cruzarla sobre la otra. Ser capaz de hacer sencillos actos físicos como este es una bendición.

Acabo de regresar de cuatro días en Florida con la familia de mi hijo, incluyendo a un par de nietas, de seis y dos años y medio de edad. Después de un día en Disney World, empujando carritos, llevando a las niñas, esperando en largas filas… no me sentí dolorido ni demasiado cansado.

Es estupendo tener un nuevo armario; es estupendo que los amigos me pregunten: "¿Qué has hecho?". Es estupendo decirles cómo comencé a comer correctamente, a tomar suplementos y a volver a hacer ejercicio otra vez.

## Judi Mahaney
Ganadora en segundo lugar
Edad: 59
Ciudad natal: Oregon, Ohio
Peso al comienzo: 136.8 libras
Peso al final: 114.4 libras
Pérdida de peso durante "Toledo sano": 22.4 libras

¡Qué cambio para mí! ¡Ahora me siento estupendamente! Amo la vida, a mí mismo y a Dios aún más porque mi perspectiva ha cambiado.

Bajé cuatro tallas, pero también creo que perdí más porcentaje de peso que nadie en el programa "Toledo sano": un 16.37 por ciento de mi peso corporal en solo once semanas.

## Tanae Winzeler
Edad: 19
Ciudad natal: Blissfield, Michigan
Peso al comienzo:150.6 libras
Peso al final: 146.8 libras
Pérdida de peso durante "Toledo sano": 3.8 libras

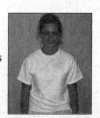

Las últimas once semanas han sido fáciles y también difíciles. Me encantaba el aliño ranchero en mi ensalada antes de este programa; ahora ese aliño procesado casi me asquea. Aunque hubo periodos en que me salté la dieta durante "Toledo sano", realmente me fue muy bien. Constantemente oigo: "¿Has perdido peso?", "Tu cabello parece muy sano", o "¿Dónde estás? Apenas si te veo ya".

Esta es la primera vez en toda mi vida en que puedo realmente decir que me siento bien con mi aspecto. Me gusta, y ya no creo que sea fea o gorda, y ese es un sentimiento realmente agradable.

**Carolyn Bender**
Ganadora en segundo lugar
Edad: 51
Ciudad natal: Fremont, Ohio
Peso al comienzo: 244.4 libras
Peso al final: 218.6 libras
Pérdida de peso durante "Toledo sano": 25.8 libras

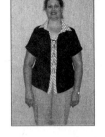

"Toledo sano" ha sido una experiencia maravillosa para mí, especialmente porque perdí casi 9 pulgadas de cintura. No pensaba que sería capaz de dejar a un lado ciertos alimentos, como las patatas blancas, que eran alimento de primera necesidad en la cena cuando yo era niña y crecía en una granja en Devon, Ohio. Después de un tiempo, sin embargo, me olvidé de las patatas y me centré en los muchos alimentos que son buenos para mi cuerpo. Estoy en el proceso de aprender a "comer para vivir" en lugar de "vivir para comer".

Por ejemplo, antes no comía fruta, pero ahora me gusta comer fresas, melones y piña. Cuando hago una ensalada, uso varias verduras. Antes solía hacer ensaladas con lechuga romana, zanahorias y apio, pero ahora añado brócoli, coliflor, pepinos, semillas de calabaza, semillas de sésamo, nueces, almendras y pacanas.

Mi objetivo es perder otras 50 libras, y cuando lo haga, tengo una recompensa especial esperándome. Hace cuatro años me apunté a un concurso de dibujo en la Feria del condado de Sandusky y gané una Harley-Davidson Sportster. Debido a mi excesivo peso, la moto ha estado en el garaje todo este tiempo. Solo la he conducido un par de veces en nuestro largo camino de entrada a casa; hay solo once millas en el cuentamillas.

Ahora que estoy en el camino hacia estar sana, estoy esperando poder salir a la autopista con mi Harley. He hecho todas las pruebas, tengo permiso legal para conducirla, pero solo quiero perder unos cuantos libras más antes de comprarme mi traje de cuero negro.

Al ritmo en que van las cosas, enseguida estaré sobre mi Harley.

**Dale Bender**
Edad: 51
Ciudad natal: Toledo, Michigan
Peso al comienzo: 231.5 libras
Peso al final: 204.6 libras
Pérdida de peso durante "Toledo sano": 26.9 libras

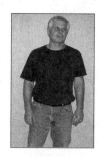

Fue Carolyn quien me llevó a hacer "Toledo sano" con ella, y no tuvo que tirarme de las orejas. Yo sabía que esta era la época para hacerlo. Hace tres años yo estaba en bastante buena forma: pesaba 200 libras, pero entonces gané peso regularmente hasta llegar en la báscula a 232 libras, lo cual significa una ganancia de casi una libra al mes. Pasé de la talla 34 a la 36 en mis pantalones. Cuando "Toledo sano" llegó, yo sabía que era momento de volver a estar en forma. También pensé que sería divertido, ya que conocía a muchas personas que estaban siguiendo el programa.

Después de una semana o dos, sin embargo, me decía a mí mismo: "¿En qué estaba yo pensando?". No me estaba divirtiendo nada en absoluto, pero continué porque a Carolyn le iba muy bien, y perdimos peso juntos. Entre los dos, con mis 27 libras, perdimos 52.7 libras. Yo pensé que ese era el máximo para cualquier pareja en "Toledo sano", pero luego oí que Warren y Donna Heady nos ganaron al perder conjuntamente 54.6 libras.

Hemos perdido una increíble cantidad de peso, e igualmente increíble será ver a mi esposa con un traje de cuero negro en su Harley-Davidson.

**Nancy Beck**
Ganadora en segundo lugar
Edad: 42
Ciudad natal: Delta, Ohio
Peso al comienzo: 205.5 libras
Peso al final: 187.2 libras
Pérdida de peso durante "Toledo sano": 18.3 libras

Soy gerente en un ajetreado restaurante, y estoy de pie todo el día. Cuando llegaba a casa no tenía energía para cocinar para mi familia o para mí misma, así es que confiábamos en las comidas para microondas y muchos alimentos procesados que no eran buenos para nuestra salud.

Durante "Toledo sano", sin embargo, agarré el hábito de hacer ejercicio. Yo solía odiar hacer ejercicio, pero si no hago ejercicio cada día, lo extraño. Hasta puedo decir que hacer ejercicio se ha vuelto algo divertido (¿de verdad he dicho eso?). Estoy muy llena de energía. Las personas en el trabajo hacen bromas y me dicen que lo tome con calma. Yo trato con fuerza de no quejarme. La gente siempre me pregunta: "¿Por qué cantas todo el tiempo?", y mi respuesta es: "Porque estoy feliz". Eso es lo que hará perder 10 pulgadas de cintura.

Mi cuerpo funciona con más regularidad; antes solía pasar días sin ir al baño, pero ahora voy diariamente. No me gustaba sentirme hinchada e incómoda, y ahora mi digestión y mi eliminación han mejorado.

**David Beck**
Edad: 43
Ciudad natal: Delta, Ohio
Peso al comienzo: 246.8 libras
Peso al final: 222.8 libras
Pérdida de peso durante "Toledo sano": 24 libras

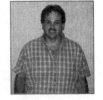

Al ser el esposo de Nancy, sin duda alguna he visto una diferencia en su disposición. Ella es una persona más feliz, y eso ha sido estupendo para nuestro matrimonio. Nunca habíamos hecho nada como esto en once semanas. Las primeras semanas de "Toledo sano" fueron difíciles; sin embargo, una vez desintoxicado, los alimentos del programa sabían mejor. Me encantan las bayas y no extraño el chocolate, que es algo bueno porque los dulces siempre han sido mi debilidad.

Otra cosa es que antes no me gustaban nada los huevos; no podía soportarlos, pero aprendí con mucha rapidez que si no quería tener hambre en la mañana, era mejor que comiera huevos. Los huevos de corral, con omega-3 que Jordan recomendó no tienen un sabor tan fuerte como los normales del supermercado, así que ahora me gustan esos huevos. Nancy nos cocina tortilla mexicana en la mañana con cebollas, pimientos, salsa por encima y queso de cabra. Ahora espero con ilusión el desayuno.

A Nancy hasta le gusta el pollo que yo cocino al grill en la barbacoa para la cena. Ella está alrededor de pollos todo el día en su restaurante, pero llegar a casa y tener pollo al grill aliñado con Herbamare le gusta.

## Beno (Bernard) Flath

Ganador en segundo lugar
Edad: 55
Ciudad natal: Maumee, Ohio
Peso al comienzo: 161.4 libras
Peso al final: 143.4 libras

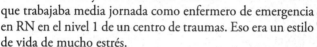

Pérdida de peso durante "Toledo sano": 18 libras

Fui policía por quince años en Miami Beach, trabajando como agente encubierto en delitos violentos e investigando los robos con armas y robos en casas a la vez que trabajaba media jornada como enfermero de emergencia en RN en el nivel 1 de un centro de traumas. Eso era un estilo de vida de mucho estrés.

Me jubilé del trabajo policial en 2001 y regresé a la zona de Toledo para estar más cerca de mi familia. También acepté un puesto de enfermero en una sala de urgencias local. Siempre he sido delgado y activo, y la gente ha elogiado mi corpulencia por años (también hice trabajos como modelo cuando tenía treinta y tantos años). En los últimos tres años he corrido no uno, sino dos maratones. Estar en forma es importante para mí, y recuerdo decirle a mi querida esposa por veinte años —sigo pensando que estamos en nuestra luna de miel— que me gustaría seguir haciendo esquí acuático y en nieve cuando pase de los cien años de edad.

Cuando escuché de "Toledo sano", pensé que sería un buen chequeo para mí. ¡Y lo fue! No tenía idea de que había estado abusando de mi cuerpo por tantos años.

Cuando dejé de beber refrescos sin azúcar y comencé a comer solo alimentos sanos, perdí casi 10 libras en mi primera semana y me sentí estupendamente. En las dos semanas finales de "Toledo sano" regresé a mi trabajo como enfermero en urgencias lleno de energía, haciendo turnos de trabajo de doce horas y media. Estoy emocionado de ver que aunque perdí 18 libras, en realidad estoy más fuerte porque como solo buenos alimentos. Les he hablado de "Toledo sano" a docenas de pacientes y compañeros de trabajo.

Mis hábitos alimenticios han cambiado para siempre.

**Marty Wcislek**
Edad: 60
Ciudad natal: Toledo, Michigan
Peso al comienzo: 160.2 libras
Peso al final: 153.2 libras
Pérdida de peso durante "Toledo sano": 7 libras

"Toledo sano" fue de alguna manera difícil para mí porque nunca antes había pensado en el estado de mi salud. Supongo que daba mi salud por algo hecho.

Debo decir que después de pasar por el programa "Toledo sano" tengo más energía y sencillamente me siento mejor conmigo mismo. Mis vecinos han comentado lo mucho mejor que me veo ahora. Creo que gran parte de eso fue eliminar nuestras visitas a lugares de comida rápida.

La parte más difícil y más desafiante de "Toledo sano" fue ir a un crucero de una semana cuando llevaba unas dos semanas haciendo el programa. Mantenernos alejados de productos de cerdo, pasteles y algunos postres fue difícil, pero nos las arreglamos relativamente bien. Ahora comemos beicon de pavo para el desayuno, y realmente me ha llegado a gustar. Un cambio que he notado es que mis papilas gustativas han cambiado. Recientemente traté de comer una hamburguesa de comida rápida y me supo bastante mal. En general, me gusta mucho mi estilo de vida, y agradezco todo el apoyo recibido para lograrlo.

**Jim Wrozek**
Ganador en segundo lugar
Edad: 52
Ciudad natal: Blissfield, Michigan
Peso al comienzo: 227 libras
Peso al final: 191.8 libras
Pérdida de peso durante "Toledo sano": 35.2 libras

Cuando llevaba unas dos semanas en el programa, comencé a dormir como un bebé otra vez. ¡Qué alivio! Sí que me levanto en mitad de la noche, pero es para ir al baño debido a toda el agua que estoy bebiendo. Me voy a la cama entre las 10:00 y las 11:00 de la noche y me levanto a las 5:00 de la mañana con mucha más energía e ímpetu en mi paso.

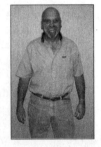

Acerca de ese ímpetu en mi paso. La gente realmente ha notado un cambio en mí: mi aspecto al principio y luego mi actitud. Hasta me han dicho que soy más humilde ahora.

Me encuentro a mí mismo mirando a personas que tienen los mismos problemas que yo tenía, y pienso que quizá yo pudiera ayudarlas; si ellas solo escucharan lo fácil que es realmente. Si "Toledo sano" funcionó para mí, puede funcionar para cualquiera.

### Terri Huffman

Ganadora en segundo lugar
Edad: 49
Ciudad natal: Maumee, Ohio
Peso al comienzo: 199.2 libras
Peso al final: 186.6 libras
Pérdida de peso durante "Toledo sano": 12.6 libras

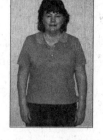

Comencé "Toledo sano" con unas 40 ó 50 libras de sobrepeso. Tenía dolores constantemente alrededor de mis tobillos, sin duda por tener que soportar todo ese peso extra. He hecho dietas toda mi vida, y nunca he perdido peso, siempre engordaba, pero "Toledo sano" cambió eso. La gente ha notado que perdí peso y me preguntan cómo lo hice. Cambiar mis hábitos alimenticios ayudó mucho. Hacer del ejercicio una parte diaria de mi rutina hizo que mis niveles de energía se remontasen.

### James Huffman

Ganador en segundo lugar
Edad: 45
Ciudad natal: Maumee, Ohio
Peso al comienzo: 240 libras
Peso al final: 210.6 libras
Pérdida de peso durante "Toledo sano": 29.4 libras

He perdido casi 30 libras, y mi nivel de energía ha aumentado como mínimo diez veces más. Yo solía estar sentado todo el tiempo, pero ahora estoy constantemente haciendo algo. Realmente disfruto de comer brócoli y espárragos, lo cual es un milagro en sí mismo. No estoy seguro de cuánto perdí en contorno de cintura, pero sin duda me siento mucho mejor.

### Debbie Fisher

Edad: 52
Ciudad natal: Sandusky, Ohio

Peso al comienzo: 145.8 libras
Peso al final: 129.7 libras.
Pérdida de peso durante "Toledo sano": 16.1 libras

Cuando comencé "Toledo sano" entré en nuestra tienda local de alimentos sanos y sentí que estaba en otro país. Me encontré con una buena amiga, Seri Wittmer, y ella me enseñó lo que había. Yo nunca había oído de alimentos como el trigo sarraceno, la quinoa y el aceite de algodón, pero enseguida le agarré el aire.

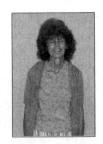

No he pesado menos de 130 libras desde que era adolescente. Mi esposo, Jeff, perdió 30 libras, y sus pantalones de la 38 solían quedarle justos, pero ahora su cuerpo encaja cómodamente en una talla 36. Mi hijo de veintiséis años, Chad, perdió 14.2 libras. Su esposa, Katie, estaba embarazada de su primer hijo, así que ella no puedo realizar el programa.

Las cenas de vacaciones en el futuro serán interesantes. Estoy segura de que tendremos pavo, pero parece que el ave tendrá que ser orgánica. No sé si el relleno encaja en el cuadro, pero encontraremos buenas cosas para comer.

**Rose Martinez**
Edad: 65
Ciudad natal: Ottawa Lake, Michigan
Peso al comienzo: 124.2 libras
Peso al final: 115 libras
Pérdida de peso durante "Toledo sano": 9.2 libras

Estoy muy contenta de que mi esposo, Al, y yo seguimos todas las fases de "Toledo sano". Tomamos los suplementos regularmente y lo disfrutamos.

**Al Martinez**
Edad: 69
Ciudad natal: Ottawa Lake, Michigan
Peso al comienzo: 182.6 libras
Peso al final: 177.2 libras
Pérdida de peso durante "Toledo sano": 5.4 libras

Tuve una interesante experiencia. Al principio, engordé unas 5 libras, pero perdí dos agujeros de mi cinturón. Yo pensé: "¿Pero qué pasa aquí?". Entonces comprendí que es la grasa que se convierte en músculo. Pasé a una talla 36 ajustada en cintura a una cómoda 34, y al final de "Toledo sano" había perdido 5.4 libras, pero realmente perdí unas 10 libras hasta llegar ahí. Mi nivel de energía aumentó, y me siento más fuerte. Solía dar vueltas y vueltas en la cama, pero ahora me duermo enseguida.

**Melissa Gertz**
Edad: 41
Ciudad natal: Findlay, Ohio
Peso al comienzo: 189.9 libras
Peso al final: 180 libras
Pérdida de peso durante "Toledo sano": 9.9 libras

Gran parte de mi historia se relata en el capítulo 5: "Tome aperitivos para su peso perfecto", pero cuando estaba en mi peor momento —tomando aperitivos y comiendo sin control—, lo que hacía era alimentar mi depresión, lo cual me hacía sentir aún más deprimida.

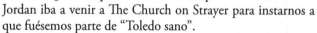

Le pregunté a Dios: "¿Qué puedo hacer?".

Fui a una librería y oré para que Dios me mostrara el libro correcto. Fui dirigida al libro de Jordan, *La dieta del Creador*. Seguí ese plan y perdí 35 libras, lo cual cambió mi vida. Quedé sorprendida cuando oí que Jordan iba a venir a The Church on Strayer para instarnos a que fuésemos parte de "Toledo sano".

Enseguida seguí con "Toledo sano", y en un periodo de seis meses más o menos, bajé varias tallas de pantalones y perdí más de 60 libras. Ahora tengo control sobre la comida; la comida no tiene control sobre mí. Ya no necesito helado. Ya no necesito chocolate Dove.

Durante "Toledo sano" me convertí en mentor de otros. "He estado ahí; he hecho esto; esto funciona", decía yo. Le decía a la gente que no tirase la toalla, y usted tampoco debería hacerlo.

(Una nota de Jordan: Le pedí a Melissa que apareciera conmigo en mi programa de televisión, *Extraordinary Health,* unos meses después de "Toledo sano", y ella había adelgazado otras 20 libras, ¡hasta 160 libras!).

## Conclusión

Ahora me gustaría ceder el púlpito, por así decirlo, al pastor Tony Scott, que no participó oficialmente en el programa de once semanas porque él ha estado practicando lo que predica sobre la buena salud durante veinte años. Pero sin él y su increíble energía y dedicación a ministrar a otros, "Toledo sano" nunca podría haberse producido. Gracias, pastor Tony, por su liderazgo.

Nuestro mensaje siempre ha sido vivir una vida equilibrada y disciplinada entre espíritu, alma y cuerpo. Y yo comencé conmigo mismo hace veinte años, y cambié de la comida basura a comenzar a comer correctamente, escuchando a las personas correctas, leyendo los libros correctos, escuchando las cintas correctas, leyendo la Biblia y diciendo: "¿Qué debería comer?".

Como muestra de apoyo, seguí "Toledo sano" por mi cuenta. Bien, perdí 10 libras y 2½ pulgadas de cintura, por lo que me emocioné mucho, pero esto es lo importante que me sucedió: durante la mayor parte de mi vida he tenido un sueño muy ligero. Me voy a la cama, duermo durante dos o tres horas, me despierto, y repito ese patrón. Cuando estaba en el día décimo o duodécimo de este programa, me desperté una mañana, miré el reloj, y me di cuenta de que había estado dormido ¡durante siete horas y media! Puede que eso haya sido un comienzo en mi vida adulta, dormir bien durante siete horas y media sin despertarme. Ese patrón ha continuado. Ahora me voy a la cama, duermo seis o siete horas y media, y luego me despierto sintiéndome renovado y con energía.

Yo diría que el mensaje de Jordan Rubin es una inspiración a convertirnos en todo aquello para lo cual Dios nos creó. Dios quiere que usted sea todo lo que puede ser espiritualmente, quiere que usted sea todo lo que puede ser en su alma, y quiere que usted sea todo lo que puede ser en su cuerpo.

Hay muchos pastores que no están sanos, que tienen sobrepeso, que toman medicinas para la presión sanguínea alta, y no hay razón para eso. Dios ha puesto los alimentos que sanan en la tierra. Yo he estado orando y creyendo que Dios difundirá este mensaje de buena salud más allá de Toledo, así que estoy emocionado por ver lo que sucede con la campaña "el peso perfecto" de Jordan.

—Pastor Tony Scott

# Capítulo 15

## El plan de salud diario "el peso perfecto"

En el capítulo 7 bosquejé el plan alimenticio "el peso perfecto" que fue desglosado en un programa de dieciséis semanas y cuatro fases. También le pedí que respondiera al cuestionario del tipo nutricional en el capítulo 3: "Coma para su peso perfecto", en la página 70. Si no ha rellenado el cuestionario, debería regresar y completarlo en este momento.

Los siguientes planes están divididos por género y por si es usted del tipo carne o del tipo patata. Como recordatorio, bajo la lista para "Póngase en forma para su peso perfecto" le he dado un riguroso régimen que puede usted seguir. Si cree que las demandas físicas son demasiadas, escoja los ejercicios con los que se sienta cómodo.

---

## Tipo carne, mujer
## Fase I (semanas 1–4)

---

### Día 1

**Al despertarse**

*Beba para su peso perfecto:* 16-24 onzas de agua.

*Piense para su peso perfecto*: Pase algún tiempo esta mañana visualizándose con su peso perfecto. Véase haciendo las cosas que ahora piensa que no puede hacer o no hace porque no está usted en su peso perfecto. Visualícese sintiéndose estupendamente, libre de todas las enfermedades de las que la gente le ha dicho que tiene riesgo de padecer. Luego, véase en su peso perfecto, inspirando a su familia y amigos, quienes comentan lo estupendo que usted se ve. Ahora póngase delante del espejo y repita:

*Hoy voy dar otro paso positivo hacia alcanzar mi peso perfecto.*

Luego haga el ejercicio de Códigos Sanadores, que está en la página 211. Recomiendo que haga este ejercicio al menos dos veces por día —una vez en la mañana y una vez en la noche—, pero siéntase libre para probar este ejercicio de dos minutos tres, cuatro, o cinco veces por día.

*Póngase en forma para su peso perfecto:* Haga ejercicios EIF durante veinte minutos, escogiendo entre actividades físicas como esprintar, ejercicios de levantar pesas, ejercicios de fuerza con bandas, pelotas medicinales, pesas, bicicleta estática o step. (Ejemplos en vídeo de estos ejercicios pueden encontrarse en www.PerfectWeightAmerica.com.)

## Desayuno (aproximadamente a las 7:30 de la mañana)

*Beba para su peso perfecto*: 8-12 onzas de agua
Haga un jugo granizado en una batidora con los siguientes ingredientes:

- 1 taza de yogur o kéfir con leche entera
- 1 cucharadita de aceite de linaza orgánico
- 1 cucharadita de aceite de coco extravirgen
- 1 cucharada de miel orgánica
- 1 taza de fruta orgánica, fresca o congelada (bayas, melocotones, piña, etc.)
- 1 cucharada de proteína de leche de cabra en polvo (ver la Guía de Recursos EPI en la página 357 para recomendaciones
- Una pizca de extracto de vainilla (opcional)

*Tome suplementos para su peso perfecto*: Tome dos o tres cápsulas de multivitaminas completas y de una a cuatro cápsulas de fucoxantin concentrado (ver la Guía de Recursos EPI en la página 357 para productos recomendados).

## Aperitivo perfecto (aproximadamente a las 10:00 de la mañana)

*Beba para su peso perfecto*: 8-12 onzas de agua
Una barrita nutritiva integral de Perfect Weight America Peanut Butter Chocolate Chip (ver la Guía de Recursos EPI en la página 357 para productor recomendados)

o

Una ración de suplemento Perfect Meal sabor chocolate con proteína de suero natural y fibra glucomanan mezclada con 12 onzas de agua

## Almuerzo (aproximadamente a las 12:30 de la mañana)

*Beba para su peso perfecto*: 12-16 onzas de agua
Prepare una ensalada verde con judías variadas, aguacate, zanahorias, pepino, apio, tomates, lombarda, pimientos rojos, cebollas rojas, brotes, 2 onzas de frijoles enlatados (negros, garbanzos y pintos), y dos huevos con omega-3 cocidos.

Para el aliño de la ensalada, mezcle aceite de oliva extravirgen, vinagre de sidra o jugo de limón, salsa de soja naturalmente preparada, aminos líquidos, sal marina y especias, o utilice un aliño sano comprado en la tienda (vea la Guía de Recursos EPI en la página 357 para marcas recomendadas).

*Tome suplementos para su peso perfecto*: Tome dos o tres cápsulas de multivitaminas completas y de una a tres cápsulas de fucoxantin concentrado.

## Aperitivo perfecto (aproximadamente a las 3:30 de la tarde)

*Beba para su peso perfecto*: 8-12 onzas de agua

Una barrita nutritiva integral de Perfect Weight America Chocolate MacNut Crunch

o

Una ración de suplemento Perfect Meal sabor vainilla con proteína de suero natural y fibra glucomanan mezclada con 12 onzas de agua

## Cena (aproximadamente a las 6:15 de la tarde, pero trate de terminar de cenar a las 7:00 de la tarde)

*Beba para su peso perfecto*: 12-16 onzas de agua

Salmón asado, hervido o al grill

Brócoli al vapor

Prepare una ensalada verde con judías variadas, aguacate, zanahorias, pepino, apio, tomates, lombarda, pimientos rojos, cebollas rojas y brotes.

Para el aliño de la ensalada, mezcle aceite de oliva extravirgen, vinagre de sidra o jugo de limón, salsa de soja naturalmente preparada, aminos líquidos, sal marina y especias, o utilice un aliño sano comprado en la tienda.

*Tome suplementos para su peso perfecto*: Tome dos o tres cápsulas de multivitaminas completas y de una a tres cápsulas de fucoxantin concentrado, y de 1 a 3 cucharaditas (o de tres a nueve cápsulas) de complejo de aceite de hígado de bacalao con omega-3 (ver la Guía de Recursos EPI en la página 357 para productos recomendados).

## Antes de irse a la cama

*Piense para su peso perfecto*: Haga el ejercicio de Códigos Sanadores de la página 211.

*Beba para su peso perfecto*: 8-12 onzas de agua (opcional, desde luego)

*Póngase en forma para su peso perfecto*: Haga cinco minutos de ejercicios de respiración profunda respirando lentamente durante cinco segundos por la nariz (inhale), retenga el aire un segundo, seguido por una fuerte exhalación por la boca, vaciando por completo sus pulmones con cada exhalación y llenándolos por completo con cada inhalación. Repita de dos a cinco minutos.

*Duerma para su peso perfecto*: Váyase a la cama a las 10:30 de la noche.

## Día 2

### Al despertarse

*Beba para su peso perfecto*: 16-24 onzas de agua.

*Piense para su peso perfecto*: Pase algún tiempo esta mañana visualizándose con su peso perfecto. Véase haciendo las cosas que ahora piensa que no puede hacer o no hace porque no está usted en su peso perfecto. Visualícese sintiéndose estupendamente, libre de todas las enfermedades de las que la gente le ha dicho que tiene riesgo de padecer. Luego, véase en su peso perfecto, inspirando a su familia y amigos, quienes comentan lo estupendo que usted se ve. Ahora póngase delante del espejo y repita:

*Hoy voy dar otro paso positivo hacia alcanzar mi peso perfecto.*

Luego haga el ejercicio de Códigos Sanadores, que está en la página 211. Recomiendo que haga este ejercicio al menos dos veces por día —una vez en la mañana y una vez en la noche—, pero siéntase libre para probar este ejercicio de dos minutos tres, cuatro, o cinco veces por día.

*Póngase en forma para su peso perfecto*: Haga ejercicios EIF durante veinte minutos, escogiendo entre actividades físicas como esprintar, ejercicios de levantar pesas, ejercicios de fuerza con bandas, pelotas medicinales, pesas, bicicleta estática o step. (Ejemplos en vídeo de estos ejercicios pueden encontrarse en www.PerfectWeightAmerica.com.)

## Desayuno (aproximadamente a las 7:30 de la mañana)

*Beba para su peso perfecto*: 8-12 onzas de agua

Dos huevos en cualquier estilo, cocinados en aceite de coco extravirgen (ver la Guía de Recursos EPI en la página 357 para productos recomendados)

Sofrito de cebollas, champiñones y pimientos

Un pomelo

*Tome suplementos para su peso perfecto*: Tome dos o tres cápsulas de multivitaminas completas y de una a cuatro cápsulas de fucoxantin concentrado.

## Aperitivo perfecto (aproximadamente a las 10:00 de la mañana)

*Beba para su peso perfecto*: 8-12 onzas de agua

Una barrita nutritiva integral de Perfect Weight America Peanut Butter Chocolate Chip (ver la Guía de Recursos EPI en la página 357 para productos recomendados)

o

Una ración de suplemento Perfect Meal sabor chocolate con proteína de suero natural y fibra glucomanan mezclada con 12 onzas de agua

## Almuerzo (aproximadamente a las 12:30 de la mañana)

*Beba para su peso perfecto*: 12-16 onzas de agua

Prepare una ensalada verde con judías variadas, aguacate, zanahorias, pepino, apio, tomates, lombarda, pimientos rojos, cebollas rojas, brotes, 2 onzas de frijoles enlatados (negros, garbanzos y pintos), y 3 onzas de salmón frío, hervido o enlatado.

Para el aliño de la ensalada, mezcle aceite de oliva extravirgen, vinagre de sidra o jugo de limón, salsa de soja naturalmente preparada, aminos líquidos, sal marina y especias, o utilice un aliño sano comprado en la tienda.

*Tome suplementos para su peso perfecto*: Tome dos o tres cápsulas de multivitaminas completas y de una a tres cápsulas de fucoxantin concentrado.

## Aperitivo perfecto (aproximadamente a las 3:30 de la tarde)

*Beba para su peso perfecto*: 8-12 onzas de agua

Una barrita nutritiva integral de Perfect Weight America Chocolate MacNut Crunch

o

Una ración de suplemento Perfect Meal sabor vainilla con proteína de suero natural y fibra glucomanan mezclada con 12 onzas de agua

## Cena (aproximadamente a las 6:15 de la tarde, pero trate de terminar de cenar a las 7:00 de la tarde)

*Beba para su peso perfecto*: 12-16 onzas de agua
Pollo orgánico asado
Verduras cocidas (zanahorias, cebollas, guisantes, etc.)
Prepare una ensalada verde con judías variadas, aguacate, zanahorias, pepino, apio, tomates, lombarda, pimientos rojos, cebollas rojas y brotes.

Para el aliño de la ensalada, mezcle aceite de oliva extravirgen, vinagre de sidra o jugo de limón, salsa de soja naturalmente preparada, aminos líquidos, sal marina y especias, o mezcle una cucharada de aceite de oliva extravirgen con una cucharada de un aliño sano comprado en la tienda.

*Tome suplementos para su peso perfecto*: Tome dos o tres cápsulas de multivitaminas completas y de una a tres cápsulas de fucoxantin concentrado, y de 1 a 3 cucharaditas (o de tres a nueve cápsulas de complejo de aceite de hígado de bacalao con omega-3).

### Antes de irse a la cama

*Piense para su peso perfecto*: Haga el ejercicio de Códigos Sanadores de la página 211.

*Beba para su peso perfecto*: 8-12 onzas de agua (opcional, desde luego)

*Póngase en forma para su peso perfecto*: Haga cinco minutos de ejercicios de respiración profunda respirando lentamente durante cinco segundos por la nariz (inhale), retenga el aire un segundo, seguido por una fuerte exhalación por la boca, vaciando por completo sus pulmones con cada exhalación y llenándolos por completo con cada inhalación. Repita de dos a cinco minutos.

*Duerma para su peso perfecto*: Váyase a la cama a las 10:30 de la noche.

## Día 3

### Al despertarse

*Beba para su peso perfecto*: 16-24 onzas de agua.

*Piense para su peso perfecto*: Pase algún tiempo esta mañana visualizándose con su peso perfecto. Véase haciendo las cosas que ahora piensa que no puede hacer o no hace porque no está usted en su peso perfecto. Visualícese sintiéndose estupendamente, libre de todas las enfermedades de las que la gente le ha dicho que tiene riesgo de padecer. Luego, véase en su peso perfecto, inspirando a su familia y amigos, quienes comentan lo estupendo que usted se ve. Ahora póngase delante del espejo y repita:

*Hoy voy dar otro paso positivo hacia alcanzar mi peso perfecto.*

Luego haga el ejercicio de Códigos Sanadores, que está en la página 211. Recomiendo que haga este ejercicio al menos dos veces por día —una vez en la mañana y una vez en la noche—, pero siéntase libre para probar este ejercicio de dos minutos tres, cuatro, o cinco veces por día.

*Póngase en forma para su peso perfecto*: Haga ejercicios EIF durante veinte minutos, escogiendo entre actividades físicas como esprintar, ejercicios de levantar pesas, ejercicios de fuerza con bandas, pelotas medicinales, pesas, bicicleta estática o step. (Ejemplos en vídeo de estos ejercicios pueden encontrarse en www.PerfectWeightAmerica.com.)

## Desayuno (aproximadamente a las 7:30 de la mañana)

*Beba para su peso perfecto*: 8-12 onzas de agua

6 onzas de yogur orgánico natural o queso cottage con fruta (piña, melocotones o bayas), miel y una pizca de extracto de vainilla

## Un puñado de almendras crudas

*Tome suplementos para su peso perfecto*: Tome dos o tres cápsulas de multivitaminas completas y de una a cuatro cápsulas de fucoxantin concentrado.

## Aperitivo perfecto (aproximadamente a las 10:00 de la mañana)

*Beba para su peso perfecto*: 8-12 onzas de agua

Una barrita nutritiva integral de Perfect Weight America Peanut Butter Chocolate Chip (ver la Guía de Recursos EPI en la página 357 para productos recomendados)

o

Una ración de suplemento Perfect Meal sabor chocolate con proteína de suero natural y fibra glucomanan mezclada con 12 onzas de agua

## Almuerzo (aproximadamente a las 12:30 de la mañana)

*Beba para su peso perfecto*: 12-16 onzas de agua

Prepare una ensalada verde con judías variadas, aguacate, zanahorias, pepino, apio, tomates, lombarda, pimientos rojos, cebollas rojas, brotes, 2 onzas de frijoles enlatados (negros, garbanzos y pintos), y 2 onzas de atún enlatado bajo en mercurio y alto en omega-3 (vea la Guía de Recursos EPI en la página 357 para productos recomendados).

Para el aliño de la ensalada, mezcle aceite de oliva extravirgen, vinagre de sidra o jugo de limón, salsa de soja naturalmente preparada, aminos líquidos, sal marina y especias, o mezcle una cucharada de aceite de oliva extravirgen con una cucharada de un aliño sano comprado en la tienda.

Una pieza de fruta de la temporada.

*Tome suplementos para su peso perfecto*: Tome dos o tres cápsulas de multivitaminas completas y de una a tres cápsulas de fucoxantin concentrado.

### Aperitivo perfecto (aproximadamente a las 3:30 de la tarde)

*Beba para su peso perfecto*: 8-12 onzas de agua

Una barrita nutritiva integral de Perfect Weight America Chocolate Mac-Nut Crunch

o

Una ración de suplemento Perfect Meal sabor vainilla con proteína de suero natural y fibra glucomanan mezclada con 12 onzas de agua

### Cena (aproximadamente a las 6:15 de la tarde, pero trate de terminar de cenar a las 7:00 de la tarde)

*Beba para su peso perfecto*: 12-16 onzas de agua

Filete de carne roja o carne picada (res, búfalo o venado)

Brócoli al vapor

Calabaza de invierno asada con mantequilla

Prepare una ensalada verde con judías variadas, aguacate, zanahorias, pepino, apio, tomates, lombarda, pimientos rojos, cebollas rojas y brotes.

Para el aliño de la ensalada, mezcle aceite de oliva extravirgen, vinagre de sidra o jugo de limón, salsa de soja naturalmente preparada, aminos líquidos, sal marina y especias, o mezcle una cucharada de aceite de oliva extravirgen con una cucharada de un aliño sano comprado en la tienda.

*Tome suplementos para su peso perfecto*: Tome dos o tres cápsulas de multivitaminas completas, de una a tres cápsulas de fucoxantin concentrado, y de 1 a 3 cucharaditas (o de tres a nueve cápsulas) de complejo de aceite de hígado de bacalao con omega-3.

### Antes de irse a la cama

*Piense para su peso perfecto*: Haga el ejercicio de Códigos Sanadores de la página 211.

*Beba para su peso perfecto*: 8-12 onzas de agua (opcional, desde luego)

*Póngase en forma para su peso perfecto*: Haga cinco minutos de ejercicios de respiración profunda respirando lentamente durante cinco segundos por la nariz (inhale), retenga el aire un segundo, seguido por una fuerte exhalación por la boca, vaciando por completo sus pulmones con cada exhalación y llenándolos por completo con cada inhalación. Repita de dos a cinco minutos.

*Duerma para su peso perfecto*: Váyase a la cama a las 10:30 de la noche.

---

## Tipo carne, mujer
## Fase II (Semanas 5–8)

---

### Día 1

### Al despertarse

*Beba para su peso perfecto*: 16-24 onzas de agua.

*Piense para su peso perfecto*: Pase algún tiempo esta mañana visualizándose con su peso perfecto. Véase haciendo las cosas que ahora piensa que no puede hacer o no hace porque no está usted en su peso perfecto. Visualícese sintiéndose estupendamente, libre de todas las enfermedades de las que la gente le ha dicho que tiene riesgo de padecer. Luego, véase en su peso perfecto, inspirando a su familia y amigos, quienes comentan lo estupendo que usted se ve. Ahora póngase delante del espejo y repita:

*Hoy voy dar otro paso positivo hacia alcanzar mi peso perfecto.*

Luego haga el ejercicio de Códigos Sanadores, que está en la página 211. Recomiendo que haga este ejercicio al menos dos veces por día —una vez en la mañana y una vez en la noche—, pero siéntase libre para probar este ejercicio de dos minutos tres, cuatro, o cinco veces por día.

*Póngase en forma para su peso perfecto*: Haga ejercicios EIF durante veinte minutos, escogiendo entre actividades físicas como esprintar, ejercicios de levantar pesas, ejercicios de fuerza con bandas, pelotas medicinales, pesas, bicicleta estática o step. (Ejemplos en vídeo de estos ejercicios pueden encontrarse en www.PerfectWeightAmerica.com.)

## Desayuno (aproximadamente a las 7:30 de la mañana)

*Beba para su peso perfecto*: 8-12 onzas de agua

4-6 onzas de yogur o queso cottage con miel natural, bayas, rodajas de almendras, 1 cucharadita de aceite de linaza (opcional), y una pizca de extracto de vainilla

*Tome suplementos para su peso perfecto*: Tome dos o tres cápsulas de multivitaminas completas y de una a cuatro cápsulas de fucoxantin concentrado (ver la Guía de Recursos EPI en la página 357 para productos recomendados).

## Aperitivo perfecto (aproximadamente a las 10:00 de la mañana)

*Beba para su peso perfecto*: 8-12 onzas de agua

Una barrita nutritiva integral de Perfect Weight America Peanut Butter Chocolate Chip (ver la Guía de Recursos EPI en la página 357 para productos recomendados)

o

Una ración de suplemento Perfect Meal sabor chocolate con proteína de suero natural y fibra glucomanan mezclada con 12 onzas de agua

## Almuerzo (aproximadamente a las 12:30 de la mañana)

*Beba para su peso perfecto*: 12-16 onzas de agua

Prepare una ensalada verde con judías variadas, aguacate, zanahorias, pepino, apio, tomates, lombarda, pimientos rojos, cebollas rojas, brotes, 2 onzas de frijoles enlatados (negros, garbanzos y pintos), y dos huevos con omega-3 cocidos.

Para el aliño de la ensalada, mezcle aceite de oliva extravirgen, vinagre de sidra o jugo de limón, salsa de soja naturalmente preparada, aminos líquidos, sal marina y especias, o utilice un aliño sano comprado en la tienda (ver la Guía de Recursos EPI para marcas recomendadas).

*Tome suplementos para su peso perfecto*: Tome dos o tres cápsulas de multivitaminas completas y de una a tres cápsulas de fucoxantin concentrado.

## Aperitivo perfecto (aproximadamente a las 3:30 de la tarde)

*Beba para su peso perfecto*: 8-12 onzas de agua

Una barrita nutritiva integral de Perfect Weight America Chocolate Mac-Nut Crunch

o

Una ración de suplemento Perfect Meal sabor vainilla con proteína de suero natural y fibra glucomanan mezclada con 12 onzas de agua

## Cena (aproximadamente a las 6:15 de la tarde, pero trate de terminar de cenar a las 7:00 de la tarde)

*Beba para su peso perfecto*: 12-16 onzas de agua

4-6 onzas de hamburguesa de carne picada (res, búfalo o venado)

Salteado de champiñones y cebollas

Prepare una ensalada verde con judías variadas, aguacate, zanahorias, pepino, apio, tomates, lombarda, pimientos rojos, cebollas rojas y brotes.

Para el aliño de la ensalada, mezcle aceite de oliva extravirgen, vinagre de sidra o jugo de limón, salsa de soja naturalmente preparada, aminos líquidos, sal marina y especias, o mezcle una cucharada de aceite de oliva extravirgen con una cucharada de un aliño sano comprado en la tienda.

*Tome suplementos para su peso perfecto*: Tome dos o tres cápsulas de multivitaminas completas y de una a tres cápsulas de fucoxantin concentrado, y de 1 a 3 cucharaditas (o de tres a nueve cápsulas) de complejo de aceite de hígado de bacalao con omega-3 (ver la Guía de Recursos EPI en la página 357 para productos recomendados).

## Antes de irse a la cama

*Piense para su peso perfecto*: Haga el ejercicio de Códigos Sanadores de la página 211.

*Beba para su peso perfecto*: 8-12 onzas de agua (opcional, desde luego)

*Póngase en forma para su peso perfecto*: Haga cinco minutos de ejercicios de respiración profunda respirando lentamente durante cinco segundos por la nariz (inhale), retenga el aire un segundo, seguido por una fuerte exhalación por la boca, vaciando por completo sus pulmones con cada exhalación y llenándolos por completo con cada inhalación. Repita de dos a cinco minutos.

*Duerma para su peso perfecto*: Váyase a la cama a las 10:30 de la noche.

# Día 2

## Al despertarse

*Beba para su peso perfecto*: 16-24 onzas de agua.

*Piense para su peso perfecto*: Pase algún tiempo esta mañana visualizándose con su peso perfecto. Véase haciendo las cosas que ahora piensa que no puede hacer o no hace porque no está usted en su peso perfecto. Visualícese sintiéndose estupendamente, libre de todas las enfermedades de las que la gente le ha dicho que tiene riesgo de padecer. Luego, véase en su peso perfecto, inspirando a su familia y amigos, quienes comentan lo estupendo que usted se ve. Ahora póngase delante del espejo y repita:

*Hoy voy dar otro paso positivo hacia alcanzar mi peso perfecto.*

Luego haga el ejercicio de Códigos Sanadores, que está en la página 211. Recomiendo que haga este ejercicio al menos dos veces por día —una vez en la mañana y una vez en la noche—, pero siéntase libre para probar este ejercicio de dos minutos tres, cuatro, o cinco veces por día.

*Póngase en forma para su peso perfecto*: Haga ejercicios EIF durante veinte minutos, escogiendo entre actividades físicas como esprintar, ejercicios de levantar pesas, ejercicios de fuerza con bandas, pelotas medicinales, pesas, bicicleta estática o step. (Ejemplos en vídeo de estos ejercicios pueden encontrarse en www.PerfectWeightAmerica.com.)

## Desayuno (aproximadamente a las 7:30 de la mañana)

*Beba para su peso perfecto*: 8-12 onzas de agua

Dos o tres huevos en cualquier estilo, cocinados en aceite de coco extravirgen (ver la Guía de Recursos EPI en la página 357 para productos recomendados).

Una naranja

*Tome suplementos para su peso perfecto*: Tome dos o tres cápsulas de multivitaminas completas y de una a cuatro cápsulas de fucoxantin concentrado.

## Aperitivo perfecto (aproximadamente a las 10:00 de la mañana)

*Beba para su peso perfecto*: 8-12 onzas de agua

Una barrita nutritiva integral de Perfect Weight America Peanut Butter Chocolate Chip (ver la Guía de Recursos EPI en la página 357 para productor recomendados)

o

Una ración de suplemento Perfect Meal sabor chocolate con proteína de suero natural y fibra glucomanan mezclada con 12 onzas de agua

## Almuerzo (aproximadamente a las 12:30 de la mañana)

*Beba para su peso perfecto*: 12-16 onzas de agua

Prepare una ensalada verde con judías variadas, aguacate, zanahorias, pepino, apio, tomates, lombarda, pimientos rojos, cebollas rojas, brotes, 2 onzas de

frijoles enlatados (negros, garbanzos y pintos), y 3 onzas de salmón frío, hervido o enlatado.

Para el aliño de la ensalada, mezcle aceite de oliva extravirgen, vinagre de sidra o jugo de limón, salsa de soja naturalmente preparada, aminos líquidos, sal marina y especias, o utilice un aliño sano comprado en la tienda.

*Tome suplementos para su peso perfecto*: Tome dos o tres cápsulas de multivitaminas completas y de una a tres cápsulas de fucoxantin concentrado.

## Aperitivo perfecto (aproximadamente a las 3:30 de la tarde)

*Beba para su peso perfecto*: 8-12 onzas de agua

Una barrita nutritiva integral de Perfect Weight America Chocolate Mac-Nut Crunch

o

Una ración de suplemento Perfect Meal sabor vainilla con proteína de suero natural y fibra glucomanan mezclada con 12 onzas de agua

## Cena (aproximadamente a las 6:15 de la tarde, pero trate de terminar de cenar a las 7:00 de la tarde)

*Beba para su peso perfecto*: 12-16 onzas de agua

Pechuga de pollo al grill

Pimientos, cebollas y piña al grill

Prepare una ensalada verde con judías variadas, aguacate, zanahorias, pepino, apio, tomates, lombarda, pimientos rojos, cebollas rojas y brotes.

Para el aliño de la ensalada, mezcle aceite de oliva extravirgen, vinagre de sidra o jugo de limón, salsa de soja naturalmente preparada, aminos líquidos, sal marina y especias, o mezcle una cucharada de aceite de oliva extravirgen con una cucharada de un aliño sano comprado en la tienda.

*Tome suplementos para su peso perfecto*: Tome dos o tres cápsulas de multivitaminas completas y de una a tres cápsulas de fucoxantin concentrado, y de 1 a 3 cucharaditas (o de tres a nueve cápsulas) de complejo de aceite de hígado de bacalao con omega-3.

## Antes de irse a la cama

*Piense para su peso perfecto*: Haga el ejercicio de Códigos Sanadores de la página 211.

*Beba para su peso perfecto*: 8-12 onzas de agua (opcional, desde luego)

*Póngase en forma para su peso perfecto*: Haga cinco minutos de ejercicios de respiración profunda respirando lentamente durante cinco segundos por la nariz (inhale), retenga el aire un segundo, seguido por una fuerte exhalación por la boca, vaciando por completo sus pulmones con cada exhalación y llenándolos por completo con cada inhalación. Repita de dos a cinco minutos.

*Duerma para su peso perfecto*: Váyase a la cama a las 10:30 de la noche.

# Día 3

## Al despertarse

*Beba para su peso perfecto*: 16-24 onzas de agua.

*Piense para su peso perfecto*: Pase algún tiempo esta mañana visualizándose con su peso perfecto. Véase haciendo las cosas que ahora piensa que no puede hacer o no hace porque no está usted en su peso perfecto. Visualícese sintiéndose estupendamente, libre de todas las enfermedades de las que la gente le ha dicho que tiene riesgo de padecer. Luego, véase en su peso perfecto, inspirando a su familia y amigos, quienes comentan lo estupendo que usted se ve. Ahora póngase delante del espejo y repita:

*Hoy voy dar otro paso positivo hacia alcanzar mi peso perfecto.*

Luego haga el ejercicio de Códigos Sanadores, que está en la página 211. Recomiendo que haga este ejercicio al menos dos veces por día —una vez en la mañana y una vez en la noche—, pero siéntase libre para probar este ejercicio de dos minutos tres, cuatro, o cinco veces por día.

*Póngase en forma para su peso perfecto*: Haga ejercicios EIF durante veinte minutos, escogiendo entre actividades físicas como esprintar, ejercicios de levantar pesas, ejercicios de fuerza con bandas, pelotas medicinales, pesas, bicicleta estática o *step*. (Ejemplos en vídeo de estos ejercicios pueden encontrarse en www.PerfectWeightAmerica.com.)

## Desayuno (aproximadamente a las 7:30 de la mañana)

*Beba para su peso perfecto*: 8-12 onzas de agua

6 onzas de yogur orgánico de leche entera o queso cottage con fruta (piña, melocotones o bayas), miel y una pizca de extracto de vainilla

Un puñado de almendras crudas

*Tome suplementos para su peso perfecto*: Tome dos o tres cápsulas de multivitaminas completas y de una a cuatro cápsulas de fucoxantin concentrado.

## Aperitivo perfecto (aproximadamente a las 10:00 de la mañana)

*Beba para su peso perfecto*: 8-12 onzas de agua

Una barrita nutritiva integral de Perfect Weight America Peanut Butter Chocolate Chip (ver la Guía de Recursos EPI en la página 357 para productos recomendados)

o

Una ración de suplemento Perfect Meal sabor chocolate con proteína de suero natural y fibra glucomanan mezclada con 12 onzas de agua

## Almuerzo (aproximadamente a las 12:30 de la mañana)

*Beba para su peso perfecto*: 12-16 onzas de agua

Prepare una ensalada verde con judías variadas, aguacate, zanahorias, pepino, apio, tomates, lombarda, pimientos rojos, cebollas rojas, brotes, 2 onzas de frijoles enlatados (negros, garbanzos y pintos), y 2 onzas de atún enlatado bajo en mercurio y alto en omega-3 (vea la Guía de Recursos EPI en la página 357 para productos recomendados).

Para el aliño de la ensalada, mezcle aceite de oliva extravirgen, vinagre de sidra o jugo de limón, salsa de soja naturalmente preparada, aminos líquidos, sal marina y especias, o mezcle una cucharada de aceite de oliva extravirgen con una cucharada de un aliño sano comprado en la tienda.

Una pieza de fruta de la temporada.

*Tome suplementos para su peso perfecto*: Tome dos o tres cápsulas de multivitaminas completas y de una a tres cápsulas de fucoxantin concentrado.

### Aperitivo perfecto (aproximadamente a las 3:30 de la tarde)

*Beba para su peso perfecto*: 8-12 onzas de agua

Una barrita nutritiva integral de Perfect Weight America Chocolate Mac-Nut Crunch

o

Una ración de suplemento Perfect Meal sabor vainilla con proteína de suero natural y fibra glucomanan mezclada con 12 onzas de agua

### Cena (aproximadamente a las 6:15 de la tarde, pero trate de terminar de cenar a las 7:00 de la tarde)

*Beba para su peso perfecto*: 12-16 onzas de agua

Filete de carne roja o carne picada (res, búfalo o venado)

Espinacas salteadas

Batata asada con mantequilla

Prepare una ensalada verde con judías variadas, aguacate, zanahorias, pepino, apio, tomates, lombarda, pimientos rojos, cebollas rojas y brotes.

Para el aliño de la ensalada, mezcle aceite de oliva extravirgen, vinagre de sidra o jugo de limón, salsa de soja naturalmente preparada, aminos líquidos, sal marina y especias, o mezcle una cucharada de aceite de oliva extravirgen con una cucharada de un aliño sano comprado en la tienda.

*Tome suplementos para su peso perfecto*: Tome dos o tres cápsulas de multivitaminas completas y de una a tres cápsulas de fucoxantin concentrado, y de 1 a 3 cucharaditas (o de tres a nueve cápsulas) de complejo de aceite de hígado de bacalao con omega-3.

### Antes de irse a la cama

*Piense para su peso perfecto*: Haga el ejercicio de Códigos Sanadores de la página 211.

*Beba para su peso perfecto*: 8-12 onzas de agua (opcional, desde luego)

*Póngase en forma para su peso perfecto*: Haga cinco minutos de ejercicios de respiración profunda respirando lentamente durante cinco segundos por la nariz (inhale), retenga el aire un segundo, seguido por una fuerte exhalación por la boca, vaciando por completo sus pulmones con cada exhalación y llenándolos por completo con cada inhalación. Repita de dos a cinco minutos.

*Duerma para su peso perfecto*: Váyase a la cama a las 10:30 de la noche.

## Tipo carne, mujer
## Fase III (semanas 9–12)

### Día 1

**Al despertarse**

*Beba para su peso perfecto*: 16-24 onzas de agua.

*Piense para su peso perfecto*: Pase algún tiempo esta mañana visualizándose con su peso perfecto. Véase haciendo las cosas que ahora piensa que no puede hacer o no hace porque no está usted en su peso perfecto. Visualícese sintiéndose estupendamente, libre de todas las enfermedades de las que la gente le ha dicho que tiene riesgo de padecer. Luego, véase en su peso perfecto, inspirando a su familia y amigos, quienes comentan lo estupendo que usted se ve. Ahora póngase delante del espejo y repita:

*Hoy voy dar otro paso positivo hacia alcanzar mi peso perfecto.*

Luego haga el ejercicio de Códigos Sanadores, que está en la página 211. Recomiendo que haga este ejercicio al menos dos veces por día —una vez en la mañana y una vez en la noche—, pero siéntase libre para probar este ejercicio de dos minutos tres, cuatro, o cinco veces por día.

*Póngase en forma para su peso perfecto*: Haga ejercicios EIF durante veinte minutos, escogiendo entre actividades físicas como esprintar, ejercicios de levantar pesas, ejercicios de fuerza con bandas, pelotas medicinales, pesas, bicicleta estática o step. (Ejemplos en vídeo de estos ejercicios pueden encontrarse en www.PerfectWeightAmerica.com.)

**Desayuno (aproximadamente a las 7:30 de la mañana)**

*Beba para su peso perfecto*: 8-12 onzas de agua

Haga un jugo granizado en una batidora con los siguientes ingredientes:

- 1 taza de yogur o kéfir con leche entera
- 1 cucharadita de aceite de linaza orgánico
- 1 cucharadita de aceite de coco extravirgen
- 1 cucharada de miel orgánica
- 1 taza de fruta orgánica, fresca o congelada (bayas, melocotones, piña, etc.)
- 2 *scoops* de proteína de leche de cabra en polvo (ver la Guía de Recursos EPI en la página 357 para recomendaciones)
- Una pizca de extracto de vainilla (opcional)

*Tome suplementos para su peso perfecto*: Tome dos o tres cápsulas de multivitaminas completas y de una a cuatro cápsulas de fucoxantin concentrado (ver la Guía de Recursos EPI en la página 357 para productos recomendados).

**Aperitivo perfecto (aproximadamente a las 10:00 de la mañana)**

*Beba para su peso perfecto*: 8-12 onzas de agua

Una barrita nutritiva integral de Perfect Weight America Peanut Butter Chocolate Chip (ver la Guía de Recursos EPI en la página 357 para productos recomendados)

o

Una ración de suplemento Perfect Meal sabor chocolate con proteína de suero natural y fibra glucomanan mezclada con 12 onzas de agua

**Almuerzo (aproximadamente a las 12:30 de la mañana)**

*Beba para su peso perfecto*: 8-12 onzas de agua

Prepare una ensalada verde con judías variadas, aguacate, zanahorias, pepino, apio, tomates, lombarda, pimientos rojos, cebollas rojas, brotes, 2 onzas de frijoles enlatados (negros, garbanzos y pintos), y dos huevos con omega-3 cocidos.

Para el aliño de la ensalada, mezcle aceite de oliva extravirgen, vinagre de sidra o jugo de limón, salsa de soja naturalmente preparada, aminos líquidos, sal marina y especias, o utilice un aliño sano comprado en la tienda (ver la Guía de Recursos EPI en la página 357 para marcas recomendadas).

*Tome suplementos para su peso perfecto*: Tome dos o tres cápsulas de multivitaminas completas y de una a tres cápsulas de fucoxantin concentrado.

**Aperitivo perfecto (aproximadamente a las 3:30 de la tarde)**

*Beba para su peso perfecto*: 8-12 onzas de agua

Una barrita nutritiva integral de Perfect Weight America Chocolate Mac-Nut Crunch

o

Una ración de suplemento Perfect Meal sabor vainilla con proteína de suero natural y fibra glucomanan mezclada con 12 onzas de agua

**Cena (aproximadamente a las 6:15 de la tarde, pero trate de terminar de cenar a las 7:00 de la tarde)**

*Beba para su peso perfecto*: 12-16 onzas de agua

Pan de carne

Verduras asadas (guisantes, zanahorias y patatas)

Prepare una ensalada verde con judías variadas, aguacate, zanahorias, pepino, apio, tomates, lombarda, pimientos rojos, cebollas rojas y brotes.

Para el aliño de la ensalada, mezcle aceite de oliva extravirgen, vinagre de sidra o jugo de limón, salsa de soja naturalmente preparada, aminos líquidos, sal marina y especias, o utilice un aliño sano comprado en la tienda.

*Tome suplementos para su peso perfecto*: Tome dos o tres cápsulas de multivitaminas completas y de una a tres cápsulas de fucoxantin concentrado, y de 1 a 3 cucharaditas (o de tres a nueve cápsulas) de complejo de aceite de hígado de bacalao con omega-3 (ver la Guía de Recursos EIP en la página 357 para productos recomendados).

**Antes de irse a la cama**

*Piense para su peso perfecto*: Haga el ejercicio de Códigos Sanadores de la página 211.

*Beba para su peso perfecto*: 8-12 onzas de agua (opcional, desde luego)

*Póngase en forma para su peso perfecto*: Haga cinco minutos de ejercicios de respiración profunda respirando lentamente durante cinco segundos por la nariz (inhale), retenga el aire un segundo, seguido por una fuerte exhalación por la boca, vaciando por completo sus pulmones con cada exhalación y llenándolos por completo con cada inhalación. Repita de dos a cinco minutos.

*Duerma para su peso perfecto*: Váyase a la cama a las 10:30 de la noche.

## Día 2

**Al despertarse**

*Beba para su peso perfecto*: 16-24 onzas de agua.

*Piense para su peso perfecto*: Pase algún tiempo esta mañana visualizándose con su peso perfecto. Véase haciendo las cosas que ahora piensa que no puede hacer o no hace porque no está usted en su peso perfecto. Visualícese sintiéndose estupendamente, libre de todas las enfermedades de las que la gente le ha dicho que tiene riesgo de padecer. Luego, véase en su peso perfecto, inspirando a su familia y amigos, quienes comentan lo estupendo que usted se ve. Ahora póngase delante del espejo y repita:

*Hoy voy dar otro paso positivo hacia alcanzar mi peso perfecto.*

Luego haga el ejercicio de Códigos Sanadores, que está en la página 211. Recomiendo que haga este ejercicio al menos dos veces por día —una vez en la mañana y una vez en la noche—, pero siéntase libre para probar este ejercicio de dos minutos tres, cuatro, o cinco veces por día.

*Póngase en forma para su peso perfecto*: Haga ejercicios EIF durante veinte minutos, escogiendo entre actividades físicas como esprintar, ejercicios de levantar pesas, ejercicios de fuerza con bandas, pelotas medicinales, pesas, bicicleta estática o step. (Ejemplos en vídeo de estos ejercicios pueden encontrarse en www.PerfectWeightAmerica.com.)

**Desayuno (aproximadamente a las 7:30 de la mañana)**

*Beba para su peso perfecto*: 8-12 onzas de agua

Tortilla de huevo y queso, cocinada en aceite de coco extravirgen

Una tostada de semillas o sin levadura con mantequilla y 1 onza de queso fresco

*Tome suplementos para su peso perfecto*: Tome dos o tres cápsulas de multivitaminas completas y de una a cuatro cápsulas de fucoxantin concentrado.

**Aperitivo perfecto (aproximadamente a las 10:00 de la mañana)**

*Beba para su peso perfecto*: 8-12 onzas de agua

Una barrita nutritiva integral de Perfect Weight America Peanut Butter Chocolate Chip (ver la Guía de Recursos EPI en la página 357 para productos recomendados)

o

Una ración de suplemento Perfect Meal sabor chocolate con proteína de suero natural y fibra glucomanan mezclada con 12 onzas de agua

## Almuerzo (aproximadamente a las 12:30 de la mañana)

*Beba para su peso perfecto*: 12-16 onzas de agua

Prepare una ensalada verde con judías variadas, aguacate, zanahorias, pepino, apio, tomates, lombarda, pimientos rojos, cebollas rojas, brotes, 2 onzas de frijoles enlatados (negros, garbanzos y pintos), y 2 onzas de salmón frío, hervido o enlatado.

Para el aliño de la ensalada, mezcle aceite de oliva extravirgen, vinagre de sidra o jugo de limón, salsa de soja naturalmente preparada, aminos líquidos, sal marina y especias, o utilice un aliño sano comprado en la tienda.

*Tome suplementos para su peso perfecto*: Tome dos o tres cápsulas de multivitaminas completas y de una a tres cápsulas de fucoxantin concentrado.

## Aperitivo perfecto (aproximadamente a las 3:30 de la tarde)

*Beba para su peso perfecto*: 8-12 onzas de agua

Una barrita nutritiva integral de Perfect Weight America Chocolate Mac-Nut Crunch

o

Una ración de suplemento Perfect Meal sabor vainilla con proteína de suero natural y fibra glucomanan mezclada con 12 onzas de agua

## Cena (aproximadamente a las 6:15 de la tarde, pero trate de terminar de cenar a las 7:00 de la tarde)

*Beba para su peso perfecto*: 12-16 onzas de agua

Pescado blanco a la parrilla o salteado

Verduras cocidas (zanahorias, cebollas, guisantes, etc.)

Pequeña ración de grano integral (arroz integral, quinoa, mijo, amaranto, trigo sarraceno)

*Tome suplementos para su peso perfecto*: Tome dos o tres cápsulas de multivitaminas completas y de una a tres cápsulas de fucoxantin concentrado, y de 1 a 3 cucharaditas (o de tres a nueve cápsulas) de complejo de aceite de hígado de bacalao con omega-3.

## Antes de irse a la cama

*Piense para su peso perfecto*: Haga el ejercicio de Códigos Sanadores de la página 211.

*Beba para su peso perfecto*: 8-12 onzas de agua (opcional, desde luego)

*Póngase en forma para su peso perfecto*: Haga cinco minutos de ejercicios de respiración profunda respirando lentamente durante cinco segundos por la nariz (inhale), retenga el aire un segundo, seguido por una fuerte exhalación por la boca, vaciando por completo sus pulmones con cada exhalación y llenándolos por completo con cada inhalación. Repita de dos a cinco minutos.

*Duerma para su peso perfecto*: Váyase a la cama a las 10:30 de la noche.

## Día 3

### Al despertarse

*Beba para su peso perfecto*: 16-24 onzas de agua.

*Piense para su peso perfecto*: Pase algún tiempo esta mañana visualizándose con su peso perfecto. Véase haciendo las cosas que ahora piensa que no puede hacer o no hace porque no está usted en su peso perfecto. Visualícese sintiéndose estupendamente, libre de todas las enfermedades de las que la gente le ha dicho que tiene riesgo de padecer. Luego, véase en su peso perfecto, inspirando a su familia y amigos, quienes comentan lo estupendo que usted se ve. Ahora póngase delante del espejo y repita:

*Hoy voy dar otro paso positivo hacia alcanzar mi peso perfecto.*

Luego haga el ejercicio de Códigos Sanadores, que está en la página 211. Recomiendo que haga este ejercicio al menos dos veces por día —una vez en la mañana y una vez en la noche—, pero siéntase libre para probar este ejercicio de dos minutos tres, cuatro, o cinco veces por día.

*Póngase en forma para su peso perfecto*: Haga ejercicios EIF durante veinte minutos, escogiendo entre actividades físicas como esprintar, ejercicios de levantar pesas, ejercicios de fuerza con bandas, pelotas medicinales, pesas, bicicleta estática o step. (Ejemplos en vídeo de estos ejercicios pueden encontrarse en www.PerfectWeightAmerica.com.)

### Desayuno (aproximadamente a las 7:30 de la mañana)

*Beba para su peso perfecto*: 8-12 onzas de agua

6 onzas de queso cottage orgánico, de leche entera, con fruta (piña, melocotones o bayas), miel y una pizca de extracto de vainilla

*Tome suplementos para su peso perfecto*: Tome dos o tres cápsulas de multivitaminas completas y de una a cuatro cápsulas de fucoxantin concentrado.

### Aperitivo perfecto (aproximadamente a las 10:00 de la mañana)

*Beba para su peso perfecto*: 8-12 onzas de agua

Una barrita nutritiva integral de Perfect Weight America Peanut Butter Chocolate Chip (ver la Guía de Recursos EPI en la página 357 para productos recomendados)

o

Una ración de suplemento Perfect Meal sabor chocolate con proteína de suero natural y fibra glucomanan mezclada con 12 onzas de agua

### Almuerzo (aproximadamente a las 12:30 de la mañana)

*Beba para su peso perfecto*: 12-16 onzas de agua

Prepare una ensalada verde con judías variadas, aguacate, zanahorias, pepino, apio, tomates, lombarda, pimientos rojos, cebollas rojas, brotes, 2 onzas de frijoles enlatados (negros, garbanzos y pintos), y 2 onzas de atún enlatado bajo en mercurio y alto en omega-3 (vea la Guía de Recursos EPI en la página 357 para productos recomendados).

Para el aliño de la ensalada, mezcle aceite de oliva extravirgen, vinagre de sidra o jugo de limón, salsa de soja naturalmente preparada, aminos líquidos, sal marina y especias, o mezcle una cucharada de aceite de oliva extravirgen con una cucharada de un aliño sano comprado en la tienda.

Una pieza de fruta de la temporada.

*Tome suplementos para su peso perfecto*: Tome dos o tres cápsulas de multivitaminas completas y de una a tres cápsulas de fucoxantin concentrado.

### Aperitivo perfecto (aproximadamente a las 3:30 de la tarde)

*Beba para su peso perfecto*: 8-12 onzas de agua

Una barrita nutritiva integral de Perfect Weight America Chocolate Mac-Nut Crunch

o

Una ración de suplemento Perfect Meal sabor vainilla con proteína de suero natural y fibra glucomanan mezclada con 12 onzas de agua

### Cena (aproximadamente a las 6:15 de la tarde, pero trate de terminar de cenar a las 7:00 de la tarde)

*Beba para su peso perfecto*: 12-16 onzas de agua

Carne roja y chili

Galletas saladas de linaza, galletas saladas integrales o chips de maíz asados

Prepare una ensalada verde con judías variadas, aguacate, zanahorias, pepino, apio, tomates, lombarda, pimientos rojos, cebollas rojas y brotes.

Para el aliño de la ensalada, mezcle aceite de oliva extravirgen, vinagre de sidra o jugo de limón, salsa de soja naturalmente preparada, aminos líquidos, sal marina y especias, o mezcle una cucharada de aceite de oliva extravirgen con una cucharada de un aliño sano comprado en la tienda.

*Tome suplementos para su peso perfecto*: Tome dos o tres cápsulas de multivitaminas completas y de una a tres cápsulas de fucoxantin concentrado, y de 1 a 3 cucharaditas (o de tres a nueve cápsulas) de complejo de aceite de hígado de bacalao con omega-3.

### Antes de irse a la cama

*Piense para su peso perfecto*: Haga el ejercicio de Códigos Sanadores de la página 211.

*Beba para su peso perfecto*: 8-12 onzas de agua (opcional, desde luego)

*Póngase en forma para su peso perfecto*: Haga cinco minutos de ejercicios de respiración profunda respirando lentamente durante cinco segundos por la nariz (inhale), retenga el aire un segundo, seguido por una fuerte exhalación por la boca, vaciando por completo sus pulmones con cada exhalación y llenándolos por completo con cada inhalación. Repita de dos a cinco minutos.

*Duerma para su peso perfecto*: Váyase a la cama a las 10:30 de la noche.

## Tipo carne, mujer
## Fase IV (semanas 13–16)

Para la fase IV tiene usted algunas opciones. Si está satisfecho con su progreso, debería continuar en el plan de la fase III y terminar fuerte. Si siente que su pérdida de peso se ha retardado o que le gustaba cómo se sentía en las fases I ó II, puede repetir una de esas fases durante las últimas cuatro semanas.

## Tipo patata, mujer
## Fase I (semanas 1–4)

### Día 1

**Al despertarse**

*Beba para su peso perfecto*: 16-24 onzas de agua.

*Piense para su peso perfecto*: Pase algún tiempo esta mañana visualizándose con su peso perfecto. Véase haciendo las cosas que ahora piensa que no puede hacer o no hace porque no está usted en su peso perfecto. Visualícese sintiéndose estupendamente, libre de todas las enfermedades de las que la gente le ha dicho que tiene riesgo de padecer. Luego, véase en su peso perfecto, inspirando a su familia y amigos, quienes comentan lo estupendo que usted se ve. Ahora póngase delante del espejo y repita:

*Hoy voy dar otro paso positivo hacia alcanzar mi peso perfecto.*

Luego haga el ejercicio de Códigos Sanadores, que está en la página 211. Recomiendo que haga este ejercicio al menos dos veces por día —una vez en la mañana y una vez en la noche—, pero siéntase libre para probar este ejercicio de dos minutos tres, cuatro, o cinco veces por día.

*Póngase en forma para su peso perfecto*: Haga ejercicios EIF durante veinte minutos, escogiendo entre actividades físicas como esprintar, ejercicios de levantar pesas, ejercicios de fuerza con bandas, pelotas medicinales, pesas, bicicleta estática o step. (Ejemplos en vídeo de estos ejercicios pueden encontrarse en www.PerfectWeightAmerica.com.)

## Desayuno (aproximadamente a las 7:30 de la mañana)

*Beba para su peso perfecto*: 8-12 onzas de agua

Haga un jugo granizado en una batidora con los siguientes ingredientes:

- 1 taza de yogur o kéfir con leche entera
- 1 cucharadita de aceite de coco extravirgen
- 2 cucharadas de miel orgánica
- 1 taza de fruta orgánica, fresca o congelada (bayas, melocotones, piña, etc.)
- 1 *scoop* de proteína de leche de cabra en polvo (ver la Guía de Recursos EPI en la página 357 para recomendaciones
- Una pizca de extracto de vainilla (opcional)

*Tome suplementos para su peso perfecto*: Tome dos o tres cápsulas de multivitaminas completas y de una a cuatro cápsulas de fucoxantin concentrado (ver la Guía de Recursos EPI en la página 357 para productos recomendados).

## Aperitivo perfecto (aproximadamente a las 10:00 de la mañana)

*Beba para su peso perfecto*: 8-12 onzas de agua

Una barrita nutritiva integral de Garden of Life Fruits of Life (ver la Guía de Recursos EPI en la página 357 para productos recomendados)

o

Una ración de suplemento Perfect Meal sabor chocolate con proteína de suero natural y fibra glucomanan mezclada con 12 onzas de agua

## Almuerzo (aproximadamente a las 12:30 de la mañana)

*Beba para su peso perfecto*: 12-16 onzas de agua

Prepare una ensalada verde con judías variadas, aguacate, zanahorias, pepino, apio, tomates, lombarda, pimientos rojos, cebollas rojas, brotes, 2 onzas de frijoles enlatados (negros, garbanzos y pintos), y dos huevos con omega-3 cocidos.

Para el aliño de la ensalada, mezcle aceite de oliva extravirgen, vinagre de sidra o jugo de limón, salsa de soja naturalmente preparada, aminos líquidos, sal marina y especias, o utilice un aliño sano comprado en la tienda.

Una manzana con piel.

*Tome suplementos para su peso perfecto*: Tome dos o tres cápsulas de multivitaminas completas y de una a tres cápsulas de fucoxantin concentrado.

## Aperitivo perfecto (aproximadamente a las 3:30 de la tarde)

*Beba para su peso perfecto*: 8-12 onzas de agua

De media a una caja de chocolate Rainforest Cacao Chocolate Macadamia Nuts

o

Una ración de suplemento Perfect Meal sabor vainilla con proteína de suero natural y fibra glucomanan mezclada con 12 onzas de agua

**Cena (aproximadamente a las 6:15 de la tarde, pero trate de terminar de cenar a las 7:00 de la tarde)**

*Beba para su peso perfecto*: 12-16 onzas de agua

Salmón asado, hervido o al grill

Guisantes y zanahorias

Prepare una ensalada verde con judías variadas, aguacate, zanahorias, pepino, apio, tomates, lombarda, pimientos rojos, cebollas rojas y brotes.

Para el aliño de la ensalada, mezcle aceite de oliva extravirgen, vinagre de sidra o jugo de limón, salsa de soja naturalmente preparada, aminos líquidos, sal marina y especias, o utilice un aliño sano comprado en la tienda.

*Tome suplementos para su peso perfecto*: Tome dos o tres cápsulas de multivitaminas completas y de una a tres cápsulas de fucoxantin concentrado, y de 1 a 3 cucharaditas (o de tres a nueve cápsulas) de complejo de aceite de hígado de bacalao con omega-3.

## Antes de irse a la cama

*Piense para su peso perfecto*: Haga el ejercicio de Códigos Sanadores de la página 211.

*Beba para su peso perfecto*: 8-12 onzas de agua (opcional, desde luego)

*Póngase en forma para su peso perfecto*: Haga cinco minutos de ejercicios de respiración profunda respirando lentamente durante cinco segundos por la nariz (inhale), retenga el aire un segundo, seguido por una fuerte exhalación por la boca, vaciando por completo sus pulmones con cada exhalación y llenándolos por completo con cada inhalación. Repita de dos a cinco minutos.

*Duerma para su peso perfecto*: Váyase a la cama a las 10:30 de la noche.

## Día 2

## Al despertarse

*Beba para su peso perfecto*: 16-24 onzas de agua.

*Piense para su peso perfecto*: Pase algún tiempo esta mañana visualizándose con su peso perfecto. Véase haciendo las cosas que ahora piensa que no puede hacer o no hace porque no está usted en su peso perfecto. Visualícese sintiéndose estupendamente, libre de todas las enfermedades de las que la gente le ha dicho que tiene riesgo de padecer. Luego, véase en su peso perfecto, inspirando a su familia y amigos, quienes comentan lo estupendo que usted se ve. Ahora póngase delante del espejo y repita:

*Hoy voy dar otro paso positivo hacia alcanzar mi peso perfecto.*

Luego haga el ejercicio de Códigos Sanadores, que está en la página 211. Recomiendo que haga este ejercicio al menos dos veces por día —una vez en la mañana y una vez en la noche—, pero siéntase libre para probar este ejercicio de dos minutos tres, cuatro, o cinco veces por día.

*Póngase en forma para su peso perfecto*: Haga ejercicios EIF durante veinte minutos, escogiendo entre actividades físicas como esprintar, ejercicios de levantar pesas, ejercicios de fuerza con bandas, pelotas medicinales, pesas, bicicleta estática o step. (Ejemplos en vídeo de estos ejercicios pueden encontrarse en www.PerfectWeightAmerica.com.)

## Desayuno (aproximadamente a las 7:30 de la mañana)

*Beba para su peso perfecto*: 8-12 onzas de agua

Dos huevos de cualquier estilo, cocinados en aceite de coco extravirgen

Sofrito de cebollas, champiñones y pimientos

Una ración de uvas

*Tome suplementos para su peso perfecto*: Tome dos o tres cápsulas de multivitaminas completas y de una a cuatro cápsulas de fucoxantin concentrado.

## Aperitivo perfecto (aproximadamente a las 10:00 de la mañana)

*Beba para su peso perfecto*: 8-12 onzas de agua

Una barrita nutritiva integral de Garden of Life Super Seed (ver la Guía de Recursos EPI en la página 357 para productos recomendados)

o

Una ración de suplemento Perfect Meal sabor chocolate con proteína de suero natural y fibra glucomanan mezclada con 12 onzas de agua

## Almuerzo (aproximadamente a las 12:30 de la mañana)

*Beba para su peso perfecto*: 12-16 onzas de agua

Prepare una ensalada verde con judías variadas, aguacate, zanahorias, pepino, apio, tomates, lombarda, pimientos rojos, cebollas rojas, brotes, 2 onzas de frijoles enlatados (negros, garbanzos y pintos), y 2 onzas de salmón frío, hervido o enlatado.

Para el aliño de la ensalada, mezcle aceite de oliva extravirgen, vinagre de sidra o jugo de limón, salsa de soja naturalmente preparada, aminos líquidos, sal marina y especias, o mezcle una cucharada de aceite de oliva extravirgen con una cucharada de un aliño sano comprado en la tienda.

Una manzana con piel.

*Tome suplementos para su peso perfecto*: Tome dos o tres cápsulas de multivitaminas completas y de una a tres cápsulas de fucoxantin concentrado.

## Aperitivo perfecto (aproximadamente a las 3:30 de la tarde)

*Beba para su peso perfecto*: 8-12 onzas de agua

De media a una caja de chocolate Rainforest Cacao Chocolate Macadamia Nuts

o

Una ración de suplemento Perfect Meal sabor vainilla con proteína de suero natural y fibra glucomanan mezclada con 12 onzas de agua

**Cena (aproximadamente a las 6:15 de la tarde, pero trate de terminar de cenar a las 7:00 de la tarde)**

*Beba para su peso perfecto*: 12-16 onzas de agua

Pollo orgánico asado

Verduras cocinadas (zanahorias, cebollas, guisantes, etc.)

Prepare una ensalada verde con judías variadas, aguacate, zanahorias, pepino, apio, tomates, lombarda, pimientos rojos, cebollas rojas y brotes.

Para el aliño de la ensalada, mezcle aceite de oliva extravirgen, vinagre de sidra o jugo de limón, salsa de soja naturalmente preparada, aminos líquidos, sal marina y especias, o mezcle una cucharada de aceite de oliva extravirgen con una cucharada de un aliño sano comprado en la tienda.

*Tome suplementos para su peso perfecto*: Tome dos o tres cápsulas de multivitaminas completas y de una a tres cápsulas de fucoxantin concentrado, y de 1 a 3 cucharaditas (o de tres a nueve cápsulas) de complejo de aceite de hígado de bacalao con omega-3.

## Antes de irse a la cama

*Piense para su peso perfecto*: Haga el ejercicio de Códigos Sanadores de la página 211.

*Beba para su peso perfecto*: 8-12 onzas de agua (opcional, desde luego)

*Póngase en forma para su peso perfecto*: Haga cinco minutos de ejercicios de respiración profunda respirando lentamente durante cinco segundos por la nariz (inhale), retenga el aire un segundo, seguido por una fuerte exhalación por la boca, vaciando por completo sus pulmones con cada exhalación y llenándolos por completo con cada inhalación. Repita de dos a cinco minutos.

*Duerma para su peso perfecto*: Váyase a la cama a las 10:30 de la noche.

## Día 3

### Al despertarse

*Beba para su peso perfecto*: 16-24 onzas de agua.

*Piense para su peso perfecto*: Pase algún tiempo esta mañana visualizándose con su peso perfecto. Véase haciendo las cosas que ahora piensa que no puede hacer o no hace porque no está usted en su peso perfecto. Visualícese sintiéndose estupendamente, libre de todas las enfermedades de las que la gente le ha dicho que tiene riesgo de padecer. Luego, véase en su peso perfecto, inspirando a su familia y amigos, quienes comentan lo estupendo que usted se ve. Ahora póngase delante del espejo y repita:

*Hoy voy dar otro paso positivo hacia alcanzar mi peso perfecto.*

Luego haga el ejercicio de Códigos Sanadores, que está en la página 211. Recomiendo que haga este ejercicio al menos dos veces por día —una vez en la mañana y una vez en la noche—, pero siéntase libre para probar este ejercicio de dos minutos tres, cuatro, o cinco veces por día.

*Póngase en forma para su peso perfecto*: Haga ejercicios EIF durante veinte minutos, escogiendo entre actividades físicas como esprintar, ejercicios de levantar pesas, ejercicios de fuerza con bandas, pelotas medicinales, pesas, bicicleta estática o step. (Ejemplos en vídeo de estos ejercicios pueden encontrarse en www.PerfectWeightAmerica.com.)

## Desayuno (aproximadamente a las 7:30 de la mañana)

*Beba para su peso perfecto*: 8-12 onzas de agua

4-8 onzas de yogur orgánico, de leche entera, con fruta (piña, melocotones o bayas), miel y una pizca de extracto de vainilla

Un puñado de almendras crudas

*Tome suplementos para su peso perfecto*: Tome dos o tres cápsulas de multivitaminas completas y de una a cuatro cápsulas de fucoxantin concentrado.

## Aperitivo perfecto (aproximadamente a las 10:00 de la mañana)

*Beba para su peso perfecto*: 8-12 onzas de agua

Una barrita nutritiva integral de Garden of Life Perfect Food Chocolate Greens (ver la Guía de Recursos de EPI en la página 357 para productos recomendados)

o

Una ración de suplemento Perfect Meal sabor chocolate y verduras con una mezcla de alimentos verdes, proteína de suero natural y fibra glucomanan mezclada con 12 onzas de agua

## Almuerzo (aproximadamente a las 12:30 de la mañana)

*Beba para su peso perfecto*: 12-16 onzas de agua

Prepare una ensalada verde con judías variadas, aguacate, zanahorias, pepino, apio, tomates, lombarda, pimientos rojos, cebollas rojas, brotes, 2 onzas de frijoles enlatados (negros, garbanzos y pintos), y 2 onzas de atún enlatado bajo en mercurio y alto en omega-3.

Para el aliño de la ensalada, mezcle aceite de oliva extravirgen, vinagre de sidra o jugo de limón, salsa de soja naturalmente preparada, aminos líquidos, sal marina y especias, o una cucharada de un aliño sano comprado en la tienda.

Una pieza de fruta de la temporada.

*Tome suplementos para su peso perfecto*: Tome dos o tres cápsulas de multivitaminas completas y de una a tres cápsulas de fucoxantin concentrado.

## Aperitivo perfecto (aproximadamente a las 3:30 de la tarde)

*Beba para su peso perfecto*: 8-12 onzas de agua

De media a una caja de chocolate Rainforest Cacao Chocolate Macadamia Nuts

o

Una ración de suplemento Perfect Meal sabor vainilla con proteína de suero natural y fibra glucomanan mezclada con 12 onzas de agua

**Cena (aproximadamente a las 6:15 de la tarde, pero trate de terminar de cenar a las 7:00 de la tarde)**

*Beba para su peso perfecto*: 12-16 onzas de agua

Filete de carne roja (res, búfalo o venado)

Brócoli al vapor

Prepare una ensalada verde con judías variadas, aguacate, zanahorias, pepino, apio, tomates, lombarda, pimientos rojos, cebollas rojas y brotes.

Para el aliño de la ensalada, mezcle aceite de oliva extravirgen, vinagre de sidra o jugo de limón, salsa de soja naturalmente preparada, aminos líquidos, sal marina y especias, o mezcle una cucharada de aceite de oliva extravirgen con una cucharada de un aliño sano comprado en la tienda.

*Tome suplementos para su peso perfecto*: Tome dos o tres cápsulas de multivitaminas completas y de una a tres cápsulas de fucoxantin concentrado, y de 1 a 3 cucharaditas (o de tres a nueve cápsulas) de complejo de aceite de hígado de bacalao con omega-3.

### Antes de irse a la cama

*Piense para su peso perfecto*: Haga el ejercicio de Códigos Sanadores de la página 211.

*Beba para su peso perfecto*: 8-12 onzas de agua (opcional, desde luego)

*Póngase en forma para su peso perfecto*: Haga cinco minutos de ejercicios de respiración profunda respirando lentamente durante cinco segundos por la nariz (inhale), retenga el aire un segundo, seguido por una fuerte exhalación por la boca, vaciando por completo sus pulmones con cada exhalación y llenándolos por completo con cada inhalación. Repita de dos a cinco minutos.

*Duerma para su peso perfecto*: Váyase a la cama a las 10:30 de la noche.

---

## Tipo patata, mujer
## Fase II (semanas 5–8)

---

### Día 1

### Al despertarse

*Beba para su peso perfecto*: 16-24 onzas de agua.

*Piense para su peso perfecto*: Pase algún tiempo esta mañana visualizándose con su peso perfecto. Véase haciendo las cosas que ahora piensa que no puede hacer o no hace porque no está usted en su peso perfecto. Visualícese sintiéndose estupendamente, libre de todas las enfermedades de las que la gente le ha dicho que tiene riesgo de padecer. Luego, véase en su peso perfecto, inspirando a su familia y amigos, quienes comentan lo estupendo que usted se ve. Ahora póngase delante del espejo y repita:

*Hoy voy dar otro paso positivo hacia alcanzar mi peso perfecto.*

Luego haga el ejercicio de Códigos Sanadores, que está en la página 211. Recomiendo que haga este ejercicio al menos dos veces por día —una vez en la mañana y una vez en la noche—, pero siéntase libre para probar este ejercicio de dos minutos tres, cuatro, o cinco veces por día.

*Póngase en forma para su peso perfecto*: Haga ejercicios EIF durante veinte minutos, escogiendo entre actividades físicas como esprintar, ejercicios de levantar pesas, ejercicios de fuerza con bandas, pelotas medicinales, pesas, bicicleta estática o step. (Ejemplos en vídeo de estos ejercicios pueden encontrarse en www.PerfectWeightAmerica.com.)

## Desayuno (aproximadamente a las 7:30 de la mañana)

*Beba para su peso perfecto*: 8-12 onzas de agua

Haga un jugo granizado en una batidora con los siguientes ingredientes:

- 1 taza de yogur o kéfir con leche entera
- 1 cucharadita de aceite de coco extravirgen
- 2 cucharadas de miel orgánica
- 1 taza de fruta orgánica, fresca o congelada (bayas, melocotones, piña, etc.)
- 1 cucharada de proteína de leche de cabra en polvo (ver la Guía de Recursos EPI en la página 357 para recomendaciones
- Una pizca de extracto de vainilla (opcional)

*Tome suplementos para su peso perfecto*: Tome dos o tres cápsulas de multivitaminas completas y de una a cuatro cápsulas de fucoxantin concentrado (ver la Guía de Recursos EPI en la página 357 para productos recomendados).

## Aperitivo perfecto (aproximadamente a las 10:00 de la mañana)

*Beba para su peso perfecto*: 8-12 onzas de agua

Una barrita nutritiva integral de Garden of Life Fruit of Life (ver la Guía de Recursos EPI en la página 357 para productos recomendados)

o

Una ración de suplemento Perfect Meal sabor chocolate con proteína de suero natural y fibra glucomanan mezclada con 12 onzas de agua

## Almuerzo (aproximadamente a las 12:30 de la mañana)

*Beba para su peso perfecto*: 12-16 onzas de agua

Prepare una ensalada verde con judías variadas, aguacate, zanahorias, pepino, apio, tomates, lombarda, pimientos rojos, cebollas rojas, brotes, 2 onzas de frijoles enlatados (negros, garbanzos y pintos), y dos huevos con omega-3 cocidos.

Para el aliño de la ensalada, mezcle aceite de oliva extravirgen, vinagre de sidra o jugo de limón, salsa de soja naturalmente preparada, aminos líquidos, sal marina y especias, o utilice un aliño sano comprado en la tienda.

Una pieza de fruta

*Tome suplementos para su peso perfecto*: Tome dos o tres cápsulas de multivitaminas completas y de una a tres cápsulas de fucoxantin concentrado.

## Aperitivo perfecto (aproximadamente a las 3:30 de la tarde)

*Beba para su peso perfecto*: 8-12 onzas de agua

De media a una caja de chocolate Rainforest Cacao Chocolate Macadamia Nuts

o

Una ración de suplemento Perfect Meal sabor vainilla con proteína de suero natural y fibra glucomanan mezclada con 12 onzas de agua

## Cena (aproximadamente a las 6:15 de la tarde, pero trate de terminar de cenar a las 7:00 de la tarde)

*Beba para su peso perfecto*: 12-16 onzas de agua

Pescado hervido

Espinacas salteadas

Prepare una ensalada verde con judías variadas, aguacate, zanahorias, pepino, apio, tomates, lombarda, pimientos rojos, cebollas rojas y brotes.

Para el aliño de la ensalada, mezcle aceite de oliva extravirgen, vinagre de sidra o jugo de limón, salsa de soja naturalmente preparada, aminos líquidos, sal marina y especias, o utilice un aliño sano comprado en la tienda.

*Tome suplementos para su peso perfecto*: Tome dos o tres cápsulas de multivitaminas completas y de una a tres cápsulas de fucoxantin concentrado, y de 1 a 3 cucharaditas (o de tres a nueve cápsulas) de complejo de aceite de hígado de bacalao con omega-3 (ver la Guía de Recursos EPI en la página 357 para productos recomendados).

## Antes de irse a la cama

*Piense para su peso perfecto*: Haga el ejercicio de Códigos Sanadores de la página 211.

*Beba para su peso perfecto*: 8-12 onzas de agua (opcional, desde luego)

*Póngase en forma para su peso perfecto*: Haga cinco minutos de ejercicios de respiración profunda respirando lentamente durante cinco segundos por la nariz (inhale), retenga el aire un segundo, seguido por una fuerte exhalación por la boca, vaciando por completo sus pulmones con cada exhalación y llenándolos por completo con cada inhalación. Repita de dos a cinco minutos.

*Duerma para su peso perfecto*: Váyase a la cama a las 10:30 de la noche.

## Día 2

### Al despertarse

*Beba para su peso perfecto*: 16-24 onzas de agua.

*Piense para su peso perfecto*: Pase algún tiempo esta mañana visualizándose con su peso perfecto. Véase haciendo las cosas que ahora piensa que no puede hacer o no hace porque no está usted en su peso perfecto. Visualícese sintiéndose estupendamente, libre de todas las enfermedades de las que la gente le ha dicho que tiene riesgo de padecer. Luego, véase en su peso perfecto, inspirando a su familia y amigos, quienes comentan lo estupendo que usted se ve. Ahora póngase delante del espejo y repita:

*Hoy voy dar otro paso positivo hacia alcanzar mi peso perfecto.*

Luego haga el ejercicio de Códigos Sanadores, que está en la página 211. Recomiendo que haga este ejercicio al menos dos veces por día —una vez en la mañana y una vez en la noche—, pero siéntase libre para probar este ejercicio de dos minutos tres, cuatro, o cinco veces por día.

*Póngase en forma para su peso perfecto:* Haga ejercicios EIF durante veinte minutos, escogiendo entre actividades físicas como esprintar, ejercicios de levantar pesas, ejercicios de fuerza con bandas, pelotas medicinales, pesas, bicicleta estática o step. (Ejemplos en vídeo de estos ejercicios pueden encontrarse en www.PerfectWeightAmerica.com.)

## Desayuno (aproximadamente a las 7:30 de la mañana)

*Beba para su peso perfecto:* 8-12 onzas de agua

2 onzas de almendras crudas

Un plátano

*Tome suplementos para su peso perfecto:* Tome dos o tres cápsulas de multivitaminas completas y de una a cuatro cápsulas de fucoxantin concentrado.

## Aperitivo perfecto (aproximadamente a las 10:00 de la mañana)

*Beba para su peso perfecto:* 8-12 onzas de agua

Una barrita nutritiva integral de Garden of Life Super Seed (ver la Guía de Recursos EPI en la página 357 para productos recomendados)

o

Una ración de suplemento Perfect Meal sabor chocolate con proteína de suero natural y fibra glucomanan mezclada con 12 onzas de agua

## Almuerzo (aproximadamente a las 12:30 de la mañana)

*Beba para su peso perfecto:* 12-16 onzas de agua

Prepare una ensalada verde con judías variadas, aguacate, zanahorias, pepino, apio, tomates, lombarda, pimientos rojos, cebollas rojas, brotes, 2 onzas de frijoles enlatados (negros, garbanzos y pintos), y 2 onzas de salmón frío, hervido o enlatado.

Para el aliño de la ensalada, mezcle aceite de oliva extravirgen, vinagre de sidra o jugo de limón, salsa de soja naturalmente preparada, aminos líquidos, sal marina y especias, o utilice un aliño sano comprado en la tienda.

Uvas orgánicas

*Tome suplementos para su peso perfecto:* Tome dos o tres cápsulas de multivitaminas completas y de una a tres cápsulas de fucoxantin concentrado.

### Aperitivo perfecto (aproximadamente a las 3:30 de la tarde)

*Beba para su peso perfecto*: 8-12 onzas de agua

De media a una caja de chocolate Rainforest Cacao Chocolate Macadamia Nuts

o

Una ración de suplemento Perfect Meal sabor vainilla con proteína de suero natural y fibra glucomanan mezclada con 12 onzas de agua

### Cena (aproximadamente a las 6:15 de la tarde, pero trate de terminar de cenar a las 7:00 de la tarde)

*Beba para su peso perfecto*: 12-16 onzas de agua

Pollo al grill

Verduras al grill (cebollas, pimientos y calabacín)

Batata asada con mantequilla

*Tome suplementos para su peso perfecto*: Tome dos o tres cápsulas de multivitaminas completas y de una a tres cápsulas de fucoxantin concentrado, y de 1 a 3 cucharaditas (o de tres a nueve cápsulas) de complejo de aceite de hígado de bacalao con omega-3.

### Antes de irse a la cama

*Piense para su peso perfecto*: Haga el ejercicio de Códigos Sanadores de la página 211.

*Beba para su peso perfecto*: 8-12 onzas de agua (opcional, desde luego)

*Póngase en forma para su peso perfecto*: Haga cinco minutos de ejercicios de respiración profunda respirando lentamente durante cinco segundos por la nariz (inhale), retenga el aire un segundo, seguido por una fuerte exhalación por la boca, vaciando por completo sus pulmones con cada exhalación y llenándolos por completo con cada inhalación. Repita de dos a cinco minutos.

*Duerma para su peso perfecto*: Váyase a la cama a las 10:30 de la noche.

## Día 3

### Al despertarse

*Beba para su peso perfecto*: 16-24 onzas de agua.

*Piense para su peso perfecto*: Pase algún tiempo esta mañana visualizándose con su peso perfecto. Véase haciendo las cosas que ahora piensa que no puede hacer o no hace porque no está usted en su peso perfecto. Visualícese sintiéndose estupendamente, libre de todas las enfermedades de las que la gente le ha dicho que tiene riesgo de padecer. Luego, véase en su peso perfecto, inspirando a su familia y amigos, quienes comentan lo estupendo que usted se ve. Ahora póngase delante del espejo y repita:

*Hoy voy dar otro paso positivo hacia alcanzar mi peso perfecto.*

Luego haga el ejercicio de Códigos Sanadores, que está en la página 211. Recomiendo que haga este ejercicio al menos dos veces por día —una vez en la

mañana y una vez en la noche—, pero siéntase libre para probar este ejercicio de dos minutos tres, cuatro, o cinco veces por día.

*Póngase en forma para su peso perfecto*: Haga ejercicios EIF durante veinte minutos, escogiendo entre actividades físicas como esprintar, ejercicios de levantar pesas, ejercicios de fuerza con bandas, pelotas medicinales, pesas, bicicleta estática o step. (Ejemplos en vídeo de estos ejercicios pueden encontrarse en www.PerfectWeightAmerica.com.)

## Desayuno (aproximadamente a las 7:30 de la mañana)

*Beba para su peso perfecto*: 8-12 onzas de agua

4-8 onzas de yogur orgánico, de leche entera, con fruta (piña, melocotones o bayas), miel y una pizca de extracto de vainilla

Un puñado de almendras crudas

*Tome suplementos para su peso perfecto*: Tome dos o tres cápsulas de multivitaminas completas y de una a cuatro cápsulas de fucoxantin concentrado.

## Aperitivo perfecto (aproximadamente a las 10:00 de la mañana)

*Beba para su peso perfecto*: 8-12 onzas de agua

Una barrita nutritiva integral de Garden of Life Perfect Food Chocolate Greens (ver la Guía de Recursos de EPI en la página 357 para productos recomendados)

o

Una ración de suplemento Perfect Meal sabor chocolate y verduras con una mezcla de alimentos verdes, proteína de suero natural y fibra glucomanan mezclada con 12 onzas de agua

## Almuerzo (aproximadamente a las 12:30 de la mañana)

*Beba para su peso perfecto*: 12-16 onzas de agua

Prepare una ensalada verde con judías variadas, aguacate, zanahorias, pepino, apio, tomates, lombarda, pimientos rojos, cebollas rojas, brotes, 2 onzas de frijoles enlatados (negros, garbanzos y pintos), y 2 onzas de atún enlatado bajo en mercurio y alto en omega-3 (vea la Guía de Recursos EPI en la página 357 para productos recomendados).

Para el aliño de la ensalada, mezcle aceite de oliva extravirgen, vinagre de sidra o jugo de limón, salsa de soja naturalmente preparada, aminos líquidos, sal marina y especias, o utilice un aliño sano comprado en la tienda.

Una pieza de fruta de la temporada.

*Tome suplementos para su peso perfecto*: Tome dos o tres cápsulas de multivitaminas completas y de una a tres cápsulas de fucoxantin concentrado.

## Aperitivo perfecto (aproximadamente a las 3:30 de la tarde)

*Beba para su peso perfecto*: 8-12 onzas de agua

Una barrita nutritiva integral de Perfect Weight America Chocolate Mac-Nut Crunch

o

Una ración de suplemento Perfect Meal sabor vainilla con proteína de suero natural y fibra glucomanan mezclada con 12 onzas de agua

**Cena (aproximadamente a las 6:15 de la tarde, pero trate de terminar de cenar a las 7:00 de la tarde)**

*Beba para su peso perfecto*: 12-16 onzas de agua

Chili con carne roja

Patatas asadas

Prepare una ensalada verde con judías variadas, aguacate, zanahorias, pepino, apio, tomates, lombarda, pimientos rojos, cebollas rojas y brotes.

Para el aliño de la ensalada, mezcle aceite de oliva extravirgen, vinagre de sidra o jugo de limón, salsa de soja naturalmente preparada, aminos líquidos, sal marina y especias, o utilice un aliño sano comprado en la tienda.

*Tome suplementos para su peso perfecto*: Tome dos o tres cápsulas de multivitaminas completas y de una a tres cápsulas de fucoxantin concentrado, y de 1 a 3 cucharaditas (o de tres a nueve cápsulas) de complejo de aceite de hígado de bacalao con omega-3.

### Antes de irse a la cama

*Piense para su peso perfecto*: Haga el ejercicio de Códigos Sanadores de la página 211.

*Beba para su peso perfecto*: 8-12 onzas de agua (opcional, desde luego)

*Póngase en forma para su peso perfecto*: Haga cinco minutos de ejercicios de respiración profunda respirando lentamente durante cinco segundos por la nariz (inhale), retenga el aire un segundo, seguido por una fuerte exhalación por la boca, vaciando por completo sus pulmones con cada exhalación y llenándolos por completo con cada inhalación. Repita de dos a cinco minutos.

*Duerma para su peso perfecto*: Váyase a la cama a las 10:30 de la noche.

---

## Tipo patata, mujer
## Fase III (semanas 9–12)

---

### Día 1

### Al despertarse

*Beba para su peso perfecto*: 16-24 onzas de agua.

*Piense para su peso perfecto*: Pase algún tiempo esta mañana visualizándose con su peso perfecto. Véase haciendo las cosas que ahora piensa que no puede hacer o no hace porque no está usted en su peso perfecto. Visualícese sintiéndose estupendamente, libre de todas las enfermedades de las que la gente le ha dicho que tiene riesgo de padecer. Luego, véase en su peso perfecto, inspirando a su familia y amigos, quienes comentan lo estupendo que usted se ve. Ahora póngase delante del espejo y repita:

*Hoy voy dar otro paso positivo hacia alcanzar mi peso perfecto.*

Luego haga el ejercicio de Códigos Sanadores, que está en la página 211. Recomiendo que haga este ejercicio al menos dos veces por día —una vez en la mañana y una vez en la noche—, pero siéntase libre para probar este ejercicio de dos minutos tres, cuatro, o cinco veces por día.

*Póngase en forma para su peso perfecto*: Haga ejercicios EIF durante veinte minutos, escogiendo entre actividades físicas como esprintar, ejercicios de levantar pesas, ejercicios de fuerza con bandas, pelotas medicinales, pesas, bicicleta estática o step. (Ejemplos en vídeo de estos ejercicios pueden encontrarse en www.PerfectWeightAmerica.com.)

## Desayuno (aproximadamente a las 7:30 de la mañana)

*Beba para su peso perfecto*: 8-12 onzas de agua
Cebada tradicional con miel, canela y uvas pasas
2 onzas de queso cottage y arándanos
*Tome suplementos para su peso perfecto*: Tome dos o tres cápsulas de multivitaminas completas y de una a cuatro cápsulas de fucoxantin concentrado (ver la Guía de Recursos EPI en la página 357 para productos recomendados).

## Aperitivo perfecto (aproximadamente a las 10:00 de la mañana)

*Beba para su peso perfecto*: 8-12 onzas de agua
Una barrita nutritiva integral de Garden of Life Fruit of Life (ver la Guía de Recursos EPI en la página 357 para productos recomendados)
o
Una ración de suplemento Perfect Meal sabor chocolate con proteína de suero natural y fibra glucomanan mezclada con 12 onzas de agua

## Almuerzo (aproximadamente a las 12:30 de la mañana)

*Beba para su peso perfecto*: 12-16 onzas de agua
Pollo asado, pavo o roast beef con lechuga, queso, tomate, brotes y mayo orgánico (aceite de soja, no de colza) sobre pan de semillas integral o sin levadura (ver la Guía de Recursos EPI en la página 357 para marcas recomendadas)
Una manzana con piel
*Tome suplementos para su peso perfecto*: Tome dos o tres cápsulas de multivitaminas completas y de una a tres cápsulas de fucoxantin concentrado.

## Aperitivo perfecto (aproximadamente a las 3:30 de la tarde)

*Beba para su peso perfecto*: 8-12 onzas de agua
De media a una caja de chocolate Rainforest Cacao Chocolate Macadamia Nuts
o
Una ración de suplemento Perfect Meal sabor vainilla con proteína de suero natural y fibra glucomanan mezclada con 12 onzas de agua

## Cena (aproximadamente a las 6:15 de la tarde, pero trate de terminar de cenar a las 7:00 de la tarde)

*Beba para su peso perfecto*: 12-16 onzas de agua

Salmón de agua fría asado, hervido o al grill

Guisantes y zanahorias

Prepare una ensalada verde con judías variadas, aguacate, zanahorias, pepino, apio, tomates, lombarda, pimientos rojos, cebollas rojas y brotes.

Para el aliño de la ensalada, mezcle aceite de oliva extravirgen, vinagre de sidra o jugo de limón, salsa de soja naturalmente preparada, aminos líquidos, sal marina y especias, o utilice un aliño sano comprado en la tienda.

*Tome suplementos para su peso perfecto*: Tome dos o tres cápsulas de multivitaminas completas y de una a tres cápsulas de fucoxantin concentrado, y de 1 a 3 cucharaditas (o de tres a nueve cápsulas) de complejo de aceite de hígado de bacalao con omega-3.

### Antes de irse a la cama

*Piense para su peso perfecto*: Haga el ejercicio de Códigos Sanadores de la página 211.

*Beba para su peso perfecto*: 8-12 onzas de agua (opcional, desde luego)

*Póngase en forma para su peso perfecto*: Haga cinco minutos de ejercicios de respiración profunda respirando lentamente durante cinco segundos por la nariz (inhale), retenga el aire un segundo, seguido por una fuerte exhalación por la boca, vaciando por completo sus pulmones con cada exhalación y llenándolos por completo con cada inhalación. Repita de dos a cinco minutos.

*Duerma para su peso perfecto*: Váyase a la cama a las 10:30 de la noche.

## Día 2

### Al despertarse

*Beba para su peso perfecto*: 16-24 onzas de agua.

*Piense para su peso perfecto*: Pase algún tiempo esta mañana visualizándose con su peso perfecto. Véase haciendo las cosas que ahora piensa que no puede hacer o no hace porque no está usted en su peso perfecto. Visualícese sintiéndose estupendamente, libre de todas las enfermedades de las que la gente le ha dicho que tiene riesgo de padecer. Luego, véase en su peso perfecto, inspirando a su familia y amigos, quienes comentan lo estupendo que usted se ve. Ahora póngase delante del espejo y repita:

*Hoy voy dar otro paso positivo hacia alcanzar mi peso perfecto.*

Luego haga el ejercicio de Códigos Sanadores, que está en la página 211. Recomiendo que haga este ejercicio al menos dos veces por día —una vez en la mañana y una vez en la noche—, pero siéntase libre para probar este ejercicio de dos minutos tres, cuatro, o cinco veces por día.

*Póngase en forma para su peso perfecto*: Haga ejercicios EIF durante veinte minutos, escogiendo entre actividades físicas como esprintar, ejercicios de levantar pesas, ejercicios de fuerza con bandas, pelotas medicinales, pesas, bicicleta estática o step. (Ejemplos en vídeo de estos ejercicios pueden encontrarse en www.PerfectWeightAmerica.com.)

## Desayuno (aproximadamente a las 7:30 de la mañana)
*Beba para su peso perfecto*: 8-12 onzas de agua

Dos huevos de cualquier estilo, cocinados en aceite de coco extravirgen

Una rebanada de pan integral de semillas o sin levadura con mantequilla de almendras y miel

*Tome suplementos para su peso perfecto*: Tome dos o tres cápsulas de multivitaminas completas y de una a cuatro cápsulas de fucoxantin concentrado.

## Aperitivo perfecto (aproximadamente a las 10:00 de la mañana)
*Beba para su peso perfecto*: 8-12 onzas de agua

Una barrita nutritiva integral de Garden of Life Fruits of Life (ver la Guía de Recursos EPI en la página 357 para productos recomendados)

o

Una ración de suplemento Perfect Meal sabor chocolate con proteína de suero natural y fibra glucomanan mezclada con 12 onzas de agua

## Almuerzo (aproximadamente a las 12:30 de la mañana)
*Beba para su peso perfecto*: 12-16 onzas de agua

Prepare una ensalada verde con judías variadas, aguacate, zanahorias, pepino, apio, tomates, lombarda, pimientos rojos, cebollas rojas, brotes, 2 onzas de frijoles enlatados (negros, garbanzos y pintos), y 3 onzas de salmón frío, hervido o enlatado.

Para el aliño de la ensalada, mezcle aceite de oliva extravirgen, vinagre de sidra o jugo de limón, salsa de soja naturalmente preparada, aminos líquidos, sal marina y especias, o utilice una cucharada de un aliño sano comprado en la tienda.

Uvas orgánicas

*Tome suplementos para su peso perfecto*: Tome dos o tres cápsulas de multivitaminas completas y de una a tres cápsulas de fucoxantin concentrado.

## Aperitivo perfecto (aproximadamente a las 3:30 de la tarde)
*Beba para su peso perfecto*: 8-12 onzas de agua

De media a una caja de chocolate Rainforest Cacao Chocolate Macadamia Nuts

o

Una ración de suplemento Perfect Meal sabor vainilla con proteína de suero natural y fibra glucomanan mezclada con 12 onzas de agua

## Cena (aproximadamente a las 6:15 de la tarde, pero trate de terminar de cenar a las 7:00 de la tarde)

*Beba para su peso perfecto*: 12-16 onzas de agua

Kabobs de pollo al grill con piña, pimientos, cebollas y calabacín

Prepare una ensalada verde con judías variadas, aguacate, zanahorias, pepino, apio, tomates, lombarda, pimientos rojos, cebollas rojas y brotes.

Para el aliño de la ensalada, mezcle aceite de oliva extravirgen, vinagre de sidra o jugo de limón, salsa de soja naturalmente preparada, aminos líquidos, sal marina y especias, o mezcle una cucharada de aceite de oliva extravirgen con una cucharada de un aliño sano comprado en la tienda.

*Tome suplementos para su peso perfecto*: Tome dos o tres cápsulas de multivitaminas completas y de una a tres cápsulas de fucoxantin concentrado, y de 1 a 3 cucharaditas (o de tres a nueve cápsulas) de complejo de aceite de hígado de bacalao con omega-3.

### Antes de irse a la cama

*Piense para su peso perfecto*: Haga el ejercicio de Códigos Sanadores de la página 211.

*Beba para su peso perfecto*: 8-12 onzas de agua (opcional, desde luego)

*Póngase en forma para su peso perfecto*: Haga cinco minutos de ejercicios de respiración profunda respirando lentamente durante cinco segundos por la nariz (inhale), retenga el aire un segundo, seguido por una fuerte exhalación por la boca, vaciando por completo sus pulmones con cada exhalación y llenándolos por completo con cada inhalación. Repita de dos a cinco minutos.

*Duerma para su peso perfecto*: Váyase a la cama a las 10:30 de la noche.

## Día 3

### Al despertarse

*Beba para su peso perfecto*: 16-24 onzas de agua.

*Piense para su peso perfecto*: Pase algún tiempo esta mañana visualizándose con su peso perfecto. Véase haciendo las cosas que ahora piensa que no puede hacer o no hace porque no está usted en su peso perfecto. Visualícese sintiéndose estupendamente, libre de todas las enfermedades de las que la gente le ha dicho que tiene riesgo de padecer. Luego, véase en su peso perfecto, inspirando a su familia y amigos, quienes comentan lo estupendo que usted se ve. Ahora póngase delante del espejo y repita:

*Hoy voy dar otro paso positivo hacia alcanzar mi peso perfecto.*

Luego haga el ejercicio de Códigos Sanadores, que está en la página 211. Recomiendo que haga este ejercicio al menos dos veces por día —una vez en la mañana y una vez en la noche—, pero siéntase libre para probar este ejercicio de dos minutos tres, cuatro, o cinco veces por día.

*Póngase en forma para su peso perfecto*: Haga ejercicios EIF durante veinte minutos, escogiendo entre actividades físicas como esprintar, ejercicios de levantar pesas, ejercicios de fuerza con bandas, pelotas medicinales, pesas, bicicleta estática o step. (Ejemplos en vídeo de estos ejercicios pueden encontrarse en www.PerfectWeightAmerica.com.)

## Desayuno (aproximadamente a las 7:30 de la mañana)

*Beba para su peso perfecto*: 8-12 onzas de agua

Cereal seco orgánico de semillas (ver la Guía de Recursos EPI para marcas recomendadas), o 1/2 taza de avena tradicional, sémola de maíz integral o porridge de siete granos

4 onzas de yogur orgánico de leche entera o queso cottage con fruta (piña, melocotones o bayas), miel y una pizca de extracto de vainilla

*Tome suplementos para su peso perfecto*: Tome dos o tres cápsulas de multivitaminas completas y de una a cuatro cápsulas de fucoxantin concentrado.

## Aperitivo perfecto (aproximadamente a las 10:00 de la mañana)

*Beba para su peso perfecto*: 8-12 onzas de agua

Una barrita nutritiva integral de Garden of Life Super Seed (ver la Guía de Recursos de EPI en la página 357 para productos recomendados)

o

Una ración de suplemento Perfect Meal sabor chocolate y verduras con una mezcla de alimentos verdes, proteína de suero natural y fibra glucomanan mezclada con 12 onzas de agua

## Almuerzo (aproximadamente a las 12:30 de la mañana)

*Beba para su peso perfecto*: 12-16 onzas de agua

Prepare una ensalada verde con judías variadas, aguacate, zanahorias, pepino, apio, tomates, lombarda, pimientos rojos, cebollas rojas, brotes, 2 onzas de frijoles enlatados (negros, garbanzos y pintos), y 2 onzas de atún enlatado bajo en mercurio y alto en omega-3.

Para el aliño de la ensalada, mezcle aceite de oliva extravirgen, vinagre de sidra o jugo de limón, salsa de soja naturalmente preparada, aminos líquidos, sal marina y especias, o mezcle una cucharada de aceite de oliva extravirgen con una cucharada de un aliño sano comprado en la tienda.

Una pieza de fruta de la temporada.

*Tome suplementos para su peso perfecto*: Tome dos o tres cápsulas de multivitaminas completas y de una a tres cápsulas de fucoxantin concentrado.

## Aperitivo perfecto (aproximadamente a las 3:30 de la tarde)

*Beba para su peso perfecto*: 8-12 onzas de agua

De media a una caja de chocolate Rainforest Cacao Chocolate Macadamia Nuts

o

Una ración de suplemento Perfect Meal sabor vainilla con proteína de suero natural y fibra glucomanan mezclada con 12 onzas de agua

## Cena (aproximadamente a las 6:15 de la tarde, pero trate de terminar de cenar a las 7:00 de la tarde)

*Beba para su peso perfecto*: 12-16 onzas de agua

Chili de carne roja

Quinoa, guisantes y zanahorias al vapor

Prepare una ensalada verde con judías variadas, aguacate, zanahorias, pepino, apio, tomates, lombarda, pimientos rojos, cebollas rojas y brotes.

Para el aliño de la ensalada, mezcle aceite de oliva extravirgen, vinagre de sidra o jugo de limón, salsa de soja naturalmente preparada, aminos líquidos, sal marina y especias, o mezcle una cucharada de aceite de oliva con una cucharada de un aliño sano comprado en la tienda.

*Tome suplementos para su peso perfecto*: Tome dos o tres cápsulas de multivitaminas completas y de una a tres cápsulas de fucoxantin concentrado, y de 1 a 3 cucharaditas (o de tres a nueve cápsulas) de complejo de aceite de hígado de bacalao con omega-3.

## Antes de irse a la cama

*Piense para su peso perfecto*: Haga el ejercicio de Códigos Sanadores de la página 211.

*Beba para su peso perfecto*: 8-12 onzas de agua (opcional, desde luego)

*Póngase en forma para su peso perfecto*: Haga cinco minutos de ejercicios de respiración profunda respirando lentamente durante cinco segundos por la nariz (inhale), retenga el aire un segundo, seguido por una fuerte exhalación por la boca, vaciando por completo sus pulmones con cada exhalación y llenándolos por completo con cada inhalación. Repita de dos a cinco minutos.

*Duerma para su peso perfecto*: Váyase a la cama a las 10:30 de la noche.

---

## Tipo patata, mujer
## Fase IV (semanas 13–16)

---

Para la fase IV tiene usted algunas opciones. Si está satisfecho con su progreso, debería continuar en el plan de la fase III y terminar fuerte. Si siente que su pérdida de peso se ha retardado o que le gustaba cómo se sentía en las fases I ó II, puede repetir una de esas fases durante las últimas cuatro semanas.

# Tipo carne, hombres
## Fase I (semanas 1-4)

### Día 1

**Al despertarse**

*Beba para su peso perfecto*: 16-24 onzas de agua.

*Piense para su peso perfecto*: Pase algún tiempo esta mañana visualizándose con su peso perfecto. Véase haciendo las cosas que ahora piensa que no puede hacer o no hace porque no está usted en su peso perfecto. Visualícese sintiéndose estupendamente, libre de todas las enfermedades de las que la gente le ha dicho que tiene riesgo de padecer. Luego, véase en su peso perfecto, inspirando a su familia y amigos, quienes comentan lo estupendo que usted se ve. Ahora póngase delante del espejo y repita:

*Hoy voy dar otro paso positivo hacia alcanzar mi peso perfecto.*

Luego haga el ejercicio de Códigos Sanadores, que está en la página 211. Recomiendo que haga este ejercicio al menos dos veces por día —una vez en la mañana y una vez en la noche—, pero siéntase libre para probar este ejercicio de dos minutos tres, cuatro, o cinco veces por día.

*Póngase en forma para su peso perfecto*: Haga ejercicios EIF durante veinte minutos, escogiendo entre actividades físicas como esprintar, ejercicios de levantar pesas, ejercicios de fuerza con bandas, pelotas medicinales, pesas, bicicleta estática o step. (Ejemplos en vídeo de estos ejercicios pueden encontrarse en www.PerfectWeightAmerica.com.)

**Desayuno (aproximadamente a las 7:30 de la mañana)**

*Beba para su peso perfecto*: 8-12 onzas de agua

Haga un jugo granizado en una batidora con los siguientes ingredientes:

- 1 taza de yogur o kéfir con leche entera
- 1 cucharadita de aceite de linaza orgánico
- 1 cucharadita de aceite de coco extravirgen
- 1 cucharada de miel orgánica
- 1 taza de fruta orgánica, fresca o congelada (bayas, melocotones, piña, etc.)
- 1 *scoop* de proteína de leche de cabra en polvo (ver la Guía de Recursos EPI en la página 357 para recomendaciones
- Una pizca de extracto de vainilla (opcional)

*Tome suplementos para su peso perfecto*: Tome dos o tres cápsulas de multivitaminas completas y de una a cuatro cápsulas de fucoxantin concentrado (ver la Guía de Recursos EPI en la página 357 para productos recomendados).

## Aperitivo perfecto (aproximadamente a las 10:00 de la mañana)

*Beba para su peso perfecto*: 8-12 onzas de agua

Una barrita nutritiva integral de Perfect Weight America Peanut Butter Chocolate Chip (ver la Guía de Recursos EPI en la página 357 para productor recomendados)

o

Una ración de suplemento Perfect Meal sabor chocolate con proteína de suero natural y fibra glucomanan mezclada con 12 onzas de agua

## Almuerzo (aproximadamente a las 12:30 de la mañana)

*Beba para su peso perfecto*: 12-16 onzas de agua

Prepare una ensalada verde con judías variadas, aguacate, zanahorias, pepino, apio, tomates, lombarda, pimientos rojos, cebollas rojas, brotes, 2 onzas de frijoles enlatados (negros, garbanzos y pintos), y dos huevos con omega-3 cocidos.

Para el aliño de la ensalada, mezcle aceite de oliva extravirgen, vinagre de sidra o jugo de limón, salsa de soja naturalmente preparada, aminos líquidos, sal marina y especias, o mezcle una cucharada de aceite de oliva extravirgen y una cucharada de un aliño sano comprado en la tienda (vea la Guía de Recursos EPI en la página 357 para marcas recomendadas).

*Tome suplementos para su peso perfecto*: Tome dos o tres cápsulas de multivitaminas completas y de una a tres cápsulas de fucoxantin concentrado.

## Aperitivo perfecto (aproximadamente a las 3:30 de la tarde)

*Beba para su peso perfecto*: 8-12 onzas de agua

Una barrita nutritiva integral de Perfect Weight America Chocolate Mac-Nut Crunch

o

Una ración de suplemento Perfect Meal sabor vainilla con proteína de suero natural y fibra glucomanan mezclada con 12 onzas de agua

## Cena (aproximadamente a las 6:15 de la tarde, pero trate de terminar de cenar a las 7:00 de la tarde)

*Beba para su peso perfecto*: 12-16 onzas de agua

Salmón asado, hervido o al grill

Brócoli al vapor

Prepare una ensalada verde con judías variadas, aguacate, zanahorias, pepino, apio, tomates, lombarda, pimientos rojos, cebollas rojas y brotes.

Para el aliño de la ensalada, mezcle aceite de oliva extravirgen, vinagre de sidra o jugo de limón, salsa de soja naturalmente preparada, aminos líquidos, sal marina y especias, o mezcle una cucharada de aceite de oliva extravirgen y una cucharada de un aliño sano comprado en la tienda.

*Tome suplementos para su peso perfecto*: Tome dos o tres cápsulas de multivitaminas completas y de una a tres cápsulas de fucoxantin concentrado, y de 1 a

3 cucharaditas (o de tres a nueve cápsulas) de complejo de aceite de hígado de bacalao con omega-3 (ver la Guía de Recursos EPI en la página 357 para productos recomendados).

## Antes de irse a la cama

*Piense para su peso perfecto*: Haga el ejercicio de Códigos Sanadores de la página 211.

*Beba para su peso perfecto*: 8-12 onzas de agua (opcional, desde luego)

*Póngase en forma para su peso perfecto*: Haga cinco minutos de ejercicios de respiración profunda respirando lentamente durante cinco segundos por la nariz (inhale), retenga el aire un segundo, seguido por una fuerte exhalación por la boca, vaciando por completo sus pulmones con cada exhalación y llenándolos por completo con cada inhalación. Repita de dos a cinco minutos.

*Duerma para su peso perfecto*: Váyase a la cama a las 10:30 de la noche.

## Día 2

## Al despertarse

*Beba para su peso perfecto*: 16-24 onzas de agua.

*Piense para su peso perfecto*: Pase algún tiempo esta mañana visualizándose con su peso perfecto. Véase haciendo las cosas que ahora piensa que no puede hacer o no hace porque no está usted en su peso perfecto. Visualícese sintiéndose estupendamente, libre de todas las enfermedades de las que la gente le ha dicho que tiene riesgo de padecer. Luego, véase en su peso perfecto, inspirando a su familia y amigos, quienes comentan lo estupendo que usted se ve. Ahora póngase delante del espejo y repita:

*Hoy voy dar otro paso positivo hacia alcanzar mi peso perfecto.*

Luego haga el ejercicio de Códigos Sanadores, que está en la página 211. Recomiendo que haga este ejercicio al menos dos veces por día —una vez en la mañana y una vez en la noche—, pero siéntase libre para probar este ejercicio de dos minutos tres, cuatro, o cinco veces por día.

*Póngase en forma para su peso perfecto*: Haga ejercicios EIF durante veinte minutos, escogiendo entre actividades físicas como esprintar, ejercicios de levantar pesas, ejercicios de fuerza con bandas, pelotas medicinales, pesas, bicicleta estática o step. (Ejemplos en vídeo de estos ejercicios pueden encontrarse en www.PerfectWeightAmerica.com.)

## Desayuno (aproximadamente a las 7:30 de la mañana)

*Beba para su peso perfecto*: 8-12 onzas de agua

Tres huevos en cualquier estilo, cocinados en una cucharada de aceite de coco extravirgen

Sofrito de cebollas, champiñones y pimientos

Un pomelo

*Tome suplementos para su peso perfecto*: Tome dos o tres cápsulas de multivitaminas completas y de una a cuatro cápsulas de fucoxantin concentrado

## Aperitivo perfecto (aproximadamente a las 10:00 de la mañana)

*Beba para su peso perfecto*: 8-12 onzas de agua

Una barrita nutritiva integral de Perfect Weight America Peanut Butter Chocolate Chip (ver la Guía de Recursos EPI en la página 357 para productor recomendados)

o

Una ración de suplemento Perfect Meal sabor chocolate con proteína de suero natural y fibra glucomanan mezclada con 12 onzas de agua

## Almuerzo (aproximadamente a las 12:30 de la mañana)

*Beba para su peso perfecto*: 12-16 onzas de agua

Prepare una ensalada verde con judías variadas, aguacate, zanahorias, pepino, apio, tomates, lombarda, pimientos rojos, cebollas rojas, brotes, 2 onzas de frijoles enlatados (negros, garbanzos y pintos), y 3 onzas de salmón frío, hervido o enlatado.

Para el aliño de la ensalada, mezcle aceite de oliva extravirgen, vinagre de sidra o jugo de limón, salsa de soja naturalmente preparada, aminos líquidos, sal marina y especias, o mezcle una cucharada de aceite de oliva extravirgen y una cucharada de un aliño sano comprado en la tienda.

*Tome suplementos para su peso perfecto*: Tome dos o tres cápsulas de multivitaminas completas y de una a tres cápsulas de fucoxantin concentrado.

## Aperitivo perfecto (aproximadamente a las 3:30 de la tarde)

*Beba para su peso perfecto*: 8-12 onzas de agua

Una barrita nutritiva integral de Perfect Weight America Chocolate Mac-Nut Crunch

o

Una ración de suplemento Perfect Meal sabor vainilla con proteína de suero natural y fibra glucomanan mezclada con 12 onzas de agua

## Cena (aproximadamente a las 6:15 de la tarde, pero trate de terminar de cenar a las 7:00 de la tarde)

*Beba para su peso perfecto*: 12-16 onzas de agua

Pollo orgánico asado

Verduras cocidas (zanahorias, cebollas, guisantes, etc.)

Prepare una ensalada verde con judías variadas, aguacate, zanahorias, pepino, apio, tomates, lombarda, pimientos rojos, cebollas rojas y brotes.

Para el aliño de la ensalada, mezcle aceite de oliva extravirgen, vinagre de sidra o jugo de limón, salsa de soja naturalmente preparada, aminos líquidos, sal marina y especias, o mezcle una cucharada de aceite de oliva extravirgen con una cucharada de un aliño sano comprado en la tienda.

*Tome suplementos para su peso perfecto*: Tome dos o tres cápsulas de multi-vitaminas completas y de una a tres cápsulas de fucoxantin concentrado, y de 1 a 3 cucharaditas (o de tres a nueve cápsulas de complejo de aceite de hígado de bacalao con omega-3).

## Antes de irse a la cama

*Piense para su peso perfecto*: Haga el ejercicio de Códigos Sanadores de la página 211.

*Beba para su peso perfecto*: 8-12 onzas de agua (opcional, desde luego)

*Póngase en forma para su peso perfecto*: Haga cinco minutos de ejercicios de respiración profunda respirando lentamente durante cinco segundos por la nariz (inhale), retenga el aire un segundo, seguido por una fuerte exhalación por la boca, vaciando por completo sus pulmones con cada exhalación y llenándo-los por completo con cada inhalación. Repita de dos a cinco minutos.

*Duerma para su peso perfecto*: Váyase a la cama a las 10:30 de la noche.

### Día 3

## Al despertarse

*Beba para su peso perfecto*: 16-24 onzas de agua.

*Piense para su peso perfecto*: Pase algún tiempo esta mañana visualizándose con su peso perfecto. Véase haciendo las cosas que ahora piensa que no puede hacer o no hace porque no está usted en su peso perfecto. Visualícese sintién-dose estupendamente, libre de todas las enfermedades de las que la gente le ha dicho que tiene riesgo de padecer. Luego, véase en su peso perfecto, inspiran-do a su familia y amigos, quienes comentan lo estupendo que usted se ve. Aho-ra póngase delante del espejo y repita:

*Hoy voy dar otro paso positivo hacia alcanzar mi peso perfecto.*

Luego haga el ejercicio de Códigos Sanadores, que está en la página 211. Recomiendo que haga este ejercicio al menos dos veces por día —una vez en la mañana y una vez en la noche—, pero siéntase libre para probar este ejercicio de dos minutos tres, cuatro, o cinco veces por día.

*Póngase en forma para su peso perfecto*: Haga ejercicios EIF durante vein-te minutos, escogiendo entre actividades físicas como esprintar, ejercicios de levantar pesas, ejercicios de fuerza con bandas, pelotas medicinales, pesas, bici-cleta estática o step. (Ejemplos en vídeo de estos ejercicios pueden encontrarse en www.PerfectWeightAmerica.com.)

## Desayuno (aproximadamente a las 7:30 de la mañana)

*Beba para su peso perfecto*: 8-12 onzas de agua

8 onzas de yogur orgánico natural o queso cottage con fruta (plátano, piña, melocotones o bayas), miel y una pizca de extracto de vainilla

Un puñado de almendras crudas

*Tome suplementos para su peso perfecto*: Tome dos o tres cápsulas de multivitaminas completas y de una a cuatro cápsulas de fucoxantin concentrado.

## Aperitivo perfecto (aproximadamente a las 10:00 de la mañana)

*Beba para su peso perfecto*: 8-12 onzas de agua

Una barrita nutritiva integral de Perfect Weight America Peanut Butter Chocolate Chip (ver la Guía de Recursos EPI en la página 357 para productos recomendados)

o

Una ración de suplemento Perfect Meal sabor chocolate con proteína de suero natural y fibra glucomanan mezclada con 12 onzas de agua

## Almuerzo (aproximadamente a las 12:30 de la mañana)

*Beba para su peso perfecto*: 12-16 onzas de agua

Prepare una ensalada verde con judías variadas, aguacate, zanahorias, pepino, apio, tomates, lombarda, pimientos rojos, cebollas rojas, brotes, 2 onzas de frijoles enlatados (negros, garbanzos y pintos), y 2 onzas de atún enlatado bajo en mercurio y alto en omega-3 (vea la Guía de Recursos EPI en la página 357 para productos recomendados).

Para el aliño de la ensalada, mezcle aceite de oliva extravirgen, vinagre de sidra o jugo de limón, salsa de soja naturalmente preparada, aminos líquidos, sal marina y especias, o mezcle una cucharada de aceite de oliva extravirgen con una cucharada de un aliño sano comprado en la tienda.

Una pieza de fruta de la temporada.

*Tome suplementos para su peso perfecto*: Tome dos o tres cápsulas de multivitaminas completas y de una a tres cápsulas de fucoxantin concentrado.

## Aperitivo perfecto (aproximadamente a las 3:30 de la tarde)

*Beba para su peso perfecto*: 8-12 onzas de agua

Una barrita nutritiva integral de Perfect Weight America Chocolate Mac-Nut Crunch

o

Una ración de suplemento Perfect Meal sabor vainilla con proteína de suero natural y fibra glucomanan mezclada con 12 onzas de agua

## Cena (aproximadamente a las 6:15 de la tarde, pero trate de terminar de cenar a las 7:00 de la tarde)

*Beba para su peso perfecto*: 12-16 onzas de agua

Filete de carne roja o carne picada (res, búfalo o venado)

Brócoli al vapor

Calabaza de invierno asada con mantequilla

Prepare una ensalada verde con judías variadas, aguacate, zanahorias, pepino, apio, tomates, lombarda, pimientos rojos, cebollas rojas y brotes.

Para el aliño de la ensalada, mezcle aceite de oliva extravirgen, vinagre de sidra o jugo de limón, salsa de soja naturalmente preparada, aminos líquidos, sal marina y especias, o mezcle una cucharada de aceite de oliva extravirgen con una cucharada de un aliño sano comprado en la tienda.

*Tome suplementos para su peso perfecto*: Tome dos o tres cápsulas de multivitaminas completas, de una a tres cápsulas de fucoxantin concentrado, y de 1 a 3 cucharaditas (o de tres a nueve cápsulas) de complejo de aceite de hígado de bacalao con omega-3.

### Antes de irse a la cama

*Piense para su peso perfecto*: Haga el ejercicio de Códigos Sanadores de la página 211.

*Beba para su peso perfecto*: 8-12 onzas de agua (opcional, desde luego)

*Póngase en forma para su peso perfecto*: Haga cinco minutos de ejercicios de respiración profunda respirando lentamente durante cinco segundos por la nariz (inhale), retenga el aire un segundo, seguido por una fuerte exhalación por la boca, vaciando por completo sus pulmones con cada exhalación y llenándolos por completo con cada inhalación. Repita de dos a cinco minutos.

*Duerma para su peso perfecto*: Váyase a la cama a las 10:30 de la noche.

---

## Tipo carne, hombre
## Fase II (Semanas 5–8)

---

### Día 1

### Al despertarse

*Beba para su peso perfecto*: 16-24 onzas de agua.

*Piense para su peso perfecto*: Pase algún tiempo esta mañana visualizándose con su peso perfecto. Véase haciendo las cosas que ahora piensa que no puede hacer o no hace porque no está usted en su peso perfecto. Visualícese sintiéndose estupendamente, libre de todas las enfermedades de las que la gente le ha dicho que tiene riesgo de padecer. Luego, véase en su peso perfecto, inspirando a su familia y amigos, quienes comentan lo estupendo que usted se ve. Ahora póngase delante del espejo y repita:

*Hoy voy dar otro paso positivo hacia alcanzar mi peso perfecto.*

Luego haga el ejercicio de Códigos Sanadores, que está en la página 211. Recomiendo que haga este ejercicio al menos dos veces por día —una vez en la mañana y una vez en la noche—, pero siéntase libre para probar este ejercicio de dos minutos tres, cuatro, o cinco veces por día.

*Póngase en forma para su peso perfecto*: Haga ejercicios EIF durante veinte minutos, escogiendo entre actividades físicas como esprintar, ejercicios de levantar pesas, ejercicios de fuerza con bandas, pelotas medicinales, pesas, bicicleta estática o step. (Ejemplos en vídeo de estos ejercicios pueden encontrarse en www.PerfectWeightAmerica.com.)

## Desayuno (aproximadamente a las 7:30 de la mañana)

*Beba para su peso perfecto*: 8-12 onzas de agua

Haga un jugo granizado en una batidora con los siguientes ingredientes:

- 1 taza de yogur o kéfir con leche entera
- 1 cucharadita de aceite de linaza orgánico
- 1 cucharadita de aceite de coco extravirgen
- 1 cucharada de miel orgánica
- 1 taza de fruta orgánica, fresca o congelada (bayas, melocotones, piña, etc.)
- 1 *scoop* de proteína de leche de cabra en polvo (ver la Guía de Recursos EPI en la página 357 para recomendaciones
- Una pizca de extracto de vainilla (opcional)

*Tome suplementos para su peso perfecto*: Tome dos o tres cápsulas de multivitaminas completas y de una a cuatro cápsulas de fucoxantin concentrado (ver la Guía de Recursos EPI en la página 357 para productos recomendados).

## Aperitivo perfecto (aproximadamente a las 10:00 de la mañana)

*Beba para su peso perfecto*: 8-12 onzas de agua

Una barrita nutritiva integral de Perfect Weight America Peanut Butter Chocolate Chip (ver la Guía de Recursos EPI en la página 357 para productos recomendados)

o

Una ración de suplemento Perfect Meal sabor chocolate con proteína de suero natural y fibra glucomanan mezclada con 12 onzas de agua

## Almuerzo (aproximadamente a las 12:30 de la mañana)

*Beba para su peso perfecto*: 12-16 onzas de agua

Prepare una ensalada verde con judías variadas, aguacate, zanahorias, pepino, apio, tomates, lombarda, pimientos rojos, cebollas rojas, brotes, 2 onzas de frijoles enlatados (negros, garbanzos y pintos), y dos huevos con omega-3 cocidos.

Para el aliño de la ensalada, mezcle aceite de oliva extravirgen, vinagre de sidra o jugo de limón, salsa de soja naturalmente preparada, aminos líquidos, sal marina y especias, o mezcle una cucharada de aceite de oliva y una cucharada de un aliño sano comprado en la tienda (ver la Guía de Recursos EIP para marcas recomendadas).

*Tome suplementos para su peso perfecto*: Tome dos o tres cápsulas de multivitaminas completas y de una a tres cápsulas de fucoxantin concentrado.

## Aperitivo perfecto (aproximadamente a las 3:30 de la tarde)

*Beba para su peso perfecto*: 8-12 onzas de agua

Una barrita nutritiva integral de Perfect Weight America Chocolate Mac-Nut Crunch

o

Una ración de suplemento Perfect Meal sabor vainilla con proteína de suero natural y fibra glucomanan mezclada con 12 onzas de agua

## Cena (aproximadamente a las 6:15 de la tarde, pero trate de terminar de cenar a las 7:00 de la tarde)

*Beba para su peso perfecto*: 12-16 onzas de agua

Pescado hervido o al vapor

Espinacas salteadas

Prepare una ensalada verde con judías variadas, aguacate, zanahorias, pepino, apio, tomates, lombarda, pimientos rojos, cebollas rojas y brotes.

Para el aliño de la ensalada, mezcle aceite de oliva extravirgen, vinagre de sidra o jugo de limón, salsa de soja naturalmente preparada, aminos líquidos, sal marina y especias, o mezcle una cucharada de aceite de oliva extravirgen con una cucharada de un aliño sano comprado en la tienda.

*Tome suplementos para su peso perfecto*: Tome dos o tres cápsulas de multivitaminas completas, de una a tres cápsulas de fucoxantin concentrado, y de 1 a 3 cucharaditas (o de tres a nueve cápsulas) de complejo de aceite de hígado de bacalao con omega-3.

## Antes de irse a la cama

*Piense para su peso perfecto*: Haga el ejercicio de Códigos Sanadores de la página 211.

*Beba para su peso perfecto*: 8-12 onzas de agua (opcional, desde luego)

*Póngase en forma para su peso perfecto*: Haga cinco minutos de ejercicios de respiración profunda respirando lentamente durante cinco segundos por la nariz (inhale), retenga el aire un segundo, seguido por una fuerte exhalación por la boca, vaciando por completo sus pulmones con cada exhalación y llenándolos por completo con cada inhalación. Repita de dos a cinco minutos.

*Duerma para su peso perfecto*: Váyase a la cama a las 10:30 de la noche.

# Día 2

## Al despertarse

*Beba para su peso perfecto*: 16-24 onzas de agua.

*Piense para su peso perfecto*: Pase algún tiempo esta mañana visualizándose con su peso perfecto. Véase haciendo las cosas que ahora piensa que no puede hacer o no hace porque no está usted en su peso perfecto. Visualícese sintiéndose estupendamente, libre de todas las enfermedades de las que la gente le ha dicho que tiene riesgo de padecer. Luego, véase en su peso perfecto, inspirando a su familia y amigos, quienes comentan lo estupendo que usted se ve. Ahora póngase delante del espejo y repita:

*Hoy voy dar otro paso positivo hacia alcanzar mi peso perfecto.*

Luego haga el ejercicio de Códigos Sanadores, que está en la página 211. Recomiendo que haga este ejercicio al menos dos veces por día —una vez en la mañana y una vez en la noche—, pero siéntase libre para probar este ejercicio de dos minutos tres, cuatro, o cinco veces por día.

*Póngase en forma para su peso perfecto*: Haga ejercicios EIF durante veinte minutos, escogiendo entre actividades físicas como esprintar, ejercicios de levantar pesas, ejercicios de fuerza con bandas, pelotas medicinales, pesas, bicicleta estática o step. (Ejemplos en vídeo de estos ejercicios pueden encontrarse en www.PerfectWeightAmerica.com.)

### Desayuno (aproximadamente a las 7:30 de la mañana)

*Beba para su peso perfecto*: 8-12 onzas de agua

Tres huevos en cualquier estilo, cocinados en 1 cucharada de aceite de coco extravirgen

Tomates y cebollas salteadas

Una naranja

*Tome suplementos para su peso perfecto*: Tome dos o tres cápsulas de multivitaminas completas y de una a cuatro cápsulas de fucoxantin concentrado.

### Aperitivo perfecto (aproximadamente a las 10:00 de la mañana)

*Beba para su peso perfecto*: 8-12 onzas de agua

Una barrita nutritiva integral de Perfect Weight America Peanut Butter Chocolate Chip (ver la Guía de Recursos EPI en la página 357 para productor recomendados)

o

Una ración de suplemento Perfect Meal sabor chocolate con proteína de suero natural y fibra glucomanan mezclada con 12 onzas de agua

### Almuerzo (aproximadamente a las 12:30 de la mañana)

*Beba para su peso perfecto*: 12-16 onzas de agua

Prepare una ensalada verde con judías variadas, aguacate, zanahorias, pepino, apio, tomates, lombarda, pimientos rojos, cebollas rojas, brotes, 2 onzas de frijoles enlatados (negros, garbanzos y pintos), y 4 onzas de salmón frío, hervido o enlatado.

Para el aliño de la ensalada, mezcle aceite de oliva extravirgen, vinagre de sidra o jugo de limón, salsa de soja naturalmente preparada, aminos líquidos, sal marina y especias, o utilice un aliño sano comprado en la tienda.

Una pieza de fruta

*Tome suplementos para su peso perfecto*: Tome dos o tres cápsulas de multivitaminas completas y de una a tres cápsulas de fucoxantin concentrado.

### Aperitivo perfecto (aproximadamente a las 3:30 de la tarde)

*Beba para su peso perfecto*: 8-12 onzas de agua

Una barrita nutritiva integral de Perfect Weight America Chocolate Mac-Nut Crunch

o

Una ración de suplemento Perfect Meal sabor vainilla con proteína de suero natural y fibra glucomanan mezclada con 12 onzas de agua

## Cena (aproximadamente a las 6:15 de la tarde, pero trate de terminar de cenar a las 7:00 de la tarde)

*Beba para su peso perfecto*: 12-16 onzas de agua

Pan de carne

Verduras asadas (patatas, zanahorias, cebollas, guisantes, etc.)

Prepare una ensalada verde con judías variadas, aguacate, zanahorias, pepino, apio, tomates, lombarda, pimientos rojos, cebollas rojas y brotes.

Para el aliño de la ensalada, mezcle aceite de oliva extravirgen, vinagre de sidra o jugo de limón, salsa de soja naturalmente preparada, aminos líquidos, sal marina y especias, o mezcle una cucharada de aceite de oliva extravirgen con una cucharada de un aliño sano comprado en la tienda.

*Tome suplementos para su peso perfecto*: Tome dos o tres cápsulas de multivitaminas completas y de una a tres cápsulas de fucoxantin concentrado, y de 1 a 3 cucharaditas (o de tres a nueve cápsulas) de complejo de aceite de hígado de bacalao con omega-3.

### Antes de irse a la cama

*Piense para su peso perfecto*: Haga el ejercicio de Códigos Sanadores de la página 211.

*Beba para su peso perfecto*: 8-12 onzas de agua (opcional, desde luego)

*Póngase en forma para su peso perfecto*: Haga cinco minutos de ejercicios de respiración profunda respirando lentamente durante cinco segundos por la nariz (inhale), retenga el aire un segundo, seguido por una fuerte exhalación por la boca, vaciando por completo sus pulmones con cada exhalación y llenándolos por completo con cada inhalación. Repita de dos a cinco minutos.

*Duerma para su peso perfecto*: Váyase a la cama a las 10:30 de la noche.

## Día 3

### Al despertarse

*Beba para su peso perfecto*: 16-24 onzas de agua.

*Piense para su peso perfecto*: Pase algún tiempo esta mañana visualizándose con su peso perfecto. Véase haciendo las cosas que ahora piensa que no puede hacer o no hace porque no está usted en su peso perfecto. Visualícese sintiéndose estupendamente, libre de todas las enfermedades de las que la gente le ha dicho que tiene riesgo de padecer. Luego, véase en su peso perfecto, inspirando a su familia y amigos, quienes comentan lo estupendo que usted se ve. Ahora póngase delante del espejo y repita:

*Hoy voy dar otro paso positivo hacia alcanzar mi peso perfecto.*

Luego haga el ejercicio de Códigos Sanadores, que está en la página 211. Recomiendo que haga este ejercicio al menos dos veces por día —una vez en la mañana y una vez en la noche—, pero siéntase libre para probar este ejercicio de dos minutos tres, cuatro, o cinco veces por día.

*Póngase en forma para su peso perfecto*: Haga ejercicios EIF durante veinte minutos, escogiendo entre actividades físicas como esprintar, ejercicios de levantar pesas, ejercicios de fuerza con bandas, pelotas medicinales, pesas, bicicleta estática o step. (Ejemplos en vídeo de estos ejercicios pueden encontrarse en www.PerfectWeightAmerica.com.)

## Desayuno (aproximadamente a las 7:30 de la mañana)

*Beba para su peso perfecto*: 8-12 onzas de agua

6 onzas de yogur orgánico, de leche entera, o queso cottage con fruta (piña, melocotones o bayas), miel y una pizca de extracto de vainilla

Un puñado de almendras crudas

*Tome suplementos para su peso perfecto*: Tome dos o tres cápsulas de multivitaminas completas y de una a cuatro cápsulas de fucoxantin concentrado.

## Aperitivo perfecto (aproximadamente a las 10:00 de la mañana)

*Beba para su peso perfecto*: 8-12 onzas de agua

Una barrita nutritiva integral de Perfect Weight America Peanut Butter Chocolate Chip (ver la Guía de Recursos de EPI en la página 357 para productos recomendados)

o

Una ración de suplemento Perfect Meal sabor chocolate con proteína de suero natural y fibra glucomanan mezclada con 12 onzas de agua

## Almuerzo (aproximadamente a las 12:30 de la mañana)

*Beba para su peso perfecto*: 12-16 onzas de agua

Prepare una ensalada verde con judías variadas, aguacate, zanahorias, pepino, apio, tomates, lombarda, pimientos rojos, cebollas rojas, brotes, 2 onzas de frijoles enlatados (negros, garbanzos y pintos), y 4 onzas de atún enlatado bajo en mercurio y alto en omega-3 (vea la Guía de Recursos EPI en la página 357 para productos recomendados).

Para el aliño de la ensalada, mezcle aceite de oliva extravirgen, vinagre de sidra o jugo de limón, salsa de soja naturalmente preparada, aminos líquidos, sal marina y especias, o mezcle una cucharada de aceite de oliva y una cucharada de un aliño sano comprado en la tienda.

Una pieza de fruta de la temporada.

*Tome suplementos para su peso perfecto*: Tome dos o tres cápsulas de multivitaminas completas y de una a tres cápsulas de fucoxantin concentrado.

### Aperitivo perfecto (aproximadamente a las 3:30 de la tarde)

*Beba para su peso perfecto*: 8-12 onzas de agua

Una barrita nutritiva integral de Perfect Weight America Chocolate Mac-Nut Crunch

o

Una ración de suplemento Perfect Meal sabor vainilla con proteína de suero natural y fibra glucomanan mezclada con 12 onzas de agua

### Cena (aproximadamente a las 6:15 de la tarde, pero trate de terminar de cenar a las 7:00 de la tarde)

*Beba para su peso perfecto*: 12-16 onzas de agua

Filete de carne roja o carne picada (res, búfalo o venado)

Brócoli al vapor

Batata asada con mantequilla

Prepare una ensalada verde con judías variadas, aguacate, zanahorias, pepino, apio, tomates, lombarda, pimientos rojos, cebollas rojas y brotes.

Para el aliño de la ensalada, mezcle aceite de oliva extravirgen, vinagre de sidra o jugo de limón, salsa de soja naturalmente preparada, aminos líquidos, sal marina y especias, o mezcle una cucharada de aceite de oliva extravirgen y una cucharada de un aliño sano comprado en la tienda.

*Tome suplementos para su peso perfecto*: Tome dos o tres cápsulas de multivitaminas completas y de una a tres cápsulas de fucoxantin concentrado, y de 1 a 3 cucharaditas (o de tres a nueve cápsulas) de complejo de aceite de hígado de bacalao con omega-3.

### Antes de irse a la cama

*Piense para su peso perfecto*: Haga el ejercicio de Códigos Sanadores de la página 211.

*Beba para su peso perfecto*: 8-12 onzas de agua (opcional, desde luego)

*Póngase en forma para su peso perfecto*: Haga cinco minutos de ejercicios de respiración profunda respirando lentamente durante cinco segundos por la nariz (inhale), retenga el aire un segundo, seguido por una fuerte exhalación por la boca, vaciando por completo sus pulmones con cada exhalación y llenándolos por completo con cada inhalación. Repita de dos a cinco minutos.

*Duerma para su peso perfecto*: Váyase a la cama a las 10:30 de la noche.

# Tipo patata, hombre
## Fase III (semanas 9–12)

### Día 1

**Al despertarse**

*Beba para su peso perfecto*: 16-24 onzas de agua.

*Piense para su peso perfecto*: Pase algún tiempo esta mañana visualizándose con su peso perfecto. Véase haciendo las cosas que ahora piensa que no puede hacer o no hace porque no está usted en su peso perfecto. Visualícese sintiéndose estupendamente, libre de todas las enfermedades de las que la gente le ha dicho que tiene ricsgo de padecer. Luego, véase en su peso perfecto, inspirando a su familia y amigos, quienes comentan lo estupendo que usted se ve. Ahora póngase delante del espejo y repita:

*Hoy voy dar otro paso positivo hacia alcanzar mi peso perfecto.*

Luego haga el ejercicio de Códigos Sanadores, que está en la página 211. Recomiendo que haga este ejercicio al menos dos veces por día —una vez en la mañana y una vez en la noche—, pero siéntase libre para probar este ejercicio de dos minutos tres, cuatro, o cinco veces por día.

*Póngase en forma para su peso perfecto*: Haga ejercicios EIF durante veinte minutos, escogiendo entre actividades físicas como esprintar, ejercicios de levantar pesas, ejercicios de fuerza con bandas, pelotas medicinales, pesas, bicicleta estática o step. (Ejemplos en vídeo de estos ejercicios pueden encontrarse en www.PerfectWeightAmerica.com.)

**Desayuno (aproximadamente a las 7:30 de la mañana)**

*Beba para su peso perfecto*: 8-12 onzas de agua

Tortilla de tres huevos, tomate y queso

Una tostada de pan de semillas o sin levadura con mantequilla

*Tome suplementos para su peso perfecto*: Tome dos o tres cápsulas de multivitaminas completas y de una a cuatro cápsulas de fucoxantin concentrado (ver la Guía de Recursos EPI en la página 357 para productos recomendados).

**Aperitivo perfecto (aproximadamente a las 10:00 de la mañana)**

*Beba para su peso perfecto*: 8-12 onzas de agua

Una barrita nutritiva integral de Perfect Weight America Peanut Butter Chocolate Chip (ver la Guía de Recursos EPI en la página 357 para productor recomendados)

o

Una ración de suplemento Perfect Meal sabor chocolate con proteína de suero natural y fibra glucomanan mezclada con 12 onzas de agua

## Almuerzo (aproximadamente a las 12:30 de la mañana)

*Beba para su peso perfecto*: 12-16 onzas de agua

Chili de carne roja

1 onza de queso fresco

Galletas saladas integrales o *chips* de maíz asados

*Tome suplementos para su peso perfecto*: Tome dos o tres cápsulas de multivitaminas completas y de una a tres cápsulas de fucoxantin concentrado.

## Aperitivo perfecto (aproximadamente a las 3:30 de la tarde)

*Beba para su peso perfecto*: 8-12 onzas de agua

Una barrita nutritiva integral Perfect Weight America Chocolate MacNut Crunch

o

Una ración de suplemento Perfect Meal sabor vainilla con proteína de suero natural y fibra glucomanan mezclada con 12 onzas de agua

## Cena (aproximadamente a las 6:15 de la tarde, pero trate de terminar de cenar a las 7:00 de la tarde)

*Beba para su peso perfecto*: 12-16 onzas de agua

Pechuga de pollo asada

Una patata asada con mantequilla

Prepare una ensalada verde con judías variadas, aguacate, zanahorias, pepino, apio, tomates, lombarda, pimientos rojos, cebollas rojas y brotes.

Para el aliño de la ensalada, mezcle aceite de oliva extravirgen, vinagre de sidra o jugo de limón, salsa de soja naturalmente preparada, aminos líquidos, sal marina y especias, o mezcle una cucharada de aceite de oliva y una cucharada de un aliño sano comprado en la tienda.

*Tome suplementos para su peso perfecto*: Tome dos o tres cápsulas de multivitaminas completas y de una a tres cápsulas de fucoxantin concentrado, y de 1 a 3 cucharaditas (o de tres a nueve cápsulas) de complejo de aceite de hígado de bacalao con omega-3.

## Antes de irse a la cama

*Piense para su peso perfecto*: Haga el ejercicio de Códigos Sanadores de la página 211.

*Beba para su peso perfecto*: 8-12 onzas de agua (opcional, desde luego)

*Póngase en forma para su peso perfecto*: Haga cinco minutos de ejercicios de respiración profunda respirando lentamente durante cinco segundos por la nariz (inhale), retenga el aire un segundo, seguido por una fuerte exhalación por la boca, vaciando por completo sus pulmones con cada exhalación y llenándolos por completo con cada inhalación. Repita de dos a cinco minutos.

*Duerma para su peso perfecto*: Váyase a la cama a las 10:30 de la noche.

# Día 2

## Al despertarse

*Beba para su peso perfecto*: 16-24 onzas de agua.

*Piense para su peso perfecto*: Pase algún tiempo esta mañana visualizándose con su peso perfecto. Véase haciendo las cosas que ahora piensa que no puede hacer o no hace porque no está usted en su peso perfecto. Visualícese sintiéndose estupendamente, libre de todas las enfermedades de las que la gente le ha dicho que tiene riesgo de padecer. Luego, véase en su peso perfecto, inspirando a su familia y amigos, quienes comentan lo estupendo que usted se ve. Ahora póngase delante del espejo y repita:

*Hoy voy dar otro paso positivo hacia alcanzar mi peso perfecto.*

Luego haga el ejercicio de Códigos Sanadores, que está en la página 211. Recomiendo que haga este ejercicio al menos dos veces por día —una vez en la mañana y una vez en la noche—, pero siéntase libre para probar este ejercicio de dos minutos tres, cuatro, o cinco veces por día.

*Póngase en forma para su peso perfecto*: Haga ejercicios EIF durante veinte minutos, escogiendo entre actividades físicas como esprintar, ejercicios de levantar pesas, ejercicios de fuerza con bandas, pelotas medicinales, pesas, bicicleta estática o step. (Ejemplos en vídeo de estos ejercicios pueden encontrarse en www.PerfectWeightAmerica.com.)

## Desayuno (aproximadamente a las 7:30 de la mañana)

*Beba para su peso perfecto*: 8-12 onzas de agua

Tres huevos en cualquier estilo, cocinados en una cucharada de aceite de coco extravirgen

4 onzas de queso cottage, miel natural y uvas pasas

*Tome suplementos para su peso perfecto*: Tome dos o tres cápsulas de multivitaminas completas y de una a cuatro cápsulas de fucoxantin concentrado.

## Aperitivo perfecto (aproximadamente a las 10:00 de la mañana)

*Beba para su peso perfecto*: 8-12 onzas de agua

Una barrita nutritiva integral de Perfect Weight America Peanut Butter Chocolate Chip (ver la Guía de Recursos EPI en la página 357 para productor recomendados)

o

Una ración de suplemento Perfect Meal sabor chocolate con proteína de suero natural y fibra glucomanan mezclada con 12 onzas de agua

## Almuerzo (aproximadamente a las 12:30 de la mañana)

*Beba para su peso perfecto*: 12-16 onzas de agua

Prepare una ensalada verde con judías variadas, aguacate, zanahorias, pepino, apio, tomates, lombarda, pimientos rojos, cebollas rojas, brotes, 2 onzas de

frijoles enlatados (negros, garbanzos y pintos), y 4 onzas de salmón frío, hervido o enlatado.

Para el aliño de la ensalada, mezcle aceite de oliva extravirgen, vinagre de sidra o jugo de limón, salsa de soja naturalmente preparada, aminos líquidos, sal marina y especias, o mezcle una cucharada de aceite de oliva extravirgen y una cucharada de un aliño sano comprado en la tienda.

*Tome suplementos para su peso perfecto*: Tome dos o tres cápsulas de multivitaminas completas y de una a tres cápsulas de fucoxantin concentrado.

### Aperitivo perfecto (aproximadamente a las 3:30 de la tarde)

*Beba para su peso perfecto*: 8-12 onzas de agua

Una barrita nutritiva integral de Perfect Weight America Chocolate Mac-Nut Crunch

o

Una ración de suplemento Perfect Meal sabor vainilla con proteína de suero natural y fibra glucomanan mezclada con 12 onzas de agua

### Cena (aproximadamente a las 6:15 de la tarde, pero trate de terminar de cenar a las 7:00 de la tarde)

*Beba para su peso perfecto*: 12-16 onzas de agua

Pollo orgánico asado

Verduras cocidas (zanahorias, cebollas, guisantes, etc.)

Prepare una ensalada verde con judías variadas, aguacate, zanahorias, pepino, apio, tomates, lombarda, pimientos rojos, cebollas rojas y brotes.

Para el aliño de la ensalada, mezcle aceite de oliva extravirgen, vinagre de sidra o jugo de limón, salsa de soja naturalmente preparada, aminos líquidos, sal marina y especias, o mezcle una cucharada de aceite de oliva extravirgen con una cucharada de un aliño sano comprado en la tienda.

*Tome suplementos para su peso perfecto*: Tome dos o tres cápsulas de multivitaminas completas y de una a tres cápsulas de fucoxantin concentrado, y de 1 a 3 cucharaditas (o de tres a nueve cápsulas de complejo de aceite de hígado de bacalao con omega-3).

### Antes de irse a la cama

*Piense para su peso perfecto:* Haga el ejercicio de Códigos Sanadores de la página 211.

*Beba para su peso perfecto*: 8-12 onzas de agua (opcional, desde luego)

*Póngase en forma para su peso perfecto*: Haga cinco minutos de ejercicios de respiración profunda respirando lentamente durante cinco segundos por la nariz (inhale), retenga el aire un segundo, seguido por una fuerte exhalación por la boca, vaciando por completo sus pulmones con cada exhalación y llenándolos por completo con cada inhalación. Repita de dos a cinco minutos.

*Duerma para su peso perfecto*: Váyase a la cama a las 10:30 de la noche.

# Día 3

## Al despertarse

*Beba para su peso perfecto*: 16-24 onzas de agua.

*Piense para su peso perfecto*: Pase algún tiempo esta mañana visualizándose con su peso perfecto. Véase haciendo las cosas que ahora piensa que no puede hacer o no hace porque no está usted en su peso perfecto. Visualícese sintiéndose estupendamente, libre de todas las enfermedades de las que la gente le ha dicho que tiene riesgo de padecer. Luego, véase en su peso perfecto, inspirando a su familia y amigos, quienes comentan lo estupendo que usted se ve. Ahora póngase delante del espejo y repita:

*Hoy voy dar otro paso positivo hacia alcanzar mi peso perfecto.*

Luego haga el ejercicio de Códigos Sanadores, que está en la página 211. Recomiendo que haga este ejercicio al menos dos veces por día —una vez en la mañana y una vez en la noche—, pero siéntase libre para probar este ejercicio de dos minutos tres, cuatro, o cinco veces por día.

*Póngase en forma para su peso perfecto*: Haga ejercicios EIF durante veinte minutos, escogiendo entre actividades físicas como esprintar, ejercicios de levantar pesas, ejercicios de fuerza con bandas, pelotas medicinales, pesas, bicicleta estática o step. (Ejemplos en vídeo de estos ejercicios pueden encontrarse en www.PerfectWeightAmerica.com.)

## Desayuno (aproximadamente a las 7:30 de la mañana)

*Beba para su peso perfecto*: 8-12 onzas de agua

8 onzas de yogur orgánico natural o queso cottage con fruta (plátano, piña, melocotones o bayas), miel y una pizca de extracto de vainilla

Un puñado de almendras crudas

*Tome suplementos para su peso perfecto*: Tome dos o tres cápsulas de multivitaminas completas y de una a cuatro cápsulas de fucoxantin concentrado.

## Aperitivo perfecto (aproximadamente a las 10:00 de la mañana)

*Beba para su peso perfecto*: 8-12 onzas de agua

Una barrita nutritiva integral de Perfect Weight America Peanut Butter Chocolate Chip (ver la Guía de Recursos EPI en la página 357 para productos recomendados)

o

Una ración de suplemento Perfect Meal sabor chocolate con proteína de suero natural y fibra glucomanan mezclada con 12 onzas de agua

## Almuerzo (aproximadamente a las 12:30 de la mañana)

*Beba para su peso perfecto*: 12-16 onzas de agua

Prepare una ensalada verde con judías variadas, aguacate, zanahorias, pepino, apio, tomates, lombarda, pimientos rojos, cebollas rojas, brotes, 2 onzas de

frijoles enlatados (negros, garbanzos y pintos), y 4 onzas de atún enlatado bajo en mercurio y alto en omega-3 (vea la Guía de Recursos EPI en la página 357 para productos recomendados).

Para el aliño de la ensalada, mezcle aceite de oliva extravirgen, vinagre de sidra o jugo de limón, salsa de soja naturalmente preparada, aminos líquidos, sal marina y especias, o mezcle una cucharada de aceite de oliva extravirgen con una cucharada de un aliño sano comprado en la tienda.

Una pieza de fruta de la temporada.

*Tome suplementos para su peso perfecto*: Tome dos o tres cápsulas de multivitaminas completas y de una a tres cápsulas de fucoxantin concentrado.

## Aperitivo perfecto (aproximadamente a las 3:30 de la tarde)

*Beba para su peso perfecto*: 8-12 onzas de agua

Una barrita nutritiva integral de Perfect Weight America Chocolate Mac-Nut Crunch

o

Una ración de suplemento Perfect Meal sabor vainilla con proteína de suero natural y fibra glucomanan mezclada con 12 onzas de agua

## Cena (aproximadamente a las 6:15 de la tarde, pero trate de terminar de cenar a las 7:00 de la tarde)

*Beba para su peso perfecto*: 12-16 onzas de agua

Pan de carne

Una batata asada con mantequilla

Brócoli al vapor

Prepare una ensalada verde con judías variadas, aguacate, zanahorias, pepino, apio, tomates, lombarda, pimientos rojos, cebollas rojas y brotes.

Para el aliño de la ensalada, mezcle aceite de oliva extravirgen, vinagre de sidra o jugo de limón, salsa de soja naturalmente preparada, aminos líquidos, sal marina y especias, o mezcle una cucharada de aceite de oliva extravirgen con una cucharada de un aliño sano comprado en la tienda.

*Tome suplementos para su peso perfecto*: Tome dos o tres cápsulas de multivitaminas completas, de una a tres cápsulas de fucoxantin concentrado, y de 1 a 3 cucharaditas (o de tres a nueve cápsulas) de complejo de aceite de hígado de bacalao con omega-3.

## Antes de irse a la cama

*Piense para su peso perfecto:* Haga el ejercicio de Códigos Sanadores de la página 211.

*Beba para su peso perfecto*: 8-12 onzas de agua (opcional, desde luego)

*Póngase en forma para su peso perfecto*: Haga cinco minutos de ejercicios de respiración profunda respirando lentamente durante cinco segundos por la nariz (inhale), retenga el aire un segundo, seguido por una fuerte exhalación por la boca, vaciando por completo sus pulmones con cada exhalación y llenándolos por completo con cada inhalación. Repita de dos a cinco minutos.

*Duerma para su peso perfecto*: Váyase a la cama a las 10:30 de la noche.

## Tipo carne, hombre
## Fase IV (Semanas 13–16)

Para la fase IV tiene usted algunas opciones. Si está satisfecho con su progreso, debería continuar en el plan de la fase III y terminar fuerte. Si siente que su pérdida de peso se ha retardado o que le gustaba cómo se sentía en las fases I ó II, puede repetir una de esas fases durante las últimas cuatro semanas.

## Tipo patata, hombres
## Fase I (semanas 1-4)

### Día 1

#### Al despertarse

*Beba para su peso perfecto*: 16-24 onzas de agua.

*Piense para su peso perfecto:* Pase algún tiempo esta mañana visualizándose con su peso perfecto. Véase haciendo las cosas que ahora piensa que no puede hacer o no hace porque no está usted en su peso perfecto. Visualícese sintiéndose estupendamente, libre de todas las enfermedades de las que la gente le ha dicho que tiene riesgo de padecer. Luego, véase en su peso perfecto, inspirando a su familia y amigos, quienes comentan lo estupendo que usted se ve. Ahora póngase delante del espejo y repita:

> *Hoy voy dar otro paso positivo hacia alcanzar mi peso perfecto.*

Luego haga el ejercicio de Códigos Sanadores, que está en la página 211. Recomiendo que haga este ejercicio al menos dos veces por día —una vez en la mañana y una vez en la noche—, pero siéntase libre para probar este ejercicio de dos minutos tres, cuatro, o cinco veces por día.

*Póngase en forma para su peso perfecto*: Haga ejercicios EIF durante veinte minutos, escogiendo entre actividades físicas como esprintar, ejercicios de levantar pesas, ejercicios de fuerza con bandas, pelotas medicinales, pesas, bicicleta estática o step. (Ejemplos en vídeo de estos ejercicios pueden encontrarse en www.PerfectWeightAmerica.com.)

#### Desayuno (aproximadamente a las 7:30 de la mañana)

*Beba para su peso perfecto*: 8-12 onzas de agua

Haga un jugo granizado en una batidora con los siguientes ingredientes:

- 1 taza de yogur o kéfir con leche entera

- 1 cucharadita de aceite de coco extravirgen
- 2 cucharadas de miel orgánica
- 1 taza de fruta orgánica, fresca o congelada (bayas, melocotones, piña, etc.)
- 1 *scoop* de proteína de leche de cabra en polvo (ver la Guía de Recursos EPI en la página 357 para recomendaciones
- Una pizca de extracto de vainilla (opcional)

*Tome suplementos para su peso perfecto*: Tome dos o tres cápsulas de multivitaminas completas y de una a cuatro cápsulas de fucoxantin concentrado (ver la Guía de Recursos EPI en la página 357 para productos recomendados).

## Aperitivo perfecto (aproximadamente a las 10:00 de la mañana)

*Beba para su peso perfecto*: 8-12 onzas de agua

Una barrita nutritiva integral de Garden of Life Fruits of Life (ver la Guía de Recursos EPI en la página 357 para productos recomendados)

o

Una ración de suplemento Perfect Meal sabor chocolate con proteína de suero natural y fibra glucomanan mezclada con 12 onzas de agua

## Almuerzo (aproximadamente a las 12:30 de la mañana)

*Beba para su peso perfecto*: 8-12 onzas de agua

Prepare una ensalada verde con judías variadas, aguacate, zanahorias, pepino, apio, tomates, lombarda, pimientos rojos, cebollas rojas, brotes, 2 onzas de frijoles enlatados (negros, garbanzos y pintos), y dos huevos con omega-3 cocidos.

Para el aliño de la ensalada, mezcle aceite de oliva extravirgen, vinagre de sidra o jugo de limón, salsa de soja naturalmente preparada, aminos líquidos, sal marina y especias, o mezcle una cucharada de aceite de oliva extravirgen y una cucharada de un aliño sano comprado en la tienda.

Una manzana con piel

*Tome suplementos para su peso perfecto*: Tome dos o tres cápsulas de multivitaminas completas y de una a tres cápsulas de fucoxantin concentrado.

## Aperitivo perfecto (aproximadamente a las 3:30 de la tarde)

*Beba para su peso perfecto*: 8-12 onzas de agua

De media a una caja de chocolate Rainforest Cacao Chocolate Macadamia Nuts

o

Una ración de suplemento Perfect Meal sabor vainilla con proteína de suero natural y fibra glucomanan mezclada con 12 onzas de agua

## Cena (aproximadamente a las 6:15 de la tarde, pero trate de terminar de cenar a las 7:00 de la tarde)

*Beba para su peso perfecto*: 12-16 onzas de agua

Salmón asado, hervido o al grill

Guisantes y zanahorias

Prepare una ensalada verde con judías variadas, aguacate, zanahorias, pepino, apio, tomates, lombarda, pimientos rojos, cebollas rojas y brotes.

Para el aliño de la ensalada, mezcle aceite de oliva extravirgen, vinagre de sidra o jugo de limón, salsa de soja naturalmente preparada, aminos líquidos, sal marina y especias, o mezcle una cucharada de aceite de oliva extravirgen y una cucharada de un aliño sano comprado en la tienda.

*Tome suplementos para su peso perfecto*: Tome dos o tres cápsulas de multivitaminas completas y de una a tres cápsulas de fucoxantin concentrado, y de 1 a 3 cucharaditas (o de tres a nueve cápsulas) de complejo de aceite de hígado de bacalao con omega-3.

## Antes de irse a la cama

*Piense para su peso perfecto*: Haga el ejercicio de Códigos Sanadores de la página 211.

*Beba para su peso perfecto*: 8-12 onzas de agua (opcional, desde luego)

*Póngase en forma para su peso perfecto*: Haga cinco minutos de ejercicios de respiración profunda respirando lentamente durante cinco segundos por la nariz (inhale), retenga el aire un segundo, seguido por una fuerte exhalación por la boca, vaciando por completo sus pulmones con cada exhalación y llenándolos por completo con cada inhalación. Repita de dos a cinco minutos.

*Duerma para su peso perfecto*: Váyase a la cama a las 10:30 de la noche.

## Día 2

### Al despertarse

*Beba para su peso perfecto*: 16-24 onzas de agua.

*Piense para su peso perfecto*: Pase algún tiempo esta mañana visualizándose con su peso perfecto. Véase haciendo las cosas que ahora piensa que no puede hacer o no hace porque no está usted en su peso perfecto. Visualícese sintiéndose estupendamente, libre de todas las enfermedades de las que la gente le ha dicho que tiene riesgo de padecer. Luego, véase en su peso perfecto, inspirando a su familia y amigos, quienes comentan lo estupendo que usted se ve. Ahora póngase delante del espejo y repita:

*Hoy voy dar otro paso positivo hacia alcanzar mi peso perfecto.*

Luego haga el ejercicio de Códigos Sanadores, que está en la página 211. Recomiendo que haga este ejercicio al menos dos veces por día —una vez en la mañana y una vez en la noche—, pero siéntase libre para probar este ejercicio de dos minutos tres, cuatro, o cinco veces por día.

*Póngase en forma para su peso perfecto*: Haga ejercicios EIF durante veinte minutos, escogiendo entre actividades físicas como esprintar, ejercicios de levantar pesas, ejercicios de fuerza con bandas, pelotas medicinales, pesas, bicicleta estática o step. (Ejemplos en vídeo de estos ejercicios pueden encontrarse en www.PerfectWeightAmerica.com.)

## Desayuno (aproximadamente a las 7:30 de la mañana)

*Beba para su peso perfecto*: 8-12 onzas de agua

Tres huevos en cualquier estilo, cocinados en una cucharada de aceite de coco extravirgen

Sofrito de cebollas, champiñones y pimientos

Una ración de uvas

*Tome suplementos para su peso perfecto*: Tome dos o tres cápsulas de multivitaminas completas y de una a cuatro cápsulas de fucoxantin concentrado.

## Aperitivo perfecto (aproximadamente a las 10:00 de la mañana)

*Beba para su peso perfecto*: 8-12 onzas de agua

Una barrita nutritiva integral de Garden of Life Super Seed (ver la Guía de Recursos EPI en la página 357 para productor recomendados)

o

Una ración de suplemento Perfect Meal sabor chocolate con proteína de suero natural y fibra glucomanan mezclada con 12 onzas de agua

## Almuerzo (aproximadamente a las 12:30 de la mañana)

*Beba para su peso perfecto*: 12-16 onzas de agua

Prepare una ensalada verde con judías variadas, aguacate, zanahorias, pepino, apio, tomates, lombarda, pimientos rojos, cebollas rojas, brotes, 2 onzas de frijoles enlatados (negros, garbanzos y pintos), y 2 onzas de salmón frío, hervido o enlatado.

Para el aliño de la ensalada, mezcle aceite de oliva extravirgen, vinagre de sidra o jugo de limón, salsa de soja naturalmente preparada, aminos líquidos, sal marina y especias, o mezcle una cucharada de aceite de oliva extravirgen y una cucharada de un aliño sano comprado en la tienda.

*Tome suplementos para su peso perfecto*: Tome dos o tres cápsulas de multivitaminas completas y de una a tres cápsulas de fucoxantin concentrado.

## Aperitivo perfecto (aproximadamente a las 3:30 de la tarde)

*Beba para su peso perfecto*: 8-12 onzas de agua

De media a una caja de chocolate Rainforest Cacao Chocolate Macadamia Nuts

o

Una ración de suplemento Perfect Meal sabor vainilla con proteína de suero natural y fibra glucomanan mezclada con 12 onzas de agua

## Cena (aproximadamente a las 6:15 de la tarde, pero trate de terminar de cenar a las 7:00 de la tarde)

*Beba para su peso perfecto*: 12-16 onzas de agua

Pollo orgánico asado

Verduras cocinadas (zanahorias, cebollas, guisantes, etc.)

Prepare una ensalada verde con judías variadas, aguacate, zanahorias, pepino, apio, tomates, lombarda, pimientos rojos, cebollas rojas y brotes.

Para el aliño de la ensalada, mezcle aceite de oliva extravirgen, vinagre de sidra o jugo de limón, salsa de soja naturalmente preparada, aminos líquidos, sal marina y especias, o mezcle una cucharada de aceite de oliva con una cucharada de un aliño sano comprado en la tienda.

*Tome suplementos para su peso perfecto*: Tome dos o tres cápsulas de multivitaminas completas y de una a tres cápsulas de fucoxantin concentrado, y de 1 a 3 cucharaditas (o de tres a nueve cápsulas) de complejo de aceite de hígado de bacalao con omega-3.

## Antes de irse a la cama

*Piense para su peso perfecto*: Haga el ejercicio de Códigos Sanadores de la página 211.

*Beba para su peso perfecto*: 8-12 onzas de agua (opcional, desde luego)

*Póngase en forma para su peso perfecto*: Haga cinco minutos de ejercicios de respiración profunda respirando lentamente durante cinco segundos por la nariz (inhale), retenga el aire un segundo, seguido por una fuerte exhalación por la boca, vaciando por completo sus pulmones con cada exhalación y llenándolos por completo con cada inhalación. Repita de dos a cinco minutos.

*Duerma para su peso perfecto*: Váyase a la cama a las 10:30 de la noche.

## Día 3

## Al despertarse

*Beba para su peso perfecto*: 16-24 onzas de agua.

*Piense para su peso perfecto*: Pase algún tiempo esta mañana visualizándose con su peso perfecto. Véase haciendo las cosas que ahora piensa que no puede hacer o no hace porque no está usted en su peso perfecto. Visualícese sintiéndose estupendamente, libre de todas las enfermedades de las que la gente le ha dicho que tiene riesgo de padecer. Luego, véase en su peso perfecto, inspirando a su familia y amigos, quienes comentan lo estupendo que usted se ve. Ahora póngase delante del espejo y repita:

*Hoy voy dar otro paso positivo hacia alcanzar mi peso perfecto.*

Luego haga el ejercicio de Códigos Sanadores, que está en la página 211. Recomiendo que haga este ejercicio al menos dos veces por día —una vez en la mañana y una vez en la noche—, pero siéntase libre para probar este ejercicio de dos minutos tres, cuatro, o cinco veces por día.

*Póngase en forma para su peso perfecto*: Haga ejercicios EIF durante veinte minutos, escogiendo entre actividades físicas como esprintar, ejercicios de levantar pesas, ejercicios de fuerza con bandas, pelotas medicinales, pesas, bicicleta estática o step. (Ejemplos en vídeo de estos ejercicios pueden encontrarse en www.PerfectWeightAmerica.com.)

**Desayuno (aproximadamente a las 7:30 de la mañana)**

*Beba para su peso perfecto*: 8-12 onzas de agua

4-8 onzas de yogur orgánico, de leche entera, con fruta (piña, melocotones o bayas), miel y una pizca de extracto de vainilla

Un puñado de almendras crudas

*Tome suplementos para su peso perfecto*: Tome dos o tres cápsulas de multivitaminas completas y de una a cuatro cápsulas de fucoxantin concentrado.

**Aperitivo perfecto (aproximadamente a las 10:00 de la mañana)**

*Beba para su peso perfecto*: 8-12 onzas de agua

Una barrita nutritiva integral de Garden of Life Perfect Food Chocolate Greens (ver la Guía de Recursos de EPI en la página 357 para productos recomendados)

o

Una ración de suplemento Perfect Meal sabor chocolate con proteína de suero natural y fibra glucomanan mezclada con 12 onzas de agua

**Almuerzo (aproximadamente a las 12:30 de la mañana)**

*Beba para su peso perfecto*: 12-16 onzas de agua

Prepare una ensalada verde con judías variadas, aguacate, zanahorias, pepino, apio, tomates, lombarda, pimientos rojos, cebollas rojas, brotes, 2 onzas de frijoles enlatados (negros, garbanzos y pintos), y 4 onzas de atún enlatado bajo en mercurio y alto en omega-3.

Para el aliño de la ensalada, mezcle aceite de oliva extravirgen, vinagre de sidra o jugo de limón, salsa de soja naturalmente preparada, aminos líquidos, sal marina y especias, o mezcle una cucharada de aceite de oliva y una cucharada de un aliño sano comprado en la tienda.

Una pieza de fruta de la temporada.

*Tome suplementos para su peso perfecto*: Tome dos o tres cápsulas de multivitaminas completas y de una a tres cápsulas de fucoxantin concentrado.

**Aperitivo perfecto (aproximadamente a las 3:30 de la tarde)**

*Beba para su peso perfecto*: 8-12 onzas de agua

De media a una caja de chocolate Rainforest Cacao Chocolate Macadamia Nuts

o

Una ración de suplemento Perfect Meal sabor vainilla con proteína de suero natural y fibra glucomanan mezclada con 12 onzas de agua

**Cena (aproximadamente a las 6:15 de la tarde, pero trate de terminar de cenar a las 7:00 de la tarde)**

*Beba para su peso perfecto*: 12-16 onzas de agua

Filete de carne roja o carne picada (res, búfalo o venado)

Brócoli al vapor

Prepare una ensalada verde con judías variadas, aguacate, zanahorias, pepino, apio, tomates, lombarda, pimientos rojos, cebollas rojas y brotes.

Para el aliño de la ensalada, mezcle aceite de oliva extravirgen, vinagre de sidra o jugo de limón, salsa de soja naturalmente preparada, aminos líquidos, sal marina y especias, o mezcle una cucharada de aceite de oliva extravirgen y una cucharada de un aliño sano comprado en la tienda.

*Tome suplementos para su peso perfecto*: Tome dos o tres cápsulas de multivitaminas completas y de una a tres cápsulas de fucoxantin concentrado, y de 1 a 3 cucharaditas (o de tres a nueve cápsulas) de complejo de aceite de hígado de bacalao con omega-3.

### Antes de irse a la cama

*Piense para su peso perfecto*: Haga el ejercicio de Códigos Sanadores de la página 211.

*Beba para su peso perfecto*: 8-12 onzas de agua (opcional, desde luego)

*Póngase en forma para su peso perfecto*: Haga cinco minutos de ejercicios de respiración profunda respirando lentamente durante cinco segundos por la nariz (inhale), retenga el aire un segundo, seguido por una fuerte exhalación por la boca, vaciando por completo sus pulmones con cada exhalación y llenándolos por completo con cada inhalación. Repita de dos a cinco minutos.

*Duerma para su peso perfecto*: Váyase a la cama a las 10:30 de la noche.

---

## Tipo patata, hombre
## Fase II (semanas 5–8)

---

### Día 1

### Al despertarse

*Beba para su peso perfecto*: 16-24 onzas de agua.

*Piense para su peso perfecto*: Pase algún tiempo esta mañana visualizándose con su peso perfecto. Véase haciendo las cosas que ahora piensa que no puede hacer o no hace porque no está usted en su peso perfecto. Visualícese sintiéndose estupendamente, libre de todas las enfermedades de las que la gente le ha dicho que tiene riesgo de padecer. Luego, véase en su peso perfecto, inspirando a su familia y amigos, quienes comentan lo estupendo que usted se ve. Ahora póngase delante del espejo y repita:

*Hoy voy dar otro paso positivo hacia alcanzar mi peso perfecto.*

Luego haga el ejercicio de Códigos Sanadores, que está en la página 211. Recomiendo que haga este ejercicio al menos dos veces por día —una vez en la mañana y una vez en la noche—, pero siéntase libre para probar este ejercicio de dos minutos tres, cuatro, o cinco veces por día.

*Póngase en forma para su peso perfecto*: Haga ejercicios EIF durante veinte minutos, escogiendo entre actividades físicas como esprintar, ejercicios de levantar pesas, ejercicios de fuerza con bandas, pelotas medicinales, pesas, bicicleta estática o step. (Ejemplos en vídeo de estos ejercicios pueden encontrarse en www.PerfectWeightAmerica.com.)

## Desayuno (aproximadamente a las 7:30 de la mañana)

*Beba para su peso perfecto*: 8-12 onzas de agua

8 onzas de queso cotagge con miel natural y plátano

*Tome suplementos para su peso perfecto*: Tome dos o tres cápsulas de multivitaminas completas y de una a cuatro cápsulas de fucoxantin concentrado (ver la Guía de Recursos EPI en la página 357 para productos recomendados).

## Aperitivo perfecto (aproximadamente a las 10:00 de la mañana)

*Beba para su peso perfecto*: 8-12 onzas de agua

Una barrita nutritiva integral de Garden of Life Fruits of Life (ver la Guía de Recursos EPI en la página 357 para productos recomendados)

o

Una ración de suplemento Perfect Meal sabor chocolate con proteína de suero natural y fibra glucomanan mezclada con 12 onzas de agua

## Almuerzo (aproximadamente a las 12:30 de la mañana)

*Beba para su peso perfecto*: 12-16 onzas de agua

Prepare una ensalada verde con judías variadas, aguacate, zanahorias, pepino, apio, tomates, lombarda, pimientos rojos, cebollas rojas, brotes, 2 onzas de frijoles enlatados (negros, garbanzos y pintos), y tres huevos con omega-3 cocidos.

Para el aliño de la ensalada, mezcle aceite de oliva extravirgen, vinagre de sidra o jugo de limón, salsa de soja naturalmente preparada, aminos líquidos, sal marina y especias, o mezcle una cucharada de aceite de oliva extravirgen y una cucharada de un aliño sano comprado en la tienda.

Una manzana con piel

*Tome suplementos para su peso perfecto*: Tome dos o tres cápsulas de multivitaminas completas y de una a tres cápsulas de fucoxantin concentrado.

## Aperitivo perfecto (aproximadamente a las 3:30 de la tarde)

*Beba para su peso perfecto*: 8-12 onzas de agua

De media a una caja de chocolate Rainforest Cacao Chocolate Macadamia Nuts

o

Una ración de suplemento Perfect Meal sabor vainilla con proteína de suero natural y fibra glucomanan mezclada con 12 onzas de agua

**Cena (aproximadamente a las 6:15 de la tarde, pero trate de terminar de cenar a las 7:00 de la tarde)**

*Beba para su peso perfecto*: 12-16 onzas de agua

Pan de carne

Puré de patatas con mantequilla

Brócoli al vapor

Prepare una ensalada verde con judías variadas, aguacate, zanahorias, pepino, apio, tomates, lombarda, pimientos rojos, cebollas rojas y brotes.

Para el aliño de la ensalada, mezcle aceite de oliva extravirgen, vinagre de sidra o jugo de limón, salsa de soja naturalmente preparada, aminos líquidos, sal marina y especias, o mezcle una cucharada de aceite de oliva extravirgen y una cucharada de un aliño sano comprado en la tienda.

*Tome suplementos para su peso perfecto*: Tome dos o tres cápsulas de multivitaminas completas y de una a tres cápsulas de fucoxantin concentrado, y de 1 a 3 cucharaditas (o de tres a nueve cápsulas) de complejo de aceite de hígado de bacalao con omega-3.

### Antes de irse a la cama

*Piense para su peso perfecto*: Haga el ejercicio de Códigos Sanadores de la página 211.

*Beba para su peso perfecto*: 8-12 onzas de agua (opcional, desde luego)

*Póngase en forma para su peso perfecto*: Haga cinco minutos de ejercicios de respiración profunda respirando lentamente durante cinco segundos por la nariz (inhale), retenga el aire un segundo, seguido por una fuerte exhalación por la boca, vaciando por completo sus pulmones con cada exhalación y llenándolos por completo con cada inhalación. Repita de dos a cinco minutos.

*Duerma para su peso perfecto*: Váyase a la cama a las 10:30 de la noche.

## Día 2

### Al despertarse

*Beba para su peso perfecto*: 16-24 onzas de agua.

*Piense para su peso perfecto*: Pase algún tiempo esta mañana visualizándose con su peso perfecto. Véase haciendo las cosas que ahora piensa que no puede hacer o no hace porque no está usted en su peso perfecto. Visualícese sintiéndose estupendamente, libre de todas las enfermedades de las que la gente le ha dicho que tiene riesgo de padecer. Luego, véase en su peso perfecto, inspirando a su familia y amigos, quienes comentan lo estupendo que usted se ve. Ahora póngase delante del espejo y repita:

*Hoy voy dar otro paso positivo hacia alcanzar mi peso perfecto.*

Luego haga el ejercicio de Códigos Sanadores, que está en la página 211. Recomiendo que haga este ejercicio al menos dos veces por día —una vez en la

mañana y una vez en la noche—, pero siéntase libre para probar este ejercicio de dos minutos tres, cuatro, o cinco veces por día.

*Póngase en forma para su peso perfecto*: Haga ejercicios EIF durante veinte minutos, escogiendo entre actividades físicas como esprintar, ejercicios de levantar pesas, ejercicios de fuerza con bandas, pelotas medicinales, pesas, bicicleta estática o step. (Ejemplos en vídeo de estos ejercicios pueden encontrarse en www.PerfectWeightAmerica.com.)

## Desayuno (aproximadamente a las 7:30 de la mañana)

*Beba para su peso perfecto*: 8-12 onzas de agua

Tres huevos en cualquier estilo, cocinados en una cucharada de aceite de coco extravirgen

4 onzas de avena tradicional con mantequilla, miel, uvas pasas y canela

*Tome suplementos para su peso perfecto*: Tome dos o tres cápsulas de multivitaminas completas y de una a cuatro cápsulas de fucoxantin concentrado.

## Aperitivo perfecto (aproximadamente a las 10:00 de la mañana)

*Beba para su peso perfecto*: 8-12 onzas de agua

Una barrita nutritiva integral de Garden of Life Super Seed (ver la Guía de Recursos de EPI en la página 357 para productos recomendados)

o

Una ración de suplemento Perfect Meal sabor chocolate con proteína de suero natural y fibra glucomanan mezclada con 12 onzas de agua

## Almuerzo (aproximadamente a las 12:30 de la mañana)

*Beba para su peso perfecto*: 12-16 onzas de agua

Prepare una ensalada verde con judías variadas, aguacate, zanahorias, pepino, apio, tomates, lombarda, pimientos rojos, cebollas rojas, brotes, 2 onzas de frijoles enlatados (negros, garbanzos y pintos), y 4 onzas de salmón frío, hervido o enlatado.

Para el aliño de la ensalada, mezcle aceite de oliva extravirgen, vinagre de sidra o jugo de limón, salsa de soja naturalmente preparada, aminos líquidos, sal marina y especias, o mezcle una cucharada de aceite de oliva extravirgen y una cucharada de un aliño sano comprado en la tienda.

Uvas orgánicas

*Tome suplementos para su peso perfecto*: Tome dos o tres cápsulas de multivitaminas completas y de una a tres cápsulas de fucoxantin concentrado.

## Aperitivo perfecto (aproximadamente a las 3:30 de la tarde)

*Beba para su peso perfecto*: 8-12 onzas de agua

De media a una caja de chocolate Rainforest Cacao Chocolate Macadamia Nuts

o

Una ración de suplemento Perfect Meal sabor vainilla con proteína de suero natural y fibra glucomanan mezclada con 12 onzas de agua

**Cena (aproximadamente a las 6:15 de la tarde, pero trate de terminar de cenar a las 7:00 de la tarde)**

*Beba para su peso perfecto*: 12-16 onzas de agua

Pollo al grill

Arroz integral

Sofrito de verduras (pimientos, cebollas, champiñones, etc.)

*Tome suplementos para su peso perfecto*: Tome dos o tres cápsulas de multivitaminas completas y de una a tres cápsulas de fucoxantin concentrado, y de 1 a 3 cucharaditas (o de tres a nueve cápsulas) de complejo de aceite de hígado de bacalao con omega-3.

### Antes de irse a la cama

*Piense para su peso perfecto*: Haga el ejercicio de Códigos Sanadores de la página 211.

*Beba para su peso perfecto*: 8-12 onzas de agua (opcional, desde luego)

*Póngase en forma para su peso perfecto*: Haga cinco minutos de ejercicios de respiración profunda respirando lentamente durante cinco segundos por la nariz (inhale), retenga el aire un segundo, seguido por una fuerte exhalación por la boca, vaciando por completo sus pulmones con cada exhalación y llenándolos por completo con cada inhalación. Repita de dos a cinco minutos.

*Duerma para su peso perfecto*: Váyase a la cama a las 10:30 de la noche.

## Día 3

### Al despertarse

*Beba para su peso perfecto*: 16-24 onzas de agua.

*Piense para su peso perfecto*: Pase algún tiempo esta mañana visualizándose con su peso perfecto. Véase haciendo las cosas que ahora piensa que no puede hacer o no hace porque no está usted en su peso perfecto. Visualícese sintiéndose estupendamente, libre de todas las enfermedades de las que la gente le ha dicho que tiene riesgo de padecer. Luego, véase en su peso perfecto, inspirando a su familia y amigos, quienes comentan lo estupendo que usted se ve. Ahora póngase delante del espejo y repita:

*Hoy voy dar otro paso positivo hacia alcanzar mi peso perfecto.*

Luego haga el ejercicio de Códigos Sanadores, que está en la página 211. Recomiendo que haga este ejercicio al menos dos veces por día —una vez en la mañana y una vez en la noche—, pero siéntase libre para probar este ejercicio de dos minutos tres, cuatro, o cinco veces por día.

*Póngase en forma para su peso perfecto*: Haga ejercicios EIF durante veinte minutos, escogiendo entre actividades físicas como esprintar, ejercicios de levantar pesas, ejercicios de fuerza con bandas, pelotas medicinales, pesas, bicicleta estática o step. (Ejemplos en vídeo de estos ejercicios pueden encontrarse en www.PerfectWeightAmerica.com.)

## Desayuno (aproximadamente a las 7:30 de la mañana)

*Beba para su peso perfecto*: 8-12 onzas de agua

4-8 onzas de yogur orgánico natural con fruta (piña, melocotones o bayas), miel y una pizca de extracto de vainilla

Un puñado de almendras crudas y uvas pasas

*Tome suplementos para su peso perfecto*: Tome dos o tres cápsulas de multivitaminas completas y de una a cuatro cápsulas de fucoxantin concentrado.

## Aperitivo perfecto (aproximadamente a las 10:00 de la mañana)

*Beba para su peso perfecto*: 8-12 onzas de agua

Una barrita nutritiva integral de Garden of Life Perfect Food Chocolate Greens (ver la Guía de Recursos de EPI en la página 357 para productos recomendados)

o

Una ración de suplemento Perfect Meal sabor chocolate con proteína de suero natural y fibra glucomanan mezclada con 12 onzas de agua

## Almuerzo (aproximadamente a las 12:30 de la mañana)

*Beba para su peso perfecto*: 12-16 centilitros de agua

Prepare una ensalada verde con judías variadas, aguacate, zanahorias, pepino, apio, tomates, lombarda, pimientos rojos, cebollas rojas, brotes, 2 onzas de frijoles enlatados (negros, garbanzos y pintos), y 4 onzas de salmón frío, hervido o enlatado.

Para el aliño de la ensalada, mezcle aceite de oliva extravirgen, vinagre de sidra o jugo de limón, salsa de soja naturalmente preparada, aminos líquidos, sal marina y especias, o mezcle una cucharada de aceite de oliva y una cucharada de un aliño sano comprado en la tienda.

Una pieza de fruta de la temporada.

*Tome suplementos para su peso perfecto*: Tome dos o tres cápsulas de multivitaminas completas y de una a tres cápsulas de fucoxantin concentrado.

## Aperitivo perfecto (aproximadamente a las 3:30 de la tarde)

*Beba para su peso perfecto*: 8-12 onzas de agua

De media a una caja de chocolate Rainforest Cacao Chocolate Macadamia Nuts

o

Una ración de suplemento Perfect Meal sabor vainilla con proteína de suero natural y fibra glucomanan mezclada con 12 onzas de agua

## Cena (aproximadamente a las 6:15 de la tarde, pero trate de terminar de cenar a las 7:00 de la tarde)

*Beba para su peso perfecto*: 12-16 onzas de agua

Chili de carne roja

Queso fresco

Galletas saladas integrales o *chips* de maíz asados

Prepare una ensalada verde con judías variadas, aguacate, zanahorias, pepino, apio, tomates, lombarda, pimientos rojos, cebollas rojas y brotes.

Para el aliño de la ensalada, mezcle aceite de oliva extravirgen, vinagre de sidra o jugo de limón, salsa de soja naturalmente preparada, aminos líquidos, sal marina y especias, o mezcle una cucharada de aceite de oliva extravirgen y una cucharada de un aliño sano comprado en la tienda.

*Tome suplementos para su peso perfecto*: Tome dos o tres cápsulas de multivitaminas completas y de una a tres cápsulas de fucoxantin concentrado, y de 1 a 3 cucharaditas (o de tres a nueve cápsulas) de complejo de aceite de hígado de bacalao con omega-3.

### Antes de irse a la cama

*Piense para su peso perfecto:* Haga el ejercicio de Códigos Sanadores de la página 211.

*Beba para su peso perfecto*: 8-12 onzas de agua (opcional, desde luego)

*Póngase en forma para su peso perfecto*: Haga cinco minutos de ejercicios de respiración profunda respirando lentamente durante cinco segundos por la nariz (inhale), retenga el aire un segundo, seguido por una fuerte exhalación por la boca, vaciando por completo sus pulmones con cada exhalación y llenándolos por completo con cada inhalación. Repita de dos a cinco minutos.

*Duerma para su peso perfecto*: Váyase a la cama a las 10:30 de la noche.

---

## Tipo patata, hombre
## Fase III (semanas 9–12)

---

### Día 1

### Al despertarse

*Beba para su peso perfecto*: 16-24 onzas de agua.

*Piense para su peso perfecto:* Pase algún tiempo esta mañana visualizándose con su peso perfecto. Véase haciendo las cosas que ahora piensa que no puede hacer o no hace porque no está usted en su peso perfecto. Visualícese sintiéndose estupendamente, libre de todas las enfermedades de las que la gente le ha dicho que tiene riesgo de padecer. Luego, véase en su peso perfecto, inspirando a su familia y amigos, quienes comentan lo estupendo que usted se ve. Ahora póngase delante del espejo y repita:

*Hoy voy dar otro paso positivo hacia alcanzar mi peso perfecto.*

Luego haga el ejercicio de Códigos Sanadores, que está en la página 211. Recomiendo que haga este ejercicio al menos dos veces por día —una vez en la mañana y una vez en la noche—, pero siéntase libre para probar este ejercicio de dos minutos tres, cuatro, o cinco veces por día.

*Póngase en forma para su peso perfecto*: Haga ejercicios EIF durante veinte minutos, escogiendo entre actividades físicas como esprintar, ejercicios de levantar pesas, ejercicios de fuerza con bandas, pelotas medicinales, pesas, bicicleta estática o step. (Ejemplos en vídeo de estos ejercicios pueden encontrarse en www.PerfectWeightAmerica.com.)

## Desayuno (aproximadamente a las 7:30 de la mañana)

*Beba para su peso perfecto*: 8-12 onzas de agua

Haga un jugo granizado en una batidora con los siguientes ingredientes:

- 1 taza de yogur o kéfir con leche entera
- 1 cucharadita de aceite de coco extravirgen
- 2 cucharadas de miel orgánica
- 1 taza de fruta orgánica, fresca o congelada (bayas, melocotones, piña, etc.)
- 1 *scoop* de proteína de leche de cabra en polvo (ver la Guía de Recursos EPI en la página 357 para recomendaciones)
- Una pizca de extracto de vainilla (opcional)

*Tome suplementos para su peso perfecto*: Tome dos o tres cápsulas de multivitaminas completas y de una a cuatro cápsulas de fucoxantin concentrado (ver la Guía de Recursos EPI en la página 357 para productos recomendados).

## Aperitivo perfecto (aproximadamente a las 10:00 de la mañana)

*Beba para su peso perfecto*: 8-12 onzas de agua

Una barrita nutritiva integral de Garden of Life Fruits of Life (ver la Guía de Recursos EPI en la página 357 para productos recomendados)

o

Una ración de suplemento Perfect Meal sabor chocolate con proteína de suero natural y fibra glucomanan mezclada con 12 onzas de agua

## Almuerzo (aproximadamente a las 12:30 de la mañana)

*Beba para su peso perfecto*: 12-16 onzas de agua

Pollo asado, pavo o roast beef con lechuga, queso, tomate, semillas y mayo orgánico (aceite de soja, no de colza) sobre pan integral de semillas o sin levadura (ver la Guía de Recursos EPI en la página 357 para marcas recomendadas)

Una manzana con piel.

*Tome suplementos para su peso perfecto*: Tome dos o tres cápsulas de multivitaminas completas y de una a tres cápsulas de fucoxantin concentrado.

## Aperitivo perfecto (aproximadamente a las 3:30 de la tarde)

*Beba para su peso perfecto*: 8-12 onzas de agua

De media a una caja de chocolate Rainforest Cacao Chocolate Macadamia Nuts

o

Una ración de suplemento Perfect Meal sabor vainilla con proteína de suero natural y fibra glucomanan mezclada con 12 onzas de agua

**Cena (aproximadamente a las 6:15 de la tarde, pero trate de terminar de cenar a las 7:00 de la tarde)**

*Beba para su peso perfecto*: 12-16 onzas de agua

Salmón de agua fría asado, hervido o al grill

Guisantes y zanahorias

Prepare una ensalada verde con judías variadas, aguacate, zanahorias, pepino, apio, tomates, lombarda, pimientos rojos, cebollas rojas y brotes.

Para el aliño de la ensalada, mezcle aceite de oliva extravirgen, vinagre de sidra o jugo de limón, salsa de soja naturalmente preparada, aminos líquidos, sal marina y especias, o mezcle una cucharada de aceite de oliva extravirgen y una cucharada de un aliño sano comprado en la tienda.

*Tome suplementos para su peso perfecto*: Tome dos o tres cápsulas de multivitaminas completas y de una a tres cápsulas de fucoxantin concentrado, y de 1 a 3 cucharaditas (o de tres a nueve cápsulas) de complejo de aceite de hígado de bacalao con omega-3.

## Antes de irse a la cama

*Piense para su peso perfecto:* Haga el ejercicio de Códigos Sanadores de la página 211.

*Beba para su peso perfecto*: 8-12 onzas de agua (opcional, desde luego)

*Póngase en forma para su peso perfecto*: Haga cinco minutos de ejercicios de respiración profunda respirando lentamente durante cinco segundos por la nariz (inhale), retenga el aire un segundo, seguido por una fuerte exhalación por la boca, vaciando por completo sus pulmones con cada exhalación y llenándolos por completo con cada inhalación. Repita de dos a cinco minutos.

*Duerma para su peso perfecto*: Váyase a la cama a las 10:30 de la noche.

## Día 2

### Al despertarse

*Beba para su peso perfecto*: 16-24 onzas de agua

*Piense para su peso perfecto:* Pase algún tiempo esta mañana visualizándose con su peso perfecto. Véase haciendo las cosas que ahora piensa que no puede hacer o no hace porque no está usted en su peso perfecto. Visualícese sintiéndose estupendamente, libre de todas las enfermedades de las que la gente le ha dicho que tiene riesgo de padecer. Luego, véase en su peso perfecto, inspirando a su familia y amigos, quienes comentan lo estupendo que usted se ve. Ahora póngase delante del espejo y repita:

*Hoy voy dar otro paso positivo hacia alcanzar mi peso perfecto.*

Luego haga el ejercicio de Códigos Sanadores, que está en la página 211. Tres huevos en cualquier estilo, cocinados en una cucharada de aceite de coco extravirgen (ver la Guía de Recursos EPI en la página 357 para productos recomendados)

*Póngase en forma para su peso perfecto*: Haga ejercicios EIF durante veinte minutos, escogiendo entre actividades físicas como esprintar, ejercicios de levantar pesas, ejercicios de fuerza con bandas, pelotas medicinales, pesas, bicicleta estática o *step*. (Ejemplos en vídeo de estos ejercicios pueden encontrarse en www.PerfectWeightAmerica.com.)

## Desayuno (aproximadamente a las 7:30 de la mañana)

*Beba para su peso perfecto*: 8-12 onzas de agua

Tres huevos en cualquier estilo, cocinados en una cucharada de aceite de coco extravirgen (ver la Guía de Recursos EPI en la página 357 para productos recomendados).

Sofrito de cebollas, champiñones y pimientos

Una rebanada de pan integral de semillas o sin levadura con mantequilla de almendras y miel

*Tome suplementos para su peso perfecto*: Tome dos o tres cápsulas de multivitaminas completas y de una a cuatro cápsulas de fucoxantin concentrado.

## Aperitivo perfecto (aproximadamente a las 10:00 de la mañana)

*Beba para su peso perfecto*: 12–16 onzas de agua

Una barrita nutritiva integral de Garden of Life Fruits of Life (ver la Guía de Recursos de EPI en la página 357 para productos recomendados)

o

Una ración de suplemento Perfect Meal sabor chocolate con proteína de suero natural y fibra glucomanan mezclada con 12 onzas de agua

## Almuerzo (aproximadamente a las 12:30 de la mañana)

*Beba para su peso perfecto*: 12-16 onzas de agua

Prepare una ensalada verde con judías variadas, aguacate, zanahorias, pepino, apio, tomates, lombarda, pimientos rojos, cebollas rojas, brotes, 2 onzas de frijoles enlatados (negros, garbanzos y pintos), y 4 onzas de salmón frío, hervido o enlatado.

Para el aliño de la ensalada, mezcle aceite de oliva extravirgen, vinagre de sidra o jugo de limón, salsa de soja naturalmente preparada, aminos líquidos, sal marina y especias, o mezcle una cucharada de aceite de oliva extravirgen y una cucharada de un aliño sano comprado en la tienda.

Uvas orgánicas

*Tome suplementos para su peso perfecto*: Tome dos o tres cápsulas de multivitaminas completas y de una a tres cápsulas de fucoxantin concentrado.

## Aperitivo perfecto (aproximadamente a las 3:30 de la tarde)

*Beba para su peso perfecto*: 12–16 onzas de agua

De media a una caja de chocolate Rainforest Cacao Chocolate Macadamia Nuts

o

Una ración de suplemento Perfect Meal sabor vainilla con proteína de suero natural y fibra glucomanan mezclada con 12 onzas de agua

### Cena (aproximadamente a las 6:15 de la tarde, pero trate de terminar de cenar a las 7:00 de la tarde)

*Beba para su peso perfecto*: 12-16 onzas de agua
Pollo orgánico asado
Verduras cocinadas (zanahorias, cebollas, guisantes, etc.)
Prepare una ensalada verde con judías variadas, aguacate, zanahorias, pepino, apio, tomates, lombarda, pimientos rojos, cebollas rojas y brotes.
Para el aliño de la ensalada, mezcle aceite de oliva extravirgen, vinagre de sidra o jugo de limón, salsa de soja naturalmente preparada, aminos líquidos, sal marina y especias, o mezcle una cucharada de aceite de oliva extravirgen y una cucharada de un aliño sano comprado en la tienda.
*Tome suplementos para su peso perfecto*: Tome dos o tres cápsulas de multivitaminas completas y de una a tres cápsulas de fucoxantin concentrado, y de 1 a 3 cucharaditas (o de tres a nueve cápsulas) de complejo de aceite de hígado de bacalao con omega-3.

### Antes de irse a la cama

*Piense para su peso perfecto*: Haga el ejercicio de Códigos Sanadores de la página 211.
*Beba para su peso perfecto*: 8–12 onzas de agua (opcional, desde luego)
*Póngase en forma para su peso perfecto*: Haga cinco minutos de ejercicios de respiración profunda respirando lentamente durante cinco segundos por la nariz (inhale), retenga el aire un segundo, seguido por una fuerte exhalación por la boca, vaciando por completo sus pulmones con cada exhalación y llenándolos por completo con cada inhalación. Repita de dos a cinco minutos.
*Duerma para su peso perfecto*: Váyase a la cama a las 10:30 de la noche.

## Día 3

### Al despertarse

*Beba para su peso perfecto*: 16-24 onzas de agua.
*Piense para su peso perfecto:* Pase algún tiempo esta mañana visualizándose con su peso perfecto. Véase haciendo las cosas que ahora piensa que no puede hacer o no hace porque no está usted en su peso perfecto. Visualícese sintiéndose estupendamente, libre de todas las enfermedades de las que la gente le ha dicho que tiene riesgo de padecer. Luego, véase en su peso perfecto, inspirando a su familia y amigos, quienes comentan lo estupendo que usted se ve. Ahora póngase delante del espejo y repita:

*Hoy voy dar otro paso positivo hacia alcanzar mi peso perfecto.*

Luego haga el ejercicio de Códigos Sanadores, que está en la página 211. Recomiendo que haga este ejercicio al menos dos veces por día —una vez en la

mañana y una vez en la noche—, pero siéntase libre para probar este ejercicio de dos minutos tres, cuatro, o cinco veces por día.

*Póngase en forma para su peso perfecto*: Haga ejercicios EIF durante veinte minutos, escogiendo entre actividades físicas como esprintar, ejercicios de levantar pesas, ejercicios de fuerza con bandas, pelotas medicinales, pesas, bicicleta estática o step. (Ejemplos en vídeo de estos ejercicios pueden encontrarse en www.PerfectWeightAmerica.com.)

## Desayuno (aproximadamente a las 7:30 de la mañana)

*Beba para su peso perfecto*: 8–12 onzas de agua

Cereal seco orgánico de semillas (ver la Guía de Recursos EPI para marcas recomendadas), o 1/2 taza de avena tradicional, sémola de maíz integral o porridge de siete granos

4 onzas de yogur orgánico, de leche entera o queso cottage con fruta (piña, melocotones o bayas), miel y una pizca de extracto de vainilla

*Tome suplementos para su peso perfecto*: Tome dos o tres cápsulas de multivitaminas completas y de una a cuatro cápsulas de fucoxantin concentrado.

## Aperitivo perfecto (aproximadamente a las 10:00 de la mañana)

*Beba para su peso perfecto*: 8–12 onzas de agua

Una barrita nutritiva integral de Garden of Life Super Seed (ver la Guía de Recursos de EPI en la página 357 para productos recomendados)

o

Una ración de suplemento Perfect Meal sabor chocolate y verduras con una mezcla de alimentos verdes, proteína de suero natural y fibra glucomanan mezclada con 12 onzas de agua

## Almuerzo (aproximadamente a las 12:30 de la mañana)

*Beba para su peso perfecto*: 12-16 onzas de agua

Prepare una ensalada verde con judías variadas, aguacate, zanahorias, pepino, apio, tomates, lombarda, pimientos rojos, cebollas rojas, brotes, 2 onzas de frijoles enlatados (negros, garbanzos y pintos), y 4 onzas de atún enlatado bajo en mercurio y alto en omega-3.

Para el aliño de la ensalada, mezcle aceite de oliva extravirgen, vinagre de sidra o jugo de limón, salsa de soja naturalmente preparada, aminos líquidos, sal marina y especias, o mezcle una cucharada de aceite de oliva extravirgen con una cucharada de un aliño sano comprado en la tienda.

Una pieza de fruta de la temporada.

*Tome suplementos para su peso perfecto*: Tome dos o tres cápsulas de multivitaminas completas y de una a tres cápsulas de fucoxantin concentrado.

## Aperitivo perfecto (aproximadamente a las 3:30 de la tarde)

*Beba para su peso perfecto*: 8–12 onzas de agua

De media a una caja de chocolate Rainforest Cacao Chocolate Macadamia Nuts

o

Una ración de suplemento Perfect Meal sabor vainilla con proteína de suero natural y fibra glucomanan mezclada con 12 onzas de agua

## Cena (aproximadamente a las 6:15 de la tarde, pero trate de terminar de cenar a las 7:00 de la tarde)

*Beba para su peso perfecto*: 12-16 onzas de agua
Filete de carne roja (res, búfalo o venado)
Espinacas salteadas
Puré de patatas con mantequilla
Prepare una ensalada verde con judías variadas, aguacate, zanahorias, pepino, apio, tomates, lombarda, pimientos rojos, cebollas rojas y brotes.

Para el aliño de la ensalada, mezcle aceite de oliva extravirgen, vinagre de sidra o jugo de limón, salsa de soja naturalmente preparada, aminos líquidos, sal marina y especias, o mezcle una cucharada de aceite de oliva con una cucharada de un aliño sano comprado en la tienda.

*Tome suplementos para su peso perfecto*: Tome dos o tres cápsulas de multivitaminas completas y de una a tres cápsulas de fucoxantin concentrado, y de 1 a 3 cucharaditas (o de tres a nueve cápsulas) de complejo de aceite de hígado de bacalao con omega-3.

### Antes de irse a la cama

*Piense para su peso perfecto*: Haga el ejercicio de Códigos Sanadores de la página 211.

*Beba para su peso perfecto*: 8–12 onzas de agua (opcional, desde luego)

*Póngase en forma para su peso perfecto*: Haga cinco minutos de ejercicios de respiración profunda respirando lentamente durante cinco segundos por la nariz (inhale), retenga el aire un segundo, seguido por una fuerte exhalación por la boca, vaciando por completo sus pulmones con cada exhalación y llenándolos por completo con cada inhalación. Repita de dos a cinco minutos.

*Duerma para su peso perfecto*: Váyase a la cama a las 10:30 de la noche.

---

## Tipo patata, hombre
## Fase IV (semanas 13–16)

---

Para la fase IV tiene usted algunas opciones. Si está satisfecho con su progreso, debería continuar en el plan de la fase III y terminar fuerte. Si siente que su pérdida de peso se ha retardado o que le gustaba cómo se sentía en las fases I ó II, puede repetir una de esas fases durante las últimas cuatro semanas.

# Apéndice A

## Recetas perfectas con la Chef Carol

LEYÓ GRAN PARTE de la conmovedora historia de la Chef Carol Green en el capítulo 11: *"Piense para su peso perfecto"*. Ella se educó en una granja rural en Sudáfrica, rodeada de los ritmos de las estaciones. Sus capacidades culinarias en ciernes fueron por primera vez puestas profesionalmente a prueba cuando ella siguió su espíritu aventurero y comenzó a cocinar a bordo de mega-yates en el Caribe.

Para entender verdaderamente la base de la buena comida, ella hizo una interrupción y estudió el arte de la cocina francesa y patisserie en la escuela Ecole des Arts Culinaires en Lyon, Francia. Me encontré por primera vez con Carol cuando me invitaron a hablar en Sudáfrica en el año 2006 y me hablaron de su estupendo talento en la cocina. Le pregunté a Carol si ella vendría a los Estados Unidos y participaría en mi programa de televisión, Extraordinary Health, que se ve semanalmente en Trinity Broadcasting Network y otros canales por cable. Carol y yo realizamos esos maravillosos segmentos de cocina, pero la mejor parte es cuando las cámaras se apagan y yo pruebo los aperitivos, entrantes y platos que ella ha preparado.

A continuación hay solo dieciséis ejemplos de deliciosas y nutritivas recetas creadas por la Chef Carol. Para ver muchas más de las deliciosas recetas de Carol, visite la página web www.PerfectWeightAmerica.com.

### Huevos asados en tomates con espinacas salteadas

| | |
|---|---|
| 4 tomates | 8 onzas de espinaca |
| 4 huevos | Condimento Herbamare, en la cantidad necesaria |
| 8 cucharadas de queso parmesano (pecorino fresco) | 2 dientes de ajo, picados |
| 1 cucharada de aceite de coco Garden of Life | |

EQUIPAMIENTO ESPECIAL: moldes para muffins

Precalentar el horno a 400°F. Cortar la parte superior de los tomates y sacar toda la carne con una cuchara. Poner los tomates en los moldes parar muffins y cascar con cuidado un huevo en cada uno de ellos. Rociar con el condimento Herbamanre; luego rociar cada tomate con 2 cucharadas de queso. Envolver los moldes con papel de aluminio y hornear durante 20 minutos, o hasta que estén hechos.

Mientras se hornean los huevos, calentar una sartén a calor medio y fundir el aceite de coco. Añadir el ajo y sofreír unos minutos; luego añadir las espinacas y cocinar, removiendo hasta que comiencen a debilitarse. Sazonar con Herbamare y servir al lado de los huevos.

Para 4 raciones.

Comentario de la Chef Carol: "Estas tazas individuales de tomate se ven tan bien como saben y son fáciles de preparar. Servir con espinacas o champiñones salteados".

Información nutritional por ración: 116 calorías; 6 g de grasa (47.6 por ciento de calorías de la grasa); 9 g proteínas; 7 g carbohidratos; 1 g de fibra dietética; 191 mg de colesterol; 160 mg de sodio.

## Nubes perfectas de arándanos

| | |
|---|---|
| 1/4 de taza de agua caliente | 1 sobre de gelatina de res sin sabor |
| 1 taza de jugo de arándanos | 1 taza de agua helada |
| 1 taza de arándanos congelados | 2 *scoops* de Garden of Life Perfect Meal Vanilla |
| 4 cucharaditas de arándanos frescos, para decorar | |

Echar el agua caliente en una taza y verter la gelatina removiendo hasta que se disuelva. Añadir el jugo de arándanos y refrigerar hasta que esté "temblón", aproximadamente 1 hora. Luego poner la gelatina en una batidora y batir a velocidad alta; añadir el agua helada y los arándanos congelados. Luego añadir Garden of Life Perfect Meal Vanilla, y mezclar hasta que esté mullido. Servir de inmediato o echar en ramekins individuales y dejar que repose. Echar por encima los arándanos frescos.

Para 6 raciones.

Comentario de la Chef Carol: "La primera fase del programa 'el peso perfecto' es la más desafiante. Este es un capricho delicioso y mullido para recompensar el esfuerzo".

Información nutritional por ración: 114 calorías; trazas de grasa (2.8 por ciento de calorías de la grasa); 4 g de proteínas; 24 g de carbohidratos; 3 g de fibra dietética; 0 mg de colesterol; 53 mg de sodio.

## Tzatziki de pepino y tomate

| | |
|---|---|
| 3 tazas de yogur griego | 1 pepino |
| 3 cucharadas de eneldo fresco y troceado | 1 diente de ajo, picado |
| 1 tomate grande, bien troceado | Sal marina y pimienta según se necesite |

EQUIPAMIENTO ESPECIAL: 2 coladores, estopilla

Poner un colador en un bol de tamaño medio y rodear con la estopilla. Echar el yogur en el colador con la estopilla, y dejar que repose a temperatura ambiente para que suelte el agua, unas 3 horas. Rayar toscamente el pepino, ponerlo en otro colador, y dejarlo reposar a temperatura ambiente hasta que suelte la mayor parte del líquido, unas 3 horas. Quitar los líquidos extra. Mezclar el yogur y el pepino con el eneldo, el ajo y el tomate. Sazonar con sal y pimienta.

Para 6 raciones.

Comentario de la Chef Carol: "Los tomates troceados añaden colorido a esta clásica salsa de yogur griego, maravillosa cuando se sirve con pescado".

Información nutritional por ración: 91 calorías; 4 g de grasa (39.9 por ciento de calorías de la grasa); 5 g de proteínas; 9 g de carbohidratos; 1 g de fibra dietética; 16 mg de colesterol; 63 mg de sodio.

## Caldo fragante de pollo y piña

| | |
|---|---|
| 1 piña pequeña | 4 tazas de agua filtrada |
| 2 cucharadas de aceite de coco Garden of Life | ½ libra de champiñones shiitake, en rebanadas |
| 2 dientes de ajo, picados | de 1.25 cm de espesor |
| 2 pulgadas de jengibre fresco, finamente rayado | 2 cucharadas de pasta de chili asada |
| 1 tallo de lemongrass, triturado | 3 cebollas, cortadas al bies |
| 1/4 de taza de salsa de soja tamari | 2 pechugas de pollo sin piel y sin huesos, cortadas |
| 1 taza de brotes de soja | a cubos |
| 2 limas, sin cáscara y exprimidas | 1/2 cucharadita de stevia |
| 1/2 taza de cilantro, cortado | 1/2 taza de albahaca, en juliana |

Pelar y sacar el centro a la piña; poner a un lado el centro y trocear la carne en pedazos de medio cm de tamaño. Pasar por un tamiz fino y apartar los sólidos.

Poner un cazo a fuego medio o alto, añadir el aceite de coco y saltear los champiñones y el ajo hasta que estén blandos. Añadir la pasta de chili, el jengibre y las cebollas; saltear 1 minuto más. Añadir el caldo de la piña y lemongrass. Cocer a fuego lento, y cocinar 10 minutos. Añadir los cubos de pollo, y cocinar hasta que estén hechos, unos 3 minutos. Añadir la salsa tamari, el jugo de la lima y un toque de la cáscara. Endulzar con el suplemento herbal stevia y añadir sal al gusto. Quitar el tallo de lemongrass. Dividir en cuatro platos grandes y hondos y poner por encima los brotes de soja, el cilantro y la albahaca.

Para 4 raciones.

Comentario de la Chef Carol: "Los caldos ligeros y saciantes son una manera estupenda de ayudar a perder peso. No permita que la larga lista de ingredientes evite que prepare este maravilloso plato. Solo toma unos minutos reunirlos y puede hacerse con menos ingredientes".

Información nutricional por ración: 438 calorías; 5 g de grasa (9.7 por ciento de calorías de la grasa); 46 g de proteína; 80 g de carbohidratos; 13 g de fibra dietética; 71 mg de colesterol; 2376 mg de sodio.

## Pesto a las hierbas

| | |
|---|---|
| 1 taza de hojas frescas de albahaca, llena | 1/2 taza de hojas de perejil, llena |
| 1 cucharada de hojas de tomillo fresco | 1 cucharada de hojas de orégano fresco |
| 1/4 de taza de hojas de menta fresca | 1/2 taza de queso parmesano rallado |
| 1 cabeza de ajo, troceado | 1/2 taza de piñones |
| 1/2 taza de aceite de oliva | |

EQUIPAMIENTO ESPECIAL: Robot de cocina

En el robot de cocina, mezclar todos los ingredientes con una pizca de sal y pimienta hasta que se forme una pasta suave. Poner en un recipiente y rociar un poco de aceite de oliva extra para mantenerlo.

Para 6 raciones.

Comentario de la Chef Carol: "El pesto fresco a las hierbas, un ingrediente versátil para tener a mano en su refrigerador".

Información nutricional por ración: 144 calorías; 15 g de grasa (92.4 por ciento de calorías de la grasa); 2 g de proteínas; 1 g de carbohidratos; trazas de fibra dietética; 54 mg de colesterol; 94 mg de sodio.

## Jugo granizado maya "el peso perfecto" de chocolate

4 cucharadas de chocolate Garden of Life Perfect Meal Chocolate
2 tazas de kéfir natural con su grasa

| | |
|---|---|
| 2 tazas de agua helada | 1 taza de cubitos de hielo |
| 1 taza de jugo de naranjas orgánicas frescas | 3 cucharaditas de cáscara de naranja |
| 1 cucharadita de canela | 1/4 de cucharadita de nuez moscada |
| Una pizca de chili en polvo | |

Poner todos los ingredientes en una batidora; mezclar bien. Servir de inmediato.

Para 4 raciones.

Comentario de la Chef Carol: "Deliciosos jugos granizados que contienen Garden of Life Perfect Meal, influenciados por sabores de los incas".

Información nutricional por ración: 184 calorías; 5 g de grasa (14.7 por ciento de calorías de la grasa); 13 g de proteínas; 19 g de carbohidratos; trazas de fibra dietética; 30 mg de colesterol; 6 mg de sodio.

## Maíz asado con calabacín salteado

4 mazorcas de maíz dulce
4 cucharadas de aceite de coco extravirgen Garden of Life

| | |
|---|---|
| 1/2 taza de cebollitas troceadas | 1/2 cucharadita de ajo, finamente troceado |
| 2 calabacines medianos, cortados a cubos | 1/4 de cucharadita de comino en polvo |
| 1/4 de cucharadita de sal marina | 1/8 de cucharadita de pimienta negra |
| 1/2 taza de cilantro fresco troceado | |

Frotar el maíz con dos cucharadas de aceite de coco; asar a 400°F en el horno de 20 a 24 minutos, volteándolo ocasionalmente. Sacar el maíz del horno y dejar enfriar. Quitar el maíz de la mazorca, llenando unas 2 tazas. Calentar el aceite restante en una sartén pequeña a fuego de moderado a fuerte, pero sin que eche humo; luego cocinar las cebollitas, removiendo de vez en cuando hasta que estén blandas, unos 3 minutos. Añadir el ajo y cocinar, removiendo por 1 minuto.

Añadir el maíz, el calabacín, el comino, la sal y la pimienta, y cocinar, removiendo ocasionalmente hasta que el calabacín esté tierno, 4–6 minutos. Echar el cilantro y sazonar con sal y pimienta.

Para 4 raciones.

Comentario de la Chef Carol: "Rápido y fácil, asar el maíz marca la diferencia en el sabor".

Información nutricional por ración: 136 calorías; 10 g de grasa (59.3 por ciento de calorías de la grasa); 3 g de proteínas; 13 g de carbohidratos; 2 g de fibra dietética; 0 mg de colesterol; 101 mg de sodio.

## Ensalada de pollo troceado Southwest con aliño balsámico de mostaza

| | |
|---|---|
| 4 pechugas de pollo | 2 cucharadas de aceite de coco extravirgen |
| 1/2 taza de vinagre balsámico | Garden of Life |
| 1/2 taza de granos de maíz | 1 1/2 tazas de frijoles negros |
| 3/4 de taza de apio, cortado a cubos | 2 tazas de tomates cherry, cortados por la mitad |
| 1/4 de taza de cebollas verdes, picadas | 3 cucharadas de cilantro, troceado toscamente |

3 cucharadas de pimiento dulce picante peppadew, finamente troceado

2 tazas de lechuga romana, cortada a trizas        1 chile jalapeño, cortado a cubos pequeños

ANTES DE COMENZAR: El peppadew es un pimiento natural de Sudáfrica; está disponible en conserva en supermercados en todos los Estados Unidos.

Saltear las pechugas de pollo en un poco de aceite de coco a fuego medio-alto. Cuando ya esté casi cocinado, añadir el vinagre balsámico; dejar que se reduzca a consistencia de sirope, volteando el pollo con frecuencia. Poner en un plato y dejar enfriar. Cortar el pollo en dados. Mezclar los ingredientes restantes con el pollo. Servir con aliño balsámico a un lado.

Para el aliño balsámico de mostaza, batir 3 cucharadas de jugo de limón, 2 cucharadas de mostaza integral, 1/2 taza de aceite de oliva y 1 cucharadita de miel.

Para 4 raciones.

Comentario de la Chef Carol: "Me enamoré de los sabores Tex-Mex cuando vivía en Texas, sabores que desafían y despiertan el paladas, como en esta ensalada troceada".

Información nutricional por ración con el aliño: 509 calorías; 25 g de grasa (83.7 por ciento de calorías de la grasa); 32 g de proteínas; 43 g de carbohidratos; 9 g de fibra dietética; 62 mg de colesterol; 84 mg de sodio.

## Pollo al grill y ensalada de piña con albahaca y menta

**Aliño de mayonesa fresca**

4 yemas de huevo, crudas o de huevos cocidos tres minutos

Una pizca de sal marina

3 cucharadas de jugo de limón

2 cucharadas de miel Garden of Life Hawaiian Lehua Honey

3 cucharadas de mostaza Dijon

Una pizca de pimienta de cayena

1 taza de aceite de oliva extravirgen

**Marinada**

4 cucharadas de jugo de limón

3 cucharadas de aceite de oliva

2 cucharadas de mostaza Dijon

2 cucharadas de miel Garden of Life Hawaiian Lehua Honey

1 cucharada de aliño de marisco

3 piñas

1/2 de taza de apio, cortado a dados

3 cucharadas de menta, troceada

1/4 de taza de hojas de albahaca, cortadas en juliana

8 pechugas de pollo, sin huesos ni piel

1/4 de taza de cebolla verde, troceada

1 pimiento rojo

EQUIPAMIENTO ESPECIAL: Robot de cocina

Para hacer la mayonesa: Poner las yemas de huevo, la mostaza, la sal, la pimienta de cayena y la mitad del jugo de limón en el robot. Mezclar lo suficiente para combinar los ingredientes; luego, con la máquina en funcionamiento, añadir el aceite de oliva despacio. Añadir el resto del jugo de limón y la miel. La mayonesa estará muy líquida, como es el aliño de mayonesa. Verter en un recipiente y guardar en el refrigerador hasta que se necesite.

Combinar todos los ingredientes de la marinada y batir.

Voltear las pechugas de pollo para que se cocinen igualmente, cubrir en la marinada y refrigerar durante toda la noche. Partir las piñas por la mitad, dejando intacta la parte de arriba, y sacar la carne en dos o tres pedazos grandes utilizando un cuchillo de mondar. Desechar el centro y cortar los pedazos restantes. Poner a un lado las mitades de la piña para utilizarlas posteriormente como boles de servir.

Calentar el grill y asar las pechugas de pollo. Dejar enfriar. Luego cortar en pedazos de 2.5 centímetros y aliñar con el aliño de mayonesa. Mezclar ligeramente los pedazos de pollo con los de piña y los restantes ingredientes de la ensalada. Echarlos en los boles de piña y servir.

Para 6 raciones.

Comentarios de la Chef Carol: "Asar el pollo al grill añade una nueva dimensión a esta sabrosa ensalada con mayonesa fresca. Presentado en boles de piña, es un plato perfecto para los días de verano al aire libre".

Información nutricional por ración: 556 calorías; 37 g de grasa (59.1 por ciento de calorías de la grasa); 28 g de proteínas; 30 g de carbohidratos; 3 g de fibra dietética; 184 mg de colesterol; 218 mg de sodio.

## Mousse de chocolate y moka

1/2 taza de café fuerte, orgánico, recién hecho y caliente
1 sobre de gelatina de res
2 onzas de chocolate negro, 80 por ciento de cacao, finamente troceado
3 claras de huevo
2 *scoops* de chocolate Garden of Life Perfect Meal Chocolate
3/4 de taza de nata para montar
2 onzas de chocolate Garden of Life Rainforest Cacao Chocolate Brazilian Nut and Coffee
1/2 taza de agua helada
1 cucharadita de stevia

Verter el café caliente en un bol pequeño y rociar sobre él la gelatina. Remover para que se disuelva. Añadir el chocolate troceado. Revolver para que se disuelva; luego dejar enfriar. Poner la mezcla de café y chocolate en una batidora. Añadir las claras de huevo y mezclar a velocidad alta durante dos minutos.

Con la batidora en funcionamiento, añadir lentamente el Perfect Meal, el agua helada y la stevia. Añadir 1/2 taza de la crema para montar y mezclar hasta obtener una textura cremosa y suave; no batir en exceso, pues habría grumos. Poner en ramekins individuales y dejar reposar en el refrigerador. Batir la nata restante. Poner una cucharada en cada ramekin y luego espolvorear con Rainforest Cacao.

Para 4 raciones.

Comentario de la Chef Carol: "A mí me gusta mucho el dulce, y este postre rápido, fácil y muy lujoso es un estupendo capricho. Asegúrese de utilizar un cacao de buena calidad y con el 80 por ciento para un sabor pleno".

Información nutricional por ración: 269 calorías; 16 g de grasa (70.5 por ciento de calorías de la grasa); 12 g de proteínas; 20 g de carbohidratos; 5 g de fibra dietética; 11 mg de colesterol; 75 mg de sodio.

## Berenjena asada a las hierbas con tomates y cebollas caramelizadas

2 berenjenas grandes (aproximadamente 3 libras)
Sal marina, rociada

1/3 de taza de aceite de coco extravirgen Garden of Life, tal como sea necesario
2 cebollas amarillas medianas, cortadas a la mitad y en rodajas
4 dientes de ajo, picados
15 onzas de tomates frescos, muy maduros, troceados
4 cucharadas de perejil fresco, finamente troceado
1/2 taza de yogur con leche entera
1/2 taza de crème fraîche
2 cucharadas de eneldo fresco, finamente troceado
1/4 de taza de queso parmesano (pecorino natural), molido
2 cucharadas de cebollinos, a pequeños trozos
Una pizca de sal marina y pimienta molida fresca

Hacer rebanadas las berenjenas, de un centímetro de grosor. Poner en un escurridor y espolvorear con sal. Dejar reposar durante 30 minutos hasta que aparezcan gotas en la carne. Enjuagar ligeramente y secar a golpecitos. (Salar la berenjena y dejar que los jugos amargos salgan también permite que se utilice menos aceite al cocinarla. La berenjena se cocinará adecuadamente en el proceso de asado y se empapará de los maravillosos sabores del tomate y las cebollas).

Mientras la berenjena está en reposo, calentar una sartén con mucho fondo a fuego moderado; añadir el suficiente aceite de coco para cubrir ligeramente el fondo. Añadir las cebollas y cocinar, removiendo de vez en cuando con una cuchara de madera. (Este es un proceso lento, pero vale la pena porque las cebollas comienzan a caramelizarse en sus propios azúcares naturales).

Ponga las cebollas en un plato y caliente un poco más de aceite de coco (medio centímetro) en la sartén. Fría las rodajas de berenjena, unas cuantas cada vez, volteándolas hasta que estén doradas. Ponerlas en papel de cocina. Calentar un poco más de aceite de coco en otra sartén y saltear el ajo unos minutos. Añadir los tomates y cocer a fuego lento durante 15 minutos. Sazonar con sal y pimienta. Reservar la mitad del perejil, remover juntos el yogur, la crème fraîche y las hierbas, y sazonar al gusto.

Precalentar el horno a 350°F. Llenar el fondo de un recipiente mediano para horno de una fina capa de tomates. Seguir con una capa de berenjenas seguidas de cebollas y berenjenas de nuevo. Cubrir con la salsa de tomate restante y terminar con la salsa de yogur. Espolvorear por encima el queso y hornear de 20 a 25 minutos. Rociar por encima el perejil restante y los cebollinos.

Para 4 raciones.

Comentario de la Chef Carol: "Rico y colorido, este fabuloso plato es un maravilloso acompañamiento para pescado o solo como plato principal con una ensalada. Caramelizar lentamente las cebollas requiere tiempo, pero da un rico sabor a este plato".

Información nutricional por ración: 290 calorías; 23 g de grasa (65.9 por ciento de calorías de la grasa); 6 g de proteínas; 20 g de carbohidratos; 6 g de fibra dietética; 26 mg de colesterol; 105 mg de sodio.

## Chuletas de cordero con costrada de hierbas y salsa de chalotes al Oporto

**Salsa**

| | |
|---|---|
| 12 chalotes pequeños | 6 dientes de ajo |
| 1/4 de taza de vinagre balsámico | 1 cucharadita de azúcar sin refinar |
| 3 cucharadas de aceite de oliva extravirgen | 3 tazas de chuletas de cordero |
| 1/2 taza de vino Oporto ruby port | Unos 2 kilos de chuletas de cordero |
| 1/2 taza de mostaza Dijon | 2 dientes de ajo |
| 2 tazas de migas de pan de masa fermentada | 1/2 taza de hojas de albahaca fresca |
| 1/2 taza de hojas de perejil fresco | 4 espigas de romero |
| 4 espigas pequeñas de tomillo | 1/2 taza de queso pecorino molido |
| 1/4 de taza de aceite de oliva | Sal marina y pimienta al gusto |

EQUIPAMIENTO ESPECIAL: Termómetro para carne roja, robot de cocina y licuadora de inmersión

Precalentar el horno a 425°F.

Para preparar la salsa: Combinar los chalotes, el ajo, el vinagre balsámico, el azúcar sin refinar y 2 cucharadas de aceite de oliva en una fuente de hornear llana. Asar hasta que los chalotes estén caramelizados, removiendo unas cuantas veces, unos 20-30 minutos. En una sartén, poner a hervir el Oporto y las chuletas; cocinar a fuego lento hasta que se reduzca a la mitad, y sazonar. Añadir los chalotes caramelizados y el ajo, y mezclar en la licuadora. Apartar.

Para preparar el cordero: En el robot de cocina, moler el ajo, añadir las migas de pan de masa fermentada y el queso pecorino molido. Con la máquina en funcionamiento, añadir lentamente el aceite de oliva, solo el suficiente para mezclar. Sazonar con un poco de sal y pimienta. Pintar el cordero con la mostaza Dijon; luego presionar la mezcla de migas de pan uniformemente sobre el cordero, dejando los huesos limpios para evitar que se quemen. Situar las chuletas con los huesos hacia abajo sobre papel de horno y asar hasta que el termómetro de la carne insertado en el centro del cordero registre 135°F para que esté poco hecho. Dejar reposar el cordero durante 15 minutos; luego ponerlo en una tabla de cortar y cortarlo en chuletas individuales. Servir con la salsa de chalotes al Oporto.

Para 6 raciones.

Comentario de la Chef Carol: "Para una presentación elegante, pida a su carnicero que 'recorte' las chuletas, que es recortar la grasa del final de los huesos. Con una costra de hierbas y asado al horno, este plato tiene un rico sabor y una tierna consistencia, y es el plato favorito de Jordan que yo he hecho hasta la fecha".

Información nutricional por ración: 748 calorías; 63 g de grasa (74.9 por ciento de calorías de la grasa); 29 g de proteínas; 19 g de carbohidratos; 1 g de fibra dietética; 117 mg de colesterol; 568 mg de sodio.

## Sopa de naranja y calabaza moscada

| | |
|---|---|
| 2 cucharadas de mantequilla aclarada (ghee) | 1 cebolla amarilla, cortada a dados |
| 2 zanahorias medianas, toscamente troceadas | 2 varillas de apio, troceadas |
| 4 dientes de ajo, picado | 1 cucharadita de nuez moscada |
| 3 cucharaditas de canela | |

2 calabazas moscadas grandes, peladas y cortadas a dados

1 batata grande, pelada y cortada a dados

½ galón de caldo de pollo

1 taza de nata para montar

Racimos de perejil, para decorar

4 tazas de jugo de naranja fresca exprimida

Sal marina y pimienta al gusto

Calentar 1 cucharada de mantequilla en un cazo grande a fuego medio, añadir las cebollas y cocinar lentamente hasta que estén caramelizadas. Añadir la mantequilla restante, las zanahorias, el apio y el ajo; cocinar aproximadamente otros 15 minutos. Añadir las especias, y cocinar unos minutos. Añadir la calabaza, la batata y el caldo de pollo. Cocinar a fuego lento aproximadamente 1 hora hasta que todos los ingredientes estén tiernos. Hacer un puré, añadir el jugo de naranja y ajustar la sazón al gusto. Servir, decorado con un remolino de nata y racimos troceados de perejil.

Para 4 raciones.

Comentario de la Chef Carol: "Una caliente sopa de invierno con un nuevo matiz".

Información nutricional por ración: 400 calorías; 28 g de grasa (62.8 por ciento de calorías de la grasa); 11 g de proteínas; 27 g de carbohidratos; 4 g de fibra dietética; 34 mg de colesterol; 435 mg de sodio.

## Pera hervida al cardamomo con glaseado de chocolate y Crème Fraîche

4 peras, no muy maduras

1/4 de taza de vinagre balsámico blanco

1/4 de taza de miel Garden of Life Hawaiian Lehua Honey

4 onzas de chocolate negro, 80 por ciento de cacao, rallado

1/2 taza de crème fraîche

1 taza de jugo de pera

4 vainas de cardamomo

Manteniendo los tallos intactos, pelar las peras con un pelador para verduras. Ponerlas a un lado. Mezclar el jugo de pera, el vinagre, el cardamomo y la miel en un cazo solo lo bastante grande para poner las peras al lado. Llevar el líquido a ebullición; luego añadir las peras al cazo. Cubrir y reducir. Cocinar a fuego lento, volteando las peras dos veces con una espátula, hasta que estén tiernas, unos 8 minutos. Sacar las peras del cazo; luego ponerlas de pie en platos individuales.

Batir el chocolate en la salsa hasta que se derrita. Derramar sobre las peras. Servir con crème fraîche al lado.

Para 4 raciones.

Comentario de la Chef Carol: "Un elegante postre para fiestas, el chocolate derretido en el líquido hace una salsa instantánea".

Información nutricional por ración: 427 calorías; 18 g de grasa (34.9 por ciento de calorías de la grasa); 3 g de proteínas; 73 g de carbohidratos; 7 g de fibra dietética; 27 mg de colesterol; 25 mg de sodio.

## Ensalada de lomo de res con granadas y aguacate

**Marinada y aliño**

2 cucharadas de sirope de granada

1/2 taza de jugo de granada

1/2 taza de aceite de oliva extravirgen

3 cucharadas de salsa de soja tamari

1 taza de mostaza Dijon

2 cucharaditas de copos de pimiento rojo

Sal marina y pimienta

2 kilos de lomo de res, alimentada con pasto

1 cucharada de aceite de coco extravirgen Garden of Life

(Nota: el sirope de granada puede comprarse en tiendas especializadas. Si no puede encontrarlo, hierva jugo de granada y redúzcalo a una tercera parte del volumen original).

### Ensalada

| | |
|---|---|
| 3 tazas de lechuga, Mache | 3 tazas de lechuga, mezcla de primavera |
| 8 onzas de hojas pequeñas de espinacas | 3 aguacates, a rodajas |
| 1/2 taza de cebolla, picada | 1 taza de queso feta |
| 1 taza de semillas de girasol | 1-1/2 tazas de semillas de granada |

Combinar todos los ingredientes marinados y batir juntos.

Calentar el grill o una asadora a fuego alto. Sazonar los filetes de lomo con sal y pimienta. Añadir aceite de coco a la asadora y cocinar al grill los filetes de lomo 2-3 minutos por lado, hasta que estén aún poco hechos en el centro. Poner en un plato, dejar enfriar y cortar en rodajas finas. Rociar la marinada suficiente para que se remojen; dejar que se marinen durante varias horas.

Para terminarlos, mezclar las hojas de la ensalada con el aliño suficiente para que se remojen. Ponerlas en un plato y poner encima el lomo. Rodear con las rebanadas de aguacate y espolvorear el queso feta, las semillas y las semillas de granada.

Para 6 raciones.

Comentario de la Chef Carol: "Una lujosa y hermosa ensalada; filete de res alimentada con pasto en una marinada de granada, en finas rodajas y servido con aguacate y granada. La marinada 'cocina' la carne, así que asegúrese de no cocinarla en exceso".

Información nutricional por ración: 605 calorías; 52 g de grasa (74.8 por ciento de calorías de la grasa); 21 g de proteínas; 18 g de carbohidratos; 4 g de fibra dietética; 70 mg de colesterol; 626 mg de sodio.

## Fettuccine con salsa cremosa de champiñones

| | |
|---|---|
| 1 taza de agua caliente | |
| 1/4 de taza de champiñones porcini deshidratados | |
| 2 libras de champiñones, variedad | 3 cucharadas de mantequilla aclarada (ghee) |
| 2 chalotes, finamente troceados | 2 dientes de ajo, picados |
| 1/4 de taza de vino blanco seco | 1/2 taza de caldo de pollo |
| 1 taza de crème fraîche | |
| 12 onzas de fettuccine (pasta integral, espelta o semillas) | |
| 1/2 taza de queso parmesano, molido | Cebollinos, para decorar |
| Sal marina y pimienta al gusto | |

Verter 1 taza de agua caliente sobre los champiñones porcini y dejar que se remojen durante una hora. Sacar los champiñones, y pasar el líquido por una estopilla para quitar impurezas. Poner a un lado el caldo de champiñones para utilizarlo luego. Picar finamente los champiñones porcini.

Cortar a rodajas su selección de champiñones. Calentar un cazo grande y hondo a fuego alto. Añadir un poco de mantequilla y saltear los champiñones por tandas. Sacar del cazo y dejar aparte.

Reducir el calor y saltear los chalotes, el ajo y los champiñones porcini hasta que estén tiernos. Bajar el fuego a medio-alto, añadir el vino blanco y reducir a consistencia de sirope. Añadir el caldo de pollo y de champiñones; cocinar a fuego lento hasta que se reduzca a la mitad. Volver a poner los champiñones en el cazo. Añadir crème fraîche, sazonar, y dejar cocer a fuego lento durante 10 minutos. Mientras tanto, cocinar la pasta en agua salada hasta que esté tierna. Quitar el agua de la pasta y luego remover con la salsa. Servir con queso parmesano por encima y los cebollinos a pedazos.

Para 4 raciones.

Comentario de la Chef Carol: "El yate en que cocinaba atracó en el puerto de Portland, Maine, un verano, y yo descubrí un fabuloso mercado con los champiñones más estupendos y exóticos que había visto nunca. Después de aprovisionarme, regresé a bordo e inventé este plato de pasta para una tripulación y unos invitados muy felices. A la hora de elegir champiñones frescos, deberían ser firmes al toque y no esponjosos. Busque una mezcla exótica que esté disponible en muchos mercados, como portabella, shitake, crimini, oyster y maitake".

Información nutricional por ración: 595 calorías; 22 g de grasa (41.1 por ciento de calorías de la grasa); 20 g de proteína; 80 g de carbohidratos; 5 g de fibra dietética; 57 mg de colesterol; 427 mg de sodio.

# Apéndice B

## Aperitivos perfectos de la Chef Mandy

Nuestras recetas de aperitivos perfectos provienen de Mandilyn Canistelle, graduada del instituto Living Light Culinary Arts Institute en Fort Bragg, California, donde ella recibió sus certificados como chef y maestra de comida natural. Mandy imparte clases de artes culinarias en Edmond, Oklahoma, y es madre de cinco hijos. Actualmente se la puede ver en mi serie televisiva semanal, *Extraordinary Health*, en un segmento titulado "Un aperitivo en un minuto", donde Mandy comparte recetas de aperitivos rápidos y naturales a medida que las hace.

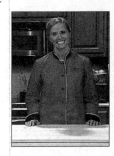

Muchas de estas recetas necesitan el uso de un deshidratador, un pequeño electrodoméstico para deshidratar usted mismo alimentos frescos. Vienen en varios tamaños y funcionan al calentar muy suavemente el aire y soplarlo por la zona de secado de alimentos. Generalmente cuestan un par de cientos de dólares o más.

Para más información sobre Mandilyn Canistelle y su folleto *Raw Fast Food*, visite la página web www.chefmandy.com.

### Galletas saladas de nori asiático

Las galletas saladas de nori asiático pueden hacerse con el paté Sunny Sunflower Pâté restante añadiendo pasta miso de garbanzos y extendiendo la mezcla en hojas de algas nori. A continuación está la receta.

| | |
|---|---|
| 2 tazas de semillas de girasol, en remojo durante la noche | 2 cucharadas de jugo de limón |
| 1/4 de taza de algas dulse | 2 cucharaditas de wasabe |
| 2 cucharadas de gránulas de algas dulse | 2 tazas de semillas de sésamo |
| 1/4 de taza de cualquier variedad de pasta miso | |
| 1/4 de taza de Garden of Life Super Seed (opcional) | |
| 1 paquete de hojas secas de nori | |
| 1 manzana, troceada | |
| 1/2 cebolla roja, troceada | |
| 3 tallos de apio, troceados | |
| 6 pepinillos en vinagre al eneldo o un puñado de pepinillos frescos troceados | |
| 1/4 de taza de cualquier pasta miso de garbanzos | |

**EQUIPAMIENTO NECESARIO: Deshidratador**

Poner en remojo las semillas de girasol durante 8 horas en agua filtrada. Preparar los ingredientes. Procesar todos los ingredientes, excepto las hojas de hori y las semillas de sésamo, en un robot de cocina. Extender sobre las hojas de nori, espolvorear con las semillas de sésamo, y deshidratar a 105° hasta que estén secos. Cortar en la forma deseada. Guardar en el refrigerador para tenerlo a mano.

Para 8–10 hojas completas de nori.

## Barcas de pedazos de aguacate

La coliflor, un miembro de la familia de las crucíferas, es una verdura que a menudo se pasa por alto. Es una excelente fuente de fibra que ayuda a mejorar la salud del colon.

**Arroz de coliflor**

| | |
|---|---|
| 1 coliflor, troceada | 1 taza de piñones |
| 1 cucharadita de sal marina | |

**Ingredientes para la barca**

| | |
|---|---|
| 8 aguacates, troceados y reservando las cáscaras | 4 mazorcas de maíz, desgajadas |
| 4 tomates, sin semillas y cortados | |

EQUIPAMIENTO NECESARIO: Robot de cocina

Lavar y trocear la coliflor. Poner los ingredientes en el robot de cocina y mezclar hasta que la mezcla esté ligeramente quebradiza y ligeramente pegajosa. Preparar los ingredientes para las barcas y mezclar con la coliflor. Llenar cada cáscara y servir sobre un plato grande de servir que acomode de ocho a dieciséis personas. Solo la mitad de la carne de cada aguacate se utilizará en esta receta. La otra mitad puede utilizarse para hacer guacamole para otro aperitivo.

Para 8–16 raciones.

## Rollitos de fruta

Los rollitos de fruta pueden hacerse con restos de jugos granizados de fruta fresca sencillamente añadiendo más fruta y maguey a la mezcla. A continuación está la receta de los rollitos, más gruesos y más dulces que un típico jugo granizado de fruta.

1 taza de jugo de naranja fresca exprimida
2 tazas de uvas
2 plátanos frescos
1 taza de la fruta troceada deseada: melocotones, nectarinas, piña, arándanos, fresas, mango, etc.
1/4 de taza de maguey

EQUIPAMIENTO NECESARIO: Batidora Vita-Mix

Preparar el jugo de naranja y la fruta. Mezclar los ingredientes en una batidora Vita-Mix hasta que estén suaves y cremosos. Verter nueve discos pequeños en cada hoja de deshidratar sin extenderlos y deshidratar a 105° hasta que estén totalmente secos. No es necesario dar la vuelta al rollito. Si el rollito no sale fácilmente, seguir secándolo y comprobar cada 2 horas.

Los rollos de fruta pueden enrollarse, o cortarse como galletas para entretener a los niños con hojas secas de fruta. Guardar en el refrigerador hasta que vayan a comerse.

Para 5 bandejas de rollitos.

## Guacamole fácil

El gobierno de los Estados Unidos revisó recientemente sus pautas nutricionales oficiales para instarnos a todos a comer más aguacates porque la grasa "buena" de los aguacates ayuda a disminuir los niveles de colesterol. El aguacate también está lleno de vitamina E, que es maravillosa para la piel.

| | |
|---|---|
| 1 cucharada de jugo de lima, de limas frescas | 8 aguacates maduros |
| 1 cucharadita de ajo en polvo | 1 cucharadita de cebolla en polvo |
| 1/2 cucharadita de comino en polvo | 1/2 cucharadita de sal marina |
| 1/4 de cucharadita de semillas de apio (opcional) | |

EQUIPAMIENTO NECESARIO: Exprimidor, bol y tenedor

Exprimir la lima. Machacar la carne de los aguacates, dejando algunos pedazos para añadir textura. Combinar los ingredientes restantes. Servir sobre una cama de menestra de verduras orgánicas con chips de linaza o verduras cortadas.

Para una pinta.

## Jugo granizado de fruta fresca

Una de las frutas más populares, la naranja, es un delicioso aperitivo o ingrediente para recetas. Las naranjas son conocidas como una excelente fuente de vitamina C. Además, contienen 170 fitonutrientes distintos.

4 tazas de jugo de naranjas frescas exprimidas
2 tazas de uvas
2 plátanos congelados
2 tazas de fruta tropical congelada empaquetada (piña, arándanos o fresas)
Nutrientes completos en polvo (una elección opcional es Garden of Life Perfect Meal)

EQUIPAMIENTO NECESARIO: Batidora Vita-Mix

Pelar y congelar los plátanos. Mezclar los ingredientes en una Vita-Mix hasta que estén suaves y cremosos. Servir en un vaso alto con cualquier fruta deseada por encima.

Para 8 raciones.

## Mousse clave de lima

Las limas son una excelente fuente de vitamina C y tienen propiedades antioxidantes y anticáncer. Ayudan a formar un fuerte sistema inmunológico.

| | |
|---|---|
| 3 aguacates | 1/2 taza de maguey crudo |
| 1/2 taza de jugo de lima | 2 cucharadas de cáscara de lima |
| Una pizca de sal marina | 3 kiwis |
| 3 plátanos | 6 frambuesas |
| 6 pedazos de lima | |

EQUIPAMIENTO NECESARIO: Batidora Vita-Mix

Procesar todos los ingredientes —excepto los kiwis, plátanos, frambuesas y pedazos de lima— en una Vita-Mix. Servir en pequeños boles de postre y decorar con frutas por encima.

Para 6 raciones.

## Tarta clave de lima

La tarta clave de lima puede hacerse con el sobrante de la mousse clave de lima añadiendo aceite de coco extravirgen y cremosa miel natural. A continuación está la receta de este delicioso postre.

**Masa**

1 taza de coco cortado a tiras
1 cucharadita de sal marina

**Mousse**

3 aguacates
1/2 taza de jugo de lima
2 cucharadas de aceite de coco extravirgen Garden of Life
Una pizca de sal marina
Agua filtrada, pequeña cantidad solo si es necesaria para la mezcla

**Cubierta**

1 taza de compota de mezcla de frutas (plátanos, lima, fresas)
8 kiwis

1 taza de nueces de macadamia
2 cucharadas de maguey

3/4 de taza de maguey natural
2 cucharadas de cáscara de lima
1 cucharada de cremosa miel natural

EQUIPAMIENTO NECESARIO: Batidora Vita-Mix y robot de cocina

Para hacer la masa, moler las nueces de macadamia con el aceite en un robot de cocina hasta que estén quebradizas. Añadir el maguey y la sal mientras la máquina sigue en funcionamiento. No procesar en exceso. Sacar y meterla en tartaletas con forma de flor.

Para hacer la mousse, procesar todos los ingredientes en una batidora Vita-Mix. Derramar la mezcla en las tartaletas y refrigerar hasta que vayan a servirse.

Cuando vayan a servirse, sacar la forma de tartaleta de inmediato del refrigerador. No derretirla. Servir en un plato blanco con las rodajas de kiwi y la compota de frutas.

Para 8 raciones.

## Galletas de avena y uvas pasas

Las galletas de avena y uvas pasas pueden hacerse con el sobrante de "Dátiles almendrados" (página 343) añadiendo un plátano maduro y avena integral o copos de quinoa. Los dátiles son valiosos por su efecto tónico. Al ser fácilmente digeridos, son muy útiles para proporcionar energía y tratar el estreñimiento ocasional ya que los alimentos ricos en fibra estimulan los intestinos perezosos.

1 taza de frutos secos (nueces, pacanas o almendras)
1 taza de coco
2 cucharadas de cremosa miel natural
1 taza de uvas pasas
1/2 cucharadita de sal marina
1/4 de taza de Garden of Life Goatein (opcional)

1 taza de nueces de macadamia
1 taza de dátiles, en remojo
1 plátano muy maduro
1 cucharadita de canela
1 taza de avena integral o copos de quinoa

EQUIPAMIENTO NECESARIO: Robot de cocina

Procesar las nueces, las pacanas o las almendras en el robot de cocina hasta que estén quebradizos. Sacar y poner en un bol grande. Procesar las nueces de macadamia y el coco hasta que estén quebradizos. Añadir a la mezcla de frutos secos. Procesar los dátiles, la miel y el plátano hasta que estén cremosos. Añadir a la mezcla de frutos secos. Añadir los ingredientes restantes y mezclar bien con las manos hasta que estén bien mezclados. Poner cucharadas en una hoja y deshidratar a 105° hasta que se forme una costra. Voltear y hacer lo mismo con la parte inferior. Las galletas tendrán un sabor correoso como recién salidas del horno en el interior con una costra en el exterior.

Servir sobre un plato de madera rodeado de las otras frutas deshidratadas, o pueden congelarse o utilizarse para un aperitivo rápido, fácil y saciante más adelante.

Para 2 docenas.

## Dátiles almendrados

Las macadamias contienen una significativa cantidad de proteínas que comprenden todos los aminoácidos esenciales.

1 taza de frutos secos (nueces, pacanas o almendras)

1 taza de coco cortado a tiras

2 cucharadas de cremosa miel natural

1 1/2 cucharaditas de sal marina

1 cucharadita de canela (opcional)

1/4 de taza de Garden of Life Super Seed (opcional)

1 taza de nueces de macadamia

1 taza de dátiles deshuesados, en remojo

1 taza de uvas pasas

1 cucharada de cáscara de naranja (opcional)

### Cubierta

1 taza de semillas de sésamo

1 taza de coco finamente molido

EQUIPAMIENTO NECESARIO: Robot de cocina y pelador

Procesar las nueces, las pacanas y/o las almendras en el robot de cocina hasta que estén quebradizos. Poner en un bol grande. Procesar las nueces de macadamia y el coco hasta que estén quebradizos. Añadir a la mezcla. Procesar los dátiles y la miel hasta que estén cremosos. Añadir a la mezcla de frutos secos. Añadir los ingredientes restantes y mezclar bien con las manos hasta que estén bien mezclados. Hacer pequeñas bolitas y pasarlas por las semillas de sésamo y/o el coco finamente molido.

Estos pequeños bocados son maravillosos para congelar y tomarlos un rápido, fácil y saciante aperitivo.

Para 40–50 bolitas.

## Pastel Parfaits

¿Dicen que el dinero no crece en los árboles? En algunas islas, hace mucho tiempo, los cocos enteros se utilizaban como moneda para comprar bienes. Los cocos son la fruta del cocotero.

### Salsa cremosa de coco

2 tazas de pulpa de coco tierno Thai, troceada

2 cucharadas de jugo de limón

2 cucharadas de cremosa miel natural

2 cucharadas de aceite de coco extravirgen Garden of Life

1 cucharadita de vainilla

2 cucharadas de mantequilla de anacardos

1/4 de cucharadita de sal marina

### Cubierta de frutas

1 taza de fresas troceadas para la capa inferior

1 taza de plátanos troceados para la capa intermedia

1 taza de melocotones troceados para la capa superior

1 taza de un racimo de arándanos para cubrir

1 taza de coco partido en tiras para decorar

EQUIPAMIENTO NECESARIO: Exprimidor, bol y tenedor

Abrir suficientes cocos Thai para obtener aproximadamente 2 tazas de carne de coco troceada. Reservar el agua de los cocos, si es necesario para la mezcla. Exprimir los limones para obtener 2 cucharadas de jugo de limón. Procesar los ingredientes de la salsa en la batidora Vita-Mix hasta que estén suaves y cremosos. Hacer las capas de 2 cucharadas cada una de fresas, plátanos y melocotones. Verter sobre la fruta 1/4 de taza de la salsa cremosa. Cubrir con 2 cucharadas de cada de los arándanos y las tiras de coco. Servir los parfaits en copas de cristal.

Para 8 raciones.

## Sorbete de helado

Los sorbetes de helado pueden hacerse congelando el sobrante del Pastel Parfait. A continuación está la receta de los sorbetes de helados con todas las cubiertas.

### Sorbete

| | |
|---|---|
| 2 tazas de pulpa de coco Thai tierna, troceada | 2 cucharadas de mantequilla de anacardos |
| 2 cucharadas de jugo de limón | 1/4 de cucharadita de sal marina |
| 2 cucharadas de aceite de coco extravirgen Garden of Life | 2 cucharadas de cremosa miel natural |
| 1 cucharadita de vainilla | 4 plátanos, pelados y congelados |

### Salsa de fresa y maguey

| | |
|---|---|
| 2 tazas de fresas troceadas | 1/4 de taza de maguey |

### Cubiertas

| | |
|---|---|
| Una variedad de frutos secos troceados | Coco cortado en tiras |
| Mezcla de bayas frescas | |

EQUIPAMIENTO NECESARIO: Batidora Vita-Mix, exprimidor, cualquier exprimidor de Twin Gear o Champion.

Para hacer el sorbete, abrir suficientes cocos Thai para obtener aproximadamente 2 tazas de carne de coco troceada. Reservar el agua de los cocos, si es necesario para la mezcla. Exprimir los limones para obtener 2 cucharadas de jugo de limón. Procesar los ingredientes del sorbete, excepto los plátanos, en la batidora Vita-Mix hasta que estén suaves y cremosos. Congelar en bandejas de cubitos. Pasar por un exprimidor con tamiz los plátanos congelados.

Para hacer la salsa de fresa y maguey, mezclar los ingredientes en una Vita-Mix hasta que estén suaves.

Servir el sorbete en pequeños platos de postre con cubierta de salsa de fresas y maguey.

Para 8 raciones.

## Manzanas en rodajas con queso

Los quesos pueden hacerse con sobrantes de salsas y aliños. De la salsa Dilly Dip se hace un estupendo queso simplemente añadiendo copos de levadura nutricional, miso, linaza y cúrcuma a la receta de la salsa. A continuación está la receta de un queso. La salsa también se ha omitido de la receta.

| | |
|---|---|
| 1/4 de taza de linaza o Garden of Life Super Seed | 2 cucharadas de jugo de limón |
| 1/2 taza de tahini natural | 2 calabacines, pelados y troceados |
| 1 taza de apio troceado | 1 diente de ajo, machacado |
| 1 dátil deshuesado, en remojo | 1/2 taza de copos de levadura nutricional Kal |
| 2 cucharadas de miso de garbanzos | 1 cucharadita de cebolla en polvo |
| 1 cucharadita de sal marina | 1 cucharadita de cúrcuma |
| 1/4 de taza de Garden of Life Goatein (opcional) | |

EQUIPAMIENTO NECESARIO: Batidora Vita-Mix, molinillo de café y exprimidor

Moler la linaza en un molinillo de café, o utilizar Super Seed. Exprimir los limones. Preparar las verduras. Mezclar los ingredientes, excepto la linaza, hasta que estén suaves y cremosos. Añadir la linaza al final o añadir Super Seed. Verter pequeños discos en hojas para deshidratar y deshidratar a 105° hasta que estén secos.

Servir con una serie de manzanas recién rebanadas.

Para 8 raciones.

## Pâté de girasol

Las semillas de girasol son una excelente fuente natural de vitamina E.

| | |
|---|---|
| 2 tazas de semillas de girasol, en remojo durante 8 horas | 1 manzana, troceada |
| 1/2 cebolla roja, troceada | 3 tallos de apio, troceados |
| 6 pepinillos en vinagre al eneldo o un puñado de pepinillos frescos, troceados | |
| 1/4 de taza de pasta miso de garbanzos | 1/4 de taza de algas dulse |
| 2 cucharadas de jugo de limón | 2 cucharadas de gránulas de dulse |
| 2 cucharaditas de wasabe (opcional) | |

### Aderezo

| | |
|---|---|
| Garden of Life Super Seed, rociada | 6 tomates, 3 rebanadas grandes por persona |
| 1 taza de brotes de alfalfa | 2 pepinos, a rebanadas |
| 24 ruedas de limón, o 3 por persona, que se hacen al cortar una rodaja de limón casi hasta el final y retorcerla para que se mantenga en un plato. | |

EQUIPAMIENTO NECESARIO: Robot de cocina

Poner en remojo las semillas de girasol durante ocho horas en agua filtrada. Prepara y procesar los ingredientes en un robot de cocina.

Servir 3 cucharadas pequeñas de Pâté de girasol sobre cada tomate con los aderezos.

Para 8 raciones.

## Tacos de envueltos de lechuga

Las nueces son una de las mejores fuentes de proteínas y ácidos grasos omega-3. Son ricas en fibra, vitaminas del grupo B, magnesio y antioxidantes como la vitamina E. Las nueces también ayudan a disminuir el colesterol LDL.

### "Carne de taco"

| | |
|---|---|
| 2 tazas de nueces, en remojo | 1 ramillete de cilantro |
| 1/3 de taza de salsa de soja tamari sin trigo | 1 cucharada de comino en polvo |
| 1/2 cucharada de cilantro en polvo | |

### Envueltos y cubiertas del taco

| | |
|---|---|
| 1 lechuga romana | 3 aguacates, en rodajas |
| 3 tomates, en rodajas | |
| Sal marina al gusto | |

EQUIPAMIENTO NECESARIO: Robot de cocina

La tarde del día anterior, poner en remojo las nueces durante la noche en agua filtrada.

Al día siguiente, procesar los ingredientes para la "carne" del taco en un robot de cocina hasta que la mezcla se parezca a carne picada para tacos. Detener para limpiar los lados.

Sacar y dejar aparte. Lavar y escoger hojas firmes de lechuga para los envoltorios de los tacos. Rebanar los aguacates y los tomates. Llenar las cavidades de la lechuga con la "carne" y poner encima las cubiertas.

Servir dos tacos en un plato blanco para ensalada con el aderezo mexicano favorito por encima.

Para 8 raciones.

## Verduras con salsa al eneldo

El tahini se hace de los centros de las semillas de sésamo. Las semillas de sésamo no solo son una buena fuente de manganeso y cobre, sino también una excelente fuente de calcio, magnesio, hierro, fósforo, vitamina B1, zinc y fibra dietética.

### Salsa al eneldo

1/2 taza de tahini natural

| | |
|---|---|
| 2 calabacines, pelados y troceados | 1 taza de apio troceado |
| 1 diente de ajo, machacado | 2 cucharadas de jugo de limón |
| 2 dátiles deshuesados, en remojo | 1 cucharadita de cebolla en polvo |
| 1 cucharadita de sal marina | 3/4 de taza de eneldo fresco |
| 1 cucharada de Garden of Life Goatein (opcional) | |

### Verduras

| | |
|---|---|
| 4 tallos de apio, cortados en juliana | 4 zanahorias, cortadas en juliana |
| 2 pepinos, en rodajas | 2 pimientos rojos, cortados en círculos |
| 1 calabaza amarilla, cortada en juliana | 1 ramillete de brócoli |
| 1 taza de champiñones, a rodajas | Un puñado de guisantes |

EQUIPAMIENTO NECESARIO: Batidora Vita-Mix y exprimidor

Exprimir los limones. Mezclar los ingredientes para la salsa al eneldo, excepto el eneldo fresco, hasta que estén suaves y cremosos. Añadir el eneldo y pulsar hasta que se mezcle bien. Refrigerar durante una hora para que espese.

Servir con una serie de verduras frescas cortadas.

Para 8 raciones.

## Empanada de verduras

Las empanadas de verduras pueden hacerse del sobrante de los tacos de envueltos de lechuga añadiendo unos cuantos ingredientes. Constituyen unas estupendas comidas naturales para guardar en el congelador y tener una cena rápida para calentar en el deshidratador y añadir sobre una ensalada.

### "Carne" del taco

| | |
|---|---|
| 2 tazas de nueces, en remojo | 1 ramillete de cilantro |
| 1/3 de taza de salsa de soja tamari sin trigo | 1 cucharada de comino en polvo |
| 1/2 cucharada de cilantro en polvo | 1/2 taza de linaza |
| 1/4 de taza de aceite de oliva de primera prensa en frío | |
| 2 cucharadas de aliño Frontier Barbeque Seasoning | |

### Verduras marinadas

| | |
|---|---|
| 2 cucharadas de salsa de soja tamari sin trigo | 1/4 de taza de aceite de oliva prensado en frío |
| 1 cucharada de jugo de limón | |

2 tazas de una variedad de verduras troceadas (pimiento rojo, champiñones Crimini, cebollas rojas y brócoli)

**Cubiertas**

1 cabeza de hojas verdes de lechuga
3 rodajas de pimientos de distintos colores (por persona)
1 rebanada de queso (por persona)

2 cucharadas de semillas (por persona)         3 aros de cebolla roja (por persona)
1 rodaja grande de tomate (por persona)         3 rodajas de pepinos pequeños (por persona)
1 pegote de guacamole (por persona; ver la receta en las páginas 340-341)
1 flor de rábano para decorar (por persona)

EQUIPAMIENTO NECESARIO: Robot de cocina

Poner en remojo las nueces en agua filtrada durante 8 horas. Combinar los ingredientes para la marinada de verduras y dejar reposar en el refrigerador durante 4 horas.

Procesar los ingredientes de la "carne" en un robot de cocina hasta que la mezcla se parezca a carne picada para tacos. Sacar y mezclar con las verduras. Formar empanadas y deshidratar a 105° durante 4 horas. Voltear durante otras 2–4 horas más. Las empanadas estarán esponjosas por dentro y con una costra por fuera.

Servir en un plato blanco con todas las cubiertas.

Para 8 raciones.

## Shiitake Chow Mein

El Oriente es conocido por sanos platos bajos en grasa. Este no es una excepción. Si los fideos chinos simbolizan la larga vida en el Oriente, entonces esta versión natural rivaliza no solo con la clásica en sabor sino también en fomentar la longevidad, pues está llena de nutrientes vivos, enzimas y fibra.

**Fideos**

2 pastinacas, en espiral                         2 zanahorias, cortadas en espiral
1 calabacín, cortado en espiral                  1 taza de brotes de soja Mung
1/2 taza de jicama en juliana

**Shiitake**

2 tazas de rodajas de champiñones Shiitake       2 cucharadas de aderezo de ave Spice Hunter
2 cucharadas de Spice Hunter para grill/parrilla Sal marina al gusto (opcional)
Pimienta molida fresca al gusto (opcional)

**Aderezo oriental**

1 cebolla verde, troceada                        3 espigas de hojas de cilantro
2 cucharadas de cebollitas picadas               1 cucharada de cilantro picado
2 cucharadas de salsa de soja tamari sin trigo   1-1/2 cucharadas de jugo de limón
1 cucharada de miel Garden of Life Hawaiian Lehua Honey   1 cucharadita de jengibre picado
2 cucharadas de aceite de sésamo tostado         1 cucharada de aceite de sésamo

**Aderezo de semillas**

2 cucharadas de sésamo sin cáscara o semillas de cáñamo   2 cucharadas de Garden of Life Super Seed

EQUIPAMIENTO NECESARIO: Batidora Vita-Mix, cuchillo de chef, cuchillo de mondar, aparato para hacer espirales, tijeras de cocina

Para hacer los fideos, cortar en espiral, combinar y cortar fideos largos; luego ponerlos aparte en un bol. Para hacer el Shiitake, combinar los ingredientes y mezclar con los fideos. Para hacer el aderezo, mezclar los ingredientes en una Vita-Mix y rociar los fideos.

Servir en un bol de fideos decorado con semillas de cáñamo, semillas de sésamo y Super Seed.

Para 8 raciones.

## Rollos de primavera vietnamitas

Los rollos de primavera vietnamitas se hacen de Shiitake Chow Mein. Estos envoltorios son divertidos de crear y una hermosa manera de presentar una ensalada.

### Relleno de verduras

2 tazas de sobrante de Shiitake Chow Mein

3 cebollas verdes, a rodajas

4 tazas de brotes de soja Mung

1 taza de hojas de menta fresca

1 ramillete pequeño de cilantro

2 coles Napa

### Relleno de pollo falso

2 tazas de rebanadas de champiñones

2 cucharadas de aderezo de ave Spice Hunter

2 cucharadas de Spice Hunter para grill/parrilla

Sal marina al gusto

Pimienta fresca molida al gusto

### Otros ingredientes

8 envoltorios vietnamitas

1 taza de sobrante de aderezo oriental (página 347)

1 taza de salsa tahini al jengibre (abajo)

EQUIPAMIENTO NECESARIO: cuchillo de chef, aparato para cortar en espiral o tijeras

Preparar los ingredientes de las verduras y crear una cadena de montaje para hacerlos con rapidez. Mojar el envoltorio en una bandeja con agua filtrada. Poner el envoltorio en una superficie plana y limpia. Poner dos hojas de napa en la parte de debajo de la hoja de envolver. Doblar los lados y enrollar fuertemente, teniendo cuidado de no romper el envoltorio. Sesgar el rollo y poner las dos mitades una encima de la otra.

Servir una encima de la otra con aderezo oriental y salsa tahini al jengibre a un lado.

Para 8 raciones.

## Salsa Tahini al jengibre

El Tahini es una fuente de calcio, proteínas, vitaminas B y ácidos grasos esenciales, que ayuda a mantener una piel sana. Es una maravillosa alternativa a la mantequilla de cacahuate.

1/2 taza de tahini natural

1/4 de taza de agua filtrada

2 cucharadas de jugo de limón

2 dientes de ajo, machacados

2 cucharadas de miel Garden of Life Hawaiian Lehua Honey

2 cucharadas de salsa de soja tamari sin trigo

1 cucharada de jengibre picado

2 cucharadas de Perfect Meal (opcional)

EQUIPAMIENTO NECESARIO: Batidora Vita-Mix

Mezclar todos los ingredientes hasta que estén suaves. Añadir más agua filtrada si es necesario.

Mojar los rollos de primavera vietnamitas en esta salsa que rivaliza con la clásica salsa de cacahuate.

Para 8 raciones.

## Barrido verde

Los jugos granizados verdes son una excelente elección porque proporcionan sanos carbohidratos, vitaminas, minerales, fitoquímicos y clorofila. También son una excelente fuente de fibra. Pueden añadirse los nutrientes favoritos en polvo para mayor limpieza y nutrición extra.

### Jugo granizado verde básico

| | |
|---|---|
| 2 plátanos, pelados y congelados | 2 tazas de uvas verdes |
| 2 tazas de piña fresca | 1 pepino pequeño, troceado |
| 1 taza de col verde | Hielo machacado como se necesite |

### Productos Garden of Life

| | |
|---|---|
| 1 cucharada de DetoxiFiber | 4 paquetes de té verde |

EQUIPAMIENTO NECESARIO: Batidora Vita-Mix

Pelar y congelar los plátanos la noche anterior. Mezclar todos los ingredientes en una Vita-Mix hasta que estén suaves y cremosos.

Servir en un vaso alto con una pajita.

Para 8 raciones.

## Pan Garden of Life

El pan Garden of Life puede hacerse con el sobrante de Barrido Verde.

2 tazas de sobrante de Barrido Verde
1/4 de taza de Garden of Life Super Seed

EQUIPAMIENTO NECESARIO: Batidora Vita-Mix o tenedor o cuchara para mezclar

Mezclar todos los ingredientes hasta que la mezcla tenga textura de rebozado. Extender una espesa capa del rebozado en una hoja y deshidratar a 105° durante 4 horas. Voltear y seguir secando. El pan estará esponjoso. Cortar en rebanadas para sándwich y guardar en el congelador hasta que se vaya a comer.

Servir con té verde Garden of Life y Jammin' Fruit Spread para un aperitivo perfecto.

Para 8 raciones.

## Salsa de manzana y pera

Una manzana al día verdaderamente aleja al médico. Las manzanas ayudan a controlar el peso, proporcionan fibra insoluble y soluble, y ayudan a aliviar el estreñimiento ocasional. Esta es una salsa de manzana más fresca y sabrosa para alentar a comer manzanas.

| | |
|---|---|
| 2 tazas de manzanas, peladas y troceadas | 2 tazas de peras, peladas y troceadas |
| 1 plátano, pelado y a rebanadas | 1 cucharadita de jugo de limón |
| Canela, rociada al gusto | Garden of Life Super Seed, rociado |

EQUIPAMIENTO NECESARIO: Batidora Vita-Mix o robot de cocina

Procesar los ingredientes en el robot de cocina hasta alcanzar la textura deseada. Refrigerar hasta que vaya a servirse.

Rociar con canela. Servir como aperitivo sano, en especial en otoño o invierno.

Para un litro.

## Pastel de manzana y especias

El pastel de manzana y especias puede hacerse del sobrante de la salsa de manzana y pera.

### Capas del pastel

2 tazas de sobrante de salsa de manzana y pera (página 349)
1 taza de pacanas en remojo y secadas, molidas
6 dátiles, en remojo, o 1/3 de taza de pasta de dátiles
1 cucharada de Garden of Life Super Seed
1 cucharada de vainilla

1 cucharada de canela
1/2 cucharadita de sal marina

### Glaseado

2 tazas de piñones, en remojo
1/4 de taza de miel Garden of Life Hawaiian Lehua Honey
2 cucharadas de aceite de coco extravirgen Garden of Life

2 peras, peladas y troceadas

### Cubierta

1 taza de pacanas y nueces, mezcladas y troceadas
1/4 de taza de miel Garden of Life Hawaiian Lehua Honey
1 1/2 cucharaditas de canela

1/2 cucharadita de sal marina

### Aderezo

1 rebanada completa de pera con tallo y semillas (por persona)
Canela rociada (por persona)

EQUIPAMIENTO NECESARIO: Batidora Vita-Mix o robot de cocina

Mezclar los ingredientes para las capas del pastel hasta que estén suaves. Extender dos tazas de la mezcla para el pastel en una hoja y deshidratar a 105° durante 4 horas. Voltear y seguir secando.

Mezclar los ingredientes para el glaseado en la batidora Vita-Mix hasta que estén suaves, reservando para aderezar las rebanadas. Meter en el congelador para que agarre firmeza mientras se están secando las capas. Montar el pastel, alternando entre capas de pastel y de glaseado hasta que tenga unos a 3-4 pulgadas de espesor. Congelar y hacer rebanadas para un postre sano.

Combinar las cubiertas y meter en el congelador para que agarre firmeza. Cuando se vaya a servir, sacar el pastel y rebanar mientras está congelado para revelar las hermosas capas.

Rociar el pastel con la cubierta, y adornar con una rebanada de pera y canela. Rociar con el glaseado reservado.

Para 8 raciones.

## Sunny Bunny

Sunny Bunny es el jugo perfecto para introducir a personas de cualquier edad al mundo de los jugos. Las naranjas y las zanahorias son dulces y proporcionan vitamina C, beta-caroteno y antioxidantes.

16 zanahorias, peladas y troceadas
8 naranjas, exprimidas

EQUIPAMIENTO NECESARIO: Exprimidor Twin Gear y/o exprimidor para cítricos

Exprimir los ingredientes por separado para extraer el jugo. Mantener separada la pulpa de las zanahorias para hacer otras recetas. Un método opcional sería exprimir las naranjas en un exprimidor para cítricos.

Servir el jugo recién exprimido en un vaso elegante y beber lentamente.

Para 8 raciones.

## Pâté de salmón

Hacer el pâté de salmón puede parecer mucho trabajo, pero este capricho de sabor vale la pena. Esta receta puede hacerse con sobrante de Sunny bunny para obtener una nueva creación.

### Salsa de linaza

1/4 de taza de semillas de linaza, en remojo, o 1/2 taza de Garden of Life Super Seed

1/4 de taza de jugo de limón | 1 taza de agua filtrada

1 cucharada de miel Garden of Life Hawaiian Lehua Honey

2 cucharaditas de mostaza molida en polvo | 1/2 cucharadita de sal marina

### Pâté

1 1/2 tazas de pulpa de zanahoria

3/4 de taza de salsa de linaza (de la receta anterior) | 3/4 de taza de cebolla picada

1 taza de eneldo troceado | 2 cucharadas de ajo picado

1 cucharada de algas dulse

EQUIPAMIENTO NECESARIO: Batidora Vita-Mix

Para hacer la salsa de linaza, machacar las semillas de linaza o utilizar Garden of Life Super Seed. Mezclar las semillas en remojo con el jugo de limón en una batidora Vita-Mix hasta que tenga consistencia de crema. Añadir el agua filtrada, si es necesario, para evitar que espese. La textura debería ser suave, no como gelatina. Añadir los ingredientes restantes, y mezclar hasta que estén bien ligados.

Para hacer el pâté, preparar los ingredientes y combinarlos en un bol. Refrigerar para que se enfríe.

Servir el pâté con galletas saladas de linaza o pan plano, envuelto en una hoja de lechuga romana o una hoja de alga nori.

Para 8 raciones.

## Sushi de salmón

El sushi de salmón puede hacerse con sobrante del pâté de salmón para obtener una nueva creación.

### Rollitos

2 tazas de pâté de salmón | 2 pimientos rojos, cortados en juliana

2 zanahorias, a tiras o en juliana

2 tazas de brotes de alfalfa, o cualquier variedad de brotes | 2 aguacates, en juliana

2 mangos, en juliana | 2 pepinos, sin semillas y en rodajas finas

8 hojas de algas nori

### Condimentos

Tamari sin trigo | Jengibre en vinagre

Wasabe

EQUIPAMIENTO NECESARIO: Robot de cocina

Preparar los ingredientes. Para montar los rollitos, poner una hoja de nori con el lado brillante hacia abajo. Poner en capas los ingredientes hasta formar 2-3 filas, sobre una tercera parte de la hoja de nori que esté más cercana. Para enrollar el sushi, agarrar el borde de la hoja de nori con los pulgares y los índices. Presionar el relleno hacia atrás con los otros dedos. Enrollar la parte delantera de la hoja nori sobre el relleno. Echar hacia atrás la hoja nori con los dedos, dando al rollito un apretón, y seguir enrollando. Sellar el borde con agua y poner la junta hacia abajo. Cortar el rollito en 8 pedazos con un cuchillo afilado.

Servir el sushi con los condimentos para obtener un saciante y sabroso aperitivo o una comida ligera.

Para 8 raciones.

## Ensalada para desayunar

Esta ensalada es una manera estupenda de romper un ayuno de líquidos. No es necesario el aliño ni se extraña porque satisface a todos los paladares. La ensalada puede comerse en cualquier momento durante el día y hasta puede sustituir a un desayuno típico. Mantener refrigerados los ingredientes preparados para montarla fácilmente.

| | |
|---|---|
| 2 hojas verdes de lechuga, cortadas a tiras | 1 rebanada de col roja, cortada a tiras |
| 1 zanahoria, cortada a tiras | 1 tomate, cortado a dados |
| 1 tallo de apio, cortado a dados | 1 ciruela o pera, a dados |
| 1 melocotón o caqui, a dados | 1/4 de taza de uvas pasas |
| 2 plátanos, a dados | 8 dátiles, a dados |
| 4 rábanos pequeños, a dados | 1 manzana, cortada a tiras |
| 1 aguacate, a dados | 1/2 taza de nueces, troceadas |
| Garden of Life Super Seed, rociado | Garden of Life DetoxiFiber, rociado |

EQUIPAMIENTO NECESARIO: Cuchillo de chef

Poner en capas los ingredientes en el orden enumerado. Acomodar la ensalada para que incluya todos los ingredientes y se vea colorida sobre un plato blanco. Rociar sobre la ensalada Super Seed and DetoxiFiber.

Para 8 raciones.

## Sopa de calabacín

Esta sopa es rica y cremosa sin la grasa extra. El calabacín contiene grandes cantidades de folate, potasio y magnesio.

| | |
|---|---|
| 6 calabacines, pelados y troceados | 6 tallos de apio, troceados |
| 3 dientes de ajo, machacados | 1/4 de taza de jugo de limón, de limones frescos |
| 1/4 de taza de miso de garbanzos | 3 tazas de agua, añadidas para aclarar |

**Aderezo**

| | |
|---|---|
| 4 tomates, sin semillas y a dados | |
| Aceite de coco extravirgen Garden of Life, rociado | Garden of Life Super Seed, rociado |

EQUIPAMIENTO NECESARIO: Exprimidor de cítricos y batidora Vita-Mix

Exprimir los limones y preparar las verduras. Mezclar los seis primeros ingredientes en la batidora Vita-Mix hasta que estén suaves. Enfriar o calentar sobre el fuego, removiendo constantemente.

Servir la sopa con tomates en dados y el aceite de coco extravirgen Garden of Life y Super Seed.

Para 8 raciones.

## Barritas abundantes

Las barritas abundantes pueden hacerse de sobrante de ensalada para el desayuno para obtener una nueva creación.

2 tazas de sobrante de ensalada de desayuno (página 352)
2 tazas de mezcla de semillas, en remojo (sésamo, linaza, girasol y calabaza)
1 taza de dátiles sin semilla en remojo o pasta de dátiles
1 taza de uvas pasas u otra fruta seca de su elección
2 cucharadas de canela
1/2 cucharada de sal marina
4 paquetes de chocolate Garden of Life Rainforest Cacao Chocolate

EQUIPAMIENTO NECESARIO: Deshidratador con hojas sólidas y de red, y espátula de metal

Para hacer la pasta de dátiles, procesar o machacar los dátiles sin semillas y en remojo para formar una pasta. Mezclar todo en un bol grande con las manos. Extender 6 tazas de la mezcla sobre una hoja sólida para deshidratar. Aplanar con una espátula de metal y cortar en barritas. Deshidratar a 105° durante cuatro horas. Voltear y continuar hasta que esté seco.

Guardar las barritas en un recipiente para congelar y mantener congeladas hasta que vayan a comerse.

Para 8 raciones.

## ALT

Los ALT (aguacate, lechuga y tomates) se hacen con envueltos de calabacín.

### Salsa de linaza

1/4 de taza de semillas de linaza, en remojo, o 1/2 taza de Garden of Life Super Seed
1/4 de taza de jugo de limón                          1 taza de agua filtrada
1 cucharada de miel Garden of Life Hawaiian Lehua Honey 2 cucharaditas de mostaza molida en polvo
1/2 cucharadita de sal marina

### Relleno

2 aguacates, cortados a rodajas                      2 tazas de verduras variadas
1 taza de brotes de alfalfa                              2 tomates, a rodajas
Aderezo Mrs. Dash al gusto

EQUIPAMIENTO NECESARIO: Deshidratador, molinillo de café o batidora Vita-Mix

Preparar los ingredientes para el relleno. Para hacer la salsa de linaza, moler las semillas de linaza o utilizar Garden of Life Super Seed. Mezclar los ingredientes en una batidora Vita-Mix. La textura debería ser suave y no como gelatina. Añadir más agua filtrada para evitar que espese. Llenar los envueltos con el relleno y rociar de inmediato con la salsa de linaza.

Servir los envueltos como una comida ligera o un rápido aperitivo.

Para 8 raciones.

## Salsa de tomatillo

Esta única salsa baja en grasas explota de sabor, utilizando solamente verduras y hierbas frescas. Los tomatillos son ricos en potasio y tienen solo 11 calorías. Además, los tomatillos contienen vitaminas C y A, calcio y ácido fólico.

| | |
|---|---|
| 6 tomatillos, troceados | 3 pimientos rojos, troceados |
| 1 cebolla dulce amarilla, troceada | 1 bola de anís, troceada |
| 2 cucharadas de jengibre, picado | 1 diente de ajo, picado |
| 1/4 de taza de mezcla de tomillo, albahaca, romero y salvia frescos y picados | |

EQUIPAMIENTO NECESARIO: Robot de cocina y cuchillo de chef

Trocear pulsando todos los ingredientes en el robot de cocina para lograr una textura de salsa fresca. Método alternativo: cortar en dados todos los ingredientes y mezclar. Refrigerar para que los sabores se mezclen. Servir con *chips* de maíz frescos en un bol de madera y uno de salsa.

Hace una pinta.

## Kim-Chi

El Kim-Chi se hace del sobrante de la salsa de tomatillo. Los alimentos fermentados están llenos de enzimas vivas y saludable flora para ayudar a la digestión.

| | |
|---|---|
| 1 cabeza grande de col cortada a tiras con varias hojas del exterior reservadas | |
| 4 zanahorias, troceadas | 1 cabeza de brócoli, troceada |
| 1 taza de hojas de diente de león, troceadas | 1–2 tazas de jugo de limón |
| 2 tazas de salsa de tomatillo (página 354) | 2 cucharadas de jengibre, machacado |
| 2 dientes de ajo, picados | 1 cucharada de semilla de apio |
| 1/2 taza de mezcla de tomillo, albahaca, romero y salvia frescos y picados | |

EQUIPAMIENTO NECESARIO: Cuchillo de chef o robot de cocina y exprimidor de cítricos

Cortar a rebanadas la col, las zanahorias, el brócoli y las hojas de diente de león en un robot de cocina usando el accesorio de rebanar. Exprimir los limones. Combinar los ingredientes restantes y masajear. Poner la mezcla hasta la mitad en una jarra de cristal. Cubrir la mezcla y los jugos con las hojas de col reservadas para evitar que se deterioren. Poner una jarra más pequeña llena de agua con una tapa dentro de la grande para aplastar la mezcla. Tener cuidado de cubrir por completo la mezcla con los jugos para evitar que se deteriore. Cubrir con un trapo de cocina limpio y situar en una zona oscura, como dentro de un horno. Dejar fermentar de 3 a 7 días. Comprobar diariamente la mezcla para ver si está cubierta de líquido. La mezcla aumentará. Refrigerar cuando se haya alcanzado la fermentación deseada.

Servir sobre un plato de madera con galletas saladas de linaza y una sopa para obtener un sencillo almuerzo.

Para 8 raciones.

## Galletas saladas coreanas de linaza

Las galletas saladas coreanas de linaza se hacen con sobrante de Kim-Chi con linaza añadida.

2 tazas de sobrante de Kim-Chi (página 354)

1/4 de taza de Garden of Life Super Seed

2 tazas de semillas de linaza, en remojo

1 cucharadita de sal marina

EQUIPAMIENTO NECESARIO: Cuchillo de chef, espátula, deshidratador y hojas sólidas y de red

Combinar los ingredientes y extender 3 tazas de la mezcla sobre una hoja sólida. Deshidratar a 105° durante cuatro horas y voltear. Continuar secando hasta que esté crujiente. Las galletas saladas coreanas de linaza pueden guardarse en la despensa o en el congelador.

Para 8 raciones.

# Apéndice C

## Guía de Recursos EPI

ESTA SECCIÓN DE recursos contiene información de contacto de fabricantes y distribuidores de productos recomendados para el programa "el peso perfecto". Hasta donde hemos podido, estamos sugiriendo empresas bien establecidas cuyos objetivos de salud encajan con los nuestros. Sin embargo, notar, por favor, que no podemos ser responsables de ninguna posible consecuencia relacionada con comer o con la ingestión de alimentos o suplementos.

Observará que los productos de Garden of Life se recomiendan. Por el interés de la claridad plena, Jordan Rubin fundó esta empresa después de su enfermedad cuando tenía problemas para encontrar los suplementos nutricionales y los super-alimentos que su cuerpo necesitaba. Utilizando su conocimiento obtenido durante años de estudiar la salud y el bienestar, Jordan se propuso crear alimentos funcionales de alta calidad, suplementos nutricionales y recursos educativos para ayudarle en su viaje hacia una salud óptima. Todos los demás productos son recomendados sin recibir compensación alguna.

Creemos que, sin importar la empresa de la que escoja comprar, quedará usted bien servido en su camino hacia una salud vibrante. Tenga en mente que si no encuentra estos alimentos, suplementos o productos en su supermercado local, tienda de alimentos naturales, o tienda de vitaminas, puede comprarlos por correo electrónico o mediante minoristas en la Internet. También, si tiene alguna pregunta, se puede contactar con muchas de esas empresas mediante correo electrónico, normalmente en la página web de la empresa o tecleando info@ más la página web de la empresa (ejemplo: info@gardenoflife.com).

No puede minimizarse la importancia de comprar frutas, verduras y productos lácteos orgánicos y cultivados localmente. Varias páginas web son tremendos recursos:

- www.localharvest.org
- www.eatwild.com
- www.realmilk.com

## Panes y otros productos de granos

Food for Life Baking Co.
P. O. Box 1434
Corona, CA 92878
(800) 797-5090
www.foodforlife.com

Food for Life, creadores de los panes Ezequiel 4:9, muffins ingleses y tortillas, es un excelente proveedor de productos de granos. Fácilmente digeribles, bien tolerados por muchos que sufren de enfermedades digestivas y alergias, y altos en proteínas y fibra, los productos Food for Life proporcionan verdaderamente el pan de vida.

French Meadow Bakery
2610 Lyndale Ave. South
Minneapolis, MN 55408
(877) NO-YEAST (669-3278)
www.frenchmeadow.com

Los productos Food for Life y French Meadow se encuentran en tiendas de alimentos naturales y de comestible en todo el país.

## Barritas nutritivas integrales

Perfect Weight America Bars by Garden of Life
(800) 622-8986
www.gardenoflife.com

Las barritas Perfect Weight America están hechas con alimentos orgánicos, como semillas de chia, miel natural, frutos secos, aceite de coco y proteínas de alta calidad. Las barritas Perfect Weight America contienen fucoxantin, el cual ha mostrado apoyar la pérdida de grasa e incrementar el metabolismo, y son altas en fibra y proteínas.

Disponibles en tiendas de alimentos naturales y mediante catálogos por correo electrónico y minoristas en la Internet en todo el país.

Living Foods Nutrition Bars by Garden of Life
(800) 622-8986
www.gardenoflife.com

Las barritas Living Foods Nutrition Bars están hechas con alimentos orgánicos, como brotes de granos y semillas, miel natural, dátiles, verduras de cultivo, frutos secos, bayas, alimentos verdes y coco. Las barritas Living Foods contienen beta glucans de fibra de avena soluble, proteínas de alta calidad, prebióticos vivos, antioxidantes, y mucho más.

Las barritas Living Foods Nutrition Bars son estupendas para todas las edades y apoyan la salud general apoyando el serum del colesterol saludable y los triglicéridos, fomentando el mantenimiento de sanos niveles de azúcar en sangre, apoyando la función inmunológica, y ayudando en el mantenimiento de un saludable peso corporal.

Disponibles en tiendas de alimentos naturales en todo el país y mediante catálogos por correo electrónico y minoristas en la Internet en todo el país.

## Cacao/Revuelto de frutos secos

Rainforest Cacao by Garden of Life
(800) 622-8986
www.gardenoflife.com

El chocolate Rainforest Cacao es todo natural, granos de cacao tostados cosechados del Amazonas ecuatoriano. Estos granos todo naturales son tratados con extremo cuidado en el momento de la cosecha y luego pasan por un procesamiento mínimo para asegurar que mantengan sus máximos valores nutricionales, los cuales incluyen antioxidantes sanos para el corazón.

Disponibles en tiendas de alimentos naturales en todo el país y mediante catálogos por correo electrónico y minoristas en la Internet en todo el país.

## Suplementos de comida

### Perfect Meal by Garden of Life
(800) 622-8986
www.gardenoflife.com

Perfect Meal es una deliciosa y saciante bebida, alta en proteínas y en fibra diseñada para utilizarse como suplemento de comida, disponible en dos sanos y deliciosos sabores: cremosa vainilla y chocolate con leche. Como parte de una dieta sana y un programa de ejercicio, Perfect Meal le ayudará a manejar con éxito su peso frenando su apetito de modo natural.

Disponibles en tiendas de alimentos naturales en todo el país y mediante catálogos por correo electrónico y minoristas en la Internet en todo el país.

## Productos lácteos

Las siguientes empresas producen leche, mantequilla, queso, crema, queso cottage, yogur, kéfir, queso tierno y suero de leche naturales y orgánicos, que están disponibles en tiendas de alimentos naturales o mediante pedidos por correo postal.

### Old Chatham Sheepherding Company
155 Shaker Museum Rd.
Old Chatham, NY 12136
(888) SHEEP-60 (743-3760)
www.blacksheepcheese.com

Old Chatham hace el yogur y el queso de oveja de la mejor calidad. Este es el yogur favorito de la familia Rubin. Disponible mediante pedidos por correo postal o en tiendas selectas de alimentos naturales.

### Amaltheia Dairy
3380 Penwell Bridge Rd.
Belgrade, MT 59714
(406) 388-5950
www.amaltheiadairy.com

La mejor calidad para el kéfir y los quesos de cabra. Disponible mediante pedidos por correo postal o en tiendas selectas de alimentos naturales.

### Destiny Dairy
27367 WCR 74
Eaton, CO 80615
(970) 454-9009
www.destinydairy.com

Productos lácteos orgánicos de cabra de la más alta calidad. Fácilmente digeribles y ricos en proteínas con prebióticos y beneficiosos ácidos grasos. La selección incluye jugos granizados de yogur, leche de cabra, queso y helado. Disponibles mediante pedidos por correo postal, llamando o pidiendo en la Internet en la página web anterior.

### Organic Pastures Dairy Co.
7221 South Jameson Ave.
Fresno, CA 93706
(877) RAW-MILK (729-6455)
www.organicpastures.com

## Leche de coco

### Thai Kitchen Coconut Milk
Simply Asia Foods, Inc.
30315 Union City Blvd.
Union City, CA 94587
(800) 967-8424
www.thaikitchen.com

Los productos Thai Kitchen están disponibles en tiendas de alimentos naturales en todo el país.

### Huevos

Gold Circle Farms
310 N. Harbor Blvd., Suite 205
Fullerton, CA 92832
(888) 599-4DHA (599-4342)
www.goldcirclefarms.com

Huevos DHA omega-3 disponibles en tiendas de alimentos naturales y tiendas de comestibles en todo el país.

Organic Valley
One Organic Way
La Farge, WI 54639
(888) 444-6455
www.organicvalley.coop

Huevos con certificado orgánico y altos en omega-3. Disponibles en tiendas de alimentos naturales y tiendas de comestibles en todo el país.

### Carnes rojas

Wyoming Natural Products Co.
P. O. Box 962
Newcastle, WY 82701
(800) 969-9946
www.wyomingnatural.com

Res criada con pasto disponible en tiendas selectas de alimentos naturales y mediante pedidos por correo postal.

Maverick Ranch Natural Meats
5360 North Franklin St.
Denver, CO 80216
(800) 497-2624
www.maverickranch.com

Res, pollo, cordero y búfalo naturales. Disponibles en tiendas de comestibles en todo el país.

Coleman Purely Natural Products
1767 Denver West Marriott Rd., Suite 200
Golden, CO 80401
(800) 442-8666
www.colemannatural.com

Productos de res criada naturalmente, libre de hormonas y antibióticos. Disponible en tiendas de alimentos naturales en todo el país.

Northstar Bison
1936 28th Ave.
Rice Lake, WI 54868
(888) 295-6332
www.northstarbison.com

Carne de bisonte alimentado con pasto al cien por cien.

### Pollo

Oaklyn Plantation
1312 Oaklyn Rd.
Darlington, SC 29532
(843) 395-0793
www.freerangechicken.com

Pollos y patas de pollo de corral (libres de hormonas y antibióticos). Disponibles mediante pedido por correo postal.

Bell & Evans
154 W. Main St.
Fredericksburg, PA 17026
(717) 865-6626
www.bellandevans.com

Productos naturales de aves frescos y congelados. Disponibles en tiendas de alimentos naturales y tiendas de comestibles en todo el país.

## Charcutería

Applegate Farms
750 Rt. 202 South, Suite 300
Bridgewater, NJ 08807
(866) 587-5858
www.applegatefarms.com

Carnes empaquetadas y charcutería (libres de nitrato y nitrito). Disponibles en tiendas de alimentos naturales y tiendas de comestibles en todo el país.

## Pescado congelado

Ecofish, Inc.
340 Central Ave.
Dover, NH 03820
(877) 214-3474
www.ecofish.com

Salmón, halibut, atún y otros peces pescados en el océano. Disponibles en tiendas de alimentos naturales y tiendas de comestibles en todo el país.

Vital Choice Seafood
605 30th St.
Anacortes, WA 98221
(800) 608-4825
www.vitalchoice.com

Disponibles en tiendas de alimentos naturales en todo el país.

Crown Prince
18581 Railroad Street
City of Industry, CA 91748
(626) 912-3700
www.crownprince.com

Sardinas, salmón, atún y otros pescados enlatados. Disponibles en tiendas de alimentos naturales y tiendas de comestibles en todo el país.

## Edulcorantes

### Miel

Hawaiian Lehua Honey by Garden of Life
(800) 622-8986
www.gardenoflife.com

Esta miel certificada orgánica proviene de la isla de Hawai. Hawaiian Lehua Honey contiene antioxidantes, enzimas, vitaminas y minerales, proporcionando todos los beneficios que hacen de la miel un super-alimento de la colmena. Esta miel natural y sin calentar es el edulcorante original utilizado durante miles de años, y es un estupendo recurso para endulzar jugos granizados, yogur, té y café. Esta miel es también un ingrediente importante en muchas de las deliciosas recetas que encontrará usted en este libro.

Disponible en tiendas de alimentos naturales en todo el país y mediante catálogos por correo electrónico y minoristas en la Internet en todo el país.

## Ensaladas (prelavadas)

Earthbound Farm
1721 San Juan Highway
San Juan Bautista, CA 95045
(800) 690-3200
www.ebfarm.com

Producto fresco, empaquetado y orgánico disponible en tiendas de alimentos naturales y tiendas de comestibles en todo el país.

## Verduras (incluyendo fermentadas)

Earthbound Farm
1721 San Juan Highway
San Juan Bautista, CA 95045

(800) 690-3200
www.ebfarm.com

Producto fresco y orgánico disponible en tiendas de alimentos naturales y tiendas de comestibles en todo el país.

---

Rejuvenative Foods
P. O. Box 8464
Santa Cruz, CA 95061
(800) 805-7957
www.rejuvenative.com

Rejuvenative Foods produce alimentos crudos de alta calidad como el chucrut, kimchi, salsas "vivas", mantequillas de frutos secos y semillas, chocolates para untar, aceites crudos, y mucho más. Disponibles en algunas tiendas de comestibles y tiendas de alimentos naturales, y en la Internet mediante correo postal.

## Frutas y verduras congeladas

Cascadian Farms
Small Planet Foods
P. O. Box 9452
Minneapolis, MN 55440
(800) 624-4123
www.cfarm.com

Frutas y verduras congeladas y empaquetadas, incluyendo bayas. Disponibles en tiendas de comestibles y de alimentos naturales en todo el país.

## Proteína en polvo (de leche de cabra)

Goatein by Garden of Life
(800) 622-8986
www.gardenoflife.com

Goatein, una excepcional proteína en polvo de leche de cabra, es una fuente de ocho aminoácidos esenciales que son cruciales para una buena salud. Fácil de digerir, Goatein lo toleran bien quienes no pueden digerir la leche de vaca.

Disponible en tiendas de alimentos naturales en todo el país y mediante catálogos por correo electrónico y minoristas en la Internet en todo el país.

## Aceite de coco extravirgen

Extra-Virgin Coconut Oil by Garden of Life
(800) 622-8986
www.gardenoflife.com

Aunque en un tiempo se creía que era una grasa "mala", el aceite de coco se ha demostrado que es una grasa saturada estable y sana. De hecho, el aceite de coco extravirgen es uno de los aceites dietéticos no procesados más saludables y más versátiles del mundo. El aceite de coco extravirgen Garden of Life es un aceite culinario no procesado lleno del sabor y el aroma naturales del coco.

Disponible en tiendas de alimentos naturales en todo el país y mediante catálogos por correo electrónico y minoristas en la Internet en todo el país.

## Aliños para ensaladas y vinagres

### Aliños para ensaladas

---

Bragg Live Foods
Box 7
Santa Barbara, CA 93102
(800) 446-1990
www.bragg.com

Paul C. Bragg y su hija Patricia han sido pioneros de la salud durante décadas. Los aliños para ensaladas Bragg Organic Vinaigrette y Ginger & Sesame le proporcionan una saludable alternativa con todo lo mejor de la tradición Bragg de comer y vivir sano.

---

Disponible en tiendas de alimentos naturales en todo el país y mediante catálogos por correo electrónico y minoristas en la Internet en todo el país.

## Vinagres de sidra, orgánico balsámico u otros

Bragg Live Foods
Box 7
Santa Barbara, CA 93102
(800) 446-1990
www.bragg.com

Vinagre de sidra hecho de manzanas cultivadas orgánicamente, al igual que otros productos naturales. Disponible en tiendas de alimentos naturales y de comestibles en todo el país.

## Frutos secos y semillas

Living Nutz
P. O. Box 11413
Portland, ME 04104
(207) 780-1101
www.livingnutz.com

Variedad de brotes secados a baja temperatura disponible en tiendas selectas de alimentos naturales y mediante pedido por correo postal.

## Mantequillas de frutos secos y semillas

Rejuvenative Foods
P. O. Box 8464
Santa Cruz, CA 95061
(800) 805-7957
www.rejuvenative.com

La más alta calidad y mejor sabor de las mantequillas naturales y orgánicas de frutos secos y semillas, incluyendo las hechas de semillas de almendra, sésamo, calabaza, anacardo y girasol. Disponibles en algunas tiendas de comestibles

y de alimentos naturales o mediante minoristas en la Internet.

## Té

Living Foods Teas by Garden of Life
(800) 622-8986
www.gardenoflife.com

Té verde y negro entregado en cómodos paquetes-líquidos. Wellness Tea es estupendo como té caliente o helado y viene en muchos sabores: té verde al limón y té negro con sabor a café. Living Foods Teas están cargados de antioxidantes y el emocionante compuesto epigallocatechin gallate (EGCG). Disponible con o sin cafeína.

Disponible en tiendas de alimentos naturales en todo el país y mediante catálogos por correo electrónico y minoristas en la Internet en todo el país.

## Sal marina

Celtic Sea Salt
The Grain & Salt Society
Four Celtic Dr.
Arden, NC 28704
(800) 867-7258
www.celticseasalt.com

Celtic Sea Salt (gorda y fina) está disponible en algunas tiendas de alimentos naturales y tiendas de comestibles.

Redmond RealSalt
475 West 910 South
Weber City, UT 84032
(800) FOR-SALT (367-7258)
www.realsalt.com

RealSalt se extrae en Utah central y está disponible en tiendas de comestibles y alimentos naturales.

## Especias orgánicas

Simply Organic
Frontier Natural Products Co-op
P. O. Box 299
Norway, IA 52318
(800) 669-3275
www.frontiercoop.com

Especias orgánicas empaquetadas en botes de cristal.

## Condimentos

Spectrum Organic Products
5341 Old Redwood Hwy., Suite 400
Petaluma, CA 94954
(866) 972-6879
www.spectrumorganics.com

Mayonesa saludable, orgánica y con omega-3 que utiliza aceites de soja y de linaza con prensa de expulsión. Disponible en algunas tiendas de alimentos naturales y de comestibles.

Westbrae Natural Foods
4600 Sleepytime Drive
Boulder, CO 80301
(800) 434-4246
www.westbrae.com

Ketchup y mostaza naturales, disponibles en algunas tiendas de alimentos naturales y de comestibles.

## Aceite de linaza

Barlean's Organic Oils
4936 Lake Terrell Rd.
Ferndale, WA 98248
(360) 384-0485
www.barleans.com

Aceites orgánicos de semillas de linaza y de borraja, al igual que fibra de linaza. Disponibles en tiendas de alimentos naturales en todo el país.

## Aceites vegetales orgánicos

Garden of Life
(800) 622-8986
www.gardenoflife.com

Aceites orgánicos de alta calidad, incluyendo aceite de oliva extravirgen. Disponibles en tiendas de alimentos naturales en todo el país y mediante catálogos por correo electrónico y minoristas en la Internet en todo el país.

Bionaturae
5 Tyler Drive
North Franklin, CT 06254
(860) 642-6996
www.bionaturae.com

Aceite de oliva orgánico extravirgen.

Bariani Olive Oil
1330 Waller St.
San Francisco, CA 94117
(415) 864-1917
www.barianioliveoil.com

Aceite de oliva orgánico extravirgen.

## Aceite de almendras crudas, aceite de primavera, aceite de girasol y aceite de semillas de amapola

Raw Oils from Rejuvenative Foods
P. O. Box 8464
Santa Cruz, CA 95061
(800) 805-7957
www.rawoils.com

## Chocolates para untar orgánicos

Rejuvenative Foods
P. O. Box 8464
Santa Cruz, CA 95061
(800) 805-7957
www.rejuvenative.com

Saludables chocolates para untar orgánicos, estupendos para todas las edades.

## Macaroons

Jennies Macaroons
Red Mill Farms, Inc.
209 South 5th Street
Brooklyn, NY 11211
(888) 294-1164
www.macaroonking.com

Un producto favorito personal de la familia Rubin, los caprichos de macarrones ricos en coco Jennies Macaroons son un maravilloso postre. Disponibles en tiendas de alimentos naturales o de minoristas en la Internet.

## Galletas saladas de linaza

Glaser Organic Farms
19100 SW 137th Ave.
Miami, FL 33177
(305) 238-7747
www.glaserorganicfarms.com

## Preparación/utensilios para alimentos

Mercola.com
www.mercola.com

Proporciona herramientas para la preparación de alimentos como exprimidores y hornos de convección. Disponibles en la Internet.

Vita-Mix Blender
8615 Usher Rd.
Cleveland, OH 44138
(800) 848-2649
www.vitamix.com

Batidora duradera de alta calidad excelente para jugos granizados y sopas. Indispensable para toda familia que se preocupa por la salud.

Para más información sobre comer para vivir, visite www.BiblicalHealthInstitute.com.

## Suplementos nutricionales

### Productos de fucoxantin

fücoTHIN by Garden of Life
(800) 622-8986
www.gardenoflife.com

fücoTHIN es un suplemento natural e integral que está hecho con una apropiada concentración de un 5 por ciento de fucoxantin combinado con aceite de semillas de granada para una fórmula pendiente de patente que es naturalmente termogénica. Disponible en tiendas de alimentos naturales en todo el país y mediante catálogos por correo electrónico y minoristas en la Internet en todo el país.

sea-Thin by Specialty Nutrition Products, LLC
www.sea-thin.com

sea-Thin, una formulación de fucoxantin concentrado hecho de variedades de undaria (wakame) y laminaria (kombu) que se cultiva en aguas no contaminadas, está disponible en todo el país en las mejores farmacias, tiendas de comestibles y selectos clubes de precios.

### Multivitaminas completas

Living Multi by Garden of Life
(800) 622-8986
www.gardenoflife.com

Living Multi es un completo suplemento de vitaminas y minerales que proporciona super-alimentos para apoyar las demandantes necesidades nutricionales. Esta completa fórmula multi-nutriente contiene frutas, verduras, plantas oceánicas, tónicos champiñones, botánicas y minerales iónicos, incluyendo enzimas, antioxidantes, aminoácidos y complejos nutrientes homeostáticos. Living Multi está disponible en tiendas de alimentos naturales, catálogos para pedidos por correo postal, y minoristas en la Internet en todo el país.

## Aceite de hígado de bacalao con omega-3

Olde World Icelandic Cod Liver Oil by Garden of Life
(800) 622-8986
www.gardenoflife.com

El aceite de hígado de bacalao Olde World Icelandic es una de la fuentes más ricas de vitaminas A y D de la naturaleza, que pueden jugar un importante papel en el apoyo de la salud cardiovascular. Para asegurar de que sus ingredientes naturales permanezcan intactos, el aceite de hígado de bacalao Olde World Icelandic siempre se produce de las puras aguas frías de Islandia y es procesado en frío utilizando métodos tradicionales. El aceite de hígado de bacalao Olde World Icelandic está disponible en tiendas de alimentos naturales, catálogos para pedidos por correo postal, y minoristas en la Internet en todo el país.

CODmega by Garden of Life
(800) 622-8986
www.gardenoflife.com

¿No le gusta el sabor del aceite de hígado de bacalao en su cuchara? CODmega ofrece ácidos grasos omega-3 EPA y DHA al igual que vitaminas A y D en una nueva forma de cápsula. Disponible en tiendas de alimentos naturales, catálogos para pedidos por correo postal, y minoristas en la Internet en todo el país.

## Mezcla alimentos verdes/fibra

Perfect Food by Garden of Life
(800) 622-8986
www.gardenoflife.com

Perfect Food es un super-alimento verde que contiene ingredientes orgánicos, incluyendo jugos de hojas de cereales, microalgas, concentrados de jugos vegetales, brotes y semillas. Perfect Food proporciona antioxidantes, enzimas, clorofila y trazas de minerales. Disponible en tiendas de alimentos naturales y mediante minoristas en la Internet.

Super Seed by Garden of Life
(800) 622-8986
www.gardenoflife.com

Super Seed es una mezcla completa que contiene ingredientes integrales, incluyendo brotes y semillas fermentadas, granos y legumbres. Super Seed está disponible en tiendas de alimentos naturales, catálogos por correo electrónico y minoristas en la Internet en todo el país.

## Probióticos y enzimas

Primal Defense Ultra
(800) 622-8986
www.gardenoflife.com

Primal Defense Ultra contiene probióticos y prebióticos en una mezcla que promueve el bienestar general y está disponible en tiendas de alimentos naturales, catálogos por correo electrónico y minoristas en la Internet en todo el país.

Ω-Zyme Ultra by Garden of Life
(800) 622-8986 www.gardenoflife.com

Ω-Zyme (pronunciado omega-zyme) es una mezcla de enzimas digestivas que apoya la salud gastrointestinal, la digestión de los carbohidratos y la función normal del intestino. Disponible en tiendas de alimentos naturales, catálogos por correo electrónico y minoristas en la Internet.

Digestive Complex by TriVita
TriVita, Inc.
P. O. Box 15700
Scottsdale, AZ 85267
(800) 991-7116
www.trivita.com

Una fórmula digestiva que contiene enzimas y probióticos para apoyar la digestión y la eliminación.

**Fórmula antioxidante/energía con vitaminas B, ácido fólico y cromo**

Clear Energy by Garden of Life
(800) 622-8986
www.gardenoflife.com

Clear Energy está diseñado para apoyar la salud y el bienestar generales, manejar el estrés y promover energía e ímpetu y claridad mental al igual que concentración. Clear Energy contiene vitaminas B completas para apoyar la sana función cardiovascular, adaptogenos herbales para manejar el estrés, y extractos de bebidas para fomentar la energía celular.

Disponible en tiendas de alimentos naturales, catálogos por correo electrónico y minoristas en la Internet en todo el país.

## Productos de salud física

Functional Fitness DVD by Garden of Life
(800) 622-8986
www.gardenoflife.com

Experimente el vigorizante y agradable mundo del ejercicio funcional. El ejercicio funcional le enseña cómo entrenar con movimientos de todo el cuerpo, y no solo de músculos aislados. Aumente la forma física, la coordinación, la flexibilidad y la agilidad. Disminuya sus probabilidades de sufrir lesiones durante las actividades cotidianas. El fitness funcional es estupendo para personas de cualquier edad o nivel de destreza. Este vídeo de fitness funcional presenta rutinas divertidas y fáciles que pueden realizarse en cualquier lugar y en cualquier momento. Llame al número gratuito o visite la página web para más información.

Kingdom Conditioning with Ron Kardashian
www.kingdomconditioning.com

Ron Kardashian tiene más de 12,000 horas como entrenador personal sobre sus espaldas, y viaja por todo el país como conferencista y entrenador con mucha demanda.

Russian Kettlebells
www.dragondoor.com

¡Llegan los rusos! ¡Llegan los rusos! Pavel Tsatsouline y Dragon Door han encabezado la invasión de los Estados Unidos con pesas tradicionales rusas. Puede obtener poder, fuerza y buena condición visitando su página web: www.dragondoor.com.

Institute of Human Performance
1950 NW Boca Raton Blvd.
Boca Raton, FL 33432
(561) 620-9556
www.ihpfit.com

El Institute of Human Performance en Boca Raton, Florida, es donde van los profesionales del fitness de todo el mundo para aprender los últimos métodos de entrenamiento de Juan Carlos Santana y el staff de IHP. Santana es una de las principales autoridades mundiales en el entrenamiento y el rendimiento.

Perform Better
P. O. Box 8090
Cranston, RI 02920-0090
(888) 556-7464
www.performbetter.com

Si está buscando "volverse funcional", siga a los expertos en el entrenamiento funcional y la rehabilitación realizados mediante la estabilización, pliometría, velocidad y agilidad, y mediante ejercicios de fuerza y acondicionamiento.

Optimum Performance Systems
1950 NW 2 Ave.
Boca Raton, Florida, 33432
(561) 393-3881
www.opsfit.com

Vídeos, libros y programas de ejercicios para atletas por pasatiempo, amateurs y profesionales.

### Mini Trampolines/Rebotadores

Rebound Air
993 North 450 West
Springville, UT 84663
(888) 464-JUMP (5867)
www.reboundair.com

Proporciona rebotadores, que son estupendos para el ejercicio de bajo impacto.

Lympholine
Life Source International
1112 Montana Ave., Suite 125
Santa Monica, CA 90403
(310) 284-3565
www.lympholine.com

El rebotador Lympholine activa el sistema linfático para purificar el cuerpo.

Needak Manufacturing
P. O. Box 776
O'Neill, NE 68763
(800) 232-5762
www.needak-rebounders.com

Para más información sobre acondicionar su cuerpo con ejercicio y terapias corporales, visite www.PerfectWeightAmerica.com

## Cuidado de la piel y el cuerpo

Aubrey Organics
4419 N. Manhattan Ave.
Tampa, FL 33614
(800) 282-7394
www.aubrey-organics.com

Aubrey Hampton, fundador de Aubrey Organics, ha estado formulando y fabricando productos de cuidado de la piel y del cuerpo durante treinta años. Aubrey produce cientos de productos, incluyendo de cuidado de la piel, cuidado del cabello, jabones y limpiadores, pasta de dientes, tinte natural para el cabello y perfumes y colonias.

## Cosméticos

Peacekeeper Cosmetics
50 Lexington Ave., #22G
New York, NY 10010
(866) 732-2336
www.iamapeacekeeper.com

Además de utilizar ingredientes de calidad, la empresa dona todos los beneficios, después de descontar los impuestos, para apoyar la defensa de la salud de las mujeres y problemas de derechos humanos.

## Artículos de limpieza

PerfectClean Ultramicrofiber Mops, Wipes, and Dusters
SixWise.com
655 Deerfield Rd.
Suite 100, Box 123
Deerfield, IL 60015
www.SixWise.com

La contaminación en interiores se ha convertido en una de las principales causas de enfermedad. Un importante riesgo para la salud es el polvo, que comúnmente contiene más de veinte toxinas como metales pesados, PCB, virus, bacterias y alergenos. Deseche sus mopas, esponjas y trapos que requieran el uso de limpiadores químicos y que solamente introducen más toxinas a su medioambiente a la vez que realizan un trabajo notablemente malo a la hora de eliminar polvo y contaminantes biológicos.

Por el contrario, pruebe la línea PerfectClean de mopas, trapos y limpiadores que están disponibles exclusivamente en una de mis páginas web favoritas: www.SixWise.com. La innovadora construcción "ultramicrobios" de PerfectClean significa que solo con el uso de agua —no se requiere ningún limpiador químico—, las superficies en su hogar quedarán limpias a nivel microscópico, eliminando hasta los contaminantes biológicos que ninguna otra herramienta limpiadora o solución pueden tocar. PerfectClean permite cientos de usos, así que es también económico. Los productos PerfectClean están disponibles en la Internet en: www.SixWise.com

Bi-O-Kleen Industries, Inc.
P. O. Box 820689
Vancouver, WA 98682

(800) 477-0188
www.biokleenhome.com

Pruebe el aditivo y blanqueador para ropa de enzima de papaya Turbo Plus Ceramic Laundry Discs and Flora Brite.

Orange TKO
3395 S. Jones Blvd. #221
Las Vegas, NV 89146
(800) 995-2463
www.tkoorange.com

Limpiador para todo, quitamanchas y eliminador del olor hecho de aceite de naranja orgánica.

Seventh Generation, Inc.
60 Lake Street
Burlington, VT 05401
(800) 456-1191
www.seventhgeneration.com

## Purificadores de aire

Pionair
HealthQuest Technologies, LLC
P. O. Box 400
Kathleen, GA 31047
(866) PIONAIR (746-6247)
www.pionair.net

El sistema de purificación de aire Pionair mejora la calidad del aire en el hogar y reduce las toxinas dañinas como levaduras, mohos, bacterias y restos. Disponible en tiendas selectas de salud y mediante pedido por correo postal.

## Purificadores de agua

New Wave Enviro Products
P. O. Box 4146
Englewood, CO 80155
(303) 221-3232

www.newwaveenviro.com

Purificadores de agua y filtros para la ducha que quitan las toxinas dañinas, incluyendo el cloro.

## Limpiador de productos agrícolas

Veggie Wash
Beaumont Products
1560 Big Shanty Dr.
Kennesaw, GA 30144
(800) 451-7096
www.citrusmagic.com

Hecho 100 por ciento con ingredientes naturales derivados de frutas cítricas, maíz y coco, Veggie Wash ayuda a la eliminación de pesticidas, gérmenes y toxinas de la fruta y los productos agrícolas.

## Productos de papel

Seventh Generation
60 Lake Street
Burlington, VT 05401
(800) 456-1191
www.seventhgeneration.com

Toallas y servilletas de papel, papel de baño y pañuelos no blanqueados con lejías.

# Notas

## Introducción
### La campaña *El peso perfecto: América*

1. MensHealth.com, "The Best and Worst Cities for Men 2007," http://www.menshealth. com/cda/article.do?site=MensHealth&channel=health&category=metrogrades&conitem=cf 0e3adb5ef8f010VgnVCM10000013281eac____ (accesado el 13 de agosto de 2007).
2. Erin McClam, "Smoking Rates Are Higher in Blue-Collar Cities," Ash.org, December 13, 2001, bhttp://no-smoking.org/dec01/12-14-01-3.html (accesado el 8 de agosto de 2007).
3. MensHealth.com, "The Best and Worst Cities for Men 2007."
4. Carol Sorgen, "Fad Diets: Weight Loss Magic or Myth?" FOXNews.com, August 31, 2006, http://www.foxnews.com/story/0,2933,211597,00.html?sPage=fnc.health/nutrition (accesado el 8 de agosto de 2007).
5. Chelsea Martinez, "Quitting All at Once," Los Angeles Times, June 18, 2007, http://www. latimes.com/features/health/la-he-capsule-18jun18,1,6491724.story?coll=la-headlines-health&ctrack=2&cset=true (accesado el 8 de agosto de 2007).

## Capítulo 1
### Globesidad

1. Associated Press, "Obesity an 'International Scourge,'" CBSNews.com, September 3, 2006, http://www.cbsnews.com/stories/2006/09/03/health/main1962961.shtml (accesado el 8 de agosto de 2007).
2. Dr. Joseph Mercola, "The Global Obesity Epidemic Is More Harmful than Malnutrition," Mercola.com, November 16, 2006, http://v.mercola.com/blogs/public_blog/The-Global-Obesity-Epidemic-is-More-Harmful-Than-Malnutrition-1810.aspx (accesado el 9 de agosto de 2007).
3. Worldpress.org, "Obesity: A Worldwide Issue," October 24, 2004, http://www.worldpress. org/Africa/1961.cfm (accesado el 9 de agosto de 2007).
4. Associated Press, "European Nations Sign Anti-Obesity Charter," CBSNews.com, November 15, 2006, http://www.cbsnews.com/stories/2006/11/16/world/main2188875. shtml (accesado el 9 de agosto de 2007).
5. Yuri Kageyama, "'In-Your-Face' Food," Chicago Sun-Times, April 4, 20074, http://www. suntimes.com/business/325487,CST-FIN-japan04.article (accesado el 9 de agosto de 2007).
6. Associated Press, "Obesity Is Going to Extremes, Study Reports," Arcog.com, October 14, 2003, http://aspdemo.arcog.com/?ArticleID=v2t1g388363B1Y3W3B2r2d1i (accesado el 9 de agosto de 2007).
7. Reuters.com, "Study Predicts 75 Percent Overweight in US by 2015," July 19, 2007, http:// www.reuters.com/article/health-SP-A/idUSN1841918320070719 (accesado el 9 de agosto de 2007).
8. Elisabeth Kubler-Ross, On Death and Dying (New York: Scribner, 1997).
9. Abby Ellin, "Fat Studies Gain Weight in Class," San Diego Union-Tribune, December 10, 2006, http://www.signonsandiego.com/uniontrib/20061210/news_1c10fat.html (accesado el 21 de agosto de 2007).
10. PRWeb.com, "U.S. Weight Loss Market to Reach $58 Billion in 2007," April 19, 2007, http://www.prweb.com/releases/2007/4/prweb520127.htm (accesado el 17 de septiembre de 2007).
11. Tani Shaw, "Celebrities Increase Popularity of Gastric Bypass Surgery," http:// gastric*bypass*surgeryresource.com/blog/gatric-*bypass*/celebrities-increase-popularity-of-gastric-*bypass*-surgery (accesado el 9 de agosto de 2007); Associated Press, "Star Jones: I Had Gastric

Bypass Surgery," USAToday.com, July 31, 2007, http://usatoday.com/life/television/2007-07-31-864625929_x.htm (accesado el 9 de agosto de 2007).

12. Herb Weisbaum, "Finally, These Diet Pill Pushers Get Pushed Back," MSNBC.com, January 15, 2007, http://www.msnbc.msn.com/id/16491115 (accesado el 21 de agosto de 2007).

13. NewsReleaseWire.com, "Passenger Obesity as a Contributing Factor in Commuter Airline Crashes," August 28, 2006, http://www.expertclick.com/NewsReleaseWire/default.cfm?Acti on=ReleaseDetail&ID=13628 (accesado el 9 de agosto de 2007).

14. Beverly Beyette, "Airline Seats Getting Even Smaller," Los Angeles Times, March 30, 2007, http://www.newsday.com/travel/am-airlines01,0,7156934.story?coll=ny-travel-headlines (accesado el 9 de agosto de 2007).

15. HarrisInteractive.com, "The High Correlation Between Obesity, Illness and Poor Health," January 11, 2005, http://www.harrisinteractive.com/news/allnewsbydate.asp?NewsID=880 (accesado el 17 de septiembre de 2007).

16. National Center for Health Statistics, "Americans Slightly Taller, Much Heavier Than Four Decades Ago," October 27, 2004, http://www.cdc.gov/nchs/pressroom/04news/americans. htm (accesado el 21 de agosto de 2007).

17. Ibid.

18. Ibid.

19. Ibid.

20. Rob Stein, "Obesity Passing Smoking as Top Avoidable Cause of Death," Washington Post, March 10, 2004, A1, http://www.washingtonpost.com/ac2/wp-dyn/A43253-2004Mar9?lan guage=printer (accesado el 9 de agosto de 2007).

21. WebMD.com, "Weight Loss: Health Risks Associated with Obesity," http://www.webmd. com/cholesterol-management/obesity-health-risks (accesado el 9 de agosto de 2007).

22. Jane E. Brody, "Personal Health: Another Study Finds a Link Between Excess Weight and Cancer," New York Times, May 6, 2003, http://query.nytimes.com/gst/fullpage.html?sec= health&res=9403EFDE143CF935A35756C0A9659C8B63 (accesado el 21 de agosto de 2007).

23. Harvard School of Public Health, "Volume I: Human Causes of Cancer," Harvard Reports on Cancer Prevention, in Cancer Causes and Control 7 (Suplemento) (Noviembre de 1996): http://www.hsph.harvard.edu/cancer/resources_materials/reports/HCCPreport_ 1.htm (accesado el 21 de agosto de 2007).

24. Alex Barnum, "Major Obesity Threat Seen for Life Expectancy," WorldHealth.net, http:// www.worldhealth.net/p/286,6703.html (accesado el 21 de agosto de 2007).

25. S. J. Olshansky et al., "A Potential Decline in Life Expectancy in the United States in the 21st Century," New England Journal of Medicine 352(11) (2005): 1138–1145.

26. Barnum, "Major Obesity Threat Seen for Life Expectancy."

27. David Hawkins, MH, CNC, "Obesity and Weight Management," MotherEarthWorks.com, http://www.motherearthworks.com/articles/Conditions/obes.htm (accesado el 21 de agosto de 2007).

28. Adaptado de la tabla de índice de masa corporal del instituto National Heart, Lung, and Blood Institute, Clinical Guidelines on the Identification, Evaluation, and Treatment of Overweight and Obesity in Adults (Bethesda, MD: U.S. Department of Health and Human Services). Usado con permiso.

29. Agency for Healthcare Research and Quality, "Obesity Contributes to Early-Onset Heart Problems and Longer Hospital Stays," U.S. Department of Health and Human Services, http://www.ahrq.gov/research/dec04/1204RA21.htm (accesado el 22 de agosto de 2007).

30. Peter Kessler, "Phil Mickelson Interview," GolfOnline.com, March 2003, http://www. golfonline.com/golfonline/features/kessler/columnist/0,17742,468530,00.html (accesado el 10 de agosto de 2007).

31. Peggy Peck, "High-Fat Diets Ups Dangerous 'Hidden' Fat," WebMD.com, March 31, 2003, http://www.webmd.com/diet/news/20030331/high-fat-diet-ups-dangerous-hidden-fat (accesado el 7 de junio de 2007).

32. Associated Press, "Thin People Might Be Fat on the Inside," MSNBC.com, May 11, 2007, http://www.msnbc.msn.com/id/18594089/ (accesado el 26 de junio de 2007).

33. Christian Nordqvist, "Dangerous Visceral Fat Builds Up If You Don't Exercise, Can Go Down If You Do," MedicalNewsToday.com, http://www.medicalnewstoday.com/healthnews.php?newsid=30641 (accesado el 11 de junio de 2007).

34. Pew Research Center, "In the Battle of the Bulge, More Soldiers Than Successes," Pew Research Center Publications, April 26, 2006, http://pewresearch.org/pubs/310/in-the-battle-of-the-bulge-more-soldiers-than-successes (accesado el 12 de junio de 2007).

### Capítulo 2
### ¿Qué es lo que no funciona?

1. ScienceDaily.com, "Dieting Does Not Work, Researchers Report," http://www.sciencedaily.com/releases/2007/04/070404162428.htm (accesado el 22 de agosto de 2007).

2. North Dakota State University Extension News, "Fad Diets Popular but Have Major-League Failure Rate," Agriculture Communication, July 8, 1999, http://www.ext.nodak.edu/extnews/newsrelease/1999/070899/04faddie.htm (accesado el 9 de agosto de 2007).

3. Elaine Magee, "Your 'Hunger Hormones,'" MedicineNet.com, http://www.onhealth.com/script/main/art.asp?articlekey=55992 (accesado el 16 de abril de 2007).

4. Gary Taubes, "What if It's All Been a Big Fat Lie?" New York Times Magazine, July 2, 2002, 22.

5. Leonard Pitts Jr., "Search for Ideal Body Takes Toll," LJWorld.com, February 6, 2003, http://www2.ljworld.com/news/2003/feb/06/search_for_ideal/ (accesado el 22 de agosto de 2007).

6. CommonSenseMedia.org, "What's the Skinny on the Media and Weight?" September 26, 2006, http://www.commonsensemedia.org/news/press-releases.php?id=29 (accesado el 22 de agosto de 2007); and Mark Hyman, Ultrametabolism: The Simple Plan for Automatic Weight Loss (New York: Scribner, 2006), 14–15.

7. Ibid.

8. E. J. Mundell, "Furor Over Anorexic Models Hits U.S. Fashion Week," Washington Post, February 2, 2007, http://www.washingtonpost.com/wp-dyn/content/article/2007/02/02/AR2007020200500.html (accesado el 10 de agosto de 2007).

9. Domino's Pizza Press Release, "Domino's Pizza Gets Ready to Kick-off for the Big Game," PRNewswire, January 31, 2007, http://phx.corporate-ir.net/phoenix.zhtml?c=135383&p=irol-newsArticle&ID=956166&highlight= (accesado el 17 de abril de 2007).

10. Associated Press, "Role of TV Ads in Kids' Obesity? FCC to Study," MSNBC.com, September 27, 2006, http://www.msnbc.msn.com/id/15035381/from/ET/ (accesado el 22 de agosto de 2007).

11. CommonSenseMedia.org, "What's the Skinny on the Media and Weight?"

12. Judith A. Shinogle, Maria F. Owings, and Lola Jean Kozak, "Gastric Bypass as Treatment for Obesity: Trends, Characteristics, and Complications," Obesity Research 13 (2005): 2202–2209.

13. Robin Blackstone, David Engstrom, and Lisa Rivera, "Patients in Despair: Weight Regain After a Primary Bariatric Surgery Procedure," BariatricTimes.com, April 2007, http://bariatrictimes.com/category/patients-in-despair/ (accesado el 22 de agosto de 2007).

14. EmpowerFoods.com, "Self-Image," http://www.empowerfoods.com.au/news/?article_id=11 (accesado el 22 de agosto de 2007).

### Capítulo 3
### Coma para su peso perfecto

1. Toledo: Treasures and Tradition (Memphis, TN: Towery Publishing, Inc., 2001), 17.

2. Judy Sarles, "McAlister's Deli to Expand with Brentwood Franchise," Nashville Business Journal, February 3, 2006, http://nashville.bizjournals.com/nashville/stories/2006/02/06/story6.html (accesado el 22 de agosto de 2007).

3. Craig Lambert, "The Way We Eat Now," Harvard Magazine, May–June 2004, http://www.harvardmagazine.com/on-line/050465.html (accesado el 22 de agosto de 2007).

4. Hyman, Ultrametabolism: The Simple Plan for Automatic Weight Loss, 60.

5. Patrik Jonsson, "Is Eating Out Cheaper?" Christian Science Monitor, 2006, http://articles.moneycentral.msn.com/SavingandDebt/SaveMoney/IsEatingOutCheaperThanCooking.aspx (accesado el 20 de abril de 2007).

6. Hyman, Ultrametabolism: The Simple Plan for Automatic Weight Loss, 60.

7. Sasha Nemecek, "Does the World Need GM Foods? Interview With Margaret Mellon," Scientific American, March 27, 2001, visto en http://www.mindfully.org/GE/World-Need-GM-Mellon.htm (accesado el 24 de agosto de 2007).

8. Rick Weiss, "Americans Fuzzy on Biotech Foods," Los Angeles Times, December 11, 2006, F9.

9. Elisabeth Leamy, "Secrets in Your Food," ABCNews.com, August 21, 2006, http://abcnews.go.com/gma/story?id=2337731&page=1 (accesado el 14 de agosto de 2007).

10. Kathleen Kiley, "Private Label Meets Organic Food," KPMG Consumer Markets Insider, October 6, 2006, and Parija Bhatnagar, "Wal-Mart's Next Conquest: Organics," CNNMoney.com, May 1, 2006, at http://money.cnn.com/2006/05/01/news/companies/walmart_organics/ (accesado el 24 de agosto de 2007).

11. WholeFoodMarkets.com, "Organic Foods Continue to Grow in Popularity According to Whole Foods Market Survey," October 21, 2004, http://www.wholefoodsmarket.com/cgi-bin/print10pt.cgi?url=/company/pr_10-21-04.html (accesado el 26 de abril de 2007).

12. Don Lee, "China's Additives on Menu in U.S." Los Angeles Times, May 18, 2007, A1.

13. MayoClinic.com, "Exchange List: Fruits," http://www.mayoclinic.com/health/diabetes-diet/DA00070 (accesado el 18 de abril de 2007)

14. Julian Dibbell, "The Fast Supper," New York magazine, October 24, 2006.

15. WebMd.com, "Healthy Eating for Weight Loss, http://my.webmd.com/content/article/46/2731_1670 (accesado el 15 de agosto de 2007).

16. Brenda Watson, The Fiber35 Diet (New York: Free Press, 2007).

17. Continuum Health Partners, Inc., "Dietary Fiber and Bowel Function," http://www.wehealny.org/healthinfo/dietaryfiber/fibercontentchart.html (accesado el 26 de junio de 2007).

18. Lavon J. Dunne, Nutrition Almanac, fifth edition (New York: McGraw-Hill, 2001), 5–6.

19. Hyman, Ultrametabolism: The Simple Plan for Automatic Weight Loss, 51.

20. Ibid., 70–71.

21. Jaye Lewis, "The Food Pyramid: Its History, Purpose, and Effectiveness," Health.LearningInfo.org, http://health.learninginfo.org/food-pyramid.htm (accesado el 20 de abril de 2007)

22. Hyman, Ultrametabolism: The Simple Plan for Automatic Weight Loss, 70.

23. William Wolcott, The Metabolic Typing Diet (New York: Broadway Books, 2002).

24. Framingham Heart Study, "History of the Framingham Heart Study," http://www.framinghamheartstudy.org/about/history.html (accesado el 24 de agosto de 2007).

25. G. V. Mann, ed., Coronary Heart Disease: The Dietary Sense and Nonsense (London, England: Janus Publishing Company, 1993), in Christian B. Allan, PhD, and Wolfgang Lutz, Life Without Bread: How a Low-Carbohydrate Diet Can Save Your Life (Chicago: Keats Publishing, 2000), 83.

26. Diana Schwarzbein, The Schwarzbein Principle: The Truth About Losing Weight, Being Healthy, and Feeling Younger (Deerfield Beach, FL: HCI Publishing, 1999).

27. Ibid., 253.

28. Ibid., 254.

29. Anahad O'Connor, "The Claim: C.L.A. Supplements Can Help You Lose Weight," New York Times, May 29, 2007.

30. Thomas L. Halton and Frank B. Hu, "The Effects of High Protein Diets on Thermogenesis, Satiety and Weight Loss: A Critical Review," Journal of the American College of Nutrition 23, no. 5 (October 2004): 373–385, http://www.jacn.org/cgi/content/full/23/5/373 (accesado el 24 de agosto de 2007).

31. Netfit.Co.Uk., "Food Combining," http://www.netfit.co.uk/fatcom.htm (accesado el 24 de agosto de 2007).

32. United States Department of Agriculture, "Profiling Food Consumption in America," Agriculture Fact Book, 2001–2002, http://www.usda.gov/.factbook/chapter 2.htm (accesado el 15 de agosto de 2007).

33. Ann Louise Gittleman, MS, CNS, How to Stay Young and Healthy in a Toxic World (Chicago, IL: Keats Publishing, 1999), 19.

34. Ibid., 21.

35. Sally Squires, "High-Fructose Corn Syrup May Act More Like Fat Than Sugar in the Body," Washington Post, March 11, 2003, H1, and Dr. Joseph Mercola with Rachael Droege, "Six Reasons Why Corn Is Making You Fat," http://www.mercola.com/2004/apr/10/corn_fat. htm (accesado el 26 de abril de 2007).

36. Patricia King, "Blaming It on Corn Syrup," Los Angeles Times, March 24, 2003, F1.

37. George A. Bray, Samara Joy Nielsen, and Barry M. Popkin, "Consumption of High-Fructose Corn Syrup in Beverages May Play a Role in the Epidemic of Obesity," American Journal of Clinical Nutrition 79, no. 4 (Abril de 2004): 537–543.

38. Jerry Hirsch, "Food Prices Continue to Rise," Los Angeles Times, May 15, 2007.

39. Ibid.

40. T. L. Davidson and S. E. Swithers, "A Pavlovian Approach to the Problem of Obesity," International Journal of Obesity 28, no. 7 (July 2004): 933–935.

41. FOXNews.com, "Diet Soda Dangerous?" partial transcript from March 19, 2004 The O'Reilly Factor, posted March 24, 2004, http://www.foxnews.com/ story/0,2933,114880,00.html (accesado el 15 de agosto de 2007).

42. Daniel Engber, "The Scarlet Batter: Why Our Aversion to Artificial Coloring Makes No Sense," Slate.com, March 14, 2007, http://www.slate.com/id/2161806/ (accesado el 26 de abril de 2007).

43. Michael Pollan, "Discover How Your Beef Is Really Raised," New York Times, March 31, 2002.

44. Ibid.

45. Marian Burros, "Veal to Love, Without the Guilt," New York Times, April 18, 2007.

46. Ibid.

47. Ibid.

48. Russ Parsons, "New Rite of Spring," Los Angeles Times, April 4, 2007, F1.

49. Mary Shomon, The Thyroid Diet (New York: HarperCollins, 2004).

## Capítulo 4
### Beba para su peso perfecto

1. Jerry Adler, "Attack of the Diet Cokes," Newsweek, May 14, 2007.

2. Andrew Martin, "Want Vitamins and Minerals With That Soda?" HamptonRoads.com, March 14, 2007, http://content.hamptonroads.com/story.cfm?story=121056&ran=73351 (accesado el 27 de agosto de 2007).

3. H. J. Roberts, The Aspartame Problem, Statement for Committee on Labor and Human Resources, U.S. Senate Hearing on NutraSweet—Health and Safety Concerns, November 3, 1987, 83–178 (Washington DC: U.S. Government Printing Office, 1988), 466–467.

4. "Study First to Confirm Drinking Water Could Help You Lose Weight," Children's Hospital and Research Center in Oakland, California, December 14, 2006, http://www.

childrenshospitaloakland.org/about/press_releases/Waterweightloss.asp (accesado el 27 de agosto de 2007).

5. Environmental Protection Agency, "130 Cities Exceed Lead Levels for Drinking Water," Environmental News, October 1992.

6. R. J. Ignelzi, "Flow Chart: Don't Count on Those 'Eight Glasses' to Determine Your Proper Fluid Intake," San Diego Union-Tribune, February 20, 2007, E1.

7. Salynn Boyles, "Drinking Water May Speed Weight Loss," Web January 5, 2004, http://www.webmd.com/diet/news/20040105/drinking-water-may-speed-weight-loss (accesado el 13 de junio de 2007).

8. F. Batmanghelidj, Water: For Health, for Healing, for Life (New York: Warner Books, 2003), 161, 225–226.

9. F. Batmanghelidj, Your Body's Many Cries for Water (Vienna, VA: Global Health Solutions, Inc., 1997), 110–111.

10. Stephen Daniells, "Do Antioxidants Make Tea Healthier Than Water?" NutraIngredients-USA.com, August 28, 2006, http://www.nutraingredients-usa.com/news/ng.asp?n=70121-tea-polyphenols-antioxidants (accesado el 14 de junio de 2007).

11. Nubella.com, "Stressed Out? Try a Cup of Black Tea," http://nubella.com/content/view/2277/62/ (accesado el 15 de agosto de 2007).

12. GreenTeaAndCLL.com, "Health Benefits of Green Tea—Fact of Fairytale?" May 18, 2007, http://greenteaandcll.com/2007/05/18/ (accesado el 14 de junio de 2007).

13. Siobhan Roth, "Kombucha Fermenting a Revolution in Health Drinks," Pittsburgh Post-Gazette, June 7, 2007.

## Capítulo 5
### Tome aperitivos para su peso perfecto

1. BBC News, "Chocolate Better Than Kissing," April 16, 2007, http://news.bbc.co.uk/1/hi/health/6558775.stm (accesado el 8 de mayo de 2007).

2. Cybele May, "Hands Off My Chocolate, FDA!" Los Angeles Times, April 19, 2007, http://www.latimes.com/news/opinion/la-oe-may19apr19,0,4511657.story?coll=la-opinion-center (accesado el 27 de agosto de 2007).

3. NutraIngredients-USA.com, "The Sum of Chocolate," December 20, 2005, http://www.nutraingredients-usa.com/news/ng.asp?n=64689-chocolate-cocoa-flavonoids (accesado el 27 de agosto de 2007).

4. David Wolfe and Shazzie, Naked Chocolate (San Diego, CA: Maui Brothers Publishing, 2005), 6.

5. Ibid., 65.

6. Richard and Rachel Heller, The Carbohydrate Addict's Diet (New York: Signet, 2000), 96–97.

## Capítulo 6
### Tome suplementos para su peso perfecto

1. H. Maeda et al., "Fucoxanthin From Edible Seaweed, Undaria Pinnatifida, Shows Antiobesity Effect Through UCP1 Expression in White Adipose Tissues," Biochemical and Biophysical Research Communications 332, no. 2 (July 1, 2005): 392–397.

2. H. Maeda et al., "Fucoxanthin and Its Metabolite, Fucoxanthinol, Suppress Adipocyte Differentiation in 3T3-L1 Cells," Internal Journal of Molecular Medicine 18, no. 1 (July 2006): 147–152.

3. Medical Research News, "Brown Seaweed with Anti-Obesity Potential," September 12, 2006, http://www.news-medical.net/?id=20082 (accesado el 10 de julio de 2007).

4. Yorkshire-Forward.com, "Seaweed 'Fights Fat,' Scientists Reveal," September 12, 2006, http://www.yorkshire-forward.com/www/view.asp?content_id=4283&parent_id=263 (accesado el 10 de julio de 2007).

5. Joanne Englash, "Weight Loss Supplements: 5 Myths!" eDiets.com, http://www.ediets.com/news/article.cfm/1/cmi_2310883/cid_1/code_30174 (accesado el 27 de julio de 2007).

6. Hal Bodley, "Medical Examiner: Ephedra a Factor in Bechler Death," March 13, 2003, http://www.usatoday.com/sports/baseball/al/orioles/2003-03-13-bechler-exam_x.htm (accesado el 27 de agosto de 2007).

7. Sally Fallon and Mary G. Enig, PhD, "Vitamin A Saga," Weston A. Price Foundation, http://www.westonaprice.org/basicnutrition/vitaminasaga.html (accesado el 18 de septiembre de 2007).

## Capítulo 8
### Límpiese para su peso perfecto

1. S. Bengmark, "Ecological Control of the Gastrointestinal Tract. The Role of Probiotic Flora," Gut 42 (1998): 2–7.

2. Wikipedia.org, "Horace Fletcher," http://en.wikipedia.org/wiki/Horace_Fletcher (accesado el 28 de agosto de 2007).

3. Claire Heald, "Going Ape," BBC News, January 11, 2007, http://news.bbc.co.uk/2/hi/uk_news/magazine/6248975.stm (accesado el 16 de julio de 2007).

## Capítulo 9
### Póngase en forma para su peso perfecto

1. Charles Stuart Platkin, "Counting Steps with Pedometer Seems to Encourage Fitness," Honolulu Advertiser, March 24, 2004.

2. Al Sears, PACE: Rediscover Your Native Fitness (Wellington, FL: Wellness Research & Consulting, Inc., 2006), 7.

3. Jeannine Stein, "The Amish Paradox," Los Angeles Times, January 12, 2004.

4. Jay Groves, EdD, "The Digital Pedometer," Diabetes Exercise and Sports Association, http://www.diabetes-exercise.org/Docs/jay_groves_practioners_article.asp (accesado el 15 de agosto de 2007).

5. C. A. Gillette, R. C. Bullough, and C. L. Melby, "Post Exercise Energy Expenditure in Response to Acute Aerobic or Resistive Exercise," International Journal of Sport Nutrition 4, no. 4 (1994): 347–360.

6. Peter Jaret, "A Healthy Mix of Rest and Motion," New York Times, May 3, 2007.

7. Ibid.

8. Larry Trivieri Jr., Alternative Medicine: The Definitive Guide (Berkeley, CA: Celestial Arts, 2002), 37–38.

9. PowerAthletesMag.com, "Exclusive Interview with the 'Evil Russian' Pavel Tsatsouline," Girevik magazine, issue 1, http://www.powerathletesmag.com/archives/Girevik/First/interview.htm (accesado el 29 de agosto de 2007).

10. J. T. Salonon et al., "Physical Activity and Risk of Myocardial Infarction, Cerebral Stroke, and Death: A Longitudinal Study in Eastern Finland," American Journal of Epidemiology 115, no. 4 (1982): 526–537.

11. Michael F. Roizen, and Mehmet C. Oz, Mehmet, YOU: The Owner's Manual (New York: Harper Collins, 2005), 122.

12. Nanci Hellmich, "Sleep Loss May Equal Weight Gain," USA Today, December 6, 2004, http://www.usatoday.com/news/health/2004-12-06-sleep-weight-gain_x.htm (accesado el 29 de agosto de 2007).

13. Milly Dawson, "The Quest for Sleep," bp Magazine, Spring 2006, reimpreso en National Alliance on Mental Illness, http://www.nami.org/template.cfm?template=/ContentManagement/ContentDisplay.cfm&ContentID=32467&lstid=275 (accesado el 18 de septiembre de 2007); and Jacob Teitelbaum, "Getting Eight to Nine Hours of Sleep—the Foundation of Pain Relief," TalkAboutSleep.com, http://www.talkaboutsleep.com/sleep-disorders/2005/04/fibromyalgia-eight-hours.htm (accesado el 18 de septiembre de 2007).

## Capítulo 10
### Reduzca toxinas para su peso perfecto

1. DietJokes.co.uk, "The Dieter's Psalm," http://www.dietjokes.co.uk/jokes/074.php (accesado el 29 de agosto de 2007).

2. Liz Lipski, PhD, CCN, "Basics of Nutrition and Healthy Eating," WomentoWomen.com, http://www.womentowomen.com/nutritionandweightloss/nutritionalbasics.asp (accesado el 29 de agosto de 2007).

3. Denise Mann, "Are Artificial Sweeteners Safe?" WebMD.com, http://www.webmd.com/content/Article/102/106833.htm (accesado el 29 de agosto de 2007).

4. Kelly James-Enger, "Sweet Stuff: How Artificial Sweeteners May Affect Your Stomach," MSN.com, http://acidreflux.msn.com/article.aspx?aid=64&GT1=7338.

5. Don Colbert, Toxic Relief (Lake Mary, FL: Siloam, 1999, 2003), 15.

6. Theo Colborn, Our Stolen Future, "About Phthalates," http://www.ourstolenfuture.org/NewScience/oncompounds/phthalates/phthalates.htm#health (accesado el 18 de septiembre de 2007).

7. Aubrey-Organics.com, "Scents and Sensitivity," Healthy Living magazine, http://www.aubrey-organics.com/about/articles/scents.cfm (accesado el 18 de septiembre de 2007).

8. American Lung Association, "Indoor Air Quality," http://www.lungusa.org/site/apps/s/content.asp?c=dvLUK9O0E&b=34706&ct=67136 (accesado el 18 de septiembre de 2007).

9. Mindy Pennybacker, "Healthier Home Cleaning," The Green Guide magazine, September 8, 2003.

## Capítulo 11
### Piense para su peso perfecto

1. Heinz von Foerster, "On Constructing a Reality," Readings That Matter to Me, http://grace.evergreen.edu/~arunc/texts/cybernetics/heinz/constructing/constructing.html (accesado el 18 de septiembre de 2007).

2. Sue Goetinck Ambrose, "A Cell Forgets," Dallas Morning News, reimpreso en San Diego Union-Tribune, October 20, 2004, http://www.signonsandiego.com/uniontrib/20041020/news_z1c20cell.html (accesado el 18 de septiembre de 2007).

3. Ibid.

4. TheHealingCodes.com, "Interview with Bruce Lipton, PhD, Cellular Biologist and Author of The Biology of Belief," http://thehealingcodes.com/lipton_interview.htm (accesado el 18 de septiembre de 2007).

## Capítulo 12
### Quítele peso al mundo

1. Jim Robbins, "Think Global, Eat Local," Los Angeles Times Magazine, July 31, 2005, 9–10.

2. Elizabeth Weise, "Study: 90% of the Ocean's Edible Species May Be Gone by 2048," USA Today, http://www.usatoday.com/tech/science/discoveries/2006-11-02-overfishing-threat_x.htm (accesado el 29 de agosto de 2007).

3. In Pink magazine, Decatur, Georgia, Premiere Issue, 2007.

4. Elizabeth Weise, "Panel Calls Chemical a 'Likely Carcinogen,'" USA Today, June 29, 2005, http://www.usatoday.com/news/health/2005-06-29-teflon-usat_x.htm (accesado el 18 de septiembre de 2007).